Der Erlanger Psychiater
Friedrich Meggendorfer (1880–1953)

Medizingeschichte im Kontext

Herausgegeben von Karl-Heinz Leven, Mariacarla Gadebusch Bondio, Hans-Georg Hofer, Livia Prüll und Nadine Metzger

Begründet als Freiburger Forschungen zur Medizingeschichte von Ludwig Aschoff, fortgesetzt von Eduard Seidler

Band 29

Viola Wüstner

Der Erlanger Psychiater Friedrich Meggendorfer (1880–1953)

PETER LANG
Berlin · Bruxelles · Chennai · Lausanne · New York · Oxford

Bibliografische Information der Deutschen Nationalbibliothek
Die Deutsche Nationalbibliothek verzeichnet diese Publikation in der Deutschen Nationalbibliografie; detaillierte bibliografische Daten sind im Internet über http://dnb.dnb.de abrufbar.

Zugl.: Erlangen-Nürnberg, Univ., Diss., 2025.

Dissertation der Medizinischen Fakultät der FAU Erlangen-Nürnberg am Institut für Geschichte und Ethik der Medizin.

DE-29
ISSN 1437-3122
ISBN 978-3-631-94656-5 (Print)
ISBN 978-3-631-94654-1 (ePDF)
ISBN 978-3-631-94655-8 (ePUB)
DOI 10.3726/b23405

Verlegt durch Peter Lang GmbH, Berlin, Deutschland

info@peterlang.com

www.peterlang.com

Kontakt zur Verordnung über die allgemeine Produktsicherheit (GPSR): gpsr@peterlang.com

Inhaltsverzeichnis

Tabellenverzeichnis

Abbildungsverzeichnis

Abstract

Background and research objectives: Friedrich Meggendorfer was already a relevant eugenic psychiatrist before the National Socialists came to power. He initially worked as a private lecturer at the Friedrichsberg State Hospital in Hamburg and held the Chair of Psychiatry and Neurology at the University of Erlangen from the end of 1934. A medical-philosophic monograph already exists on Meggendorfer; a work with a medical-historical approach has so far been lacking. This dissertation fills this gap. Meggendorfer was a member of the NSDAP from 1933, which raises the question of his participation in National Socialism. A particular focus is on the extent to which Meggendorfer's patients became victims of National Socialist crimes. The question of Meggendorfer's motivation is relevant for the research into perpetrators of National Socialism.

Design and methods: This study pursues a medical-historical approach. Meggendorfer's professional activities are analyzed on the basis of his scientific publications, the dissertations of his doctoral students, and files, mainly medical, legal, and administrative files. His work for the Hereditary Health Courts and Higher Hereditary Health Courts, in particular his work as an expert witness, is presented in detail. The research carried out at the psychiatric clinic by Meggendorfer himself and by his doctoral students is extensively documented in this work. The publications of his staff are not systematically examined. Finally, Meggendorfer's publications are used to examine the extent to which he changed his scientific theories during and after National Socialism.

Observations and results: Meggendorfer joining the NSDAP in 1933 resulted from a continuity of his politically right-wing anti-democratic views and not, as previously described, from a change in his political opinions. The fact that he lost the chair of psychiatry in Hamburg to Hans Bürger-Prinz in 1936 was essentially due to Meggendorfer's strategic considerations about remaining in Bavaria. The previous account that Bürger-Prinz, as the NSDAP's preferred candidate, cost Meggendorfer the chair cannot be upheld in this form. In his ideological work for National Socialism, Meggendorfer showed an increasing radicalization regarding the persecution of homosexual men. His demands preceded National Socialist legislation. Meggendorfer was significantly involved in forced sterilizations under the "Gesetz zur Verhütung erbkranken Nachwuchses" and in eugenically motivated abortions. At least one of these abortions took place against the will of his pregnant patient. Furthermore, Meggendorfer's involvement in the killing of patients as part of "Aktion T4" and "decentralized euthanasia" could be proven in a few cases. In all of the cases of suspicious deaths, the patients were transferred from the clinic to the asylum. The files of the patients who died were found in the course of this work through references to individual cases in other sources and not as part of a systematic analysis which means that the deaths described here represent a minimum quantity.

Conclusions and outlook: Like many of his colleagues, Meggendorfer was inclined towards Nazi ideology and was thus involved in fields of activity that, in retrospect, are considered medical crimes. His commitment to racial hygiene and his anti-democratic views already existed before the National Socialist era. Meggendorfer and like-minded contemporaries nevertheless saw themselves as scientists and, even after 1945, were unable to recognize their political involvement in retrospect. His way of dealing with his past is characterized by successful narratives of exculpation: His involvement in the killings of psychiatric patients was never discussed, at least publicly, let alone attempted to be punished. Meggendorfer's complete scientific rehabilitation in 1953 with emeritus status was only prevented by his death; his refutable protective claims in the context of denazification were in part still accepted as truth until recently. Meggendorfer's life and work are comprehensively presented here. There is a need for further research on the remaining medical staff of the psychiatric clinic. The therapies of the psychiatric clinic could only be described superficially in this dissertation. There is a particular need for further research into the implementation of shock and seizure therapies in the psychiatric clinic and other aspects as e. g. the experiences of female patients at the psychiatric clinic.

Zusammenfassung

Hintergrund und Ziele

Friedrich Meggendorfer war bereits vor der Machtübernahme durch die Nationalsozialisten ein relevanter Erbpsychiater, der zunächst als Privatdozent an der Staatskrankenanstalt Friedrichsberg in Hamburg tätig war und ab Ende des Jahres 1934 den Lehrstuhl für Psychiatrie und Neurologie an der Universität Erlangen inne hatte. Zu Meggendorfer existiert bereits eine medizinphilosophische Monografie; eine Arbeit mit medizinhistorischem Ansatz fehlte bislang. Die vorliegende Dissertation schließt diese Lücke. Meggendorfer war Mitglied in der NSDAP seit 1933. Vor diesem Hintergrund stellt sich die Frage seiner Hinwendung zum Nationalsozialismus. Ein besonderer Schwerpunkt liegt auf der Frage, inwiefern Patient*innen von Meggendorfer Opfer der nationalsozialistischen Verbrechen wurden. Die Frage nach Meggendorfers Motivation ist im Hinblick auf die NS-Täterforschung relevant.

Methoden

Die vorliegende Arbeit verfolgt einen medizinhistorischen Ansatz. Anhand von Meggendorfers wissenschaftlichen Veröffentlichungen, den Dissertationen seiner Promovierenden, sowie von Akten, im Wesentlichen Kranken-, Gerichts- und Verwaltungsakten, wird Meggendorfers berufliches Wirken nachvollzogen. Seine Arbeit für die Erbgesundheitsgerichte und -obergerichte, insbesondere seine Arbeitsweise als Gutachter, wird hierbei detailliert dargestellt. Auch die Forschung an der Psychiatrischen Klinik durch

Meggendorfer selbst sowie durch seine Promovierenden wird im Rahmen dieser Arbeit umfangreich analysiert. Nicht systematisch untersucht werden die Veröffentlichungen seiner Mitarbeiter*innen. Außerdem wird anhand von Meggendorfers Veröffentlichungen geprüft, inwiefern er seine wissenschaftlichen Thesen während des Nationalsozialismus sowie nach dessen Ende veränderte.

Schlussfolgerungen und Diskussion

Meggendorfers Eintritt in die NSDAP 1933 entsprang einer Kontinuität seiner politisch rechten antidemokratischen Gesinnung und nicht, wie bislang beschrieben, einer Änderung seiner politischen Ansichten. Sein Unterliegen gegen Hans Bürger-Prinz bezüglich des Lehrstuhls für Psychiatrie in Hamburg 1936 war im Wesentlichen seinen strategischen Überlegungen zum Verbleib in Bayern geschuldet. Die bisherige Darstellung, Bürger-Prinz als Wunschkandidat der NSDAP habe Meggendorfer den Lehrstuhl gekostet, lässt sich in dieser Form nicht aufrecht erhalten.

Was die ideologische Mitarbeit am Nationalsozialismus betrifft, so lässt sich bei Meggendorfer am Beispiel der Verfolgung homosexueller Männer eine zunehmende Entgrenzung entsprechend der Umsetzbarkeit immer radikalerer Forderungen zeigen, die der nationalsozialistischen Gesetzgebung vorausging.

Meggendorfer war an den Zwangssterilisationen nach dem „Gesetz zur Verhütung erbkranken Nachwuchses“ sowie an eugenisch motivierten Schwangerschaftsabbrüchen maßgeblich beteiligt. Mindestens einer dieser Schwangerschaftsabbrüche fand gegen den Willen seiner schwangeren Patientin statt.

Des Weiteren konnte Meggendorfers Verstrickung in die Krankenmorde im Rahmen der „Aktion T4“ sowie der „dezentralen Euthanasie“ für wenige Fälle belegt werden. Für alle gefundenen verdächtigen Todesfälle gilt, dass die Patient*innen aus der Klinik in die Heil- und Pflegeanstalt verlegt wurden. Die Akten der zu Tode gekommenen Patient*innen wurden im Rahmen dieser Arbeit durch Hinweise auf einzelne Fälle in anderen Quellen und nicht im Rahmen einer systematischen Analyse gefunden, so dass die hier beschriebenen Fälle eine Mindestmenge darstellen.

Ergebnisse und Ausblick

Meggendorfer neigte wie zahlreiche seiner Kollegen der NS-Ideologie zu und war hierdurch in Handlungsfelder verstrickt, die rückschauend als Medizinverbrechen zu werten sind. Sein rassenhygienisches Engagement und seine antidemokratische Prägung bestanden bereits vor der Zeit des Nationalsozialismus. Meggendorfer und gleichgesinnte Zeitgenossen sahen sich gleichwohl als Wissenschaftler und waren auch nach 1945 nicht fähig, rückschauend ihre politische Verstrickung zu erkennen. Sein Umgang mit seiner Vergangenheit zeichnet sich durch erfolgreiche Exkulpationsnarrative aus: Seine Beteiligung an den Krankenmorden wurde zumindest öffentlich nie thematisiert, geschweige denn versucht zu ahnden. Meggendorfers vollständiger wissenschaftlicher Rehabilitation 1953 durch Emeritierung kam lediglich sein Tod zuvor; seine widerlegbaren Schutzbehauptungen, unter anderem im Rahmen der Entnazifizierung, wurden teils noch bis vor kurzem als Wahrheit angenommen.

Meggendorfers Leben und Wirken wird in dieser Arbeit umfassend dargestellt. Zum restlichen ärztlichen Personal der Psychiatrischen Klinik ist weiterer Forschungsbedarf vorhanden. Die Therapien der Psychiatrischen Klinik konnten im Rahmen dieser Dissertation nur oberflächlich behandelt werden. So besteht Forschungsbedarf zur Durchführung der Schock- und Krampftherapien in der Psychiatrischen Klinik, ebenso zu geschlechterspezifischen Aspekten des Erlebens der Patientinnen der Psychiatrischen Klinik.

A. Forschungsziel und Fragestellung

I. Vorwort

Knapp 80 Jahre nach dem Ende des Nationalsozialismus sollte man eigentlich davon ausgehen, dass der Aufarbeitung der nationalsozialistischen Verbrechen keine Interessen mehr entgegen stünden. Dennoch verfolgen manche Familien, Institutionen und Berufsgruppen bis heute den Wunsch, die Beteiligung der „eigenen" Angehörigen nach Möglichkeit zu widerlegen. Wenn dies nicht möglich ist, weil die Beweislast zu erdrückend ist, werden Ergebnisse verharmlost, relativiert oder gar komplett geleugnet.

Eine differenzierte, kritische Forschung ist als Grundlage für einen bewussten, reflektierten Umgang mit der Vergangenheit jedoch unbedingt erforderlich. Glücklicherweise wünschen sich zunehmend auch Nachfahren von Tätern oder Institutionen, in deren Tradition die Täter eine große Rolle gespielt haben, eine echte Aufarbeitung der NS-Vergangenheit.

Für einen differenzierten Blick ist allerdings auch notwendig, bei den Fakten zu bleiben und keine sensationsorientierten Ergebnisse zu schaffen. Öffentliches Interesse an der Thematik ist wünschenswert; es darf die differenzierte Betrachtung jedoch nicht zugunsten einer dramatischen Darstellung weichen. Zweifellos sind die Verbrechen des Nationalsozialismus schockierend. Einer der unangenehmeren Aspekte ist jedoch, dass die Mehrzahl der Täter keine „Monster" waren. Eine unnötig dramatische Darstellung verdeckt, dass es auch „ganz normale gute Kollegen" waren, die den Nationalsozialismus unterstützt und vorangetrieben haben, und denen aufgrund ideologischer Verblendung die offensichtliche politische Einfärbung ihrer eben nicht mehr objektiven wissenschaftlichen Ansichten nicht auffiel. Einer von ihnen ist der Erlanger Psychiater Friedrich Meggendorfer.

II. Forschungsstand und Arbeitsweise

Es wird versucht, das Leben Friedrich Meggendorfers zu rekonstruieren, der – 1880 geboren – ein bedeutender, auf Vererbung spezialisierter Psychiater seiner Zeit war und den Lehrstuhl für Psychiatrie und Neurologie an der Friedrich-Alexander-Universität in Erlangen während der Zeit des „Dritten Reiches“ innehatte. Der Schwerpunkt dieser Arbeit liegt auf seiner Tätigkeit als Ordinarius und auf seinen möglichen Verstrickungen und Beteiligungen an den damaligen Medizinverbrechen. Im Anhang dieser Arbeit findet sich eine Liste aller bekannten Publikationen Meggendorfers.

Seit diese Arbeit 2014 begonnen wurde, ist zahlreiche Forschung zur Erlanger Universität und zur Heil- und Pflegeanstalt Erlangen hinzugekommen.[1]

Die Krankenmorde in der Erlanger Heil- und Pflegeanstalt wurden initial von Hans-Ludwig Siemen beschrieben.[2] Derzeit läuft ein am Lehrstuhl für Geschichte der Medizin angesiedeltes, in Kooperation mit dem Stadtarchiv Erlangen durchgeführtes Projekt, in dem die NS-„Euthanasie“ in Erlangen ausführlicher erforscht wird.[3]

Meggendorfers Verwicklung in Medizinverbrechen ist von Philipp Rauh bereits dargestellt worden.[4] Die Therapiemethoden der psychiatrischen Universitätsklinik werden derzeit ebenfalls erforscht.[5]

---

[1] Exemplarisch Leven, K.-H./Plöger, A.: 200 Jahre Universitätsklinikum Erlangen, 1815–2015, Köln/Weimar/Wien 2016. Leven, K.-H. e. a. (Hg.): Die Medizinische Fakultät der Friedrich-Alexander-Universität Erlangen-Nürnberg. Kontexte – Köpfe – Kontroversen (1743–2018), Köln 2018.

[2] Siemen, H.-L.: Heil- und Pflegeanstalt Erlangen, in: von Cranach, M./Siemen, H.-L.: Psychiatrie im Nationalsozialismus. Die Bayerischen Heil- und Pflegeanstalten zwischen 1933 und 1945, München 1999, S. 159–173. Siehe auch Engelhardt, T./Frewer, A.: NS-„Euthanasie“ in Erlangen: Tatorte – Hungerkost – Opfer, Neustadt/Aisch 2023.

[3] https://www.ns-euthanasie-erlangen.de/de/home, zuletzt aufgerufen am 16.07.2024.

[4] Rauh, P.: Medizinverbrechen in Erlangen. Nationalsozialistische Erbgesundheits- und Rassenpolitik an den Erlanger Universitätskliniken, in: Leven/Plöger, 200 Jahre, S. 262–293, S. 269–271.

[5] Promotionsprojekt durch Juliane Engelich am Lehrstuhl für Geschichte der Medizin in Erlangen.

Annähernd zeitgleich zu dieser schwerpunktmäßig medizinhistorischen Biografie wurde von Birgit Braun aus der Psychiatrischen Universitätsklinik Erlangen ebenfalls eine Meggendorfer-Biografie begonnen und 2017 veröffentlicht, die einen medizinethischen Schwerpunkt besitzt und wertvolle Quellen insbesondere aus der Familienüberlieferung der Meggendorfers erschließt.[6]

Es existieren ferner mehrere kurze weitere Beiträge zu Meggendorfer, drei von Braun, diese ebenfalls mit medizinethischem Schwerpunkt, sowie einer durch die Verfasserin.[7] In Hendrik van den Bussches Werk über die Hamburger Universitätsmedizin im Nationalsozialismus finden sich ebenfalls biografische Angaben zu Meggendorfer. Meggendorfers Tätigkeit als „Beratender Psychiater" des Heeres ist von Georg Berger bereits beschrieben.[8]

III. Verwendete Quellen

Das Universitätsarchiv der Universität Hamburg ist nach Auskunft noch im Aufbau, alle relevanten Akten zur Universität Hamburg in der fraglichen Zeit sind daher im Staatsarchiv Hamburg zu finden; es waren dies vor allem Meggendorfers Personalakte der Universität sowie der Landesunterrichtsbehörde, außerdem die Akte zum Berufungsverfahren auf den Lehrstuhl für Psychiatrie und die Akte über das „Allgemeine Vorlesungswesen".

Im Universitätsarchiv München liegen die Inskriptionslisten, aus denen hervorgeht, welche Vorlesungen Meggendorfer als Student belegt hat,

6 Braun, B.: Friedrich Meggendorfer. Person und Ethik eines Psychiaters im Nationalsozialismus, Stuttgart 2017 (Geschichte und Philosophie der Medizin 14).

7 Braun, B.: Person and ethics of a psychiatrist during National Socialism: Friedrich Meggendorfer (1880–1953), in: History of Psychiatry 31 (2020), S. 93–104. Dies.: Friedrich Georg Josef Meggendorfer (07.06.1880–12.02.1953), in: European Psychiatry 30 (2015), S. 1832. Dies.: Die Erlanger Universitätspsychiatrie im Nationalsozialismus. Geschichtsbewusstsein als Voraussetzung für einen ethisch-verantwortungsvollen Umgang mit psychischer Gesundheit versus Krankheit, in: Fortschritte der Neurologie und Psychiatrie 2019. Wüstner, V.: Friedrich Meggendorfer – ein Erbpsychiater auf dem Lehrstuhl für Psychiatrie und Neurologie, in: Leven e. a., Medizinische Fakultät, S. 118.

8 Berger, G.: Die Beratenden Psychiater des deutschen Heeres 1939 bis 1945, Frankfurt am Main 1998. Van den Bussche, Hendrik (e. a.): Die Hamburger Universitätsmedizin im Nationalsozialismus. Forschung – Lehre – Krankenversorgung, Berlin/Hamburg 2014 (Hamburger Beiträge zur Wissenschaftsgeschichte 24).

außerdem Akten zu den Assistentenstellen der Münchner Psychiatrischen Universitätsklinik.

Die Krankenakten der Psychiatrischen Klinik Erlangen galten zunächst als verschollen, bis sie im Rahmen von Brauns Recherchen sich in den Räumlichkeiten der Psychiatrischen Universitätsklinik wieder anfanden. Sie sind inzwischen dem Universitätsarchiv übergeben und der Forschung zugänglich. Das überlieferte Material sind etwa 1.500 Akten von fast ausschließlich Patientinnen, die stationär in der Psychiatrischen Klinik behandelt wurden. Akten von ambulanten Patient*innen[9] sind ebensowenig überliefert wie Akten von männlichen Patienten aus Meggendorfers Amtszeit. Der Verbleib der Aufnahmebücher, mit denen Astrid Ley noch gearbeitet hatte, war zwischenzeitlich ebenfalls unbekannt. Sie wurden 2018 wieder aufgefunden und sind inzwischen ebenfalls im Bestand des Universitätsarchivs.[10]

Im Universitätsarchiv Erlangen finden sich zudem eine Personalakte zu Meggendorfer und diverse Akten zur Psychiatrischen Klinik und zu Berufungsverfahren.

Für die vorliegende Arbeit wurden weiterhin Akten der Erbgesundheitsgerichte Erlangen, Coburg, Bayreuth und Bamberg sowie des Erbgesundheitsobergerichtes[11] Bamberg verwendet, die in den Staatsarchiven Nürnberg und Bamberg liegen.

Im Staatsarchiv Nürnberg, Außenstelle Lichtenau, befinden sich außerdem die Patientenakten der Heil- und Pflegeanstalt Erlangen, unter ihnen zumindest einzelne Akten von Patient*innen der Psychiatrischen Klinik, die entweder von der Klinik in die Anstalt verlegt wurden oder deren Akten aus nicht nachvollziehbaren Gründen in diesen Aktenbestand gerieten. Im Staatsarchiv Nürnberg waren ferner die Entnazifizierungsakte von Meggendorfer sowie die Akte zum „Einsleprozess“ relevant. In letzterem wurde kurz

---

9 Der Text folgt mit der Sternchengenderung den Empfehlungen des „Büros für Gender und Diversity“ der Universität Erlangen, sofern dies im zeitlichen Kontext Sinn ergibt; Quellenbegriffe wurden allerdings nicht daran angepasst.

10 Ley, A.: Zwangssterilisationen und Ärzteschaft. Hintergründe und Ziele ärztlichen Handelns 1934–1945, Frankfurt am Main 2004. Auskunft per E-Mail durch Clemens Wachter vom 08.03.2024.

11 Die Akten des Erbgesundheitsobergerichtes Nürnberg sind nur in kleinen Mengen überliefert, wobei in den Akten des Erbgesundheitsgerichtes Erlangen auch einzelne dieser Beschlüsse zu finden waren.

nach dem Ende des Nationalsozialismus eine strafrechtliche Verfolgung der Krankenmorde in der Heil- und Pflegeanstalt Erlangen versucht.[12]

Im Bundesarchiv fanden sich einzelne Unterlagen insbesondere zu Meggendorfers Mitgliedschaften in NS-Organisationen sowie in der Abteilung Militärarchiv in Freiburg Akten zu Meggendorfers Tätigkeit als Beratender Psychiater.

Im Hauptstaatsarchiv München existieren eine Personalakte von Meggendorfer sowie diverse Akten zu Berufungsverfahren und zur Psychiatrischen Universitätsklinik. Briefe von Ernst Rüdin und Meggendorfer finden sich im Archiv der Max-Planck-Gesellschaft in München. Die Bestände dieses Archivs sind allerdings im Krieg stark beschädigt worden, so dass nur die Überlieferungen einzelner Abteilungen erhalten blieben.

Das Stadtarchiv Erlangen enthält eine kurze Akte zu Meggendorfer selbst sowie zur Erlanger Gruppe der „Deutschen Gesellschaft für Rassenhygiene", deren Vorsitzender Meggendorfer war.

An gedruckten Quellen wurden die Veröffentlichungen Meggendorfers und seiner Mitarbeiter*innen und Doktorand*innen verwendet sowie die Vorlesungsverzeichnisse der Universitäten Hamburg und Erlangen.

Die gewählte Form der Anonymisierung der Patient*innen, insbesondere sofern sie Opfer nationalsozialistischer Verbrechen wurden, folgt der

---

12 Wilhelm Max Maria Einsle war ein 1887 geborener deutscher Psychiater. Einsle engagierte sich Anfang der 1920er Jahre im Wehrverband „Reichsflagge", einer antidemokratischen paramilitärischen Organisation. Er war zunächst von 1922–1923 und dann ab 1933 erneut Mitglied der NSDAP; auch der SA gehörte er an. Er arbeitete unter anderem an den Heil- und Pflegeanstalten Ansbach, Günzburg und Kutzenberg, bevor er 1934 Direktor der Erlanger Heil- und Pflegeanstalt wurde. Militärisch war er Meggendorfers Stellvertreter als Beratender Psychiater des Wehrkreises XXIII. 1945 wurde er von der Militärregierung aufgrund der Krankenmorde in der Erlanger Anstalt verhaftet, das resultierende Strafverfahren gegen ihn und weitere Ärzt*innen der Anstalt („Einsle-Prozess") endete 1949 in der Einstellung der Ermittlungen im Falle der „Hungerkost" und 1950 in einem Freispruch bezüglich der T4-Morde. Einsle zog nach Bayreuth um, wo er ehrenamtlich die Organisation einer antisemitischen und völkischen Bibliothek vornahm. Er starb 1962. Voggenreiter, M./Ude-Koeller, S.: „… wir waren nicht darin beteiligt". Die Direktoren Wilhelm Einsle und Hermann Müller und die NS-„Euthanasie" in der Heil- und Pflegeanstalt Erlangen, in: Rauh, P./Voggenreiter, M./Ude-Koeller, S./Leven, K.-H.: Medizintäter. Ärzte und Ärztinnen im Spiegel der NS-Täterforschung, Köln/Wien 2022 (Perspektiven der Medizingeschichte 1), S. 253–298, S. 264–271, 287–297.

Annahme, dass eine komplette Anonymisierung beispielsweise mittels Buchstaben- oder Nummernchiffre eine erneute Entmenschlichung der Betroffenen darstellen würde. Es handelte sich um Menschen, denen Unrecht getan wurde. Menschen haben Namen, diese sind für eine Erinnerungskultur wichtig, so dass im Rahmen dieser Arbeit eine Nennung des Vornamens sowie das Initial des Nachnamens erfolgt.

Es wird zudem angemerkt, dass die Verwendung des mutmaßlichen Patient*innenwillens in Abwesenheit einer schriftlichen Festlegung in der Medizin etabliert ist, um beispielsweise bei unerwarteten Unfällen den nahen Angehörigen Auskunft zu geben, und dies nicht regelhaft als Bruch der ärztlichen Schweigepflicht ausgelegt wird. Es ist nahezu undenkbar, dass etwa Josef E. etwas gegen die Erforschung und folgende Veröffentlichung seiner Todesumstände einzuwenden hätte, könnte man ihn fragen.[13]

---

13 Vgl. hierzu auch Rauh, P.: Zwischen Forschungsinteresse, postmortalem Persönlichkeitsschutz und den schutzwürdigen Belangen Dritter. Psychiatrische Krankenakten aus der NS-Zeit als Quelle historischer Forschung und Gedenkarbeit, in: Wachter, C. (Hg.): Die brisante Akte. Problembehaftete Bestände in Universitäts- und Wissenschaftsarchiven, Leipzig 2016 (Wissenschaftsarchive 2015 5), S. 23–46, insbesondere S. 29–46.

B. Das Leben Friedrich Meggendorfers

I. Historische Rahmenbedingungen

1. Kaiserreich, Erster Weltkrieg, Kieler Matrosenaufstand, Novemberrevolution und Weimarer Republik

Im 19. Jahrhundert veränderte sich die Struktur der Gesellschaft durch die industrielle Revolution erheblich: traditionelle Lebensweisen lösten sich auf und immer mehr Menschen zogen in Städte. Dort herrschten für die „unteren Klassen" durch Armut schlechte Lebensbedingungen: zu desolaten Wohnverhältnissen kam „unzureichende Ernährung", auch hatten die „industriellen Arbeitsbedingungen" der damaligen Zeit ihre gesundheitlichen Folgen. Die „bürgerlich-akademische […] Schicht", die ihrerseits eher eine Verbesserung ihrer Lebensbedingungen erfuhr, sah „ihren Lebensraum, die Großstädte, durch ebendiese Entwicklung bedroht".[14]

Insbesondere die Zeit vor und um die Jahrhundertwende war von „Verfalls- und Untergangsstimmungen" geprägt, in deren Kontext auch unten erwähnte Degenerationslehre zu sehen ist. Politische Veränderungen, die die Eliten in ihrer Macht einschränken würden, wurden als Zeichen des Untergangs gewertet. Hier zu nennen sind beispielsweise demokratische und sozialistische Bestrebungen oder auch die Frauenemanzipation.[15]

---

[14] Weingart, P./Kroll, J./Bayertz, K.: Rasse, Blut und Gene. Geschichte der Eugenik und Rassenhygiene in Deutschland, Frankfurt am Main 1992 (Suhrkamp-Taschenbuch Wissenschaft 1022), S. 50–66.

[15] Weingart e. a., Rasse, S. 59, 64. Grüttner, M.: Hort der Reaktion oder Hochburg des Liberalismus? Die Hamburger Universität in der Weimarer Republik, in: Führer, K./

Der 1914 ausbrechende Erste Weltkrieg führte zunächst durch nicht vorhandene und später dann undurchdachte staatliche Planung zu Nahrungsmittelknappheit. Sowohl die Entente als auch die Mittelmächte, zu denen das Deutsche Reich gehörte, versuchten „[d]as Aushungern des Kriegsgegners durch Blockademaßnahmen". Insbesondere im Winter 1916/1917 führte die „Hungerblockade" in Verbindung mit einer ausgefallenen Kartoffelernte zu einer Hungersnot im Deutschen Reich.[16]

Spätestens ab dem August 1918 zeichnete sich ab, dass das Deutsche Reich den Krieg verloren hatte, „auch wenn die deutsche Propaganda ihr Bestes tat, das Lagebild zu retuschieren."[17] Im Oktober 1918 wurde zunächst ein Waffenstillstand erwirkt und Friedensverhandlungen aufgenommen. Konservative Offiziere fürchteten jedoch einen Bedeutungsverlust ihres Standes im Falle einer Kapitulation.[18]

Der Kieler Matrosenaufstand entstand als Reaktion auf ein Vorhaben der Offiziere, gegen den Befehl der deutschen Regierung die Marine gegen die britische Royal Navy einzusetzen und in einer letzten „heldenhaften" Schlacht zu kämpfen, damit die Ehre des Offizierskorps gewahrt bliebe. Dies hätte sowohl den sicheren Tod eines Großteils der Marineangehörigen bedeutet als auch die Friedensverhandlung der Regierung empfindlich gestört. Gegen diesen Plan meuterten die Mannschaften und weigerten sich, gegen England zu fahren. Die rebellischen Matrosen wurden von Admiral Franz von Hipper nach Kiel geschickt. Als einige von ihnen wegen „Meuterei" festgenommen wurden, befürchteten die übrigen, ihre Kameraden könnten – wie im Sommer 1917

Hagemann, K./Kundrus, B. (Hg.): Eliten im Wandel. Gesellschaftliche Führungsschichten im 19. und 20. Jahrhundert, Münster 2004, S. 179–197, S. 184–191. Jones, M.: Am Anfang war Gewalt. Die deutsche Revolution 1918/1919 und der Beginn der Weimarer Republik, Berlin 2017, S. 15–16, 21, 23, 50–60, 95. Karl, M.: Die Münchener Räterepublik. Porträts einer Revolution, Düsseldorf 2008, S. 243, 245, 255–256. Schott, H./Tölle, R.: Geschichte der Psychiatrie. Krankheitslehren Irrwege Behandlungsformen. München 2006, S. 99–107.

16 Faulstich, H.: Hungersterben in der Psychiatrie 1914–1949. Mit einer Topographie der NS-Psychiatrie, Freiburg i. B. 1998, S. 25–41. Horn, D.: The German Naval Mutinies of World War I, New Brunswick 1969, S. 3–65.

17 Jones, Revolution, S. 21.

18 Sammet, R.: „Dolchstoß". Deutschland und die Auseinandersetzung mit der Niederlage im Ersten Weltkrieg (1918–1933), Berlin 2003, passim, insbes. S. 28–29. Jones, Revolution, S. 32. Horn, Naval Mutinies, S. 51–63, 204–206.

geschehen – wegen dieser Weigerung hingerichtet werden, und organisierten Großdemonstrationen, die sich rasch auch mit der allgemein schlechten Situation der Mannschaften, insbesondere der Matrosen und Heizer, bei der Marine beschäftigten.[19] Die Revolte breitete sich in weitere Städte aus. Unterdessen wurde am 9. November 1918 in Berlin die parlamentarische Demokratie ausgerufen.[20]

Bei diesen ganzen Vorgängen darf nicht übersehen werden, dass der Kieler Matrosenaufstand alles in allem für eine Revolution äußerst friedlich und gemäßigt vor sich ging. Die wenigen Toten, die er forderte, waren zum Großteil durch in die Menge feuernde Offiziere verursacht, die versuchten, den Aufstand zu beenden. Sogar entstandene Sachschäden wurden vom Matrosenrat ersetzt. Später „geriet in der Weimarer Republik rasch in Vergessenheit", dass es „keine ‚Gründungsgewalt' seitens der Revolutionäre" gab, da zum einen konservative Kräfte ihr Scheitern dadurch zu erklären suchten, dass sie „sie nur deshalb vor der Revolution kapituliert [hätten], weil sie sich einer brutalen und gefährlichen Horde von Feinden gegenübersahen", und zum anderen die massive „staatlich legitimierte Gewalt gegen die Revolution im Frühjahr 1919" gerechtfertigt werden musste.[21]

Mit dem verlorenen Ersten Weltkrieg und dem Ende des Kaiserreiches brach für seine Eliten eine Welt zusammen. Zudem verschlechterte sich die wirtschaftliche Lage rapide. Für diese Veränderungen wurde in zeitgenössischer konservativer Sicht vor allem die Revolution von 1918 verantwortlich gemacht, der auch die Niederlage des Erstens Weltkrieges fälschlicherweise unterstellt wurde („Dolchstoßlegende"). Daher fehlte der neu entstandenen Weimarer Republik, die von starken politischen Kämpfen geprägt war, die Unterstützung der Funktionseliten. Zudem fürchteten sie, weiter an Macht, Einfluss und nicht zuletzt Vermögen zu verlieren, wenn im Rahmen einer erneuten Revolution Deutschland zu einer Räterepublik werden sollte.[22]

---

19 Horn, Naval Mutinies, S. 33–266.

20 Horn, Naval Mutinies, S. 258–266.

21 Jones, Gewalt, S. 60.

22 Neumann, A.: „Arzttum ist immer Kämpfertum". Die Heeressanitätsinspektion und das Amt „Chef des Wehrmachtsanitätswesens" im Zweiten Weltkrieg (1939–1945), Düsseldorf 2005 (Schriften des Bundesarchivs 64), S. 39–50. Exemplarisch: Hitler, A.: Mein Kampf, 415./416. Auflage, München 1939, S. 205–225. Freis, D.: Psyche, Trauma

2. Die Psychiatrie am Ende des 19. und zu Beginn des 20. Jahrhunderts

Die Medizin folgte zu Meggendorfers Zeiten einer naturwissenschaftlichen Grundlage. Man ging von einer spezifischen Ursache aus, und suchte besagte Ursache in einem bestimmten Organ, genauer gesagt in dessen Anatomie. In den 1870er und 1880er Jahren hatte mit der Entdeckung der Bakterien die bakteriologische Ära eingesetzt.[23]

Wichtige Theorien der damaligen Zeit waren neben Erblichkeitsvorstellungen und Degenerationslehre auch die Konstitutionslehre, die versuchte, bestimmte anatomische Merkmale wie Körperbau mit bestimmten Krankheitsneigungen zu verknüpfen und dabei stark von der Vorstellung einer Erblichkeit dieser Merkmale geprägt war. Die Konstitutionstypen nach Ernst Kretschmer stellten die für die Psychiatrie wichtigste Einteilung dar.[24]

Die Psychiatrie war in Deutschland seit 1860 als akademische Wissenschaft etabliert. Sie folgte den gleichen Paradigmen wie die übrige Medizin auch, litt aber sehr darunter, dass sie im Vergleich zu anderen Fächern weniger sichere anatomische Grundlagen besaß. Man war sich allgemein einig, dass das anatomische Korrelat des Geistes und des Gemütes, mit dem sich die Psychiatrie auseinander setzte, das Gehirn war – nähere Details dazu fehlten allerdings oder hatten sich als falsch erwiesen. Die damals wichtigste Krankheitstheorie

---

und Kollektiv – Der psychiatrische Diskurs über die erschütterten Nerven der Nation, in: Gahlen, G./Gnosa, R./Janz, O. (Hg.): Nerven und Krieg. Psychische Mobilisierungs- und Leiderfahrungen in Deutschland (1900–1939), Frankfurt am Main/New York 2020 (Krieg und Konflikt 10), S. 53–75, S. 72–73.

23 Becker, V.: Der Einbruch der Naturwissenschaft in die Medizin. Gedanken um, mit, über, zu Rudolph Virchow, Berlin/Heidelberg 2008 (Schriften der Mathematisch-naturwissenschaftlichen Klasse der Heidelberger Akademie der Wissenschaften 20), S. 27, 46–47, 52, 59. Pelling, M.: Contagion/Germ Theory/Specificity, in: Bynum, W./Porter, R.: Companion Encyclopedia of the History of Medicine, London/New York 1993, S. 309–334, S. 329–330.

24 Metzger, N.: „Auf strengster wissenschaftlicher Grundlage". Die Etablierungsphase der modernen Konstitutionslehre 1911–1921, in: Medizinhistorisches Journal 51 (2016), S. 209–245, insbes. S. 226–228. Dies.: „Es sind noch große Forschungserträge zu erhoffen". Entwicklungen der Konstitutionslehre in den 1920er Jahren, in: Medizinhistorisches Journal 52 (2017), S. 270–307.

bestand in der Definition der „Psychosen“ nach Emil Kraepelin[25], der eine starke erbliche Komponente postulierte.[26]

Ein weiteres Problem der Psychiatrie bestand in ihrem Mangel an Behandlungsoptionen. Zu Meggendorfers Zeiten begann sich das gerade zu wandeln: Die „Aktivere Krankenbehandlung“ nach Simon, eine Art Arbeitstherapie, war eine der ersten Therapieansätze, von denen man sich tatsächliche Effekte auf die Krankheiten versprach.[27]

---

25 Emil Kraepelin, geb. 1856, war ein deutscher Psychiater, der seit 1891 den Lehrstuhl für Psychiatrie 1891 in Heidelberg innehatte und 1903 nach München berufen wurde. 1917 wurde er Vorstand der Deutschen Forschungsanstalt für Psychiatrie. 1926 starb er. Kraepelin war Meggendorfers Lehrer und Doktorvater. Klee, Personenlexikon, S. 333. Von Kraepelin sind antisemitische Äußerungen belegt. Peiffer, J.: Hirnforschung in Deutschland 1849 bis 1974. Briefe zur Entwicklung von Psychiatrie und Neurowissenschaften sowie zum Einfluss des politischen Umfeldes auf Wissenschaftler, Berlin/Heidelberg 2004, S. 92.

26 Brown, T.: Mental Diseases, in: Bynum/Porter, Encyclopedia, S. 438–463, S. 444–445. Goldstein, J.: Psychiatry, in: ebda., S. 1350–1372, S. 1350, Pelling, Contagion, S. 309–334. Micale, M.: The Psychiatric Body, in: Cooter, R./Pickstone, J.: Companion to Medicine in the Twentieth Century, London/New York 2003, S. 323–346, S. 327. Schott/Tölle, Geschichte der Psychiatrie, S. 118–124. Schmiedebach, H.-P.: Entgrenzungsphänomene des Wahnsinns – Einleitung, in: ders. (Hg.): Entgrenzungen des Wahnsinns. Psychopathie und Psychopathologisierungen um 1900, Berlin/Boston 2016 (Schriften des Historischen Kollegs 93), S. 1–28, S. 1.
Im Gegensatz zur heutigen Zeit, in der „Psychose“ annähernd synonym zu „Schizophrenie“ verwendet wird, waren Kraepelins Psychosen ein Überbegriff, der u. a. auch das „manisch-depressive Irresein“ erfasste. Zu den Auswirkungen von Kraepelins Theorien siehe auch Klee, E.: „Euthanasie“ im Dritten Reich. Die „Vernichtung lebensunwerten Lebens“, Frankfurt am Main 2010 (Die Zeit des Nationalsozialismus 18674), S. 20–21.

27 Busfield, J.: Mental Illness, in: Cooter/Pickstone, Companion, S. 633–651, S. 633, 644. Schott/Tölle, Geschichte der Psychiatrie, S. 441–444. Schmiedebach, H.-P./Brinkschulte, E.: Arbeit und Arbeitstherapie – historisch geleitete Assoziationen, in: Ankele, M./Brinkschulte, E. (Hg.): Arbeitsrhythmus und Anstaltsalltag. Arbeit in der Psychiatrie vom frühen 19. Jahrhundert bis in die NS-Zeit, Stuttgart 2015, S. 21–28. Sammet, K.: Neutralisierung „sozialer“ Folgen psychischer Krankheit oder „die Irrenanstalt nach allen ihren Beziehungen“? Arbeit und die Irrenanstalt als Organisation, ca. 1830–1930, in: ebda., S. 29–47. Wirth, M.: Der Worumwille von Arbeit als Therapie. Zur Anthropologie und Ethik psychiatrischer Arbeitstherapie der Weimarer Zeit, in: ebda., S. 135–156, S. 138–153. Ankele, M.: „Dass diese Heilmethode auch von anderen als ärztlichen Gesichtspunkten aus bewertet und beurteilt werden muss.“ Zu den sozial- und gesellschaftspolitischen Debatten um die psychiatrische Arbeitstherapie in der Weimarer Zeit, in: ebda., S. 157–185. Zu Arbeit von Patient*innen im Nationalsozialismus siehe auch Rotzoll, M.: Rhythmus des Lebens. Arbeit in psychiatrischen Institutionen im

Eine häufige Erkrankung in psychiatrischen Kliniken stellte die progressive Paralyse dar, eine neurologische Manifestation der Syphilis; über 20% aller Patient*innen litten darunter. Ende der 1910er Jahre begann deren Behandlung mit „Fieberkuren" nach Julius Wagner von Jauregg[28], bei denen hohes Fieber ausgelöst wurde, zunächst durch eine Malariainfektion; im Laufe der Zeit wurde zunehmend Salvarsan dafür verwendet. Diese Behandlungen besserten die Symptomatik häufig, waren allerdings risikoreich.[29]

Ab den 1930er Jahren kamen aggressive Therapieformen wie die Insulinschocktherapie oder die Krampftherapien auf, die die Patient*innen erheblichen Risiken aussetzten und häufig dauerhafte Schäden hinterließen. Deren Entstehung erklärt sich neben therapeutischer Verzweiflung auch als Versuch, die Psychiatrie als moderne und zeitgemäße medizinische Disziplin mit entsprechenden Interventionsmöglichkeiten zu positionieren.[30]

Infolge der Spanischen Grippe traten ab 1918 die ersten Fälle der „Encephalitis lethargica" auf, in größeren Zahlen ab der dritten Welle der Spanischen Grippe im Winter 1919/1920 bis etwa 1927. Diese Krankheit konnte chronifizieren, so dass in den folgenden Jahrzehnten eine gewisse Zahl der Anstaltspatient*innen an Encephalitis epidemica, wie die Erkrankung auch genannt wurde und für die es keine wirkliche Behandlungsmethode gab, litt.[31]

Nationalsozialismus zwischen Normalisierung und Selektion, in: ebda., S. 198–214 und Coché, S.: An der Schwelle von Inklusion und Exklusion: zur Bedeutung der Kategorie „Arbeit" in der psychiatrischen Einweisungspraxis 1941–1945, in: ebda., S. 215–229.

28 Julius Wagner von Jauregg, geb. 1857, war ein österreichischer Psychiater und ab 1893 Ordinarius in Wien. 1940 verstarb er. Kreuter, A: Deutschsprachige Neurologen und Psychiater. Ein biographisch-bibliografisches Lexikon von den Vorläufern bis zur Mitte des 20. Jahrhunderts, München e. a. 1996, S. 1520–1526.

29 Brandt, A.: Sexually Transmitted Diseases, in: Bynum/Porter, Encyclopedia, S. 562–584, S. 572–573, Micale, Psychiatric Body, S. 333. Schott/Tölle, Geschichte der Psychiatrie, S. 80–81, 482. Vasold, M.: Grippe, Pest und Cholera. Eine Geschichte der Seuchen in Europa, Stuttgart 2008, S. 231. Schmuhl hingegen geht von einem „geringen Anteil [...] von Paralytikern an der Anstaltsbevölkerung" aus. Schmuhl, H.-W.: Reformpsychiatrie und Massenmord, in: Prinz, M./Zitelmann, R. (Hg.): Nationalsozialismus und Modernisierung, Darmstadt 1991, S. 239–266, S. 243. Peiffer, Hirnforschung, S. 1120.

30 Busfield, Mental Illness, S. 637–638, 644–647. Micale, Psychiatric Body, S. 332–333, 336. Schott/Tölle, Geschichte der Psychiatrie, S. 473–477. Die einzelnen Therapieformen werden noch ausführlicher im Kapitel zur Erlanger Psychiatrischen Klinik behandelt.

31 Witte, W.: Tollkirschen und Quarantäne. Die Geschichte der Spanischen Grippe, Berlin 2008, S. 14, 54–57, 68–69. Hierzu auch Haege, E.: Zur Frage der Intervalle zwischen

Die Neurologie war damals noch kein eigenes Fach, sondern ein Teilgebiet der Inneren Medizin. Zugleich sah sich die Psychiatrie ebenfalls dafür zuständig, und Lehrstühle für Psychiatrie schlossen zumeist die Neurologie mit ein, „ohne diese fachlich kompetent vertreten zu können".[32]

3. Erblichkeitslehre und Rassenhygiene

Seit der zweiten Hälfte des 19. Jahrhunderts ging die Medizin von einer starken erblichen Bedingtheit menschlicher Eigenschaften aus, die unter anderem auf den Theorien von Charles Darwin basierte. Zu Beginn des 20. Jahrhunderts wurden die Mendelschen Regeln wiederentdeckt und es wurde bald versucht, diese auf menschliche Merkmale anzuwenden, mit unterschiedlichem Erfolg. Dies war vor der Entdeckung der Chromosomen; die zeitgenössischen Theorien gingen vom „Keimplasma" als Träger der Erbinformationen aus. Die Erblichkeit verschiedenster Merkmale war bis auf wenige Ausnahmen nicht bewiesen, wurde aber als wahr und kurz vor dem wissenschaftlichen Beweis stehend angenommen.[33]

Die Degenerationslehre hatte einen erheblichen Einfluss auf die Medizin und insbesondere auf die Psychiatrie. Sie propagierte „eine progrediente

---

akutem und chronischem Stadium der Encephalitis epidemica. in: Allgemeine Zeitschrift für Psychiatrie und ihre Grenzgebiete 115 (1940), S. 291–301. Die Erstbeschreibung erfolgte allerdings wohl tatsächlich schon 1916/1917 durch Constantin Economo. Peiffer, Hirnforschung, S. 59.

32 Schott/Tölle, Geschichte der Psychiatrie, S. 89–93. Zu den Verhältnissen in Erlangen siehe Wittern, R.: Aus der Geschichte der Medizinischen Fakultät, in: Kössler, H. (Hg.): 250 Jahre Friedrich-Alexander-Universität Erlangen-Nürnberg. Festschrift, Erlangen 1993, S. 315–420, S. 411–413.

33 gesamter Abschnitt: Turney, J./Balmer, B.: The Genetic Body, in: Cooter/Pickstone, Companion, S. 399–415. Olby, R.: Constitutional and hereditary disorders, in: Bynum/Porter, Encyclopedia, S. 412–437, S. 412–431. Schmuhl, H.-W.: Rassenhygiene, Nationalsozialismus, Euthanasie. Von der Verhütung zur Vernichtung „lebensunwerten Lebens", 1890–1945, Göttingen 1987 (Kritische Studien zur Geschichtswissenschaft 75), S. 42–189. Schott/Tölle, Geschichte der Psychiatrie, S. 99–112, 167. Tomkowiak, I.: „Asozialer Nachwuchs ist für die Volksgemeinschaft vollkommen unerwünscht". Eugenik und Rassenhygiene als Wegbereiter der Verfolgung gesellschaftlicher Außenseiter, in: Sedlaczek, D. e. a. (Hg.): „minderwertig" und „asozial". Stationen der Verfolgung gesellschaftlicher Außenseiter, Zürich 2005, S. 33–50. Weingart e. a., Rasse, S. 31–139, 229–369. Gustav Specht, Meggendorfers Vorgänger in Erlangen, benannte diesen mangelnden wissenschaftlichen Beweis privat. Rauh, Medizinverbrechen, S. 268–269.

Verschlechterung des menschlichen Erbgutes", „war von verschwommenen biologischen, soziologischen und theologischen Vorstellungen abgeleitet[,] [...] entbehrte einer überzeugenden wissenschaftlichen Fundierung [und] [...] prägte einige Jahrzehnte lang die psychiatrische Krankheitslehre."[34] Der Begriff der „Degeneration", zunächst als ein spezielles Erscheinungsbild mit bestimmten charakterlichen Eigenschaften definiert, wurde dabei immer weiter ausgeweitet, um schließlich fast jeden krankhaften oder sozial unerwünschten Zustand zu umfassen. Die Frage, inwiefern externe Faktoren wie Alkohol eine „Degeneration" der „Erbmasse" verursachen konnten, die dementsprechend auf folgende Generationen übertragen werden konnte, wurde kontrovers diskutiert.

Die Rassenhygiene war eine „kulturpessimistische" aber „fortschrittsgläubig[e]" gesellschaftliche Bewegung, die sich als „prophylaktische Strategie" gegen Krankheiten und sozial unerwünschtes Verhalten verstand. Die Erblichkeit der Merkmale, auf deren Vermeidung die Rassenhygiene zielte, war wissenschaftlich nicht bewiesen, dennoch sahen „Zeitgenossen [...] die Rassenhygiene als Wissenschaft. Wissenschaftlichkeit kann geradezu als *das* formgebende und strukturbildende Moment der Rassenhygiene angesehen werden."[35] Der Begriff der „Rassenhygiene" wurde dabei in Deutschland explizit für diese Positionen gewählt, die international als „Eugenik" bezeichnet wurden.[36]

Auf Basis von Darwins Theorien, dass die treibende Kraft der Evolution der Selektionsdruck beziehungsweise die „natürliche Auslese" sei, schlossen die Rassenhygieniker, dass deren Wegfall in der modernen Gesellschaft zu einer progredienten Verschlechterung der Menschen führen müsse. Ihr Ziel bestand darin, die angenommene „Degeneration" der Menschen durch züchterische Maßnahmen zu verhindern beziehungsweise beheben. Da als degeneriert in der Regel die unteren Klassen galten, die aufgrund von Mangelernährung und schlechten Wohn- und Arbeitsbedingungen höhere

---

34 Schott/Tölle, Geschichte der Psychiatrie, S. 99–100.

35 Schmuhl, Euthanasie, S. 63, 70.

36 Groß, D.: Medizin im Dienst der „Erbgesundheit". Beiträge zur Geschichte der Eugenik und „Rassenhygiene", Berlin 2009 (Medizin und Nationalsozialismus 1), S. 59–65.

Krankheitsraten aufwiesen, forderte sie unter anderem die Abschaffung sozialer Maßnahmen wie „medizinische Pflege und Therapie, Sozialversicherung, Armenfürsorge [und] Wohnungsbau", um deren Lebensbedingungen zu verschlechtern und damit deren Überleben und Fortpflanzung möglichst zu reduzieren.

Versuche, die Vermehrung der „Hochwertigen" durch gesellschaftliche Anreize zu fördern, wurden als „positive" Eugenik, die „Minderwertigen" an der Fortpflanzung zu hindern, etwa mittels Eheverboten, Sterilisationen oder Kastrationen, als „negative Eugenik" bezeichnet. Im Laufe der Zeit verschoben sich die rassenhygienischen Maßnahmen zunehmend zu einer negativen Eugenik. Der Kreis der „Minderwertigen", die an der Fortpflanzung gehindert werden sollten, weitete sich dabei zunehmend aus; beispielsweise forderte der Rassenhygieniker und Sozialdemokrat Alfred Grotjahn die Zwangssterilisation eines Drittels der deutschen Bevölkerung.[37]

4. Das Konzept der Psychopathie

Der Begriff der „Psychopathie" wurde ab dem Ende des 19. Jahrhunderts „im Fahrwasser der Degenerationstheorie" entwickelt und von der Psychiatrie dazu verwendet, sozial abweichendes Verhalten zu pathologisieren und „auf alle möglichen nicht angepassten Persönlichkeiten zu[zu]greifen. Jeder

---

[37] Alfred Grotjahn (geb. 1869, gest. 1931) war SPD-Mitglied und wird als „Vater der Sozialmedizin" bezeichnet. Die Mehrzahl der Protagonisten der Rassenhygiene hatte einen konservativ-antidemokratischen Hintergrund, aber es gab keine politische Ausrichtung, in der ihre Theorien nicht verbreitet waren. Klee, E.: Das Personenlexikon zum Dritten Reich. Wer war was vor und nach 1945? Frankfurt/M 2003, S. 205. Schmuhl, Euthanasie, S. 47. Weingart e. a., Rasse, S. 105. Siehe hierzu auch Rothmaler, C.: Sterilisationen nach dem „Gesetz zur Verhütung erbkranken Nachwuchses" vom 14. Juli 1933. Eine Untersuchung zur Tätigkeit des Erbgesundheitsgerichtes und zur Durchführung des Gesetzes in Hamburg in der Zeit zwischen 1934 und 1944, Husum 1991 (Abhandlungen zur Geschichte der Medizin und der Naturwissenschaften 60), S. 37.
Eugenische/rassenhygienische Argumente spielten später eine große Rolle in der Debatte um die Antibabypille. Ein aktuelles popkulturelles Beispiel für eugenisches Gedankengut wäre der „Darwin Award".

aufmüpfige Schüler, jeder moderne Künstler konnte nach diesem Konzept […] erfasst und der Psychiatrie überantwortet werden."[38]

Das Konzept wurde insbesondere auch genutzt, um „den politischen und sozialen Umsturz psychopathologisch zu deuten."[39] Revolutionäre wurden dabei als „Psychopathen" klassifiziert und damit weite Teile beispielsweise der politischen Arbeiter*innenbewegung als pathologisch erfasst. Wie zeitspezifisch dabei die Vorstellungen von gesundem oder krankem Geisteszustand waren, zeigt exemplarisch Kraepelins Ansicht, dass „antimilitaristische und friedenswillige Regungen […] unnormal" seien, da „ein gesundes Volk" „stürmische Begeisterung" für Kriege empfände.[40]

Jene „Psychopathen" galten als „erblich minderwertig". Das genetische Korrelat der „Psychopathie" sollte dabei eine unvollständige Anlage zu einer Geisteskrankheit sein.

---

38 Schmiedebach, Entgrenzungsphänomene, S. 3. Gesamter Abschnitt: Beddies, T.: „In den Symptomen des Niedergangs, über die sich so viele entrüstet haben, habe ich nichts erblicken können als Krankheitserscheinungen". Profilierung und Positionierung deutscher Psychiater nach dem Ersten Weltkrieg, in: Schmiedebach, Entgrenzungen, S. 29–44. Hahn, J.: Anarchisten, Attentäter und Revolutionäre. Zur Psychopathologisierung „politischer Verbrecher" zwischen 1880 und 1920, in: Medizinhistorisches Journal 51 (2016), S. 40–71. Schmiedebach, Entgrenzungen, S. 3–7. Wulf, S.: Morphinismus und Kokainismus. Anmerkungen zum Konstrukt der Psychopathie im Hamburger Drogendiskurs der 1920er Jahre, in: Schmiedebach, Entgrenzungen, S. 185–207, S. 188–191. Germann, U.: Umstrittene Grenzen: „Psychopathische Persönlichkeiten" zwischen Psychiatrie und Justiz. Zur inter-institutionellen Stabilisierung des Psychopathiekonzepts in der Schweiz vor dem Ersten Weltkrieg, in: Schmiedebach, Entgrenzungen, S. 209–224, S. 210–211. Mählmann, S./Borck, C.: Der Querulantenwahn – oder wie die Psychiatrie zu ihrem Recht kam, in: Schmiedebach, Entgrenzungen, S. 240–258. Rothmaler, Sterilisationen, S. 37. Zu den Folgen dieser Klassifizierung siehe auch Wachsmann, N.: KL. Die Geschichte der nationalsozialistischen Konzentrationslager, München 2015, S. 168–180.

39 Schmiedebach, Entgrenzungen, S. 31.

40 Berger, Psychiater, S. 136. Siehe hierzu auch Lantukhova, O.: Normalität Kampfbereitschaft, Nervenschwäche Pazifismus – Auffassungen des Krieges als Nervenprobe in literarischen Diskursen des Ersten Weltkrieges, in: Gahlen e. a., Nerven, S. 327–344. Schmuhl, Euthanasie, S. 168–172.

Die Theorien über „asoziale Psychopathen“ bewirkten die Verfolgung der „Asozialen“ während des Nationalsozialismus. Ihre Verfolgung ist bis heute nicht adäquat erforscht oder aufgearbeitet.[41]

II. Meggendorfers frühe Laufbahn

1. Schulzeit und Ausbildung

Friedrich Georg Meggendorfer wurde am 7. Juni 1880 in Bad Aibling in Oberbayern geboren.[42] Er stammte aus einer katholischen Kaufmannsfamilie, besuchte zunächst die Volksschule in Bad Aibling und später die Realschule in Traunstein.[43] Nach dem Wunsch seines Vaters sollte auch Friedrich Meggendorfer Kaufmann werden. Meggendorfer selbst hätte laut Ernst Rüdin[44] zufolge lieber das Abitur gemacht und angefangen zu studieren, begann allerdings die Ausbildung zum Kaufmann, zunächst im väterlichen Betrieb, später im Ausland, so in Italien, Großbritannien und Frankreich, auch um dort Fremdsprachen zu erlernen.[45]

---

[41] Roth, T.: Von den „Antisozialen“ zu den „Asozialen“. Ideologie und Struktur kriminalpolizeilicher „Verbrechensbekämpfung“ im Nationalsozialismus, in: Sedlaczek, Verfolgung, S. 65–88, S. 83. Sie waren in Konzentrationslagern üblicherweise mit dem „schwarzen Winkel“ gekennzeichnet. Schikorra, C.: Schwarze Winkel im KZ. Die Haftgruppe der „Asozialen“ in der Häftlingsgesellschaft, in: Sedlaczek, Verfolgung, S. 105–126, insbes. S. 108.

[42] UAE, A2/1, Nr. M46, Personalkarte Meggendorfer.

[43] Ebda.

[44] Der in der Schweiz 1874 geborene Psychiater Ernst Rüdin war Mitbegründer der „Deutschen Gesellschaft für Rassenhygiene“, ab 1918 Abteilungsdirektor der Deutschen Forschungsanstalt für Psychiatrie (später ein Kaiser-Wilhelm-Institut) in München und ab 1931 Direktor des Kaiser-Wilhelm-Instituts in München. 1933 wurde er Kommissar für Rassenhygiene am Reichsinnenministerium und verfasste das „Gesetz zur Verhütung erbkranken Nachwuchses“ mit. Er gab die Zeitschrift „Volk und Rasse“ mit heraus. 1937 wurde er NSDAP-Mitglied, ab 1939 arbeitete er mit dem „SS-Ahnenerbe“ zusammen. Rüdin starb 1952 in München.
Die deutsche Forschungsanstalt für Psychiatrie war maßgeblich in die Krankenmorde verstrickt und nutzte unter anderem die Gehirne der Ermordeten zu Forschungszwecken. Klee, Personenlexikon, S. 513. Schmuhl, H-W.: Hirnforschung und Krankenmord. Das Kaiser-Wilhelm-Institut für Hirnforschung 1937–1945, Berlin 2000, S. 5, 41–53.

[45] Rüdin, E.: Professor Friedrich Meggendorfer zum 60. Geburtstag, in: Allgemeine Zeitschrift für Psychiatrie und ihre Grenzgebiete 115 (1940), S. 207–211, S. 207.

Wie viele junge Männer seiner Zeit meldete sich der dann 21-jährige Meggendorfer 1901 freiwillig, als er vom sogenannnten Boxeraufstand hörte, um in China für das Deutsche Reich zu kämpfen. Die deutschen Truppen in China führten „keinen Krieg gegen Aufständische oder eine Armee, sondern gegen die chinesische Bevölkerung."[46] Bereits ab Mitte des Jahres 1900 wusste die deutsche Öffentlichkeit von „Mißhandlungen der Zivilbevölkerung und Massenexekutionen", im November 1900 gab es deswegen eine Debatte im Reichstag.[47]

Meggendorfer „kam aber nicht mehr nach China"[48], sondern blieb in Wilhelmshaven bei der dritten Kompanie des zweiten Bataillons der kaiserlichen Marine[49], wo er sein sogenanntes „Einjährigen-Freiwilliges" Jahr Wehrdienst ableistete – ein klassischer Weg für „Söhne der höheren Schichten", den eigentlich zwei- beziehungsweise dreijährigen Wehrdienst durch eigene Finanzierung zu umgehen und dabei nach dem Ende des Jahres einen besseren Rang zu erlangen als übliche Wehrdienstleistende.[50]

Nach dem Militärdienst hatte Meggendorfer seinen Vater überzeugt, dass er Medizin studieren durfte, und holte das Abitur 1904 in Würzburg nach[51], bevor er sich an der Münchner Universität für Medizin einschrieb.[52]

---

46 Kuß, S.: Deutsche Soldaten während des Boxeraufstandes in China: Elemente und Ursprünge des Vernichtungskrieges, in: dies./Martin, B. (Hg.): Das Deutsche Reich und der Boxeraufstand, Bamberg 2002 (Erfurter Reihe zur Geschichte Asiens 2) S. 165–181, S. 167.

47 Ebda., S. 170–171. Wielandt, U./Kaschner, M.: Die Reichstagsdebatten über den deutschen Kriegseinsatz in China: August Bebel und die „Hunnenbriefe", in: ebda., S. 183–201, S. 183, 186. UAE, A2/1, Nr. M46, Personalkarte.

48 Rüdin, Geburtstag, S. 207. In späteren Lebensläufen/biografischen Aufstellungen wurde teilweise übersehen, dass Meggendorfer nicht an der Niederschlagung des Boxeraufstands teilnahm.

49 HStA M, MK 44017, Vormerkungsbogen Meggendorfer.

50 Jentzsch, C./Witt, J.: Der Seekrieg 1914–1918. Die Kaiserliche Marine im Ersten Weltkrieg, Darmstadt 2016, S. 30.

51 Rüdin, Geburtstag, S. 207.

52 Zum gesamten Abschnitt vgl. auch Braun, Meggendorfer, S. 21–28.

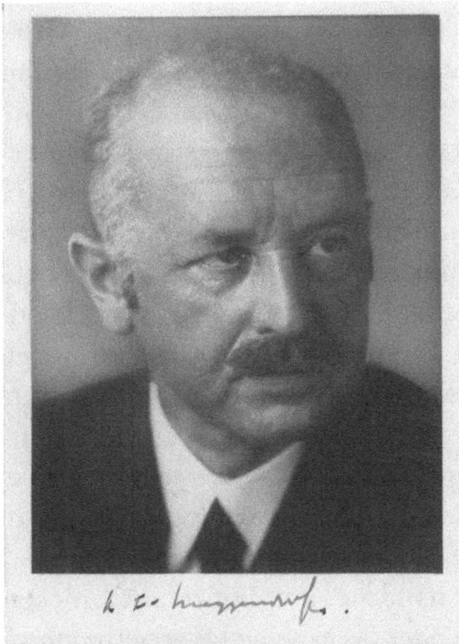

Abbildung 1: Postkarte von Meggendorfer mit Unterschrift, SAE, XIII.3.L.10, Postkarte Meggendorfer ca. 1936.

2. Studium in München und Berlin

Meggendorfer begann sein Medizinstudium zum Wintersemester 1904/1905 in München[53], wo er zunächst zwei Semester blieb.[54] Anschließend setzte er sein Studium in Berlin fort[55], um ab dem Sommersemester 1907 – nun im klinischen Teil des Studiums – wieder in München zu studieren.[56] Im Sommersemester 1908 besuchte er die „Psychiatr[ische] Klinik", eine Lehrveranstaltung, die von Emil Kraepelin unterrichtet wurde sowie drei Lehrveranstaltungen zum Thema „[e]mpirische Psychologie" und „Exp[erimental]-Psychologie u. Psychopathologie", außerdem „Gerichtliche Medizin" und „Hygiene".[57] Bereits in diesem Jahr veröffentlichte er in den „Annalen der Städtischen

[53] UAM, Stud-BB-212, Meggendorfer.

[54] UAM, Stud-BB-222, Meggendorfer.

[55] Rüdin, Geburtstag, S. 207. Vgl. auch UAM, Stud-BB-233, ebda. Stud-BB-244, ebda. Stud-BB-255.

[56] UAM, Stud-BB-268, Meggendorfer.

[57] UAM, Stud-BB-292, Meggendorfer.

Allgemeinen Krankenhäuser zu München" einen Artikel über „[e]in[en] Fall von Thymustumor mit vorausgegangenen myasthenieähnlichen Erscheinungen".[58] Im nächsten Semester folgten das „Hyg[ienische] Praktikum" und die „Psychiatr[ische] Poliklinik"[59], im Sommersemester 1909 wiederum eine Veranstaltung von Kraepelin, die „Klin[ischen] Besprechungen"[60], bei denen unklar ist, ob es sich um eine internistische beziehungsweise interdisziplinäre Angelegenheit oder um eine rein psychiatrisch und neurologisch orientierte Veranstaltung handelte. Meggendorfer war „[a]ls Medizinalpraktikant [...] in Eglfing-München, Oeynhausen und Konstantinopel".[61]

In seinem letzten Studienjahr, nämlich im Wintersemester 1909/1910 und im Sommersemester 1910, schrieb sich Meggendorfer formal als „Kand[idat] der Philosophie"[62] ein. In jenem Wintersemester belegte er neben einem „Diagnostische[n] Kurs" auch „Psychologie", im Sommersemester darauf lediglich „Einleitung in die Philosophie". Es ist möglich, dass es sich dabei um eine Maßnahme handelte, um Zeit zu überbrücken, vielleicht bis er die Approbation bekam oder bis er seine Dissertation fertig geschrieben hatte.

Meggendorfer wurde bei Kraepelin über das Thema „Experimentelle Untersuchungen der Schreibstörungen bei Paralytikern" promoviert.[63] Dabei wurde der Schreibvorgang „mittels der [von Kraepelin entwickelten] Schriftwage[!]" untersucht.[64] Die Versuchspersonen, neun „Paralytiker" und zwei an „Lues cerebri" Erkrankten aus der Psychiatrischen Universitätsklinik in München, mussten Buchstaben, Zahlen und einzelne Worte schreiben, während Meggendorfer „Schreibweg, Schreibzeit, Pausendauer und mittlere[n] Schreibdruck" maß.[65] Als Vergleichsgruppe führte er die gleichen Versuche mit zwei Ärzten und einem Medizinstudenten, einem „Maschinist[en]" und einem

58 Meggendorfer, F.: Ein Fall von Thymustumor mit vorausgegangenen myasthenieähnlichen Erscheinungen, in: Annalen der Städtischen Allgemeinen Krankenhäuser zu München 13 (1908), S. 116–123.

59 UAM, Stud-BB-306, Meggendorfer.

60 UAM, Stud-BB-320, Meggendorfer.

61 Rüdin, Geburtstag, S. 207. Vgl. auch HStA M, MK 72018, Lebenslauf. Eglfing-München sollte nicht mit dem in der Nähe gelegenen Eglfing-Haar verwechselt werden.

62 UAM, Stud-BB-336 und ebda. Stud-BB-352, jeweils Meggendorfer.

63 Meggendorfer, F.: Experimentelle Untersuchungen der Schreibstörungen bei Paralytikern, Diss. med. München 1910 (Kraepelins Psychologische Arbeiten 5).

64 Ebda., S. 5.

65 Ebda., S. 7, 33, 41, 77.

„Laboratoriumsdiener" sowie einem „Soldat[en]" durch.[66] Meggendorfer kam zu dem Schluss, dass „[d]ie Schreibstörungen der Paralytiker [...] auf einer beginnenden Lähmung" basierten.[67]

Die Dissertation widmete er, wie damals üblich, seiner Mutter.[68] Die Schrift wurde 1910 veröffentlicht, die Prüfung scheint 1911 gewesen zu sein.[69]

3. Assistenzarzt in München

Nach Abschluss seines Studiums begann Meggendorfer Anfang des Jahres 1911, an der Psychiatrischen Klinik in München als Volontärarzt zu arbeiten.[70] Der Volontärarzt der Psychiatrischen Klinik bekam ein Zimmer zur Verfügung gestellt, um darin zu wohnen, aber weder Verpflegung noch Gehalt oder irgendeine Form der Aufwandsentschädigung für seine Arbeit.[71] In dieser Position arbeiten zu können und damit die Situation zu schaffen, um an der Psychiatrischen Klinik dann eine bezahlte Stelle zu bekommen, erforderte also finanzielle Unterstützung, zumeist wohl der Eltern oder anderer wohlmeinender Verwandter.

Im November des gleichen Jahres wurde Meggendorfer auf die Stelle des vierten Assistenzarztes befördert und hatte damit erstmals eine bezahlte Stellung, auch wenn das Gehalt denkbar schlecht war.[72] Im April 1912 rückte er auf die Stelle des „III. Assistenzarzt[es]" vor, eine Stellung, die er ein Jahr innehatte, bevor er nach Hamburg zog.[73]

In München arbeitete der Schweizer Ernst Rüdin ab 1909 als Oberarzt an der Psychiatrischen Klinik, als Meggendorfer dort seine Laufbahn als Arzt begann. Rüdin hatte erheblichen Einfluss auf Meggendorfer; Meggendorfers Ausrichtung als „Erbpsychiater" und zahlreiche seiner Theorien

---

66 Ebda., S. 12.

67 Ebda., S. 75.

68 Ebda., S. 3.

69 StAHH, 352-10, Nr. 245, Lebenslauf, 31.05.1913 (Bl. 2). Zu gesamtem Abschnitt vgl. auch Braun, Meggendorfer, S. 29–30.

70 HStA M, MK 44017, Zeugnis, Kraepelin, 07.05.1913.

71 UAM, E-VIII-7, Bd. 18, Bucher an Kultusministerium, 16.10.1907.

72 UAM, E-VIII-7, Bd. 18, Liste 29.03.1912. Ebda., Celner an Rektorat, 10.01.1912.

73 UAM, E-VIII-7, Bd. 18, Liste 29.03.1912, Nr. 853. Ebda., E-VIII-7, Bd. 17, Unterakt I, nicht nummerierte Liste am Ende der Akte. Vgl. auch HStA M, MK 44017, Zeugnis durch Kraepelin, 07.05.1913, das das Ende des Beschäftigungsverhältnisses nicht mit 31.03., sondern mit 01.05.1913 angibt.

zur Erblichkeit sind auf Rüdin zurückzuführen. Dieser war in der Klinik in München außerdem für die Erstellung der psychiatrischen Gutachten zuständig, ein Bereich, an dem Meggendorfer ebenfalls später großes Interesse zeigte.[74]

Das Lehrer-Schüler-Verhältnis zwischen den beiden änderte sich zeitlebens nicht. Meggendorfers Briefe aus der Zeit, in der er schon Ordinarius war, belegen das: Meggendorfer schrieb Rüdin mit „Hochverehrter Herr Professor!“ an, Rüdin seinerseits bezeichnete ihn als „[l]ieber Herr Kollege Meggendorfer!“[75].

4. Am Krankenhaus Eppendorf in Hamburg

Im Mai 1913 setzte Meggendorfer seine Karriere am Allgemeinen Krankenhaus Eppendorf in Hamburg unter Max Nonne[76] fort. Auch dort startete Meggendorfer zunächst als Volontärarzt, allerdings nur knapp einen Monat lang, ehe er am 1. Juni 1913 als Assistent eingestellt wurde.[77]

Das Krankenhaus Eppendorf in Hamburg war die erste Klinik in Deutschland, das eine eigene, spezialisierte Abteilung für Neurologie hatte. In allen anderen Krankenhäusern war die Neurologie den Psychiatrischen Kliniken beziehungsweise denen der Inneren Medizin zugeordnet.[78] Daher dürfte die Klinik unter Nonne mit Recht als idealer Ort bezeichnet werden, um damals

---

74 Weber, M.: Ernst Rüdin. Eine kritische Biographie, Berlin/Heidelberg/New York (u. a.) 1993, 78–81. Zu gesamtem Abschnitt vgl. auch Braun, Meggendorfer, S. 30–36.

75 MPG, GDA-110, Rüdin an Meggendorfer, 31.03.1944, Meggendorfer an Rüdin, 20.02.1935.

76 Max Nonne, geb. 1861, war der erste deutscher Neurologe und ab 1925 Ordinarius in Hamburg. Einerseits verteidigte Nonne die Kinder-„Euthanasie“ als „erlaubte[n], nützliche[n] Akt“ und wurde von den Nationalsozialisten 1933 für seine „in jeder Hinsicht vorbildlich[e]“ „Personalpolitik“ gepriesen im Vergleich zu anderen neurologischen Kliniken, die als „stark verjudet“ bezeichnet wurden. Andererseits unterstützte er jüdische Kollegen bei der Stellensuche im Ausland. 1933 wurde er aus Altersgründen emeritiert, 1959 verstarb er. Klee, Personenlexikon, S. 439. Van den Bussche, Hamburg, S. 52–53. Peiffer, Hirnforschung, S. 1070. Martin, M./Fangerau, H./Karenberg, A.: Max Nonne (1861–1959) und seine Einstellung zur „Euthanasie“, in: Der Nervenarzt 91 (2020), S. 13–21.

77 HStA M, MK 44017, Bescheinigung über die dienstlichen Verhältnisse, Gesundheitsbehörde Hamburg, 25.[Monat unleserlich]. 1934.

78 StAHH, 361-5 II, Ai6/13, Bl. 67.

Neurologie zu lernen.[79] Lange konnte Meggendorfer jedoch nicht dort verweilen, denn schon im Jahr darauf brach der Erste Weltkrieg aus.

1914 schrieb er, obwohl er bei Nonne an einer neurologischen Klinik arbeitete, „[ü]ber Syphilis in der Ascendenz von Dementia praecox-Kranken" und damit über ein psychiatrisches Themengebiet.[80] Darin beschäftigte er sich mit möglichen Ursachen der Dementia praecox[81] und diskutierte, inwiefern deren Grundlage „Vererbung einer krankhaften Anlage" sei, „durch Keimschädigung" eine „Anlage zur Dementia praecox" entstehen könnte, und ob diese dann ebenfalls „auf spätere Generationen" vererbbar wäre.[82] Er setzte sich also schon damals, vor seiner Arbeit für Wilhelm Weygandt[83], mit dezidiert erbpsychiatrischen Fragen auseinander.[84]

Rüdin erwähnte noch eine Reise Meggendorfers im Sommer des Jahres 1914 „als Schiffsarzt nach Amerika"[85], für die sich allerdings sonst keinerlei Belege oder Hinweise finden lassen. Die anderen Quellen lassen eigentlich

---

79 Die Universität Hamburg wurde erst später gegründet (1919).

80 Meggendorfer, F.: Über Syphilis in der Ascendenz von Dementia praecox-Kranken, in: Deutsche Zeitschrift für Nervenheilkunde 51 (1914), S. 442–458.

81 Der Begriff „Dementia praecox" wurde von Meggendorfers Lehrer Kraepelin geprägt und später von dem der „Schizophrenie" abgelöst, wobei beide Worte eine Zeit lang synonym verwendet wurden. Schott/Tölle, Geschichte der Psychiatrie, S. 397–398. Meggendorfer verwendete hier beide parallel (Meggendorfer, Ascendenz, S. 443), in seinen späteren Veröffentlichungen schrieb er nur noch von „Schizophrenie". Meggendorfer diagnostizierte in Erlangen deutlich öfter „Schizophrenie" als seine Vorgänger und Nachfolger. Baer, R.: Diagnostische Gewohnheiten einer Psychiatrischen Universitätsklinik, in: Lungershausen, E.: Psychiatrie in Erlangen. Festschrift zur Eröffnung des Neubaus der Psychiatrischen Universitäts-Klinik Erlangen, Erlangen 1985, S. 38–61, S. 55–60.

82 Meggendorfer, Ascendenz, S. 443, 456. Die Vorstellung, dass Infektionen mit Geschlechtskrankheiten dauerhaft vererbbare Modifikationen auslösen könnten, entstammt der Degenerationslehre und war zu dieser Zeit nicht unüblich. Siehe auch Olby, Hereditary Disorder, S. 415–416.

83 Der 1870 geborene Psychiater Wilhelm Weygandt, ein „Pionier der erbhygienischen Psychiatrie", war bis 1934 Direktor der Psychiatrischen Universitätsklinik Hamburg, wurde 1933 von der NSDAP als Mitglied abgelehnt und 1934 zwangsweise in den Ruhestand versetzt. 1939 verstarb er. Klee, Personenlexikon, S. 674. Van den Bussche, Hamburg, S. 69–73, 225–231.

84 Zu gesamtem Abschnitt vgl. auch Braun, Meggendorfer, S. 36.

85 Rüdin, Geburtstag, S. 207.

keinen Zeitraum für diese Reise offen,[86] so dass zu vermuten ist, dass Rüdin in dieser Hinsicht falsch informiert war.[87]

5. Im Ersten Weltkrieg

Zwischen dem Beitritt zur Marine zur Niederschlagung des „Boxeraufstandes" und dem Beginn des Ersten Weltkrieges hatte Meggendorfer lediglich an zwei „sechswöchige[n] Übungen" teilgenommen, eine im Jahre 1903 vor Beginn seines Studiums als „Vizefeldwebel" und eine weitere nach „Übertritt z[um] Sanitätsdienst [...] als Unterarzt" 1911.[88] Am 2. August 1914 wurde Meggendorfer einberufen und nahm zunächst als „Stab-Hilfsarzt" bei der „II. Artillerieabteilung" an „Küstenbefestigung" teil, eine Position, in der er knapp ein Jahr blieb.[89] Im Vergleich zu seinem Freiwilligenjahr war er nun, zu Beginn des Ersten Weltkrieges, in einer ganz anderen Position: während der 21-jährige Meggendorfer das Kämpfen übte oder zumindest andere Soldaten beim Kämpfen befehligte, war der 34-jährige Meggendorfer nunmehr als Arzt Teil des Sanitätsdienstes.

Am 26. Juli 1915 wurde er als „1. Hilfsarzt" auf die „S.M.S. Ostfriesland" beordert[90], auf der er am Vorstoß in die Rigaer Bucht teilnahm.[91] Auf dem Schiff blieb er allerdings lediglich ein halbes Jahr. Noch vor der bekannten Skagerrakschlacht[92] wurde er am 6. Januar 1916 der „Nordseestation" zugeteilt und leistete etwa zwei Monate lang Dienst im „Lazarett Kaiserstraße"[93], was aller Wahrscheinlichkeit nach ein „Seuchenlazarett" war.[94]

---

86 HStA M, MK 44017, Bescheinigung über die dienstlichen Verhältnisse, Gesundheitsbehörde Hamburg, 25.[Monat unleserlich]1934.

87 Braun übernimmt die Angaben zur Schiffsreise von Rüdin. Braun, Meggendorfer, S. 36–37.

88 HStA M, MK 44017, Vormerkungsbogen. StAHH, 352-10, Nr. 245, Lebenslauf, 31.05.1913 (Bl. 2). Die Angaben in den Quellen unterscheiden sich hier etwas, laut StAHH handelte es sich bei der ersten um eine achtwöchige Übung.

89 HStA M, MK 44017, Vormerkungsbogen und Führungszeugnis, 08.08.1919.

90 Ebda., Vormerkungsbogen.

91 Rollmann, H.: Der Krieg in der Ostsee. Das Kriegsjahr 1915, Berlin 1929 (Der Krieg zur See 1914–1918 2), S. 236–285.

92 Epkenhans, M./Hillmann, J./Nägler, F. (Hg.): Skagerrakschlacht. Vorgeschichte – Ereignis – Verarbeitung, München 2011 (Beiträge zur Militärgeschichte 66). S. XIII.

93 Vermutlich in Wilhelmshaven.

94 MPG, GDA-110, „Meggendorfer" (von Rüdin).

Im März 1916 wurde er der „Mittelmeerdivision“[95] beziehungsweise dem „Sonderkommando Konstantinopel“ zugeteilt, einer Einheit, die in der mit dem Deutschen Kaiserreich verbündeten Türkei und im Schwarzen Meer aktiv war und deren Aufgabe vor allem in der Ausbildung türkischer Soldaten bestand. Dort arbeitete Meggendorfer vor allem am „Deutsche[n] bakt[eriologischen] Institut“[96] in Konstantinopel.[97] Ferner war er dort laut Rüdin „an der Front“.[98]

In seiner Bewerbung (offiziell: „Vormerkungsbogen“) für das Ordinariat in Erlangen erwähnte Meggendorfer, dass er zur „Landungsabteilung Kilia Tepe auf Gallipoli“ gehörte[99], womit er zunächst den Eindruck erweckte, an den legendären Kämpfen um die Halbinsel Gallipoli[100] teilgenommen zu haben. Diese waren allerdings längst vorbei, als Meggendorfer dieser Gegend zugeteilt wurde: Meggendorfer wurde erst im März 1916 zur Mittelmeer-Division versetzt.[101] Die Entente-Mächte hatten sich bereits Ende Dezember 1915 bis Januar 1916 von der Halbinsel zurückgezogen.[102] Die genannte „Landungsabteilung“ war auf der Anhöhe Kilia Tepe[103] stationiert und für die Verteidigung der Dardanellen zuständig. Während der gesamten Zeit, in der Meggendorfer dort eingesetzt war, fanden allerdings keine größeren Schlachten statt, an denen er beteiligt gewesen sein könnte.[104]

---

95 Rüdin, Geburtstag, S. 207.

96 Nach anderen Quellen auch „Deutsches Bakteriologisches Laboratorium in Konstantinopel“. Vgl. Lorey, H.: Der Krieg in den türkischen Gewässern. Erster Band. Die Mittelmeerdivision, Berlin 1928. (Der Krieg zur See 1914–1918 4), S. 398.

97 HStA M, MK 44017, Vormerkungsbogen.

98 MPG, GDA-110, „Meggendorfer“ (von Rüdin).

99 HStA M, MK 44017, Vormerkungsbogen.

100 Die Kämpfe um die Halbinsel Gallipoli und damit um die Kontrolle der Zufahrt zum Schwarzen Meer sind vor allem im englischsprachigen Raum und dort in Australien und Neuseeland bekannt, da diese Nationen dort hohe Verluste erlitten. Zu Gallipoli siehe u. a. Prior, R.: Gallipoli. The End of the Myth, London/New Haven 2009.

101 HStA M, MK 44017, Vormerkungsbogen.

102 Richter, H.: Der Krieg im Südosten. Band 1. Gallipoli 1915, Mainz/Ruhpolding 2013 (Studien zur Archäologie und Geschichte Griechenlands und Zyperns 65), S. 251–260. Vgl. auch Lorey, H.: Der Krieg in den türkischen Gewässern. Zweiter Band. Der Kampf um die Meerengen, Berlin 1938 (Der Krieg zur See 1914–1918 4,2), S. 168–170.

103 Der heutige Name des Ortes ist Kilye Kalesi. Die deutsche Marine und Berichterstattung verwendete allerdings konsequent griechische Namen für sämtliche Orte in der Türkei.

104 Lorey, Meerengen, S. 182, 184–214.

Meggendorfer erwähnte die Zeit an der „Deutschen bakteriologischen Forschungsanstalt" in Konstantinopel in seinem 1920 erschienenen Zeitschriftenartikel „Die Disposition zur Paralyse", indem er schrieb, dass dort „die einzelnen Rassen eine ganz verschiedene Empfänglichkeit für die Paralyse" aufwiesen, „obgleich die Syphilis der dortigen Türken, Griechen, Juden und Armenier doch sicherlich dieselbe [wäre]."[105]

Da die „Deutsche bakteriologische Forschungsanstalt" neben weiteren Einrichtungen medizinische Versorgung „für das Durchhalten der Türkei"[106] liefern sollte, behandelte oder erforschte sie nicht nur Deutsche, sondern auch Angehörige aller anderen Volksgruppen, die im Gebiet der Türkei lebten.

Während des Ersten Weltkrieges fand Meggendorfer immerhin Gelegenheit, zwei Artikel zu veröffentlichen, und zwar „[ü]ber Vortäuschung verschiedener Nervenkrankheiten durch Hypophysentumoren", der 1916, vermutlich vor seiner Zeit bei der Mittelmeerdivision, entstanden ist, und „[ü]ber eine abgeschlossene Choleraepidemie mit zahlreichen Mischinfektionen" „[a]us der Deutschen bakteriologischen Untersuchungsstelle Konstantinopel". In letzterem berichtete er über „eine kleine, umschriebene Choleraepidemie", die „Anfang April 1917 [...] bei einem deutschen Truppenteile" ausbrach. Sehr intensiv schilderte er die verschiedenen bakteriologischen Untersuchungsmethoden der Cholera-, Typhus- und Paratyphuserreger.[107] Laut Rüdin nutzte Meggendorfer die Zeit in Konstantinopel auch, um „einige medizinische Werke [...] in seiner Freizeit [...] aus dem Arabischen ins Deutsche [zu übersetzen], darunter eine alte arabische Arbeit über die Pest. Leider s[eien] diese Arbeiten bei der Revolution 1919 auf dem Transport nach Deutschland abhanden gekommen."[108] Ob Meggendorfer wirklich Arabisch

---

105 Meggendorfer, F.: Die Disposition zur Paralyse, in: Medizinische Klinik. Wochenschrift für praktische Ärzte 16 (1920), S. 305–309, S. 305.

106 Lorey, Mittelmeerdivision, S. 396.

107 Meggendorfer, F.: Über Vortäuschung verschiedener Nervenkrankheiten durch Hypophysentumoren, in: Deutsche Zeitschrift für Nervenheilkunde 55 (1916), S. 1–28. Ders.: Ueber eine abgeschlossene Choleraepidemie mit zahlreichen Mischinfektionen, in: Centralblatt für Bakteriologie, Parasitenkrankheiten und Infektionskrankheiten 80 (1918), S. 273–290, S. 273, 278, 283–289.

108 Rüdin, Geburtstag, S. 207.

konnte und entsprechende Werke übersetzte, ist unklar: Im Fragebogen des Entnazifizierungsverfahrens 1946 gab er lediglich an, Englisch, Französisch und Italienisch zu beherrschen, Türkisch- oder Arabischkenntnisse erwähnte er nicht.[109]

Im August 1918 endete Meggendorfers Zeit bei der Mittelmeerdivision.[110] Ab September war er bis über das Kriegsende hinaus, nämlich bis zum 20. Dezember 1918, erneut in einem Lazarett eingesetzt, dieses Mal in Kiel.[111] Dementsprechend erlebte er dort den Kieler Matrosenaufstand, der zur Novemberrevolution und damit zum Ende der Monarchie in Deutschland führte, mit. Als konservativ-national eingestellter Mann aus bürgerlichem Hause, der Medizin studiert hatte, konnte er dabei nur gegen die Umwälzung und damit gegen die kommende Weimarer Republik sein.[112]

Meggendorfers Ablehnung der Revolutionäre entsprang einer konservativen Empörung darüber, dass die niederen Mannschaften rebellierten und damit das Offizierskorps und letztendlich die Monarchie in Frage stellten. „[V]iele [...] zumeist deutschnational eingestellte Psychiater, die durch die Kriegsniederlage und eine sozialistische Revolution nicht nur die monarchische Vorkriegsordnung, sondern auch eine biologistisch begründete hierarchische Ordnung der Gesellschaft in Frage gestellt sahen", verhielten sich wie er.[113]

Auch ein weiterer Grund kommt als Ursache in Frage: Meggendorfers höchster Vorgesetzter bei der Mittelmeerdivision, Admiral Wilhelm Souchon, der dort als Held galt, hatte kurz zuvor das Kommando in Kiel übernommen und war mit der Situation überfordert. Souchons Vorgehen wurde später unberechtigterweise für die Revolution und den Untergang des Kaiserreiches mit verantwortlich gemacht.[114]

---

109 StAN, Erlangen-Stadt, Spruchkammer M – 76, Bl. 18.

110 Am 01.11.1918 trat die Mittelmeerdivision den Rückzug aus der Türkei an.

111 HStA M, MK 44017, Vormerkungsbogen. Zu gesamtem Abschnitt vgl. auch Braun, Meggendorfer, S. 37–38.

112 Beddies, T.: Sendung und Bewusstsein – Deutsche Psychiater nach dem Ersten Weltkrieg, in: Gahlen e. a., Nerven, S. 273–291, insbesondere S. 276.

113 Freis, Diskurs, S. 72.

114 Horn, Naval Mutinies, S. 167, 200–213, 221–226, 235–246, 253–266. Jones, Revolution, S. 37, 56, 60. Jentzsch/Witt, Seekrieg, S. 34, 68–69.

III. An der Staatskrankenanstalt Friedrichsberg in Hamburg

1. Die Staatskrankenanstalt Friedrichsberg

Nach dem Ersten Weltkrieg, genauer gesagt Ende Dezember 1918, arbeitete Meggendorfer an der „Staatskrankenanstalt Friedrichsberg" in Hamburg, wiederum als „Assistenzarzt".[115]

Die Staatskrankenanstalt Friedrichsberg war eine der beiden großen psychiatrischen Kliniken in Hamburg.[116] Sie behandelte im Jahre 1918 986 Patient*innen stationär, 1924 waren es bereits über 1500 und 1927 schließlich 1893 Kranke bei 2.283 Aufnahmen im Jahr.[117] Außerdem wurden an ihr pro Jahr rund 450 psychiatrische Gutachten erstellt. Damit stellte sie eine der größten psychiatrischen Kliniken Deutschlands dar.[118]

Während des Ersten Weltkrieges verhungerten in den deutschen Psychiatrien zahlreiche Patient*innen.[119] Im Gegensatz zur späteren dezentralen „Euthanasie" im Nationalsozialismus handelte es sich hierbei nicht um ein absichtliches Unterernähren mit dem Ziel der Tötung der Patient*innen, sondern eher um einen „Nebeneffekt" der allgemeinen Nahrungsmittelknappheit und der Entscheidungen, die vorhandene Nahrung proportional mehr anderen Bevölkerungskreisen zuzuteilen und entsprechend weniger den Insass*innen der Psychiatrien.

Auch in Friedrichsberg waren „nach Aussage des Direktors etwa vierzig Prozent der Patienten" verhungert.[120] Eine besondere Brisanz erhält dies, wenn man sich vor Augen führt, „dass die psychisch Kranken Kartoffeln für die

---

115 StAHH, 352-10, Nr. 245, Bl. 3. Sammet, K: Modernisierung der Psychiatrie. Das Psychologische Laboratorium der Irrenanstalt Hamburg-Friedrichsberg seit 1909, in: Schriftenreihe der Deutschen Gesellschaft für Geschichte der Nervenheilkunde 17 (2011), S. 149–175, S.158. HStA M, MK 44017, Bescheinigung über die dienstlichen Verhältnisse, Gesundheitsbehörde Hamburg, 25.[Monat unleserlich].1934.

116 Van den Bussche, Hamburg, S. 91.

117 Diese Entwicklung entspricht der allgemeinen Entwicklung während der Weimarer Republik.

118 Weygandt, W.: Die Staatskrankenanstalt Friedrichsberg und psychiatrische Universitätsklinik Hamburg, Düsseldorf 1928, S. 17, S. 38, S. 57–58.

119 Faulstich, Hungersterben, insbes. S. 25–67.

120 Durchschnittlich verhungerten „bis zu einem Drittel der Anstaltsinsassen." Friedrichsberg lag hier also deutlich über dem Durchschnitt; ihr Direktor Weygandt begrüßte das Sterben. Schmuhl, Euthanasie, S. 107.

verwundeten Soldaten im Reserve-Lazarett Friedrichsberg anzubauen hatten, selber aber auf Hungerrationen gesetzt wurden."[121]

Die Staatskrankenanstalt Friedrichsberg besaß vier Abteilungen zu Forschungszwecken: In der anatomischen Abteilung, geleitet von Prosektor Alfons Jakob, wurden verstorbene Patient*innen seziert. Unter Viktor Kafkas Verantwortung stand das serologisch-bakteriologische Labor. Das „Psychologische Labor" unterstand Ernst Rittershaus und verwendete vor allem experimentalpsychologische Methoden.[122] Weygandt hatte sich bei der Einrichtung der verschiedenen Abteilungen offensichtlich an der „Deutschen Forschungsanstalt für Psychiatrie" in München orientiert.[123] Die von Meggendorfer „nebenamtlich" geleitete „Genealogische Abteilung" war die kleinste Abteilung.[124] Sie bestand aus einem Raum mit einem „Zählkartenbetrieb und eine[r] Kartothek über alle seit Gründung der Anstalt [...] verpflegten 56.000 Kranken". In ihr wurden „[a]usführliche Familiengeschichten [...] angelegt für eine größere Anzahl von Paralytikern, moralisch Minderwertigen, Epileptikern, Arteriosklerotikern und Senildementen", außerdem „[f]ür den Unterricht in allgemeiner und besonders psychiatrischer Erblichkeitslehre [...] etwa 200 Tafeln und Diapositive angefertigt".[125] Als Teil seiner Arbeit in dieser Abteilung untersuchte Meggendorfer elf zuvor nicht bekannte Familien, in denen Chorea Huntington vorkam.[126]

Im Laufe des Jahres 1919 wurde die Universität Hamburg gegründet, und die Staatskrankenanstalt Friedrichsberg nahm die Funktion einer Psychiatrischen Universitätsklinik an. Ihr Direktor Weygandt, der sich sehr für die Gründung

---

121 Van den Bussche, Hamburg, S. 92–93.

122 Sammet, Modernisierung, S. 154–155. Ders.: Gegenstände und Methoden. Friedrich Meggendorfer, Chorea Huntington, Anatomie, Experimentalpsychologie und Vererbungsforschung in Hamburg-Friedrichsberg um 1925, in: Schriftenreihe der Deutschen Gesellschaft für Geschichte der Nervenheilkunde 22 (2016), S. 283–305, S. 284, S. 294–297.

123 Sammet, Modernisierung, S. 156.

124 Sammet, Modernisierung, S. 155. Ders., Gegenstände, S. 284.

125 Sammet, Modernisierung, S. 155. Meggendorfer, Erblichkeitsforschung und Psychiatrie, S. 228. Vgl. auch ders.: Erbanlagen und erbliche Belastung als „persönliche Eigenschaft" im Sinne des § 1333 BGB, in: Zeitschrift für die gesamte Neurologie und Psychiatrie 128 (1930), S. 342–351, S. 342. o. V.: Mitteilungen, in: Psychiatrisch-neurologische Wochenschrift 35 (1933), S. 433.

126 Meggendorfer, F.: Investigaciones sobre la herencia en la „corea de Huntington", in: Revista médica de Hamburgo 5 (1924), S. 123–124, S. 123.

einer Universität in Hamburg eingesetzt hatte,[127] bekam nun auch den dortigen Lehrstuhl für Psychiatrie.[128] Meggendorfer war damit wiederum an einer Universitätsklinik beschäftigt, was zunächst nicht der Fall gewesen wäre, wenn er unter Nonne am Allgemeinen Krankenhaus Eppendorf geblieben wäre.[129]

Meggendorfers Entscheidung, sich wieder mehr der eigentlichen Psychiatrie als der eher als Teilgebiet beziehungsweise „Hilfsdisziplin"[130] betrachteten Neurologie zuzuwenden, erhält eine weitere Erklärung durch die Tatsache, dass Weygandt ein für seine ausgeprägten rassenhygienischen Ansichten bekannter Erbpsychiater war.[131]

Weygandt, „einer der Pioniere der erbhygienisch denkenden Psychiatrie, der ab der Jahrhundertwende durch die Radikalität seiner Forderungen hervortrat", wurde unter anderem dafür bekannt, dass er für Zwangssterilisationen und -kastrationen bei bestimmten „Erbkrankheiten" plädierte.[132] Darüber hinaus trat er während des Ersten Weltkrieges „aus fachlicher Sicht [...] gegen einen Friedensvertrag ein" und begründete dies, indem er die Mitglieder der Entente rassistisch pathologisierte.[133] Sein psychiatrisch begründeter Rassismus drückte sich unter anderem in seiner „reichhaltigen Sammlung [...] von Rassenschädeln" aus[134] und setzte sich nahtlos vom Kaiserreich durch die Weimarer Republik bis in den Nationalsozialismus fort.[135]

2. Forschungsaufenthalt an der „Deutschen Forschungsanstalt für Psychiatrie" und Habilitation

Im Jahre 1920 absolvierte Meggendorfer einen siebenmonatigen Forschungsaufenthalt an der „Deutschen Forschungsanstalt für Psychiatrie" in München, „um dort einmal mit Muße seinen von jeher lebhaften Drang nach der

---

127 Meggendorfer, Weygandt, S. 78.
128 Van den Bussche, Hamburg, S. 91.
129 Vgl. Uhlmann, G./Weisser, U.: Grundzüge einer Geschichte des Eppendorfer Krankenhauses, in: Weisser, Ursula (Hg.): 100 Jahre Universitäts-Krankenhaus Eppendorf. 1889–1989, Tübingen 1989, S. 13–129, S. 70, 99–100.
130 MPG, GDA-110, „Meggendorfer" (von Rüdin).
131 Zu Meggendorfers Zeit in Hamburg-Friedrichsberg vgl. auch Braun, Meggendorfer, S. 39–149.
132 Van den Bussche, Hamburg, S. 71.
133 Van den Bussche, Hamburg, S. 71–72. Vgl. auch Freis, Diskurs, S. 66.
134 Meggendorfer, Weygandt, S. 77.
135 Vgl. Peiffer, Hirnforschung, S. 31–32.

Verfolgung erbbiologischer und rassenhygienischer Probleme betätigen zu können."[136] Dort sah er seinen früheren Oberarzt Rüdin wieder, der die dortige genealogische Abteilung leitete.[137] Meggendorfer selbst schrieb später, er „habe im Jahre 1920 größere Untersuchungen über die Beziehungen von krimineller Neigung zu verschiedenen Erbkrankheiten, insbesondere zu manchen Formen der Psychopathie und zur Schizophrenie angestellt". Er habe „damals bei einer größeren Anzahl von *jugendlichen Missetätern*, sogenannten *Moral insanes*, deren Kriminalität vor längerer Zeit, vor 20 bis 30 Jahren, aktuell gewesen war, Erhebungen über die weiteren Lebensschicksale an[gestellt], insbesondere darüber, ob sie sich später sozial einfügten oder nicht", und „ihre Familien erbbiologisch zu erfassen" versucht.[138]

Am 8. Juni 1921 habilitierte Meggendorfer sich, ihm wurde die „Venia legendi" erteilt. Nonne setzte sich dafür ein, dass Meggendorfer sich trotz der Tatsache, dass „schon 3 Privatdozenten in Friedrichsberg existierten, habilitieren" d[u]rfte […]".[139]

Meggendorfer hielt seine Antrittsvorlesung zur „Entwicklung der psychiatrischen Erblichkeitsforschung".[140] Seine Habilitation schrieb er „[ü]ber die klinischen Formen jugendlicher Gesellschaftsfeinde" beziehungsweise „Parathymie".[141] Die eigentliche Habilitationsschrift konnte trotz intensiver Recherchen nicht aufgefunden werden und scheint verschollen zu sein.[142] Der

---

136 MPG, GDA-110, „Meggendorfer" (Bewertung von Rüdin).

137 Weber, M.: Von Emil Kraepelin zu Ernst Rüdin: Die Deutsche Forschungsanstalt für Psychiatrie 1917–1945, in: Schriftenreihe der Deutschen Gesellschaft für Geschichte der Nervenheilkunde 2 (1997), S. 419–434, S. 426. Siehe auch Klee, Euthanasie, S. 21.

138 Meggendorfer: § 51 StGB. und Rassenpflege, in: Zeitschrift für psychische Hygiene. Offizielles Organ des Deutschen Verbandes für psychische Hygiene und Rassenhygiene und des Verbandes deutscher Hilfsvereine für Geisteskranke. Berlin, Band 7, 1. Heft (1934), S. 6–17, S. 8 (Hervorhebung im Original).

139 StAHH, Hochschulwesen, Dozenten- und Personalakten, I 0045, Meggendorfer, Prof. Dr. Friedrich 1921–1934, Nocht an Hochschulbehörde, 14.06.1921. Ebda., 361-5 II, Ai6/13, Bl. 67.

140 StAHH, Hochschulwesen, Dozenten- und Personalakten, I 0045, Meggendorfer, Prof. Dr. Friedrich 1921–1934, Nocht an Hochschulbehörde, 14.06.1921.

141 HStA M, MK 72018, Verzeichnis der wissenschaftlichen Arbeiten.

142 Im gesamten Bestand des Staatsarchivs Hamburg (in dem die Akten der Universität von damals liegen) konnte kein Hinweis auf eine Habilitationsschrift gefunden werden. Auch Braun hat die eigentliche Habilitationsschrift nicht gefunden. Braun, Meggendorfer, S. 49–50.

1921 erschienene Artikel „Klinische und genealogische Untersuchungen über „Moral Insanity"[143] scheint einen Teil der Arbeit zu enthalten, auch wenn er auf einem Vortrag von 1920 basiert. Er macht deutlich, dass zumindest dieser Teil an der „Deutschen Forschungsanstalt für Psychiatrie" entstanden ist.[144] Es ist daher anzunehmen, dass Meggendorfer die klinischen Erfahrungen aus Hamburg mit einer bestimmten Patient*innengruppe, die er später auch als „Psychopathen" bezeichnete, mit Forschungen über die mögliche Vererbbarkeit dieses Charakters an der Forschungsanstalt in München verknüpfte. Meggendorfer stützte sich in diesem Artikel auf ca. 100 Fälle, die er teils über mehrere Jahrzehnte zurückverfolgte, und die alle mit der Diagnose „Moral Insanity" belegt worden waren.[145] Zu seiner Motivation schrieb er:

> Einerseits aus dem Bestreben, die Frage nach Beteiligung von Anlage und Milieu bei jugendlichen Gesellschaftsfeinden im allgemeinen zu klären, andererseits aus dem Bestreben, möglichst lange, selbst über den einzelnen Kranken hinausreichende Zeiten zu überblicken, kam ich auf die Durchforschung der Erblichkeitsverhältnisse der Moral Insanity.[146]

Meggendorfer schrieb den Zeitschriftenartikel, genauso wie vermutlich auch seine Habilitation, aus dem Anliegen heraus, die Wichtigkeit der Erbforschung für die klinische Medizin hervorzuheben und „als einer der Ersten die Familienforschung zur Klärung einer klinischen Fragestellung mit heran[zuziehen]."[147]

„Moral Insanity" oder „moralischer Schwachsinn"[148] kann als der damalige Versuch der Psychiatrie verstanden werden, Menschen, die sich nach den zeitgenössischen gesellschaftlichen Regeln unpassend verhielten, aber keine geistige Behinderung zeigten, doch noch unter die Diagnose „Schwachsinn" zu fassen. „Moral Insanity" umfasste dabei vieles: Von einer abweichenden Sexualität über nicht konservative politische Ansichten bis hin zu gewalttätigem oder gefährlichen Verhalten konnte alles unter diesem Begriff subsummiert

---

[143] Meggendorfer, F.: Klinische und genealogische Untersuchungen über „Moral Insanity", in Zeitschrift für die gesamte Neurologie und Psychiatrie 66 (1921), S. 208–231.
[144] Vgl. auch MPG, GDA-863, Meggendorfer an Rüdin 25.09.1934, 09.11.1934.
[145] Meggendorfer, Moral Insanity, S. 209.
[146] Meggendorfer, Moral Insanity, S. 226.
[147] Meggendorfer, Moral Insanity, S. 226 (im Original hervorgehoben).
[148] Schott/Tölle, Geschichte der Psychiatrie, S. 364–367. Schmiedebach, Entgrenzungsphänomene, S. 3–12. Beddies, Profilierung, S. 29–31.

werden. Der Begriff der „Moral Insanity“ stand dabei der „Psychopathie“ sehr nahe und wurde nicht konsequent dagegen abgegrenzt.

Für Meggendorfer war „Moral Insanity“ als *„moralische Minderwertigkeit, moralischer Schwachsinn, moralische Defektzustände, psychopathisches gesellschaftswidriges Verhalten“* definiert.[149] Meggendorfer wählte „zwei wichtige Gruppen“ aus, über die er „berichtet[e]“, und „überg[ing] die Gruppen, die die moralische Minderwertigkeit auf Grund ausschließlicher oder doch vorwiegender schädlicher Einwirkung seitens der Umwelt enthalten, auch die Fälle, bei denen man eine mangelnde Ausreifung annehmen k[önne]. Auch „die Gruppen [...], bei denen die moralische und soziale Unzulänglichkeit vielleicht in Beziehung st[ünde] zum manisch-depressiven Irresein, zur Epilepsie, zu organischen Gehirnkrankheiten, zu Gehirnverletzungen, zur Rachitis usw.“, schloss er aus.[150]

Die von Meggendorfer beschriebenen Gruppen waren folgende: Einerseits diejenigen, die an „Affektepilepsie“[151] litten und denen Meggendorfer bescheinigte, dass „die meisten [...] in der 20er Jahren zu Ruhe und Ordnung zurück [fänden].“[152] Anders sah Meggendorfer die zweite Gruppe, die er mit dem Begriff „Parathymie“ belegte.[153] Bei ihnen sei „die Prognose ungünstig“[154]: „Die Kranken gehen geradezu blind, fast triebartig ins Verderben.“[155] Meggendorfer kam zu dem Schluss, dass es sich bei diesen Menschen „um eigenartige Formen der Schizophrenie selbst handelt[e]“.[156] Für sie nahm er den Begriff der „Parathymie“, die er als „eine Form der Schizophrenie [...], bei der [...] die Störungen der Verstandestätigkeit gegenüber den Störungen des Gemütslebens in den Hintergrund tr[ä]ten“, definierte.[157]

Meggendorfers national-konservative Einstellung zur Novemberrevolution und damit zu demokratischen Ideen an sich schimmert in diesem Artikel

---

149 Meggendorfer, Moral Insanity, S. 208 (Hervorhebung im Original).

150 Meggendorfer, Moral Insanity, S. 208–209 (im Original hervorgehoben).

151 Ebda.

152 Meggendorfer, Moral Insanity, S. 217.

153 Meggendorfer, Moral Insanity, S. 218. Vgl. auch Grassi, W.: „Kritische Betrachtungen zur Affekt-Epilepsie und Parathymie. (Moral insanity.)“, Diss. med. Erlangen 1947, S. 30.

154 Meggendorfer, Moral Insanity, S. 229 (im Original hervorgehoben).

155 Meggendorfer, Moral Insanity, S. 220.

156 Meggendorfer, Moral Insanity, S. 228. – Meggendorfer bezeichnet an dieser Stelle tatsächlich die Patient*innen selbst und nicht etwa ihr Krankheitsbild so.

157 Meggendorfer, Moral Insanity, S. 230 (im Original hervorgehoben). Zu gesamtem Abschnitt vgl. auch Braun, Meggendorfer, S. 49–58.

durch, etwa wenn er in einem Stammbaum voller „Psychopathen" eine der offensichtlich als pathologisch gekennzeichneten Personen als „Revolutionär" bezeichnete[158] oder bei einem anderen der beschriebenen „Psychopathen" betonte, er habe „[w]ährend der Münchner Rätezeit [...] sich als ‚oberster Lazarettrat' besonders hervor [getan]"[159] – was Meggendorfer als Zeichen der „Moral Insanity", also des „moralischen Schwachsinns" des Beschriebenen wertete. Offensichtlich auf die Novemberrevolution, ja vielleicht sogar auf die Weimarer Republik an sich, Bezug nehmend schrieb er in der gleichen Arbeit, dass „[u]nter den gegenwärtigen Zeitumständen [...] allerdings selbst soziale Menschen zuweilen unsozial [würden], so daß es begreiflich erschein[e], wenn ein asozialer nicht wieder sozial werden w[olle]."[160]

Meggendorfer war nicht der einzige Psychiater, der seine persönliche Enttäuschung über den Fall der Monarchie und seine daraus resultierende Abneigung auf die Akteur*innen der Novemberrevolution als psychiatrische Diagnose zu verarbeiten versuchte – ähnliche Interpretationen des politischen Geschehens waren typisch für die insgesamt eher konservativ aufgestellte Ärzteschaft und speziell für die Psychiater.[161]

3. Veröffentlichungen zur Zeit der Weimarer Republik

Anfang der 1920er Jahre schrieb Meggendorfer zu verschiedenen Themengebieten, wobei er sich neben „Moral Insanity" vor allem mit zwei Gebieten auseinander setzte: den psychiatrisch-neurologischen Folgen der Syphilis wie „Paralyse" und „Tabes [dorsalis]", aber auch der „Encephalitis epidemica",[162] beides typische Erkrankungsbilder dieser Zeit: die Encephalitis epidemica,

---

158 Meggendorfer, Moral Insanity, S. 210.

159 Ebda., S. 216.

160 Ebda., S. 217.

161 Berger, Psychiater, S. 136. Hahn, Anarchisten, S. 46–47.

162 Meggendorfer, Disposition zur Paralyse, S. 305–309. Ders.: Über Encephalitis lethargica, Schlaf und Scopolaminwirkung, in: Deutsche Zeitschrift für Nervenheilkunde 68/69 (1921), S. 159–164. Ders.: Über den Ablauf der Paralyse, in: Zeitschrift für die gesamte Neurologie und Psychiatrie 63 (1921), S. 11–47. Ders.: Über die Rolle der Erblichkeit bei der Paralyse, in: Zeitschrift für die gesamte Neurologie und Psychiatrie 65 (1921), S. 18–33. Ders.: Chronische Encephalitis epidemica, in: Zeitschrift für die gesamte Neurologie und Psychiatrie 75 (1922), S. 189–220. Hirschfeld, R. (Hg.): Jahresbericht über die gesamte Neurologie und Psychiatrie. Zugleich Fortsetzung der Bibliographie der Neurologie und Psychiatrie und bibliographisches Jahresregister des Zentralblattes für die gesamte Neurologie und Psychiatrie 6 (1922), S. 366.

auch „Encephalitis lethargica" genannt, war eine psychiatrische Krankheitserscheinung, die zu heftigen, teils dauerhaften psychischen Veränderungen bei den Betroffenen führte, wie bereits erwähnt in Folge der Spanischen Grippe ab etwa 1919[163] auftrat und deren Ätiologie bis heute nicht vollständig geklärt ist. Gegen 1927 endete die akute Encephalitis epidemica-Welle; danach blieben nur noch die chronischen Fälle, Neuerkrankungen gab es nicht mehr.[164] Meggendorfers damaliger Chefarzt Weygandt arbeitete sehr viel zur Neurolues,[165] die damals, vor der Einführung der Antibiotika, ebenfalls ein häufigeres Erscheinungsbild bei Patient*innen der Psychiatrie darstellte: Zu Beginn des 20. Jahrhunderts litten etwa ein Fünftel der Anstaltspatient*innen daran.[166]

Schon damals lag einer von Meggendorfers Forschungsschwerpunkten ganz eindeutig auf der Vererbbarkeit von psychiatrischen Krankheiten. Dabei wertete er die Rolle der Vererbung gegenüber der Umwelt als erheblich größer, da *„äußere Einflüsse wohl kaum imstande sind, das feste Gefüge der Vererbung zu erschüttern."*[167]

Außerdem erging er sich in jenen kulturpessimistischen Bemerkungen, die für die Rassenhygiene-Bewegung typisch waren, indem er Kraepelins Ansicht zitierte, „daß die alten Kulturvölker infolge der Verweichlichung durch die Zivilisation Schutzvorrichtungen gegen die Wirkung der Syphilis verloren h[ätt]en, die primitive Völker noch bes[äß]en."[168]

1923 und 1924 forschte Meggendorfer weiterhin an der „Huntingtonsche Chorea".[169] Er führte aus, dass „die Therapie bei der Huntingtonschen

[163] Erste Fälle schon früher, aber ab ca. 1919 gehäuft.

[164] Witte, Spanische Grippe, S. 54, 57.

[165] Meggendorfer, F.: Wilhelm Weigand †, in Deutsche Zeitschrift für Nervenheilkunde 149 (1939), S. 1–6, S. 3.

[166] Schott/Tölle, Geschichte der Psychiatrie, S. 80–81.

[167] Meggendorfer, Erblichkeit bei der Paralyse, S. 28 (Hervorhebung im Original).

[168] Ebda., S. 31.

[169] Meggendorfer, F.: Die psychischen Störungen bei der Huntingtonschen Chorea, klinische und genealogische Untersuchungen. (Zugleich Mitteilung 11 neuer Huntingtonfamilien), in: Zeitschrift für die gesamte Neurologie und Psychiatrie 87 (1923), S. 1–49. Ders.: Eine interessante Huntingtonfamilie. (Fälle bei Jugendlichen, hyperkinetische und akinetische Formen.), in: Zeitschrift für die gesamte Neurologie und Psychiatrie 92 (1924), S. 655–660. Hirschfeld, R. (Hg.): Jahresbericht über die gesamte Neurologie und Psychiatrie. Zugleich Fortsetzung der Bibliographie der Neurologie und Psychiatrie und bibliographisches Jahresregister des Zentralblattes für die gesamte Neurologie und Psychiatrie 8 (1924), S. 331, 486. Der heute gebräuchliche Name der Erkrankung ist Chorea Huntington. Es handelt sich um eine autosomal-dominant vererbte, neurodegenerative Erkrankung, die sich durch Bewegungsstörungen, aber auch durch psychische Symptome äußert und zum Tod führt.

Chorea vollkommen machtlos [sei] und daher [d]as einzige, was man hier tun k[ö]nn[e], [...] die Prophylaxe, nämlich die Verhinderung der Vermehrung von Nachkommen Huntingtonkranker[, sei].“ Da der „Erbgang genau bekannt“ wäre, könnte im Falle „eine[r] obligatorische[n] ärztliche[n] Eheberatung [...] bei den Mitgliedern dieser Familien eine Verweigerung der Heiratserlaubnis“ vorgenommen werden, auch aufgrund der „schwere[n] Belastung der Allgemeinheit“. Um „die gesunden Mitglieder dieser Familien [nicht auch] von der Fortpflanzung auszuschließen“, „käme [es] deshalb hier darauf an, die Träger der krankhaften Erbanlage möglichst früh zu erkennen.“[170]

Die „Träger“ der Erbanlage wären „eigentümlich nervöse, erregbare, sexuell anspruchsvolle, sich leicht benachteiligt fühlende Menschen“. Auch sollten sie häufiger mit Lues infiziert sein sowie eine „Neigung zum Alkoholmißbrauch und zu kriminellen Handlungen“ haben, die „der gleiche Ausdruck einer minderwertigen Haltlosigkeit“ sei.[171] Einen deutlich kürzeren, inhaltlich jedoch gleichlautenden Artikel veröffentlichte er auch in der spanischsprachigen „Revista médica de Hamburgo“.[172] Darin erklärte er den dominanten Erbgang, die Auffälligkeiten, die ihm bei mutmaßlichen Träger*innen der Anlage zur Huntingtonschen Chorea ins Auge gefallen waren, und forderte eugenische Maßnahmen für diese mutmaßlichen Anlageträger*innen, unter anderem mit dem Argument, dass die Krankheit lange dauere und der Allgemeinheit zur Last falle.[173]

Bis dahin hatte Meggendorfer immer, wenn er über Erblichkeit forschte oder spekulierte, sich mit sehr konkreten Krankheitsbildern befasst. Ab 1925 schrieb Meggendorfer auch allgemeiner über die „Erblichkeitslehre“ und die „Bedeutung“, die er ihr zumaß.[174] Ein Teil dieser Veröffentlichungen richtete sich an Nichtmediziner und diente dazu, durch „Aufklärung

---

170 Meggendorfer, Huntingtonfamilien, S. 34–35 (im Original hervorgehoben).

171 Ebda., S. 46–48 (im Original hervorgehoben).

172 Meggendorfer, F.: Investigaciones sobre la herencia en la „corea de Huntington“, in: Revista médica de Hamburgo 5 (1924), S. 123–124. Meine Übersetzung.

173 „[...] la enfermedad, que suele durar muchos años, (...) a veces constituye un gravamen penoso para la colectividad (...)“. Ebda., S. 124.

174 Meggendorfer, F.: Die klinische Bedeutung der Erblichkeitslehre, in: Medizinische Klinik. Wochenschrift für praktische Ärzte 21 (1925), S. 1255–1258. Ders.: Erblichkeitsforschung und Psychiatrie, in: Zeitschrift der Zentralstelle für Niedersächsische Familiengeschichte 7 (1925), S. 225–229.

weitester Kreise“[175] diese für rassenhygienische Maßnahmen zu sensibilisieren, beispielsweise die „zweckmäßige ärztliche Eheberatung“, die „sehr viele Leiden und viel Elend in einer einzelnen Familie verhinder[n]“ sollte, „[a]ber [...] die krankhaften und minderwertigen Erbanlagen nicht aus der Welt [...] schaff[en]“ könne. „Der einzige Weg einer wirklichen Heilung, einer kausalen Therapie der Erbkrankheiten, [sei] die Ausschaltung der minderwertigen Erbanlagen aus dem Artprozeß“, „entweder schaltet man die krankhaften Individuen aus – natürlich nicht absolut, sondern nur aus der Fortpflanzung – oder man sucht die Gesunden und Hochwertigen zu einer stärkeren Vermehrung anzuregen, so daß die Kranken und Minderwertigen unter ihnen gewissermaßen verschwinden. [...] [D]ie Eugenik oder Rassenhygiene [seien] [...] keineswegs Utopien; sie bau[t]en sich vielmehr auf sicheren biologischen Grundlagen auf und bedien[t]en sich auch praktisch wohl durchführbarer Maßnahmen.“[176]

Am Beispiel des „erblichen Veitstanz[es]“ und „moralischer Abwegigkeit Jugendlicher“ betonte er den prognostischen Wert seiner Erblichkeitsforschung und plädierte dafür, „durch positive oder negative Auslese die krankhaften und minderwertigen Anlagen aus dem Volksganzen zu beseitigen.“ Diese „Eugenik oder Rassenhygiene“ müsse jedoch „auf den gesicherten Ergebnissen der Erblichkeitsforschung aufbauen, wenn sie sich nicht ins Uferlose verlieren w[olle]“.[177] Er berechnete, dass „bei 85 Prozent“ der Patient*innen „der Staatskrankenanstalt Friedrichsberg“ „die Erblichkeit eine ausschließliche oder vorwiegende Rolle spiel[e]“, und äußerte sich zu den Kosten der „Anstaltsinsassen“ folgendermaßen: „Ungeheuer sind die Lasten, die der Allgemeinheit daraus erwachsen.“[178] Er wollte „das Heer der Geisteskranken und Minderwertigen wenn nicht zum Verschwinden, so doch zur gehörigen Abnahme“ bringen, und forderte dazu „besondere Gesetze“ und „die Einsicht weiter Kreise des

175 Meggendorfer, Erblichkeitsforschung, S. 228.

176 Meggendorfer, Erblichkeitslehre, S. 1258.

177 Meggendorfer, Erblichkeitsforschung, S. 226–227. Eine Grundlage, die später bei den Zwangssterilisationen nach dem GzVeN verlassen wurde.

178 Ebda., S. 227. Finanzielle Argumente spielten auch in der Debatte um „die Freigabe der Vernichtung lebensunwerten Lebens“ eine wichtige Rolle. Meggendorfer wusste, dass er argumentativ in die gleiche Richtung zielte; das Buch von Binding und Hoche war seit 1920 in Fachkreisen viel diskutiert worden. Binding, K./Hoche, A.: Die Freigabe der Vernichtung lebensunwerten Lebens. Ihr Maß und ihre Form, 2. Ausgabe, Leipzig 1922.

Volkes", da „unpopuläre Gesetze [...] keine Aussicht auf Erfolg" hätten, und als Basis besagter Gesetze „eine gründliche und ausgedehnte erbbiologische Familienforschung und eine auf sie gegründete Aufklärung weiter Kreise".[179]

In ähnlichem Sinne schrieb er auch für eine „Medizinische Zeitschrift für Gebildete", die „Medizet", über „Familienforschung und Erblichkeitslehre", in der er über die Mendelschen Regeln aufklärte, aber auch eine „moralische Forderung" aufstellte, dass man den eigenen Stammbaum und den des oder der Partner*in betrachten und dementsprechend „in der schwersten Zeit unseres geliebten Vaterlandes" eine rassenhygienisch korrekte Entscheidung über die eigene Fortpflanzung treffen sollte, damit die „Kinder tüchtig und gesund an Leib und Seele [...] oder, wie die alten Griechen es ausdrückten, [...] gut und schön" würden.[180] In der „Zeitschrift der Zentralstelle für Niedersächsische Familiengeschichte" veröffentlichte er neben dem oben erwähnten Artikel auch einen Beitrag über die unterschiedlichen Lebenserwartungen von Frauen und Männern.[181]

Auch zu „Kokainismus" und „Intoxikationspsychosen" arbeitete Meggendorfer.[182] Sehr gewissenhaft veröffentlichte er auch Ergebnisse von Behandlungsversuchen, selbst wenn diese schon von anderen Methoden überholt wurden.[183]

Ende der 1920er Jahre hielt Meggendorfer erstmals einen Vortrag zu einem gerichtsmedizinischen Thema, und zwar über „[e]inige forensische und kriminalbiologische Auswirkungen der Erblichkeitslehre".[184]

---

179 Ebda., S. 227–228.

180 Meggendorfer, F.: Familienforschung und Erblichkeitslehre, in: Medizet 1 (1925), S. 345–354, S. 347–354.

181 Meggendorfer, F.: Die Langlebigkeit der Frauen und die Kurzlebigkeit der Männer, in: Zeitschrift der Zentralstelle für Niedersächsische Familiengeschichte 8 (1926), S. 5–7.

182 Meggendorfer, F.: Intoxikationspsychosen, in: Bumke, O. (Hg.): Handbuch der Geisteskrankheiten, Berlin 1928, Siebenter Band, Spezieller Teil III, S. 151–400. Ders.: Über Kokainismus, Hamburg 1925. Sonderdruck aus „Der Bergfried" 2 (1925). Letzteres könnte ebenfalls Teil einer Aufklärung der Bevölkerung über medizinische Fragen sein.

183 Meggendorfer, F.: Ergebnisse der Paralysebehandlung mit Salvarsaninjektionen in die Karotiden nach Knauer, in: Allgemeine Zeitschrift für Psychiatrie und psychisch-gerichtliche Medizin, Band 84 (1926), S. 330–339. Zu Salvarsan: Vasold, Seuchen, S. 231.

184 Meggendorfer, F.: Einige forensische und kriminalbiologische Auswirkungen der Erblichkeitslehre. Bericht über den Vortrag von Prof. Meggendorfer, Hamburg, in der Forensisch-psychologischen Gesellschaft zu Hamburg am 28.10.1927, in: Mitteilungen der forensisch-psychologischen Gesellschaft zu Hamburg 1 (1927/1928), unnummeriert.

Die Kriminalbiologie war, ähnlich wie die Rassenhygiene, eine sich als wissenschaftlich verstehende Mischung aus Psychiatrie, Rassenanthropologie und Kriminologie, die davon ausging, dass es „geborene [...] Verbrecher“ gab, die sich durch Abweichungen ihres Charakters, aber teils auch ihrer Schädelanatomie erkennen ließen.[185] Meggendorfer kam damit über die Vorstellung der Erblichkeit bestimmter Charakterzüge auf die gerichtliche Psychiatrie, ein Thema, was ihn ab dann immer wieder beschäftigen und über das er relativ viel veröffentlichen würde.[186] Im Vortrag von 1927 schrieb er noch, dass „Erbkrankheiten [...] aber keine notwendige Manifestation der Erbanlagen, sondern im Prinzip auch nur ein Produkt aus Erbanlagen und Umwelt [seien] [u]nd [es] so [...] auch ein Irrtum [wäre], wenn man sagen würde, die Neigung zu Verbrechen beruh[e] in manchen Fällen auf einer erblichen Anlage, also s[eien] die so veranlagten Verbrecher ohne weiteres unbeeinflußbar und unverbesserlich.“[187] Er befürwortete „[e]rbbiologische Untersuchungen an Verbrechern“, hatte allerdings „Bedenken“, aus jenem „ein Kriterium für ihre Besserungsfähigkeit oder Unverbesserlichkeit abzuleiten“. Lombrosos „Merkmale des geborenen Verbrechers“ sah Meggendorfer kritisch. Außerdem erklärte er, dass es „außerordentlich schwierig [sei], den Umfang des Einflusses der erblichen Anlage bei dem Zustandekommen von Verbrechen festzustellen.“ „Bei der Vielgestaltigkeit der Veranlagung zu kriminellen Neigungen“ gäbe es „meist noch keine klare Einsicht in den Erbgang“, daher waren die „praktische[n] Folgerungen“, die Meggendorfer

---

185 Hedrich, M.: Medizinische Gewalt. Elektrotherapie, elektrischer Stuhl und psychiatrische „Elektroschocktherapie“ in den USA, 1890–1950, Bielefeld 2014, S. 89–92.

186 Exemplarisch: Meggendorfer, F.: Gerichtliche Psychiatrie, Berlin 1931 (Handbücherei für Staatsmedizin 17). Ders.: Gerichtliche Psychiatrie. (Eugenische Gesetzgebung), in: Fortschritte der Neurologie, Psychiatrie und ihrer Grenzgebiete. Übersichten und Forschungsergebnisse 3 (1931), S. 117–133. Ders.: Gerichtliche Psychiatrie, in: Fortschritte der Neurologie, Psychiatrie und ihrer Grenzgebiete. Übersichten und Forschungsergebnisse 2 (1930), S. 285–300. Ders.: Zur Ablösung des BGB., in: Fortschritte der Neurologie, Psychiatrie und ihrer Grenzgebiete. Übersichten und Forschungsergebnisse 10 (1938), S. 1–16.

187 Meggendorfer, kriminalbiologische Auswirkungen der Erblichkeitslehre, ohne Seitenangabe.

ableitete, vor allem, dass „bei schwerer Belastung[188] [...] eine sachverständige [psychiatrische] Untersuchung veranlaßt werden“ sollte.[189]

Knapp zwei Jahre später verschärften sich seine Ansichten zur Erblichkeit von „Verbrechen“ erheblich: mit der Rezension der Zwillingsstudie „Verbrechen als Schicksal“ des Psychiaters und Kraepelin-Schülers Johannes Lange im Jahre 1929 änderte Meggendorfer seine bislang differenzierte Sicht über die Ursachen von Kriminalität und stellte sich auf die Seite jener, für die sozial auffälliges und kriminelles Verhalten ausschließlich die Folge von Erbanlagen darstellte. Meggendorfer bezeichnete dieses Buch als „eine ganz ausgezeichnete Leistung“,[190] welches darlege, „daß die Anlage eine ganz überwiegende Rolle unter den Verbrechensursachen spiel[e]“, da „[d]ie Untersuchung der eineiigen Zwillinge und ihrer Kriminalität [...] eine ganz überraschende, ja erschütternde Übereinstimmung [ergäbe]. Hier rechtfertig[e] sich der Titel ‚Verbrechen als Schicksal‘ restlos; die Anlage [sei] alles, die Umwelt, sei sie nun Erziehung, sei sie gute oder schlechte Gesellschaft, Wohlstand oder Not, [sei] so gut wie nichts.“[191] Er hoffte, dass das Buch „hoffentlich auch in die Hände von Gebildeten weiter Kreise gelangen wird“, da es „ausgezeichnet geeignet“ sei, um „die heutigen Milieutheoretiker und -fanatiker“ zu „belehren“.[192]

Ab diesem Zeitpunkt schrieb Meggendorfer jährlich einen Artikel über „Gerichtliche Psychiatrie“ in der neu gegründeten Zeitschrift „Fortschritte der Neurologie, Psychiatrie und ihrer Grenzgebiete“. Auch darin setzte er sich für die Ansicht ein, „daß Erziehung und Heilbehandlung nur verhältnismäßig oberflächliche Entgleisungen zu berichtigen vermögen, während die ungleich häufigeren und tieferen *Anlageminderwertigkeiten nur durch Auslesemaßnahmen zu beseitigen* s[eien]“ und warnte vor der *„Gefahr, daß unter der weitgehenden Befürsorgung der Kranken und Schwachen die Entfaltung der*

---

[188] Gemeint ist hier die erbliche Belastung des Angeklagten mit Geisteskrankheiten in der Familie.

[189] Ebda., unnummeriert.

[190] Lange, J.: Verbrechen als Schicksal. Studien an kriminellen Zwillingen, München 1929. Meggendorfer, F.: Lange, Johannes, Verbrechen als Schicksal, in: Deutsche Zeitschrift für Nervenheilkunde 107 (1928), S. 311–312, S. 311. Auch Lange schrieb intensiv über Alkohol und Rassenhygiene (exemplarisch S. 96), daher ist nicht verwunderlich, dass Meggendorfer dieses Werk befürwortete.

[191] Ebda.

[192] Ebda., S. 312.

Gesunden und Rüstigen l[itten]. Der Schutz der Schwachen [sei] [...] für das Volksganze nur dann tragbar und noch weiter ausbaufähig, wenn er durch eugenische Maßnahmen ergänzt w[erde].“ Er begrüßte die „jetzt geplanten Maßnahmen, wie etwa die Sicherungs- und Heilverwahrung von Gewohnheitsverbrechern, Geisteskranken, Süchtigen und Verwahrlosten“, bezeichnete sie allerdings als „unzulänglich“ und forderte die „*eugenische Orientierung der gesamten Gesetzgebung*“.[193] 1929 schrieb er im Wesentlichen über „Entmündigung“ von „Suchtkranken“[194], 1930 ebenfalls darüber, aber auch über Straf- und Eherecht.[195] Zu letzterem forderte er, dass aus „eugenischen Gesichtspunkten [...] eine Änderung des Bürgerlichen Gesetzbuches dringend wünschenswert [wäre], nämlich die, daß wegen Geistesschwäche Entmündigte nicht wie bisher eine Ehe eingehen können.“[196] Er befürwortete „die Arbeitspflicht“ im „neue[n] Fürsorgerecht“, die sich gegen die „Arbeitsscheu“ einsetze und „gegebenenfalls Arbeitszwang [...] an[wende].“ Darüber hinaus positionierte er sich standespolitisch gegen den 1923 veröffentlichten und 1924 zurückgezogenen Entwurf eines „Irrenschutzgesetzes“, den er als „befremdlich [...]“ bezeichnete. Er sei „[a]ls Ausdruck des Mißtrauens weiter Kreise gegen die Irrenanstalten“ und „ohne Mitarbeit der psychiatrischen Organisationen zustande gekommen“.[197] Die wichtigste Forderung dieses Beitrag stellte die Trennung „*zwischen den Personenkreisen des Bewahrungs- und des Irrenfürsorgegesetzes*“ dar.[198]

1928 trug Meggendorfer den Teil über „Intoxikationspsychosen“ zu Bumkes großem Lehrbuch „Handbuch der Geisteskrankheiten“ bei.[199] Auch die Verantwortung für Suchterkrankungen sah er hauptsächlich in den „Erbanlagen“ der betroffenen Person, da „wir diese Erscheinungen, namentlich die moralische Minderwertigkeit, fast nur im Gefolge der Rausch- und Genußgifte, jedenfalls viel seltener aber bei den durch Gewerbe und Unglücksfälle

---

193 Meggendorfer, F.: Gerichtliche Psychiatrie, in: Fortschritte der Neurologie, Psychiatrie und ihrer Grenzgebiete. Übersichten und Forschungsergebnisse 1 (1929), S. 159–173, S. 172 (Hervorhebung im Original).

194 Ebda., S. 162–163.

195 Meggendorfer, Gerichtliche Psychiatrie 1930, S. 286–294.

196 Ebda., S. 294.

197 Ebda., S. 295. Meggendorfer, Gerichtliche Psychiatrie 1929, S. 171.

198 Meggendorfer, Gerichtliche Psychiatrie 1930, S. 299 (Hervorhebung im Original).

199 Meggendorfer, Intoxikationspsychosen.

verursachten Vergiftungen beobachten" und [„e]ine genaue Nachforschung [...] meist [ergäbe], daß die Haltlosigkeit und Minderwertigkeit schon vor der Vergiftung bestanden hatten", so dass „[i]n vielen Fällen [...] die Vergiftung eher als Folge der Erschöpfbarkeit und moralischen Haltlosigkeit" zu verstehen sei."[200]

Weite Teile von Meggendorfers Beitrag sind dem „Alkoholismus" gewidmet, den er als „eine Quelle des Verbrechens, der Verkommenheit und der Landstreicherei" bezeichnete, wobei „die Statistiken [übertrieben], indem sie nicht genügend auseinander halten, wieweit der Alkohol die erste Ursache darstell[e], und wie weit Neigung zu Alkoholismus und zu Verbrechen aus der gleichen psychopathischen Wurzel oder aus gleichen Umwelteinflüssen hervorg[inge]n."[201]

Verschiedene Folgeerkrankungen des Alkoholkonsums wurden beschrieben. Die einzige, bei denen die Betroffenen nicht „minderwertig" sein sollten, war laut Meggendorfer das Delirium tremens, da sie „weder psychopathisch noch minderwertig" seien und „meist eher als Gewohnheitstrinker denn als Trunksüchtige zu bezeichnen" seien.[202]

Ende der 1920er argumentierte Meggendorfer auch bezüglich der Suchterkrankungen mit der wirtschaftlichen Belastung der „Gemeinschaft" durch Erkrankungen respektive durch Kranke, eine Argumentationslinie, die später die Ermordung psychisch Kranker rechtfertigen sollte:

> Auch dann, wenn sie noch nicht mehr oder weniger ausgesprochene Erkrankungen bewirken, beeinträchtigen [die Genußgifte] den Menschen weitgehend in seinem Lebensgenuß und in seiner Arbeitskraft. In schwereren und anhaltenden Fällen verur[s]achen sie ein körperliches und geistiges Siechtum, das für die Betroffenen neben dem Leiden eine schwere wirtschaftliche Einbuße, für ihre Familien eine Quelle von Elend und Not, für die Allgemeinheit eine schwere Belastung darstellt.[203]

Auf der positiven Seite sah Meggendorfer, dass „die Vergiftungen, wenigstens die weitaus häufigsten, die mit Genußgiften, vorwiegend geistig anfällige

---

[200] Ebda., S. 160–161. Zum Hamburger Drogendiskurs der 1920er siehe auch Wulf, Morphinismus, passim.

[201] Meggendorfer, Intoxikationspsychosen, S. 169 (im Original hervorgehoben).

[202] Ebda., S. 287. Vgl. ebda., S. 167–289.

[203] Ebda., S. 164. Vgl. auch ebda., S. 168–169.

Menschen betr[ä]fen", diese „soweit sie nicht besonders widerstandsfähig sind, ausrotte[te]n" und „in weitem Ausmaße auch wieder reinigend auf den Volkskörper [wirkten], ein Vorgang, der sich freilich unter Vermeidung von viel Elend und Not durch zweckmäßige eugenische Maßnahmen mindestens ebensogut durchführen ließe."[204]

Meggendorfer selbst sah allerdings im „Meskalin" auch eine Möglichkeit „für die psychiatrische Forschung", „eine Beobachtung und ein Selbsterleben von krankhaften Seelenzuständen" vorzunehmen. „Der Meskalinrausch, über den [...] [Meggendorfer] aus eigener Erfahrung berichten k[onnte], [...] eröffnet[e][...] einen wichtigen Weg zu einem tieferen Verständnis des seelischen Geschehens auch bei Anderen und bei [ihm] sonst ganz fremden und uneinfühlbaren Geistesstörungen."[205]

Was Vergiftungen am Arbeitsplatz, beispielsweise durch Blei, betraf, so war es nach Meggendorfer „nicht selten", dass „eine frühere Bleivergiftung oder auch nur eine frühere Beschäftigung mit Blei als Entlastung in einem Strafverfahren oder als Vorwand für ein Rentenbegehren herangezogen wird."[206]

1930 lieferte Meggendorfer mehrere Beiträge für ein „Enzyklopädisches Handbuch des Kinderschutzes und der Jugendfürsorge".[207] Auch hierin betonte er die „bedeutende wirtschaftliche Belastung der Familien und der Allgemeinheit" durch „Schwachsinnige"[208] und äußerte sich zu den angeblichen Folgen der „Schwachsinnigenfürsorge", dass „der Schwachsinnige heute in jeder Weise geschützt und gefördert und in den Stand gesetzt, selbst eine Familie zu gründen und sich fortzupflanzen" würde. „So erfreulich dies vom Standpunkte der Humanität auch [sei], so l[äge] darin bei der Erblichkeit vieler Formen von Schwachsinn auch eine gewisse Gefahr, zumal sich Schwachsinnige in der Fortpflanzung nicht wie Voll- und Hochwertige Beschränkungen

---

[204] Ebda., S. 165 (im Original hervorgehoben). Vgl. auch ebda., S. 179.

[205] Ebda., S. 355–356 (im Original hervorgehoben).

[206] Ebda., S. 363.

[207] Meggendorfer, F.: Belastung erbliche, in: Clostermann, L./Heller, T./Stephani, P. (Hg.): Enzyklopädisches Handbuch des Kinderschutzes und der Jugendfürsorge, 2. Ausgabe, 1930 Leipzig. S. 75–76. Ders.: Infantilismus, in: Clostermann e. a., Jugendfürsorge, S. 311–313. Ders.: Schwachsinn, in: Clostermann e. a., Jugendfürsorge, S. 702–703. Ders.: Schwachsinnigenfürsorge, in: ebda., S. 703–705.

[208] Meggendorfer, Schwachsinn (Handbuch Jugendfürsorge), S. 703.

aufzuerlegen pfleg[t]en." „[Z]ur Vermeidung der angedeuteten Gefahren" wäre „eine zielbewußte Eugenik" notwendig.[209]

Immer mehr plädierte Meggendorfer für gesetzliche Maßnahmen, um seine rassenhygienischen Ziele durchzusetzen. Ebenfalls 1930 veröffentlichte er einen Zeitschriftenartikel zu „Erbanlagen und erbliche Belastung als „persönliche Eigenschaft" im Sinne des § 1333 BGB", in dem es um Scheidungsrecht ging.[210] Eine Ehe konnte nämlich geschieden werden, wenn die andere Person über eine wichtige „persönliche Eigenschaft" des Partners oder der Partnerin zum Zeitpunkt der Eheschließung nicht informiert war, die sie dazu gebracht hätte, den Partner oder die Partnerin nicht zu heiraten. Diese „persönliche Eigenschaft" musste allerdings schon zu Beginn der Ehe existiert haben und nicht erst später aufgetreten sein. In Meggendorfers Fall ging es um eine später aufgetretene psychiatrische Krankheit, bei der nun die Frage war, ob die Erbanlage zu dieser Krankheit diese Voraussetzung erfüllte – oder allgemeiner, ob eine im Laufe der Ehe aufgetretene psychiatrische Erkrankung automatisch eine Scheidung ermöglichte, weil ja die Erbanlage zuvor vorhanden gewesen sein müsste. Meggendorfer bejahte dies, auch für die „heilbaren Geisteskrankheiten", da „Erbanlagen zu schwereren geistigen Erkrankungen und Abwegigkeiten [s]eines Erachtens ‚persönliche Eigenschaften' im Sinne des § 1333 dar[stellten]."[211] Er begründete seine Position explizit eugenisch, da „[d]as Hervorgehen einer Nachkommenschaft mit Belastung in Rede stehender Art [...] nicht nur im Interesse aller Beteiligten, sondern auch im Interesse der Allgemeinheit etwas durchaus nicht Wünschenswertes" sei.[212]

Er äußerte auch die Hoffnung, dass in Zukunft Ehen auch geschieden werden könnten, wenn gar niemand erkrankt wäre, sondern lediglich aus Erkrankungen „in der Familie in seltenen Fällen allein, meist aber in Verbindung mit der Feststellung psychopathischer Konstitution" geschlossen wurde, „daß jemand zu einem bestimmten Zeitpunkte eine Erbanlage für die betreffende Geisteskrankheit in sich trug."[213]

---

209 Meggendorfer, Schwachsinnigenfürsorge, S. 705 (im Original hervorgehoben).

210 Meggendorfer, F.: Erbanlagen und erbliche Belastung als „persönliche Eigenschaft" im Sinne des § 1333 BGB, in: Zeitschrift für die gesamte Neurologie und Psychiatrie 128 (1930), S. 342–351.

211 Ebda., S. 343–345 (im Original hervorgehoben).

212 Ebda., S. 346, 348 (im Original hervorgehoben).

213 Ebda., S. 346.

1931 brachte Meggendorfer ein Lehrbuch über „Gerichtliche Psychiatrie" heraus. Neben standespolitischem Engagement – Meggendorfer verteidigte die Berechtigung und die Fähigkeit der Psychiatrie, gerichtliche Gutachten zu erstellen, gegen die Psychologie und die Pädagogik – zeigt sich deutlich, dass er mit einem kriminalbiologischen Ansatz an das Thema herantrat: Er präsentierte Stammbäume mit „Charakteranomalien" und „kriminellen Neigungen".[214]

Zur „Prüfung des Gemütslebens", dass offenlegen sollte, ob jemand „moralisch minderwertig" wäre, gehörte auch, „ob das Interesse und die Ansprechbarkeit allgemein sind oder nur auf die eigene Person, auf niedere Gelüste gerichtet sind und bezüglich höherer, sozialer, ethischer, patriotischer, religiöser Belange versagen."[215] Auch in dieser Veröffentlichung war Meggendorfer rassenhygienisch engagiert: Er bedauerte, dass „Schwachsinnige" heiraten konnten, und definierte den Sinn der Ehe explizit über die „Möglichkeit zur Erzeugung gesunder Nachkommenschaft".[216]

Ebenfalls 1931 veröffentlichte Meggendorfer einen Aufsatz über „[k]linische und genealogische Beobachtungen bei einem Fall von spastischer Pseudosklerose Jakobs".[217]

1931 erschien auch der dritte Artikel in der oben erwähnten Reihe über „Gerichtliche Psychiatrie", der voll und ganz der Rassenhygiene gewidmet war. Der Grund, dass dieses Thema dort besprochen wurde, lag laut Meggendorfer darin, dass eugenische Maßnahmen „oft tief in die Rechte des Einzelnen und der Gesamtheit ein[greifen und d]eshalb […] der *Gesetzgeber* sie an[…]ordnen" müsste. Die Prämisse der Freiwilligkeit war damit nicht mehr von Bedeutung für ihn.[218] „Eine kausale Therapie von Erbkrankheiten k[ö]nn[e] nur in der Weise getrieben werden, daß man versucht[e], die krankhaften und minderwertigen Anlagen aus dem Artprozeß auszuschalten und andererseits die gesunden und hochwertigen Anlagen in der Bevölkerung […] zu vermehren". Dies habe „früher und im Leben primitiver Völker unbewußt"

---

214 Meggendorfer, Gerichtliche Psychiatrie (Staatsmedizin 17), S. 10, 52.

215 Ebda., S. 16, 44.

216 Ebda., S. 115–119.

217 Meggendorfer, F.: Klinische und genealogische Beobachtungen bei einem Fall von spastischer Pseudosklerose Jakobs., in: Zeitschrift für die gesamte Neurologie und Psychiatrie 128 (1930), S. 337–341.

218 Meggendorfer, Eugenische Gesetzgebung, S. 117–118.

stattgefunden, indem „Krankheiten, Not und Elend, rauhe Sitten und Gesetze [...] die Träger krankhafter, minderwertiger und verbrecherischer Anlagen dahin[rafften und] [e]in Herrenrecht [...] die Gesunden und Hochwertigen [bevorzugt hätte]" und „in erster Linie sie zur Fortpflanzung kommen [gelassen hätte]". Da nun aber „Krankheiten und Seuchen" sowie „Not und [...] Elend" eingedämmt waren, „diese Geißeln nicht mehr reinigend auf das Volksganze wirken" könnten und sich daher „Zeichen der Entartung [...] bemerkbar" gemacht hätten[,] [...] mach[e] sich [...] das Bedürfnis nach einer Eugenik [...] immer dringender geltend."[219]

„An *negativen Maßnahmen der Eugenik*" nannte Meggendorfer „Eheberatung, Eheverbote, Empfängnisverhütung, Asylierung, Kastration, Sterilisation, Unterbrechung der Schwangerschaft und eugenisch orientierte Einwanderungskontrolle."[220] Eine Kastration kam für ihn wegen der körperlichen Folgen nur „dann in Betracht, wenn sie gleichzeitig als Heilmittel anzuwenden" wäre, also „bei sexuellen Anomalien und übermäßiger Triebstärke" oder bei „Sittlichkeitsverbrecher[n]", die „Sterilisation" sah er hingegen als das negativ-eugenische Mittel der Wahl. Denn diese sei „beim Manne nur ein kleiner, harmloser Eingriff, beim Weibe allerdings ein ziemlich bedeutender, aber bei kunstgerechter Ausführung nicht gefährlicher Eingriff."[221] Eugenisch begründete Sterilisationen, die damals noch eine Straftat waren, würden ohnehin „trotz der noch ungeklärten Rechtslage in Deutschland bereits in ziemlich großem Umfange [...] vorgenommen, selbst bei Entmündigten mit Zustimmung des Vormundschaftsgerichtes und auf Kosten von Wohlfahrts- und Gesundheitsämtern."[222] Eine „eugenisch begründete [...] Unterbrechung der Schwangerschaft" sei „als äußerster Notbehelf zulässig", und er begrüßte, dass „sich heute weite ärztliche Kreise auch mit dieser Indikation abgefunden" hätten.[223]

1932 schrieb Meggendorfer lediglich zwei Nachrufe, auf Arthur Claus, einen belgischen Psychiater, und Alfons Jakob, den „Prosektor der Staatskrankenanstalt

---

[219] Ebda., S. 117.
[220] Ebda., S. 118 (Hervorhebung im Original).
[221] Ebda., S. 123–124 (im Original hervorgehoben).
[222] Ebda., S. 130.
[223] Ebda.

Friedrichsberg",[224] sowie einen kurzen „Beitrag zur Therapie der Epilepsie", in dem es vor allem um die medikamentöse Therapie ging. „[E]ugenische Maßnahmen, die auf Ausschaltung der krankhaften Erbanlagen aus dem Artprozeß des Volkes hinzielen", bezeichnete er als die einzige „kausale Therapie", wenn Epilepsie „auf krankhaften Erbanlagen beruh[te]". Dies betrachtete er als Möglichkeit, aber noch nicht als gesichert.[225]

1933 setzte Meggendorfer die Reihe über gerichtliche Psychiatrie mit einem Beitrag über „Forensische Psychiatrie" fort, in dem er einen Überblick über „[n]euere ausländische Strafgesetze" lieferte, insbesondere dazu, wie dort „Zurechnungsfähigkeit" geregelt sei.[226] Das zugrunde liegende Problem war folgendes: wenn Aspekte wie Charakter oder Neigung zum Verbrechen angeboren waren, inwiefern waren die Betreffenden dann überhaupt zurechnungsfähig, und welchen Sinn ergab die traditionelle Frage nach der Zurechnungsfähigkeit für ein Strafgesetz? Dementsprechend erörterte er, ob ein Strafgesetz „auf der Grundlage des Vergeltungsgedankens" beruhen oder eher der „Sicherung der Gesellschaft" dienen sollte (aus diesem Gedanken heraus fiele nämlich die Frage nach der Zurechnungsfähigkeit weg).[227] Das Thema interessierte Meggendorfer, weil „Maßnahmen […] *eugenischer* Art […] sich nicht auf der Grundlage des Vergeltungsgedankens, wohl aber in weitschauendem Hinblick auf die Sicherung der Gesellschaft dem Strafrecht eingliedern" ließen.[228] Zu diesem Zeitpunkt kam Meggendorfer allerdings noch zu dem Schluss, „daß weitaus die Mehrzahl der Menschen das Gefühl und die Überzeugung der Freiheit ihres Handelns ha[be] und dementsprechend

---

224 Meggendorfer, F.: Arthur Claus, in: Psychiatrisch-neurologische Wochenschrift (1932), S. 539. Meggendorfer, F.: Nekrolog Jakob, in: Allgemeine Zeitschrift für Psychiatrie und psychisch-gerichtliche Medizin 96 (1932), S. 407–412.

225 Meggendorfer, F.: Beitrag zur Therapie der Epilepsie, in: Monatsschrift für Psychiatrie 38 (1932), S. 1–16, S. 1, 5–16. Ein Umstand, der ihn 1933 nicht zu Kritik am „Gesetz zur Verhütung erbkranken Nachwuchses" veranlasste, in dem ebendiese Erblichkeit ja als gegeben vorausgesetzt wurde.

226 Meggendorfer, F.: Forensische Psychiatrie. Neuere ausländische Strafgesetze und die Probleme der Zurechnungsfähigkeit und verminderten Zurechnungsfähigkeit, in: Fortschritte der Neurologie, Psychiatrie und ihrer Grenzgebiete. Übersichten und Forschungsergebnisse 5 (1933), S. 205–232.

227 Ebda., S. 210, 229–230.

228 Ebda., S. 230.

auch andere für ihr Handeln verantwortlich mach[e]", und dass „neben einem weitreichenden Schutz der Gesellschaft der Schutz der persönlichen Freiheit des Einzelnen nicht vernachlässigt werden" dürfe, so dass die Umsetzbarkeit „ein[es] Strafgesetz[es] auf der ausschließlichen Grundlage der Sicherung" „zweifelhaft" sei.[229] Es ist anzunehmen, dass er diesen Aufsatz vor der Machtübernahme der Nationalsozialisten anfertigte.[230]

4. Lehre an der Hamburger Universität

Im Wintersemester 1921 las Meggendorfer seine erste „reguläre" Vorlesung über „Medizinische Vererbungslehre mit besonderer Berücksichtigung der Rassenhygiene".[231] Im folgenden Semester folgte seine „Ärztliche Eheberatung (Ehekonsens) auf Grund der Vererbungslehre".[232] Diese Beratung zielte darauf ab, die Fortpflanzung von bestimmten Gruppen der Bevölkerung zu verhindern. Das rassenhygienische Vorgehen musste allerdings den damaligen gesetzlichen Grundlagen entsprechend noch weitgehend auf freiwillige Mitarbeit der „Erbkranken" setzen.

Schon im nächsten Semester bot Meggendorfer die Vorlesungen „Menschliche Vererbungslehre" und „Rassenhygiene" allen Studierenden der Universität an und nicht mehr nur den Mediziner*innen.[233] Rassenhygiene wurde damit auch in Hamburg von der Universität als Allgemeinbildung und nicht mehr nur als medizinisches Teilgebiet propagiert.

In den folgenden Jahren blieb Meggendorfer dem Themenfeld der Vererbung und Rassenhygiene treu[234]: 23 der 33 von Meggendorfer gehaltenen

---

[229] Ebda.

[230] Von der Aufbruchsstimmung, die die psychiatrischen und rassenhygienischen Veröffentlichungen ab der Machtübernahme der NSDAP durchzieht, ist hier noch nichts zu spüren. Siehe ebda., S. 205. Vgl. Meggendorfer, F.: Forensische Psychiatrie. Auf dem Wege zu einem nationalsozialistischen Strafrecht, in: Fortschritte der Neurologie, Psychiatrie und ihrer Grenzgebiete. Übersichten und Forschungsergebnisse 6 (1934), S. 60–75, S. 60.

[231] Verzeichnis der Vorlesungen, Wintersemester 1921/1922, Hamburg 1921, S. 22. MPG, GDA-110, „Meggendorfer" (von Rüdin).

[232] Verzeichnis der Vorlesungen, Sommersemester 1922, Hamburg 1922, S. 24.

[233] Verzeichnis der Vorlesungen, Wintersemester 1922/1923, Hamburg 1922, S. 24.

[234] Van den Bussche scheint das übersehen zu haben. Er stellt es so dar, als habe Meggendorfer erst ab 1933 Vorlesungen zu diesem Thema gehalten. Van den Bussche, Hamburg, S. 297.

Vorlesungen beschäftigen sich damit, und die ersten Jahre seiner Vorlesungstätigkeit widmete er sich ausschließlich diesem Bereich.

Meggendorfers Vorlesungen über Vererbungslehre wurden zunächst, bis zum Sommersemester 1923, als Teil des Fachbereiches „Psychiatrie" angekündigt.[235] Ab dem Wintersemester 1923/1924 gab es einen eigenen Fachbereich für „Vererbungslehre und Rassenhygiene" im Vorlesungsverzeichnis, unter dem Meggendorfers „Entartung und Rückentartung" und „Medizinische Vererbungslehre" angekündigt wurden. Die Vorlesungen fanden abends statt und waren öffentlich.[236] Schon im folgenden Sommersemester waren Meggendorfers Vorlesungen die einzigen in diesem Bereich.[237] Ein Jahr später wurde der Bereich „Vererbungslehre und Rassenhygiene" aus dem Vorlesungsverzeichnis gestrichen und erst zum Sommersemester 1934 wieder reaktiviert. Meggendorfers weitere Vorlesungen über Vererbung waren daher wieder als Teil des Fachbereichs „Psychiatrie" zu finden.[238]

Meggendorfer lehrte nicht nur zum Thema Rassenhygiene, auch wenn diese als sein hauptsächliches Arbeitsfeld zu betrachten ist: In den Sommersemestern der Jahre 1925 und 1926 hielt er Vorlesungen zu „Intoxikationspsychosen"[239] beziehungsweise „Rausch- und Genußgifte[n]"[240]. Im Sommer 1929 und im darauffolgenden Wintersemester las er je eine Vorlesung über „Psychopathologie [und] psychiatrische Propädeutik"[241].

Ab 1930 referierte Meggendorfer auch über Psychotherapie[242], nachdem er im Januar 1930 einen mehrtägigen Kurs zu diesem Thema in Berlin besucht hatte. Die entsprechenden Vorlesungen bot er zumeist „für Mediziner,

---

235 Verzeichnis der Vorlesungen, Sommersemester 1923, Hamburg 1923, S. 25.

236 Verzeichnis der Vorlesungen, Wintersemester 1923/1924, Hamburg 1923, S. 21.

237 Verzeichnis der Vorlesungen, Sommersemester 1924, Hamburg 1924, S. 20.

238 Verzeichnis der Vorlesungen, Sommersemester 1925, Hamburg 1925, S. 22. Verzeichnis der Vorlesungen, Sommersemester 1934, Hamburg 1934, S. 29.

239 Verzeichnis der Vorlesungen, Sommersemester 1925, Hamburg 1925, S. 22.

240 Verzeichnis der Vorlesungen, Sommersemester 1926, Hamburg 1926, S. 24.

241 Verzeichnis der Vorlesungen, Sommersemester 1929, Hamburg 1929, S. 26. Verzeichnis der Vorlesungen, Wintersemester 1929/1930, Hamburg 1929, S. 27.

242 Verzeichnis der Vorlesungen, Sommersemester 1930, Hamburg 1930, S. 26. Verzeichnis der Vorlesungen, Wintersemester 1930/1931, Hamburg 1930, S. 27. Verzeichnis der Vorlesungen, Wintersemester 1931, Hamburg 1931, S. 28. Verzeichnis der Vorlesungen, Sommersemester 1932, Hamburg 1932, S. 27.

Juristen und Pädagogen" an.[243] Insbesondere die Ursache und Therapie von Neurosen scheinen Meggendorfer beschäftigt zu haben.[244] In psychotherapeutischer Hinsicht stand Meggendorfer der „Wachpsychotherapie" und der „Hypnose" positiv gegenüber[245], was sich insbesondere bei der Hypnose durch seinen Lehrer, Max Nonne, erklären lässt, der schon länger die klinischen Einsatzmöglichkeiten der Hypnose propagierte.[246] Die „Psychoanalyse und verwandte [...] Methoden" betrachtete Meggendorfer dagegen eher kritisch.[247]

5. Karriere an der Staatskrankenanstalt Friedrichsberg

1925 wurde Meggendorfer zum „Abteilungsarzt" befördert und war damit verbeamtet.[248] Im gleichen Jahr begann er, außerhalb der Klinik eine eigene „Sprechstunde als Facharzt für Nervenkrankheiten" abzuhalten.[249] Zwei Jahre später wurde er zum außerordentlichen Professor ernannt[250] und annähernd zeitgleich „leitende[r] Ober[a]rzt", genau wie sein Kollege Ernst Rittershaus.[251]

Rüdin zufolge war Meggendorfer in Hamburg zuletzt „stellvertretender Direktor an der Hamburgischen Staatsirrenanstalt [sic!] Friedrichsberg"[252],

---

243 StAHH, Hochschulwesen, Dozenten- und Personalakten, I 0045, Meggendorfer, Prof. Dr. Friedrich 1921–1934, Meggendorfer an Hochschulbehörde, 02.01.1930.

244 Verzeichnis der Vorlesungen, Sommersemester 1931, Hamburg 1931, S. 27. Verzeichnis der Vorlesungen, Wintersemester 1931/1932, Hamburg 1931, S. 28.

245 Verzeichnis der Vorlesungen, Wintersemester 1931/1932, Hamburg 1931, S. 28.

246 Nonne, M.: Über Hypnotizismus, in: Volkmann, Richard von: Sammlung Klinischer Vorträge in Verbindung mit deutschen Klinikern, Leipzig, Bd. 346 (1889), S. 3097–3128, passim.

247 Meggendorfers Vorlesung zu diesem Thema lautete „Psychotherapie. Theorie und Kritik der Psychoanalyse und verwandter Methoden (für Mediziner, Juristen und Pädagogen)". Verzeichnis der Vorlesungen, Sommersemester 1932, Hamburg 1932, S. 27.

248 StAHH, Hochschulwesen, Dozenten- und Personalakten, I 0045, Meggendorfer, Prof. Dr. Friedrich 1921–1934, Fragebogen zur Durchführung des Gesetzes zur Wiederherstellung des Berufsbeamtentums.

249 StAHH, 352-10, Nr. 245, Bl. 6. – Das Haus (Colonnaden 3) steht heute noch, in der gleichen Straße befinden sich auch noch Arztpraxen, allerdings nicht mehr im gleichen Haus.

250 StAHH, Hochschulwesen, Dozenten- und Personalakten, I 0045, Meggendorfer, Prof. Dr. Friedrich 1921–1934, Nocht an „die Hochschulbehörde durch den Universitätssenat", 16.03.1927 und „Auszug aus dem Protokolle des Senats", 03.06.1927. StAHH, 352-10, Nr. 245, Bl. 5.

251 StAHH, 352-10, Nr. 245, Bl. 6.

252 MPG, GDA-110, „Meggendorfer" (Bewertung von Rüdin).

in der Personalakte ist dies allerdings nicht erwähnt. Durchaus plausibel ist jedoch, dass Meggendorfer „längere […] Stellvertretungen des Direktors" übernahm.[253] Ebenfalls laut Rüdin „eröffnete und organisierte [Meggendorfer] die offene Nervenstation" in Hamburg.[254] Rüdin erwähnte ebenfalls einen mehrmonatigen Forschungsaufenthalt 1927 beziehungsweise 1928 in Breslau beim Neurologen und Neurochirurgen Otfrid Foerster[255], der allerdings im Rahmen dieser Arbeit nicht mittels unabhängiger Quellen nachgewiesen werden konnte.[256]

Am 8. August 1921 hatte Friedrich Meggendorfer die 1891 geborene Jakobine Krebs geheiratet.[257] Eine Eheschließung und Familiengründung war in diesen Zeiten erst ab dem Rang des Oberarztes möglich, davor wurde davon ausgegangen, dass der Arzt eine Familie nicht ernähren konnte.[258] Im Falle von Meggendorfer lässt sich diese Regel wohl so modifizieren, dass er bis zu seiner erfolgreichen Habilitation mit der Heirat wartete beziehungsweise warten musste. Zu diesem Zeitpunkt war er zwar noch nicht einmal „Abteilungsarzt", aber entweder war sein Gehalt ab der Habilitation für diese Zwecke genügend, oder seine Frau brachte zusätzliches Geld mit in die Ehe, so dass die Heirat zu diesem Zeitpunkt schon möglich wurde. Bis 1928 wohnte Meggendorfer allerdings zumindest formal noch in der Krankenanstalt, erst dann zog er in eine eigene Wohnung.[259] Jakobine Meggendorfer gebar vier Töchter, die alle germanische Namen erhielten.[260]

---

[253] MPG, GDA-110, „Meggendorfer" (Bewertung von Rüdin).

[254] MPG, GDA-110, „Meggendorfer" (Bewertung von Rüdin). Anhand der Akten ist dies nicht nachweisbar.

[255] Martin, M./Karenberg, A./Fangerau, H.: Die ambivalente Haltung Otfrid Foersters (1873–1941) gegenüber dem Nationalsozialismus, in: Der Nervenarzt 91 (2020), S. 22–28. Zülch, K.: Otfrid Foerster. Arzt und Naturforscher, Berlin (u. a.) 1966, S. 6–7, 11.

[256] Rüdin, Geburtstag, S. 208.

[257] UAE, A2/1, Nr. M46, Personalkarte. Vgl. auch Braun, Meggendorfer, S. 59–61.

[258] Sammet, K.: „Frisch pulsierendes Blut" – Wilhelm Weygandts Berufung nach Hamburg 1908, in: Schriftenreihe der Deutschen Gesellschaft für Geschichte der Nervenheilkunde 11 (2005), S. 169–195, S. 177.

[259] StAHH, 352-10, Nr. 245, Bl. 7.

[260] UAE, A2/1, Nr. M46, Personalbogen. Ida wurde 1922 geboren, es folgten 1923 Walburga, 1925 Irmingard und 1926 Hildegard. Zur Namenswahl siehe auch Braun, Pratje, S. 38–39.

6. Die Hamburger Universität unmittelbar nach der Machtübernahme

„Aufgrund des ‚Gesetzes zur Wiederherstellung des Berufsbeamtentums' vom 07.04.1933" entließ die Hamburger Universität „16 nicht-arische Angehörige des Lehrkörpers", also etwa ein Siebtel der Lehrenden, „ohne ein sichtbares Zeichen des Protestes oder wenigstens der Solidarität der Kollegen."[261] Unter den im Laufe der Jahre 1933 und 1934 aus rassistischen Gründen Entlassenen befanden sich auch unmittelbare Kollegen von Meggendorfer, die an der Staatskrankenanstalt Friedrichsberg arbeiteten, darunter Hermann Josephy[262], Walter Kirschbaum[263], der Assistenzarzt Richard Löwenberg[264] und Victor Kafka, Leitender Oberarzt in Friedrichsberg.[265]

Meggendorfer mied wohl wie viele der anderen „arischen" Ärzte seine ehemaligen Kollegen.[266] Sein alter Lehrer der Neurologie, Max Nonne, unterstützte hingegen „viele jüdische Ärzte" in beruflicher Hinsicht, beispielsweise, indem er ihnen bei der Stellensuche im Ausland half, und hielt auch „freundschaftliche Kontakte" zu ihnen.[267]

---

261 Van den Bussche, Hamburg, S. 51.

262 Hermann Josephy, geb. 1887, der Abteilungsleiter und Prosektor der Pathologie, war seit 1914 als Assistent in Friedrichsberg, wurde 1924 Privatdozent und 1930 außerplanmäßiger Professor. Er wurde im Dezember 1933 entlassen, war im Jahre 1938 einen Monat lang in Konzentrationslager Sachsenhausen inhaftiert und emigrierte 1939. Ab 1940 war Josephy in Chicago tätig, ab 1949 Professor für Neurologie in Chicago. Im Jahre 1960 verstarb er in den USA. Van den Bussche, Hamburg, S. 56–57.

263 Walter Kirschbaum, geb. 1894, war ab 1927 Abteilungsarzt in Friedrichsberg und wurde am 01.04.1933 habilitiert. Am 26.03.1934 wurde ihm die Lehrbefugnis entzogen, im Juni desselben Jahres folgte seine Entlassung. Auch er war 1938 in Konzentrationslager Sachsenhausen inhaftiert und emigrierte 1939 in die USA, wo er als Neuropathologe tätig war. Kirschbaum verstarb im Jahre 1982. Ebda., S. 59.

264 Richard Löwenberg, 1898 geboren, arbeitete seit etwa 1923 als Assistenzarzt an der Staatskrankenanstalt Friedrichsberg. 1933 aus antisemitischen Gründen entlassen, emigrierte er im selben Jahr. Er verstarb 1959. Ebda., S. 64.

265 Victor Kafka, geb. 1881, war seit 1917 Leiter des Bakteriologisch-Serologischen Institutes in Hamburg und ab 1927 Leitender Oberarzt der Serologischen Abteilung der Psychiatrischen Universitätsklinik Hamburg. 1933 wurde er entlassen, 1935 im Konzentrationslager Fuhlsbüttel inhaftiert. 1939 emigrierte er. Kafka verstarb 1955. Van den Bussche, Hamburg, S. 57.

266 Van den Bussche, Hamburg, S. 52.

267 Van den Bussche, Hamburg, S. 52–53.

Parteipolitisch gehörte Meggendorfer vor 1933 wie etwa 10% der Hamburger habilitierten Universitätslehrer der „nationalliberale[n] D[eutschen] V[olks]P[artei]“, die in Hamburg „sich politisch [...] weitgehend an dem untergegangenen Kaiserreich [orientierte]“, aber „[i]m Unterschied zur DNVP, die überwiegend in kompromissloser Opposition zur Weimarer Republik verharrte, [...] einen eher pragmatischen Kurs“ verfolgte.[268] Im April 1933 trat Meggendorfer der NSDAP bei.[269] Sein Kollege Albrecht Langelüddeke[270] war ebenfalls ab 1933 NSDAP-Mitglied.[271] Auch Weygandt hatte 1933 die Mitgliedschaft in der NSDAP beantragt, wurde allerdings abgelehnt.[272] Die rassenhygienisch orientierten Hamburger Psychiater um Weygandt erhofften sich von der NSDAP eine Umsetzung ihrer rassenhygienischen Forderungen, da deren Parteiprogramm sich in wesentlichen Punkten auf die Rassenhygiene stützte.[273] Generell spielten bei den Eintritten von Privatdozenten und außerplanmäßigen Professoren auch materielle Gründe eine Rolle, sie hofften, die durch Vertreibung von Juden freiwerdenden Stellen zu

---

268 Grüttner, Hamburger Universität, S. 180–191. Die Hamburger DVP gehörte jedoch zum rechten Flügel der Partei. Die Universität Hamburg war im „Dritten Reich“ als linke Hochburg bekannt, was nur teilweise der Wahrheit entsprach. Im Vergleich zu anderen Universitäten verfügte sie über eine „relativ starke [...] Minorität von republikanischen und sozialistischen Studenten“, die allerdings weder die zahlenmäßig stärkeren nationalkonservativen und antidemokratischen Studierenden noch die NSDAP ernsthaft in Bedrängnis bringen konnten. Ebda., S. 182.

269 UAE, A2/1, Nr. M46, Personalkarte. Offiziell war Meggendorfer seit 01.05.1933 Parteimitglied, vgl. Erlangen-Stadt, Spruchkammer M – 76, Bl. 45.

270 Der 1889 geborene Hamburger Psychiater Albrecht Langelüddeke war seit 1930 Privatdozent und trat 1933 in die NSDAP, den NSV, den NS-Dozentenbund und den NS-Ärztebund ein. 1938 veröffentlichte er zu Cardiazolinjektionen in der Begutachtung in Erbgesundheitsverfahren. Nach 1945 war er häufig als Gutachter tätig, von 1949–1954 arbeitete er als Direktor der Landesheilanstalt Marburg, 1977 starb er. Klee, Personenlexikon, S. 357.

271 Vgl. das nächste Kapitel.

272 Van den Bussche, Hamburg, S. 71–73. Weygandt galt trotz seiner radikalen rassenhygienischen Forderungen für die NSDAP als politischer Feind, vermutlich, weil er zuvor der Deutschen Demokratischen Partei (DDP) angehört hatte. Van den Bussche, Hamburg, S. 231. Die DDP wurde oft als „Judenpartei“ diffamiert. Stephan, W.: Aufstieg und Verfall des Linksliberalismus 1918–1933. Geschichte der Deutschen Demokratischen Partei, Göttingen 1973, S. 390.

273 Weingart e. a., Rasse, S. 369.

bekommen.[274] Meggendorfer war außerdem Mitglied im „NS-Aerztebund" ab 1933, im „NS-Marinebund" ab 1934, im „Reichsbund d[er] Kinderreichen", der später in „Reichsbund deutscher Familie" umbenannt wurde, im „Reichsb[und] d[er] deutschen Beamten" von 1934 bis 1936, und ab 1936 in der „N[ational] S[ozialistischen] V[olkswohlfahrt]", der „Reichsdozentenschaft" und im „Reichsluftschutzbund".[275]

Nachdem Meggendorfer und seine Kollegen bereits etliche Jahre vor Beginn des Nationalsozialismus eugenische Sterilisationen gefordert hatten, herrschte nun mit dem Nationalsozialismus „die einzige politische Kraft, die mit ihrer Machtübernahme auch die ältere rassenhygienische Bewegung an die Macht bringen konnte".[276] Am 1. Januar 1934 trat das „Gesetz zur Verhütung erbkranken Nachwuchses" (GzVeN)[277] in Kraft, dass die Zwangssterilisation von Menschen mit angeblich vererbbaren Krankheiten verlangte und in dessen Entstehung „Psychiater [...] eine treibende Kraft [...] gewesen [waren]."[278] Unter den Diagnosen, auf die dieses Gesetz anzuwenden war, befanden sich hauptsächlich psychiatrische Krankheiten beziehungsweise Zustände, nämlich „angeborene[r] Schwachsinn", „Schizophrenie", „zirkuläre[s] (manisch-depressive[s]) Irresein", „erbliche [...] Fallsucht"[279], erbliche[r] Veitstanz (Chorea Huntington)" und „schwere[r] Alkoholismus". Auch bei der „schwere[n] erbliche[n] körperliche[n] Mißbildung" waren des Öfteren Psychiater involviert, fielen darunter doch eine Reihe neurologischer Krankheitsbilder wie beispielsweise die Friedreichsche Ataxie. Von den angegebenen Diagnosen hatten dementsprechend lediglich „erbliche [...] Blindheit" und „erbliche [...] Taubheit" nicht direkt mit dem Gebiet der Psychiatrie zu tun.[280]

---

274 Van den Bussche, Hamburg, S. 45–46.

275 StAN, Erlangen-Stadt, Spruchkammer M – 76, Bl. 19.

276 Bock, G.: Zwangssterilisation im Nationalsozialismus. Studien zur Rassenpolitik und Frauenpolitik, Opladen 1986 (Schriften des Zentralinstituts für Sozialwissenschaftliche Forschung der Freien Universität Berlin 48), S. 27.

277 Seit Juli 1933 bekanntgegeben.

278 Bock, Zwangssterilisationen, S. 192.

279 Damals schon veralteter Begriff für Epilepsie.

280 Van den Bussche, Hamburg, S. 151–157. Vgl. auch Rothmaler, Sterilisationen, S. 7. Wobei anzumerken ist, dass ein gewisser Anteil der Patient*innen in Heil- und Pflegeanstalten gehörlos oder blind war.

Die Hamburger Psychiater waren in den ersten Jahren des Nationalsozialismus häufig mit Anträgen und Gutachten für die Zwangssterilisation ihrer Patient*innen beschäftigt. Die Vorbereitungen für die Umsetzung des „Gesetzes zu Verhütung erbkranken Nachwuchses" liefen ab Sommer 1933 und bestanden auch daraus, dass „die Insassen nicht vor ihrer Sterilisation entlassen bzw. aus der Familienpflege zurückgerufen" wurden – auch an der Staatskrankenanstalt Friedrichsberg.[281] Während Meggendorfers Zeit in Hamburg unter Weygandt wurden die Kriterien für die Zwangssterilisation deutlich schärfer ausgelegt als später unter Hans Bürger-Prinz[282], also im Zweifelsfall erheblich häufiger für die Sterilisation der Betroffenen entschieden.[283]

7. Meggendorfers Veröffentlichungen in den ersten Jahren des Nationalsozialismus

Ende Oktober 1933 nahm Meggendorfer zusammen mit seinem Chef und seinen Kollegen an der „Jahresversammlung der Norddeutschen Psychiater und Neurologen" in Hamburg teil, in der es um verschiedene psychiatrische und rassenhygienische Probleme ging, unter anderem auch darum, wie besonders begabte Menschen oder „Geniale [...]" entstünden, sowie um

---

281 Van den Bussche, Hamburg, S. 45–46. Rothmaler, Sterilisationen, S. 41, S. 102.

282 Hans Bürger-Prinz, geb. 1897, wurde 1931 Oberarzt der Universitätsnervenklinik Leipzig und war seit 1933 NSDAP- und SA-Mitglied. 1936 wurde er außerordentlicher Professor in Hamburg und 1937 auf den dortigen Lehrstuhl für Psychiatrie berufen. Er behandelte Kriegsneurotiker mit Insulinschocks. 1944 war er im Wissenschaftlichen Beirat des Bevollmächtigten für das Gesundheitswesen Karl Brandt. Nach 1945 war Bürger-Prinz weiterhin als Ordinarius vor allem erbpsychiatrisch tätig. Seit 1950 fungierte er als Präsident der Deutschen Gesellschaft für Sexualforschung und war dort für seine konservativen Ansichten bekannt. 1965 wurde er emeritiert, 1976 verstarb er. Klee, Personenlexikon, S. 83. Exemplarisch Bürger-Prinz, H./Albrecht, H./Giese, H.: Zur Phänomenologie des Transvestitismus bei Männern, Stuttgart 1953 (Beiträge zur Sexualforschung 3). „Was die Hypothese betrifft, daß sich das universitätspolitische Engagement eines Hochschullehrers im Dritten Reich umgekehrt proportional zu seinen wissenschaftlichen Verdiensten verhielt, läßt sich für Bürger-Prinz feststellen, dass über seine Verdienste als Wissenschaftler damals noch keine Einigkeit bestand." Kater, M.: Ärzte als Hitlers Helfer, München 2002, S. 229.

283 Van den Bussche, Hamburg, S. 158–164.

verschiedene Formen von „Schwachsinn".[284] Meggendorfer hielt dort zwei Vorträge: zum einen stellte er „mehrere […] Fälle von Pellagrapsychosen" vor[285], zum anderen referierte er am Beispiel der „Huntingtonschen Chorea" „[ü]ber die Bedeutung des Dominanzwechsels in der Psychiatrie", eine Theorie, nach der latent vorhandene Erbanlagen durch äußere Einflüsse zur Manifestation gebracht werden konnten. Meggendorfer hoffte, dass mit Hilfe dieses Modells „sich durch geeignete Maßnahmen […] die vorübergehende Manifestation verdeckter Erbanlagen provozieren ließe, wodurch ein in eugenischer Hinsicht bedeutsamer Weg für eine Analyse des Genotypus eröffnet würde."[286] Außerdem „erörtert[e er] ferner an Hand einer Tafel, die das Zustandekommen des rezessiv-geschlechtsgebundenen Erbgang zeigt[e], die Schwierigkeiten, denen eugenische Maßnahmen hier begegne[te]n."[287]

Mithilfe seiner Theorie des „Dominanzwechsels" begründete Meggendorfer in einer weiteren Veröffentlichungen im selben Jahr auch diskordante Erkrankungen bei eineiigen Zwillingen, die nach den Mendelschen Regeln eigentlich ausgeschlossen wären: „In einem Fall erkrankte von zwei eineiigen Zwillingen von schizoidem Habitus nur der eine nach einer Enkephalitis mit einer schizophrenen Psychose, und in einem anderen Fall erkrankte von zwei eineiigen Zwillingen von ebenfalls schizoidem Habitus nur der eine schizophren nach einem Schädeltrauma und unsinnigen Trinkexzessen." Daran sähe man „deutlich, daß die Erbanlage an und für sich nicht zur Manifestation kommen m[üsse], denn in *beiden* Fällen [sei] doch anzunehmen, daß die Erbverfassung der Zwillinge übereinstimmte. Bei je einem Zwilling aber wurde die Erbanlage nach einer exogenen Schädigung manifest."[288]

---

[284] Langelüddeke, A.: Jahresversammlung der Norddeutschen Psychiater und Neurologen am 28. und 29. Oktober 1933 in Hamburg, in: Allgemeine Zeitschrift für Psychiatrie und psychisch-gerichtliche Medizin 102 (1934), S. 148–165, S. 149–151, 164–165. Im Original Namen und Vortragstitel alle hervorgehoben. Meggendorfers Kollege Rittershaus hielt beispielsweise einen Vortrag über die „Vererbung musikalischer Eigenschaften" am Beispiel der Familie von Johann Sebastian Bach.

[285] Ebda., S. 161.

[286] Ebda., S. 149.

[287] Ebda., S. 152.

[288] Meggendorfer, F.: Über die Bedeutung des Dominanzwechsels in der Psychiatrie, in: Psychiatrisch-neurologische Wochenschrift 36 (1934), S. 457–460, S. 459. Die weitaus plausiblere Sichtweise, nämlich dass die entsprechenden Erkrankungen der eineiigen Zwillinge eben nicht oder zumindest nicht überwiegend auf erblicher Ursache beruhten, scheint sich Meggendorfer nicht aufgedrängt zu haben.

Im „Dominanzwechsel“ sah er individuell-therapeutische, aber auch diagnostische, eugenisch motivierte Optionen. Anhand eines Chorea-Huntington-Patienten, der vor deren Ausbruch im Rahmen einer Pneumonie ähnliche Erscheinungen gehabt hatte[289], stellte er erneut Überlegungen an, „ob es nicht möglich [sei], durch geeignete Maßnahmen jenen Fall nachzuahmen, bei dem die Natur durch eine interkurrente Erkrankung eine vorübergehende Huntingtonsche Chorea auslöste“, um damit „vielleicht ein Weg für eine Analyse des Genotypus“ zu finden. „Es wäre ja gerade bei der Huntintonschen Chorea, aber auch bei anderen Erkrankungen vom eugenischen Standpunkt aus außerordentlich wichtig, schon recht früh die noch verdeckten und schlummernden Erbanlagen zu erkennen.“[290]

In der „Zeitschrift für psychische Hygiene“ veröffentlichte Meggendorfer einen Artikel zum Thema „§ 51 und Rassenpflege“[291], in dem es erneut um Probleme der Zurechnungsfähigkeit ging. In Übereinstimmung mit Adolf Hitlers Rechtsansichten argumentierte Meggendorfer gegen eine deterministische Rechtsphilosophie, in der ein Verbrecher als nicht verantwortlich betrachtet werden könnte, da „gerade in der Weltanschauung des Führers der *Gedanke und das Gefühl der Verantwortlichkeit* fest verankert seien [und dieser i]mmer wieder [...] auch auf die *eigene Verantwortlichkeit der Volksgenossen* und auf die Notwendigkeit einer *Erziehung des Willens* in diese Richtung hin[weise].“ Außerdem sei „das *Rechtsempfinden des Volkes*“ ein anderes und „[d]er Satz: ‚der Verbrecher kann nichts für seine Tat‘ w[ürde] niemals populär werden“, weswegen „[e]in wirksames Strafgesetz der Zukunft [...] auf der sicheren Grundlage des gesunden Rechtsgefühls des Volkes aufbauen“ müsse.[292] Indem „Strafen eine *Vergeltung* darstellen [...] und sie [...] in erster Linie durch *Abschreckung* wirken“ sollten, wären „die [für eine nationalsozialistische Strafrechtsreform] vorgeschlagenen Strafbestimmungen streng und straff gehalten“. Mit „Vergeltung“ sei „nicht die Sühne für eine Übertretung des abstrakten, metaphysischen Moralgesetzes gemeint, sondern *vergolten werden soll[te] im nationalsozialistischen Strafrecht der Angriff auf die Rechtsordnung, auf die Staatsautorität und auf die völkische Lebensordnung.*“[293]

289 Aus heutiger Sicht wahrscheinlich durch eine andere Ursache bedingt.

290 Meggendorfer, Dominanzwechsel, S. 459–460.

291 Meggendorfer, § 51 StGB. und Rassenpflege, S. 9–10 (im Original hervorgehoben). Der § 51 enthielt Straflosigkeit bei „Bewusstlosigkeit“ oder „krankhafter Störung der Geistestätigkeit“.

292 Ebda., S. 12 (Hervorhebung im Original).

293 Ebda., S. 13 (Hervorhebung im Original).

Meggendorfers Beitrag war hauptsächlich dem „Gesetz gegen gefährliche Gewohnheitsverbrecher" vom 24. November 1933 gewidmet[294], genauer gesagt den rassenhygienischen Auswirkungen desselbigen. Daran war nach seiner Ansicht lediglich zu kritisieren, dass jemanden, der „unter dem Einfluß einer […] Geistesstörung" stand, eine geringere Strafe erwartete, da „die Neigung zu kriminellen Handlungen weitgehend erblich bedingt […] [und] so tief in der Wesensart des Betreffenden verankert und durch äußere Maßnahmen nicht oder doch nur selten und unvollkommen abzuändern oder zu beseitigen" sei, dass „die Verbrecher […] freigesprochen […] oder […] nur kurzen Freiheitsstrafen verurteilt […] und dann […] wieder auf die Menschheit losgelassen" würden, woraufhin „sie wieder Straftaten begehen könn[t]en" und „auch Gelegenheit [hätten], sich fortzupflanzen und damit ihre minderwertige und verbrecherische Anlage auf ihre Nachkommen zu vererben."[295] Daher begrüßte Meggendorfer, dass „weit über die Dauer der Strafe hinaus eine *Sicherungsverwahrung* vom Gericht angeordnet werden [könne]" und [d]adurch […] viele von ihnen praktisch *aus der Volksgemeinschaft und aus der Fortpflanzung ausgeschaltet"* würden. „Für die *Unzurechnungsfähigen* und die *vermindert Zurechnungsfähigen* s[ähe] das Gesetz die *Unterbringung in einer Heil- und Pflegeanstalt* vor, für die *Trunksüchtigen* und die *Rauschgiftsüchtigen […] Unterbringung in einer Trinkerheil- und Entziehungsanstalt*", was „auch *vom Standpunkte der Rassenpflege aus eine sehr günstig wirkende Maßnahme, nämlich die Beschränkung der Möglichkeit zur Fortpflanzung auf längere Zeit,* dar[stelle]." Auch die Kastration von *„gewalttätigen Sittlichkeitsverbrechern*, die sich hilflosen Frauen und Kindern gegenüber betätigen, sowie bei solchen, die der Allgemeinheit lästig fallen", begrüßte er *„vom Standpunkte der Rassenpflege aus"*, da „gerade auch die Neigung zur Begehung von Sittlichkeitsverbrechen in hohem Grade erblich bedingt" sei und daher „eine Ausschaltung der Sittlichkeitsverbrecher von der Fortpflanzung […] im Interesse des Volksganzen nur zu begrüßen" sei.[296]

---

[294] Dazu Müller, C.: Das Gewohnheitsverbrechergesetz vom 24. November 1933. Kriminalpolitik als Rassenpolitik, Baden-Baden 1997 (Beiträge zur modernen deutschen Strafgesetzgebung 2).

[295] Meggendorfer, § 51, S.15 (im Original hervorgehoben).

[296] Ebda., S. 16–17 (Hervorhebung im Original).

Meggendorfer fasste zusammen, dass das Gesetz *„vom rassenpflegerischen Standpunkte aus wirksame Maßnahmen der Ausschaltung aus dem Fortpflanzungsprozeß“* bei „zurechnungsfähigen *gefährlichen Gewohnheitsverbrechern*, den *Trinkern* und *Süchtigen*, den *haltlosen Persönlichkeiten* und vor allem den *gemeingefährlichen und gemeinlästigen Sittlichkeitsverbrechern“ „weitgehend ermöglich[e].“* Er vertraue darauf, *„daß* [das neue nationalsozialistische Strafrecht] *ein im Einklang mit dem gesunden Rechtsempfinden unseres Volkes stehendes und deshalb wirksames Strafgesetz sein w[erde].“*[297]

Meggendorfer begrüßte anhand der „Forderung der Todesstrafe für ‚gemeine Volksverbrecher, Wucherer, Schieber[‘]“, dass das nationalsozialistische Strafrecht „Personentypen“ suche und „nicht [...] die ‚Tat‘, sondern den ‚Täter‘ [...] bestrafen“ wolle, und zitierte nationalsozialistische Juristen mit „Strafe ist Typensonderung“ und „Strafe ist einfach Aussonderung fremder Typen und artfremden Wesens“. Es seien zunehmend „Stimmen“ „gegen die *übertriebene „Humanität“* in der Strafrechtspflege, die mit der Weltanschauung des Determinismus und Liberalismus zusammenhäng[e]“, zu hören.[298] „[D]ie politische Führung [erkenne] [...] die sittliche Verantwortung und den Vergeltungsgedanken als alleinige Grundlage des nationalsozialistischen Strafrechts an. [...] Entsprechend dem deutscharischen Urrecht [sei] im Rechtsgewissen des Deutschen als Grundidee immer nur der Gedanken des Ungehorsam, der Unbotmäßigkeit lebendig [gewesen].“[299]

„[E]ine Aussonderung von gesellschaftsfeindlichen Elementen aus der Volksgemeinschaft“ „durch ein Reichsbewahrungsgesetz“ (und nicht durch das Strafrecht) gehörte zum „Standpunkt der Vergeltung und der Abschreckung, der Generalprävention“ dazu.[300] Außerdem sollten „[d]*ie Freiheitsstrafen* [...] durch *Fastentage*, evtl. auch durch *körperliche Züchtigung* ihre *abschreckende Kraft wieder erhalten.*“[301]

„[D]er Schutz der völkischen Aufgaben der Ehe“ war laut Meggendorfer „[v]on besonderer Bedeutung für die Erhaltung der Volksgemeinschaft“; „arglistige Gefährdung der Ehe und des künftigen Familienerbgutes durch

[297] Ebda., S. 17 (Hervorhebung im Original).

[298] Meggendorfer, auf dem Wege zu einem nationalsozialistischen Strafrecht, S. 60–61 (Hervorhebung im Original).

[299] Ebda., S. 74–75 (im Original hervorgehoben).

[300] Ebda., S. 65.

[301] Ebda., S. 64 (Hervorhebung im Original).

Einbringen von Erbleiden" zurecht strafbar. „[W]illkürliche *Angriffe in die Zeugungskraft*" wie beispielsweise Schwangerschaftsabbrüche sollten verstärkt verfolgt werden, allerdings nicht, wenn „die Frucht in ihrer Erbverfassung nicht vollwertig" sei. Ein Abbruch aus „eugenische[r] Indikation" sei geboten, „wenn die Leibesfrucht für die Volksgesamtheit voraussichtlich wertlos [wäre]."[302]

Das „Gesetz zur Verhütung erbkranken Nachwuchses" lobte Meggendorfer im Hinblick auf sein Potenzial für den ärztlichen Beruf, da *„zum ersten Male im deutschen Rechtsleben* [...] *Ärzte gleichzeitig* als *Richter* auf [...] treten und die folgenschwersten Entscheidungen [...] fällen" würden. „Dieses Gesetz [sei] wie kein anderes auf die *Mithilfe der Ärzte* angewiesen; es k[önne] ohne ihre *treue und willige, aber auch sachverständige Mitarbeit* nicht zu dem Erfolge führen, der erst in mehreren Generationen zu verzeichnen sein w[erde]."[303] Auch die „Meldepflicht von Erbkranken durch die „Anstaltsleiter" befürwortete er.[304]

8. Meggendorfers Forderungen zur Verfolgung homosexueller Männer

Bereits 1931 forderte Meggendorfer unter anderem die Kastration von „homosexuelle[n] Kinderschänder[n]".[305] Im August 1933 weitete er diese Forderung in einem Vortrag „vor der Juristischen Gesellschaft und dem Ärztlichen Verein in Bremen" „[ü]ber die Behandlung der Sexualverbrecher" auch auf einvernehmlich verkehrende homosexuelle Männer aus: *„Homosexualität*, wenn sie immer wieder zu strafbaren Handlungen führt[e]", sei eine *„Sexualstörung [...], die zu verbrecherischen Handlungen disponiere* [...]". Daher sollten die Betroffenen kastriert werden. „Die Sterilisation [...] [sei] zur Behandlung von Sexualverbrechern, bei denen es sich um eine Herabsetzung der geschlechtlichen Erregbarkeit und Betätigungslust handel[e], nicht geeignet."[306]

---

[302] Ebda., S. 63 (Hervorhebung im Original).
[303] Ebda., S. 72–74 (Hervorhebung im Original).
[304] Ebda. (im Original hervorgehoben).
[305] Meggendorfer, Eugenische Gesetzgebung, S. 124.
[306] Meggendorfer, F.: Über die Behandlung der Sexualverbrecher, in: Psychiatrisch-neurologische Wochenschrift 35 (1933), S. 413–418, S. 416 (Hervorhebung im Original).

Darüber hinaus mache die Kastration die Betroffenen „umgänglicher und arbeitsamer". Allerdings sollte sie nicht die erste Maßnahme sein. Nach Meggendorfer sah die optimale Behandlung des „Sexualverbrechers" folgendermaßen aus: Zunächst sollte neben Alkoholverzicht „eine *Umstellung der Persönlichkeit*, eine *Beseitigung dieser krankhaften Veranlagung oder Neigung*, also eine *Heilung*" auf psychotherapeutischer Ebene, eventuell auch unter Hypnose, versucht werden. Falls diese Maßnahmen scheiterten, sei die Kastration indiziert.[307]

Hier lässt sich eine zunehmende Entgrenzung des Personenkreises feststellen, gegen den im Dienste der „Volksgemeinschaft" mit gewalttätigen Maßnahmen vorgegangen werden sollte. Während Meggendorfer 1931 noch lediglich Männer, die Jungen Gewalt antaten, kastrieren wollte[308], so bedrohte er zwei Jahre später einvernehmlich verkehrende schwule Männer. Diese Erweiterung fand *vor* der systematischen Verfolgung schwuler Männer im Nationalsozialismus statt.

Männliche Homosexualität war schon vor der Machtergreifung der NSDAP nach § 175 strafbar, aber während der Zeit des Nationalsozialismus verschlimmerte sich die Verfolgung männlicher Homosexueller „in einem zuvor unbekannten Maß".[309] Einen Wendepunkt stellte dabei die Ermordung des (als homosexuell bekannten) Ernst Röhm[310] und der restlichen SA-Spitze aus machtstrategischen Gründen Ende Juni und Anfang Juli des Jahres 1934 dar. Das heißt nicht, dass die NSDAP und die ihr verbundenen Kampfeinheiten

---

307 Ebda., S. 414 (Hervorhebung im Original).

308 Es gab noch weitere Sexualstraftäter, für die Meggendorfer 1931 die Kastration forderte – im Wesentlichen alle brutal vorgehenden Vergewaltiger, insbesondere, wenn sie mordeten – aber die „homosexuellen Kinderschänder" wurden von ihm extra genannt und hervorgehoben, die Vergewaltiger von kleinen Mädchen hingegen nicht.

309 Zur Nieden, S.: Der homosexuelle Staats- und Volksfeind. Zur Radikalisierung eines Feindbildes im Nationalsozialismus, in: Eschebach, I. (Hg.): Homophobie und Devianz. Weibliche und männliche Homosexualität im Nationalsozialismus, Berlin 2012 (Forschungsbeiträge und Materialien der Stiftung Brandenburgische Gedenkstätten 6), S. 23–34, S. 23.

310 Ernst Röhm war Führer der SA. Hitler ließ ihn und weitere Führungskräfte der SA sowie weitere hauptsächlich innerparteiliche Gegner im Sommer 1934 unter dem Vorwand ermorden, Röhm und sein Umfeld hätten einen Putsch gegen Hitler geplant. Pretzel, A.: Vom Staatsfeind zum Volksfeind: Zur Radikalisierung der Homosexuellenverfolgung im Zusammenwirken von Polizei und Justiz, in: zur Nieden, Susanne (Hg.): Homosexualität und Staatsräson. Männlichkeit, Homophobie und Politik In [!] Deutschland 1900–1945, Frankfurt/M. 2005 (Geschichte und Geschlechter 46), S. 217–252, S. 223–225. Zur Nieden, Volksfeind, S. 29–30.

davor nicht überwiegend homophob eingestellt waren. Bereits im Jahre 1933 gab es einzelne Angriffe auf homosexuelle Männer und – kurz vor der Bücherverbrennung – einen Überfall auf das von Magnus Hirschfeld geleitete „Institut für Sexualwissenschaft". Allerdings wurde keine gezielte Verfolgung organisiert. Die Kampfverbände der NSDAP waren direkt nach der Machtübernahme in erster Linie damit beschäftigt, „politische Gegner und Juden" zu terrorisieren.[311]

Ab der Ermordung Röhms wurden homosexuelle Männer dann systematisch von der Kripo und teilweise auch von der Gestapo verfolgt und ab Mitte des Jahres 1934 in Konzentrationslager als „Schutzhaft" inhaftiert, das heißt, es war kein Straftatbestand und keine juristische Verurteilung notwendig. Im September 1935 wurde der § 175 verschärft. Nun stand nicht mehr nur Geschlechtsverkehr, sondern jegliches sexuelle Begehren zwischen Männern unter Strafe.[312] Zur besseren „Koordination" wurde Ende 1936 die „Reichszentrale zur Bekämpfung der Homosexualität und Abtreibung" gegründet, auch, um „das von der Gestapo propagierte Bild vom homosexuellen Staatsfeind" zu verbreiten. „[D]er Homosexuellenverfolgung [wurde] im Vergleich zu sonstigen Schwerpunkten der Kriminalitätsbekämpfung ein staatspolitischer Stellenwert zugemessen".[313] Unter den nationalsozialistisch verfolgten „Berufsverbrechern" waren etliche Männer, deren einziges Verbrechen es war, mit anderen Männern einvernehmlichen Verkehr gehabt zu haben, und die deshalb als „Sittlichkeitsverbrecher" in Konzentrationslager kamen.[314] Männliche Homosexuelle galten zunächst als Staats-, ab 1936 als „Volksfeinde".[315] Ihr Vergehen gegen die „Volksgemeinschaft" bestand dabei nicht nur darin, dass sie keine Kinder zeugten, sondern auch, dass sie „die NS-Eliteverbände und damit den Männerstaat nachhaltig bedrohe[n]" würden.[316]

Dabei wurden schwule Männer in zwei Kategorien eingeteilt: Unter der These, dass die Mehrzahl gar nicht eigentlich homosexuell sei, gab es „Verführer" und „Verführte". Letztere wurden, sofern sie weder als „asozial" angesehen wurden noch jüdisch waren, mit den Mitteln des Strafgesetzes

---

311 Pretzel, Staatsfeind, S. 219–223.
312 Ebda., S. 223–235.
313 Ebda., S. 236.
314 Ebda., S. 238.
315 Ebda., S. 238.
316 Ebda., S. 239–240.

verfolgt und zu Gefängnis oder Zuchthaus verurteilt. Alle „Verführer" sowie alle jüdischen und alle als „asozial" oder anders störend empfundenen Schwulen wurden in Konzentrationslager gebracht, wo sie ein erheblich höheres Risiko hatten, ermordet zu werden, als beispielsweise politische Häftlinge.[317] Außerdem drohte ihnen die Zwangskastration. Bei Polizisten sowie Mitgliedern von SS und SA stand auf Homosexualität die Todesstrafe.[318]

Meggendorfer begrüßte auch „die Strafgesetznovelle vom 28. Juni 1935", also die radikale Verschärfung des § 175 durch die Nationalsozialisten, da sie „eine energische Bekämpfung der gleichgeschlechtlichen Unzucht unter Männern, die zur seuchenartigen Ausbreitung, namentlich unter Jugendlichen, neig[e], ermöglichen" würde, was „bisher vielfach an den Schwierigkeiten des Beweises scheiterte."[319] Hier ging es explizit um einvernehmliche sexuelle Handlungen unter erwachsenen Männern. Knapp fünf Jahre später ging ihm diese nationalsozialistische Gesetzgebung nicht mehr weit genug, er forderte eine weitere Verschärfung der Strafbestimmungen gegenüber schwulen Männern, damit „ihre Aktivität und damit ihre Gemeingefährlichkeit eingeschränkt würde."[320] Da er „die geschlechtlichen Abwegigkeiten" nicht als „Geisteskrankheiten im Sinne des § 51 StGB" beurteilte[321], entzog er den Betroffenen den – auch nur minimalen – Schutz, vor Gericht als nicht zurechnungsfähig beurteilt zu werden.[322]

---

[317] Ebda., S. 241–247, 250. Zinn, A.: Homophobie und männliche Homosexualität in Konzentrationslagern. Zur Situation der Männer mit dem rosa Winkel, in: Eschebach, Homosexualität, S. 79–96, S. 81, 83–84, 95.

[318] Zur Nieden, Volksfeind, S. 23–34.

[319] Meggendorfer, F.: Das kommende deutsche Strafrecht, in: Fortschritte der Neurologie, Psychiatrie und ihrer Grenzgebiete. Übersichten und Forschungsergebnisse 8 (1936), S. 487–500, S. 496–497. Siehe auch zur Nieden, Volksfeind, S. 32. Pretzel, Staatsfeind, S. 230–231.

[320] Meggendorfer, F.: Gerichtliche Psychiatrie. Gesetz gegen gefährliche Gewohnheitsverbrecher, Maßregeln der Sicherung und Besserung, in: Fortschritte der Neurologie, Psychiatrie und ihrer Grenzgebiete. Übersichten und Forschungsergebnisse 12 (1940), S. 140–164, S. 160.

[321] Meggendorfer, Sexualverbrecher, S. 413.

[322] Siehe dazu auch UAE, C3/7i, Nr. 1501 passim, ein Gerichtsgutachten von Meggendorfer aus dem Jahre 1929 aufgrund eines Eigentumsdeliktes. Meggendorfer zufolge war der Angeklagte, welcher stationär in Friedrichsberg zur Begutachtung eingewiesen war, ein „nervöser, unsteter, haltloser, homosexuell veranlagter" und „moralisch minderwertiger Mensch". Meggendorfer kam zu dem Schluss, dass der Patient „ein Minderwertiger, ein Entarteter, [...] aber keineswegs geisteskrank" und damit „zurechnungsfähig" sei.

(Männliche) Homosexuelle bezeichnete Meggendorfer als „abwegig veranlagte […] Menschen."[323] Die psychoanalytische Ansicht, Alkoholismus läge eine versteckte Homosexualität zu Grunde, lehnte Meggendorfer ab, da „die Urninge[324] nur selten zur Trunksucht neigen." Stattdessen wandte sich der homosexuelle Mann in Meggendorfers Gedanken bevorzugt anderen Rauschgiften zu; andererseits konnte aber auch Kokaingebrauch einen Mann homosexuell machen.[325] Noch im Jahre 1951 erklärte er, es sei wichtig, „daß die sexualpathologischen Störungen genau wie andere Krankheiten erkannt und beurteilt werden könn[t]en […]. Nur dann w[erde] auch eine wirksame Vorbeugung möglich werden, und so w[erde] ein sehr bedeutungsvoller Fortschritt menschlicher Kultur erzielt sein."[326] Die Theorie Magnus Hirschfelds, dass Homosexualität „auf einer anlagemäßigen Verschiedenheit der Keimdrüsen beruhe", lehnte Meggendorfer ab. Er kritisierte die „lähmende Wirkung der Ansichten Hirschfelds", da diese dazu geführt hätten, dass die Psychiater „allzu skeptisch eingestellt" gewesen seien bezüglich „therapeutischen" Maßnahmen, die eine „*Umstellung der Persönlichkeit*, eine *Beseitigung dieser krankhaften Veranlagung oder Neigung*, also eine *Heilung* bewirken" sollten.[327]

Interessanterweise hielten sowohl Meggendorfer als auch etliche seiner Kollegen Homosexualität hauptsächlich für erworben, wo sie doch ansonsten annähernd alles, Charakter oder abweichendes soziales Verhalten und sogar ein Erkranken an Tuberkulose[328] für erblich hielten. So äußerte laut Meggendorfer „eine Reihe führender Psychiater und Gerichtsmediziner",

---

[323] Meggendorfer, Intoxikationspsychosen, S. 187.

[324] Alter Begriff für männliche Homosexualität, geprägt von Karl Heinrich Ulrichs. Ulrichs, K.: „Araxes". Ruf nach Befreiung der Urningsnatur vom Strafgesetz, Schleiz 1870 (Numa Numantius 11), passim.

[325] Meggendorfer, Intoxikationspsychosen, S. 336–337.

[326] Meggendorfer, F.: Ein Fall von Algolagnie mit bemerkenswerter Tarnung des Verhaltens, in: Der Nervenarzt. Monatsschrift für alle Gebiete nervenärztlicher Tätigkeit mit besonderer Berücksichtigung der psychosomatischen Beziehungen 22 (1951), S. 393–394, S. 394. Meggendorfer zitiert hier Victor Kafka, allerdings unklar, aus welcher von dessen Schriften.

[327] Meggendorfer, Sexualverbrecher, S. 414, 416.

[328] Meggendorfer, F: Die Rolle der Konstitution bei der Spätlues des Nervensystems. in: Deutsche Zeitschrift für Nervenheilkunde 139 (1936), S. 157–169, S. 165.

„daß bei der Entstehung der Homosexualität neben der Veranlagung auch der Verführung eine recht erhebliche Rolle zukomme."[329] 1930 schrieb er, dass „die Strafverfolgung der homosexuellen Handlungen der sich breitmachenden Propaganda Vorschub [leiste, so] [...] daß von einer Strafandrohung des männlichen homosexuellen Verkehrs im allgemeinen abzusehen sei, daß dagegen insbesondere die Jugend vor Verführung geschützt werden müsse."[330] Der „homosexuellen Propaganda" maßen die sonst eigentlich erbpsychiatrisch positionierten Psychiater eine wichtige Rolle bei. Diese „Propaganda" führe dazu, dass „[n]icht selten [...] jugendliche Psychopathen, die unter dem Einfluss einer sich breitmachenden homosexuellen Propaganda stehen, homosexuell zu sein [glaubten], während sie es in Wirklichkeit gar nicht s[eien]."[331]

Weibliche Homosexualität war seit 1851 nicht mehr strafbar und blieb auch im Nationalsozialismus kein Straftatbestand. Dies war schon vor der Machtergreifung umstritten und blieb es auch unter der NSDAP. Die fehlende strafrechtliche Grundlage hieß auch nicht, dass homosexuelle Frauen keiner polizeilichen Verfolgung ausgesetzt waren, wenn auch bei weitem nicht in dem Maße wie homosexuelle Männer. Mehrere Frauen kamen unter dem Label „asozial/lesbisch" nach Ravensbrück, wobei ihre Sexualität nur einen Teilaspekt ihrer Verfolgung darstellte.[332]

Zentrales Argument, warum lesbische Frauen nicht systematisch verfolgt werden sollten, war, dass „Frauen häufig nur als ‚pseudohomosexuell' und durch heterosexuellen Geschlechtsverkehr ‚kurierbar' beschrieben" wurden und daher die „Bevölkerungspolitik" aus Sicht der Nationalsozialisten nicht gefährdeten. Außerdem waren sie im „Männerstaat" öffentlich nicht so präsent, daher erübrigte sich ihre Verfolgung.[333]

---

329 Meggendorfer, Gerichtliche Psychiatrie 1930, S. 293.

330 Ebda. Meggendorfer erklärte nicht näher, wie die Strafverfolgung dazu führen sollte, dass mehr Männer homosexuell würden.

331 Meggendorfer, Gerichtliche Psychiatrie (Staatsmedizin 17), S. 162.

332 Schoppmann, C.: Zwischen strafrechtlicher Verfolgung und gesellschaftlicher Ächtung: Lesbische Frauen im „Dritten Reich", in: Eschebach, Homosexualität, S. 35–51, S. 35–38, 43–44, 47–51. Schoppmann, C.: Elsa Conrad – Margarete Rosenberg – Mary Pünjer – Henny Schermann. Vier Porträts, in: ebda., S. 97–111, S. 105–109.

333 Schoppmann, Verfolgung, S. 38–39. Pretzel, Staatsfeind, S. 240.

Über weibliche Homosexualität äußerte sich Meggendorfer wenig, auch darin ging er mit den meisten anderen Nationalsozialisten konform. Lediglich über kokainsüchtige Frauen schrieb er in Anknüpfung an die nationalsozialistische These der „pseudohomosexuellen Frau": „[D]as gesteigerte geschlechtliche Verlangen der Cocainistinnen" sei üblicherweise „auf das andere Geschlecht gerichtet, doch s[eien] auch lesbische Beziehungen unter ihresgleichen nicht selten."[334]

9. Der Streit um die öffentliche Vorlesungsreihe 1933

Zu Beginn des Wintersemesters 1933/1934 gab es Streit zwischen der örtlichen NSDAP und dem Lehrkörper der Psychiatrischen Klinik. Der Grund dafür war folgender: Weygandt, Ernst Rittershaus[335], Langelüddeke und Meggendorfer hatten einen „[ö]ffentliche[n] Zyklus über deutsche Rassenpflege des Geistes und der Nerven"[336] angekündigt. Weygandt sollte über „Belastung des Volkes durch Minderwertige" und „Maßregeln zur Vermeidung der Rassenverschlechterung" sprechen, Rittershaus über „Rassengrundlage des deutschen Volkes und ihre Bedeutung für die Volksgesundheit", Langelüddeke über „Äußere Schädlichkeiten für die Nerven und Nachkommenschaft" und Meggendorfer über „Erblichkeit beim gesunden und kranken Menschen" und „Rassenhebung und Volksgesundheit".[337] Willy Holzmann[338], ein Parteigenosse, der „Ärzteführer" in Hamburg war, kritisierte, dass der Titel der Reihe „Intellektualismus" in den Vordergrund rückte und nicht „rassengebundene [...] Gefühle". „Ein solcher Titel in der heutigen Zeit beweis[e], daß die Vortragsreihe bestimmt nicht im gewünschten Sinne aufgezogen [sei]." Er wünschte, „die Vortragsreihe zu unterbinden", da dies „durchaus im Sinne des Leiters des Aufklärungsamtes für Rassefragen und

---

[334] Meggendorfer, Intoxikationspsychosen, S. 336–337.

[335] Ernst Rittershaus war ein 1881 geborener Hamburger Erbpsychiater und Rassenanthropologe sowie ab 1927 Oberarzt der Staatskrankenanstalt Friedrichsberg. Wie Meggendorfer trat er 1933 in die NSDAP ein. 1945 verstarb er. Klee, Personenlexikon, S. 500. Van den Bussche, Hamburg, S. 223–224.

[336] Verzeichnis der Vorlesungen, Wintersemester 1933/1934, Hamburg 1933, S. 111.

[337] Ebda.

[338] Der 1878 geborene Neurologe Willy Holzmann war ab 1923 Mitglied der NSDAP und gründete 1929 den NS-Ärztebund mit. Seit 1933 war er Gauamtsleiter des Rassenpolitischen Amtes der NSDAP und ab 1934 Gauamtsleiter im Amt für Volksgesundheit. Sein Verbleib nach 1945 ist unbekannt. Klee, Personenlexikon, S. 269.

der Aufklärungspolitik, Dr. Walter *Gross*[339], l[äge]," den er „persönlich" auf die Angelegenheit hingewiesen hatte.[340]

Weygandt[341] selbst war zum Zeitpunkt der Beschwerde verreist, daher reagierte zunächst Meggendorfer auf die Anfrage. Er war verwundert[342], da er als überzeugter Rassenhygieniker durchaus auf einer Linie mit den Zielen der NSDAP stand und sich dessen auch bewusst war. Er versuchte zu vermitteln und wies in diesem Kontext darauf hin, dass „die Herren Rittershaus u[nd] Langelüddeke [...] Parteimitglieder" seien, ebenso wie er selbst. Außerdem „halte [er] in der Volkshochschule eine Vorlesung ganz gleichen Inhalts wie die in diesem Zyklus angekündigten. Es sei daher nicht zu verstehen, daß dieser [...] beanstandet werde."[343] Etwa zweieinhalb Wochen später meldete Meggendorfer dem Rektor der Hamburger Universität, es habe „eine Besprechung mit Herrn Professor Rein" gegeben[344], „bei der ver-

---

339 Walter Groß wurde im Jahre 1904 geboren, trat bereits 1925 in die NSDAP ein und leitete später das Rassenpolitische Amt der NSDAP. 1942 veröffentlichte er eine antisemitische Schrift zu „rassenpolitischen Voraussetzungen einer Gesamtlösung der Judenfrage". Am 25.04.1945 beging er Suizid. Klee, Personenlexikon, S. 203–204. Groß war Mitherausgeber des „Archivs für Rassen- und Gesellschaftsbiologie", zu dem Meggendorfer 1944 einen Artikel beitrug. Meggendorfer, F.: Beitrag zur erblichen kongenitalen Wortblindheit, in: Archiv für Rassen- und Gesellschafts-Biologie einschließlich Rassen- und Gesellschafts-Hygiene 37 (1944), S. 201–207.

340 Van den Bussche, Hamburg, S. 297. StAHH, Universität I, G40.1, Holzmann an Witt, 02.10.1933 (Hervorhebung im Original).

341 Dessen Name bei diesem Vorgang konsequent auf verschiedene Weisen falsch geschrieben wurde.

342 StAHH, Universität I, G40.1, Aktennotiz auf Holzmann an Witt, 02.10.1933.

343 StAHH, Universität I, G40.1, Aktennotiz auf Holzmann an Witt, 02.10.1933.

344 Adolf Rein war ein im Jahre 1885 geborener nationalistisch-antidemokratischer Historiker, der ab 1926 planmäßiger Extraordinarius für Kolonial- und Überseegeschichte an der Hamburger Universität war. 1932 proklamierte er seine „Idee der politischen Universität", seit den 01.05.1933 war er Mitglied der NSDAP und ab 20.07.1933 Hochschulreferent. 1934 wurde er von der Hochschulbehörde zum Rektor der Universität ernannt. Rein trieb maßgeblich die Entlassungen nach dem „Gesetz zur Wiederherstellung des Berufsbeamtentums" an der Hamburger Universität voran, in deren Verlauf sich zwei entlassene Kollegen das Leben nahmen. Nachdem er 1945 zunächst auf Betreiben der Militärregierung entlassen worden war, wurde er 1947 als „Mitläufer" und 1949 als „entlastet" eingestuft und damit pensioniert. Dieser Beschluss wurde 1956 in eine Emeritierung umgewandelt. Rein verbreitete ab 1949 seine Weltanschauung vor allem über kirchliche Einrichtungen, über die 1950 gegründete „Ranke-Gesellschaft" und über Veröffentlichungen, in denen er den Holocaust als durch den Kampf der Alliierten

einbart wurde, dass die Vorlesungen nicht im Öffentlichen Vorlesungswesen, sondern als Publice-Vorlesungen der Universität gehalten werden soll[t]en."[345] Meggendorfer legte dar, dass die Psychiater mit NSDAP-Parteibuch „[d]amit glaub[t]en [...], sowohl der Parteidisziplin genügt als auch das Prestige der Universität gewahrt zu haben."[346] Entsprechend fand die „Vortragsreihe über ‚*Deutsche Rassenpflege* des Geistes und der Nerven' [...] nicht im Rahmen des Allgemeinen Vorlesungswesens, sondern als öffentliche Vorlesung der Universität statt."[347]

Damit hätte die Angelegenheit erledigt sein müssen. War sie aber nicht: Weygandt, sich in seiner rassenhygienischen Fachkompetenz beleidigt fühlend, schrieb eine lange Stellungnahme. Darin stellte er bezüglich „der Bestrebungen der Rassenhygiene und der Bekämpfung erbkranken Nachwuchses" klar, er habe sich „schon seit dem vorigen Jahrhundert in dieser Richtung [...] mit Eifer betätigt".[348]

Nach einer weiteren Erwiderung von Holzmann schaltete Weygandt die Landesunterrichtsbehörde ein, da er „die Freiheit von Forschung und Lehre" gefährdet sah.[349] Weygandt gewann zwar die Debatte und die Landesunterrichtsbehörde stellte sich auf seine Seite, aber diese Auseinandersetzung kostete ihn letztendlich seinen Lehrstuhl und die Anerkennung der neuen Regierung. Er musste vorzeitig aus dem Amt scheiden.[350] Für seinen Schüler

---

ausgelöst umdeutete. 1979 verstarb er. Goede, A.: Adolf Rein und die „Idee der politischen Universität", Berlin/Hamburg 2008 (Hamburger Beiträge zur Wissenschaftsgeschichte 17), S. 20–21, 33–35, 52–98, 178, 185–187, 214, 216–221, 230–250, 273–280.

345 StAHH, Universität I, G40.1, Meggendorfer an Rektor, 21.10.1933. – Das Gespräch fand zwischen Weygandt, Meggendorfer, Rittershaus und Rein statt. Langelüddeke war aus nicht bekannten Gründen nicht Teil der Besprechung.

346 Ebda.

347 StAHH, Universität I, G40.1, Ausschnitt aus dem Hamburger Tageblatt, 28.10.1933.

348 Van den Bussche, Hamburg, S. 298.

349 Ebda.

350 Ebda. Zu Weygandts Tod 1939 schrieb Meggendorfer zwei Nachrufe; wenn man sie mit anderen Nachrufen von Meggendorfer vergleicht, äußerte er sich recht kritisch. Unter anderem schrieb er, „[d]ie Bedeutung Weygandts als Arzt [habe] vor allem auf organisatorischem Gebiete [gelegen]", diesem seien „faustische Züge eigen" gewesen, und dass Weygandt „auch als rücksichtslos und wenig teilnehmend erscheinen" konnte. Meggendorfer: Wilhelm Weygandt †, in: Psychiatrisch-neurologische Wochenschrift 41 (1939), S. 77–78. Meggendorfer, F.: Wilhelm Weygandt †, in: Allgemeine Zeitschrift für Psychiatrie und ihre Grenzgebiete 114 (1940), S. 140–163, passim. Vgl. dagegen

Meggendorfer hatte die Angelegenheit hingegen keine unmittelbaren oder feststellbaren mittelbaren Konsequenzen.[351]

10. Der Lehrstuhl für Psychiatrie nach Weygandts Weggang sowie der Lehrstuhl für Rassenhygiene

Als Weygandt im März 1934 emeritiert wurde[352], bekam sein Kollege Rittershaus und nicht Meggendorfer den Auftrag, die Hauptvorlesung Psychiatrie übergangsweise zu übernehmen.[353] Meggendorfer wurde an dritter Stelle für den Lehrstuhl vorgeschlagen.[354] Das Verfahren dauerte eine Weile an, und bevor der bevorzugte Kandidat der Universität den Posten ablehnte, da ihm keine Auskunft über die Zukunft der Anstalt gegeben werden konnte[355], wurde Meggendorfer auf den Lehrstuhl in Erlangen berufen.[356]

Von 1923 bis 1934 dauerte die Debatte, ob an der Universität Hamburg ein eigener Lehrstuhl für Rassenhygiene eingerichtet werden sollte und falls ja, wer für einen solchen Lehrstuhl in Frage käme. Meggendorfer wurde hierfür trotz seines intensiven Interesses an und Engagements für die Rassenhygiene zu keinem Zeitpunkt in Betracht gezogen. Sein Name wird in der gesamten Akte nicht ein einziges Mal erwähnt – und das, obwohl er zeitweise der einzige an der Universität war, der Vorlesungen zu diesem Thema hielt. Der Grund hierfür dürften unter anderem Holzmanns Bemühungen gewesen sein, den Lehrstuhl für sich zu beanspruchen.[357]

Meggendorfer, F.: Nachruf auf Gustav Specht, in: Sitzungsberichte der Physikalisch-medizinischen Sozietät zu Erlangen 72 (1942), S. XXV–XXXII.

351 Holzmann selbst beabsichtigte mit dieser Intervention vermutlich, seine eigenen Chancen der Berufung auf den Lehrstuhl für Rassenhygiene zu verbessern. Van den Bussche, H.: Im Dienste der „Volksgemeinschaft“. Studienreform im Nationalsozialismus am Beispiel der ärztlichen Ausbildung (Hamburger Beiträge zur Wissenschaftsgeschichte 4), S. 105–108.

352 StAHH, 361-5 II, Ai6/13, Bl. 3.

353 StAHH, 361-5 II, Ai6/13, Bl. 4.

354 StAHH, 361-5 II, Ai6/13, Bl. 8.

355 StAHH, 361-5 II, Ai6/13, Bl. 22. StAHH, 361-5 II, Ai6/13, Bl. 30.

356 HStA M, MK 44017, Schemm an Rektor, 25.09.1934.

357 StAHH, 361-5 II, Ai6/18, passim. Van den Bussche, Studienreform, S. 101–111.

IV. Ordinariat für Psychiatrie an der Universität Erlangen

1. Der Ruf nach Erlangen[358]

In Erlangen hatte Gustav Specht[359] im Februar 1934 seine Emeritierung beantragt, die zum 1. April erfolgte.[360] Nun wurde ein Nachfolger für ihn gesucht, wobei sich Partei und Universität nicht vollständig einig waren, wer dafür am besten geeignet sei. Das Hauptproblem dabei war, inwieweit man den Wunsch der NSDAP, ihre eigenen Leute mit guten Stellen auszustatten, berücksichtigen wollte oder falls nein, wie man diesem Versuch entgegenwirken konnte, ohne die NSDAP zu verärgern. Dabei ging es nicht darum, keine Nationalsozialisten als Lehrkräfte zu haben – ganz im Gegenteil. Das Ziel der Erlanger Universität kann eher so zusammengefasst werden, dass man einen wissenschaftlich fähigen und keinen wissenschaftlich unfähigen Nationalsozialisten für den Lehrstuhl wollte.

Als künftiger Leiter der Psychiatrischen Universitätsklinik und ordentlicher Professor für Psychiatrie wurde unter anderem auch Max de Crinis[361] ins Gespräch gebracht, der zu diesem Zeitpunkt in Prag tätig war.[362]

---

[358] Hierzu auch Rauh, P.: Die Erlanger Medizin im Nationalsozialismus, in: Leven/Plöger, 200 Jahre, S. 221–242, S. 231.

[359] Gustav Specht, geb. 1860, gest. 1940, war Ordinarius für Psychiatrie der Universität Erlangen von 1903–1934. Wittern, R (Hg.): Die Professoren und Dozenten der Friedrich-Alexander-Universität Erlangen 1743–1960, Erlangen 1999. (Erlanger Forschungen 9), S. 187. Siehe auch Ude-Koeller, S.: „Bis zur Unlöslichkeit verwickelt" – Zum Konzept von „Krieg und Geistesstörung" bei Gustav Specht, in: Gahlen e. a., Nerven, S. 77–98. Nach Gustav Spechts Tod 1942 veröffentlichte Meggendorfer einen Nachruf auf seinen Vorgänger in den Sitzungsberichten der lokalen „Physikalisch-medizinischen Sozietät", der so ziemlich alle Erlanger Ärzte und etliche Naturwissenschaftler angehörten. Darin bedankte sich Meggendorfer bei Specht überschwänglich dafür, dass dieser für ihn in Erlangen „ein großzügiger und warmherziger Berater" war. Meggendorfer, F.: Nachruf auf Gustav Specht, in: Sitzungsberichte der Physikalisch-medizinischen Sozietät zu Erlangen 72 (1942), S. XXV–XXXII, S. XXXI.

[360] UAE, C3/1, Nr. 302, Bl. 103, Bl. 141.

[361] Der Psychiater Max de Crinis, geb. 1889, war seit 1931 Mitglied NSDAP und floh 1934 aus Österreich nach Deutschland. Er wurde zunächst Leiter der Universitätsnervenklinik in Köln und ab 1938 Ordinarius in Berlin. De Crinis war an der Planung der „Euthanasie" beteiligt und wie Bürger-Prinz 1944 im wissenschaftlichen Beirat des Bevollmächtigten für das Gesundheitswesen Karl Brandt. Am 02.05.1945 beging er Suizid mit Cyankali. Klee, Personenlexikon, S. 97.

[362] UAE, C3/1, Nr. 302, Bl. 108.

Der scheidende Lehrstuhlinhaber, Specht, wollte auf jeden Fall verhindern, dass de Crinis auf den Lehrstuhl berufen würde, und schrieb ein „Separatvotum" gegen den Kandidaten, indem er „ernstliche Bedenken" gegen diesen Vorschlag äußerte. „de Crinis steh[e] der klinischen Psychiatrie ziemlich fern, obwohl er schon seit 20 Jahren an der grossen [!] Grazer Psychiatrischen- und Nervenklinik" sei.[363] Dessen wissenschaftlicher Mangel läge darin, dass er „naturwissenschaftliche [...] Grundlagen" wie „Stoffwechseluntersuchungen"[364] auf die Psychiatrie anzuwenden versuche. Er sei „an seiner chemischen Einstellung hängen geblieben."[365] Für eine Klinik wie Erlangen, die „gleichzeitig Irrenanstalt" sei, sei er nicht geeignet.[366]

Auch von de Crinis' histopathologischen Fähigkeiten hielt Specht nichts und verwies dabei auf Spielmeyer, der ihm zufolge zum Ausdruck gebracht haben sollte, „dass die Begabung des Herrn de Crinis auf anderen Gebieten lieg[e] als auf dem anatomischen".[367] Der Kandidat sei ferner „in den letzten 20 Jahrgängen der deutschen Zeitschrift für Nervenheilkunde [...] kein einziges Mal zu finden", genauso wie in anderen namhaften Zeitschriften. Außerdem sei de Crinis von den Universitäten Göttingen und Königsberg in Berufungsverfahren abgelehnt worden.[368] Specht schloss seinen Bericht mit dem Hinweis:

> Zum Schluss kann ich nicht unterlassen, auch noch daraus hinzuweisen, dass ausser den in der Vorschlagsliste der Fakultät genannten Herren noch rund 12 Extraordinarien und Privatdozenten im deutschen Reich sehnlichst auf Berufung warten. Sie alle stehen [...] wissenschaftlich höher als Herr de Crinis.[369]

Der Dekan der Medizinischen Fakultät, Friedrich Wilhelm Jamin[370], hielt Spechts Vorgehen für taktisch ungeschickt und bat seinen Kollegen, „nochmal

363 UAE, C3/1, Nr. 302, Bl. 111.
364 Ebda., Bl. 111.
365 Ebda., Bl. 115.
366 Ebda., Bl. 115.
367 Ebda., Bl. 112.
368 Ebda., Bl. 114.
369 Ebda., Bl. 115.
370 Friedrich Wilhelm Jamin, geb. 1872, war ab 1907 Ordinarius für Innere Medizin und zunächst auch für Pharmakologie. Sein besonderes Interesse galt der Neurologie. 1938 wurde er emeritiert, 1951 starb er. Wittern, Dozenten, S. 95–96.

zu bedenken, ob [er] wünsche [...], dass [...] sein Sondervotum mit vor[gelegt]" werden sollte, wenn die Vorschläge dem Rektor der Universität vorgestellt würden. Er sei generell „bereit, das zu tun", befürchtete allerdings, „dass die neue Einwendung und die neuen Gutachten in bestimmter Richtung nur aufreizend wirken" würden, was „den Absichten der Fakultät Schaden bringen und [ihrem] Bestreben nach Bewahrung einer von uns hochgehaltenen Ueberlieferung im praktischen Enderfolg abträglich sein" könnte. Einwände gegen de Crinis würden als politische Gegnerschaft und nicht als fachliche Kritik verstanden werden. Zu Meggendorfer merkte Jamin an, er habe in seinem Bericht „nicht gerade geschrieben, dass er Schwächen als Lehrer haben m[öge], weil [er] das noch nicht vertreten k[önne], aber [...] seine Lehrbefähigung nicht hervorgehoben, weil [er] das auch nicht vertreten k[önne], wie [er] es bei den anderen konnte."[371] Meggendorfer war also nicht der bevorzugte Kandidat des Dekans – das war Gottfried Ewald, der zuvor schon als Oberarzt an der Psychiatrischen Klinik in Erlangen tätig gewesen war und seinerzeit die Vertretung des Lehrstuhls in Greifswald innehatte.[372]

Die Frage führte in mindestens einer Fakultätssitzung zu heftigen Auseinandersetzungen zwischen Specht und Richard Alfred Max Wagner[373], dem Ordinarius für Physiologie. Nach hektischen Briefwechseln zwischen Jamin und Specht, in denen Specht unter anderem mutmaßte, die Debatte sei „lediglich auf ein Freundschaftsverhältnis des Herrn W[agner] mit dem in Frage stehenden Candidaten zurückzuführen", scheinen sich die Wogen wieder geglättet zu haben.[374]

Die letztendlich aufgestellte Liste mit vorgeschlagenen Kandidaten, die von der medizinischen Fakultät dem Rektor vorgelegt wurde, stellte neben fachlichen Ansprüchen auch die gewünschte politische Meinung des kommenden ordentlichen Professors für Psychiatrie dar, da „[i]n der Zeit der Volkserneuerung [...] ein Mann an solchem Posten auch die Fähigkeit und Neigung besitzen [müsse], ein Verkünder und Förderer erb- und [!] rassengesundheitlicher

---

[371] UAE, C3/1, Nr. 302, Bl. 109.

[372] Ebda., Bl. 128–129.

[373] Richard Alfred Max Wagner, geb. 1893, gest. 1970, war von 1932–1934 Ordinarius für Physiologie in Erlangen, ab 1934 Ordinarius in Breslau und ab 1938 in München. Ebenfalls 1938 trat er der NSDAP bei. 1945 wurde er durch die Militärregierung entlassen. 1949 wurde er wiederernannt und 1961 emeritiert. Wittern, Dozenten, S. 208–209. Klee, Personenlexikon, S. 650.

[374] UAE, C3/1, Nr. 302, Bl. 116–122.

Lehre zu sein" sowie „auch als Persönlichkeit die Gewähr echter vaterländischer und gemeinnütziger Gesinnung bieten" müsse.[375]

Alle dort genannten Kandidaten erfüllten offenbar diese Voraussetzungen. An erster Stelle wurde Gottfried Ewald[376] genannt, an zweiter Stelle de Crinis, Egon Küppers[377] aus Freiburg im Breisgau und Meggendorfer,[378] an dritter Stelle schließlich Berthold Kihn[379], der seinerzeit vertretungsweise als Direktor der Erlanger Klinik fungierte, und Ernst Fünfgeld[380].

---

375 UAE, C3/1, Nr. 302, Bl. 128.

376 Gottfried Ewald, geb. 1888, war 1933 Ordinarius für Neurologie und Psychiatrie in Greifswald und ab 1934 Ordinarius in Göttingen. Seit 1935 war er förderndes Mitglied der SS. Ewald plädierte für Zwangssterilisationen, war allerdings auch der einzige der angefragten Psychiater, der sich weigerte, als T4-Gutachter zu arbeiten. 1958 wurde er emeritiert, 1963 verstarb er. Klee, Personenlexikon, S. 141. Kreuter, Psychiater, S. 318–320. Vgl. auch Baer, Diagnostische Gewohnheiten, S. 46–55 (Baer zeigt sich insgesamt eher verharmlosend, unter anderem zu Bürger-Prinz).

377 Egon Küppers, geb. 1887, war Privatdozent in Freiburg im Breisgau und wurde dort 1923 zum außerordentlichen Professor ernannt. Peiffer, Hirnforschung, S. 1091.

378 UAE, C3/1, Nr. 302, Bl. 130.

379 Berthold Franz Kihn, geb. 1895, war ab 1930 Oberarzt der Psychiatrischen Universitätsklinik und ab 1934 außerordentlicher Professor. 1938 übernahm er den Lehrstuhl für Nervenheilkunde in Jena zunächst vertretungsweise, ab 1939 dann als Ordinarius für Psychiatrie. Kihn war T4-Gutachter. Er wurde 1945 entlassen und ließ sich 1951 als Facharzt in Erlangen nieder. 1952 wurde er zum Honorarprofessor in Erlangen ernannt. Er starb 1964. Rauh, P.: Der Erlanger Psychiater Berthold Kihn als Vordenker der NS-„Euthanasie", in: Leven/Plöger, 200 Jahre, S. 214–218. Wittern, Dozenten, S. 100–101. Kreuter, Psychiater, S. 708–709. Zu Kihn siehe auch Braun, B./Frewer, A./Kornhuber, J.: Erinnern, Verhindern, Vorbeugen: Zur Typologie des Umgangs mit „Euthanasie" am Beispiel des T4-Gutachters Franz Ludwig Berthold Kihn, in: Fortschritte der Neurologie und Psychiatrie 83 (2015), S. 634–640. Baer, Diagnostische Gewohnheiten, S. 49–55.

380 Ernst Fünfgeld, 1985–1948, war zumindest ab 1943, vermutlich schon deutlich zuvor, Direktor der Psychiatrischen und Nervenklinik der Universität Köln. Er ist nicht zu verwechseln mit Ernst Walter Fünfgeld, der ebenfalls Psychiater war (mutmaßlich sein Sohn). Untersuchungen zu Ernst Fünfgeld und seiner Rolle im Nationalsozialismus fehlen weitgehend, in einem Werk über die Universität Köln im Nationalsozialismus ist er nicht erwähnt. Golczewski, F.: Kölner Universitätslehrer und der Nationalsozialismus. Personengeschichtliche Ansätze, Köln/Wien 1988 (Studien zur Geschichte der Universität zu Köln 8), S. 475. Auch die deutsche Biographie kennt nur Ernst Walter Fünfgeld. Fünfgeld, Ernst Walter, Indexeintrag: Deutsche Biographie, https://www.deutsche-biographie.de/pnd104361530.html, zuletzt aufgerufen am 17.03.2023. Siehe auch Fünfgeld, Ernst: Die tetanischen Erkrankungen der Erwachsenen, Leipzig 1943 und Fünfgeld, Ernst Walter: Psychopathologie und Klinik des Parkinsonismus

Bei Kihn, der später als Gutachter an der T4-Aktion beteiligt sein sollte, hob die Fakultät als Teil seiner Eignung seinen Vortrag über „Die Ausschaltung der Minderwertigen aus der Gesellschaft“ hervor, in dem er schon 1932 die Ermordung von Menschen mit geistiger Behinderung oder psychiatrischen Erkrankungen forderte:

> Der Erbgesundheitslehre hat er 1931 schon in einer Studie über die Ausschaltung der Minderwertigen und in Bearbeitung der choreatischen Erscheinungen Beachtung gezollt.[381]

Was de Crinis anbelangt, so schwieg die Vorschlagsliste weitestgehend über wissenschaftliche Qualifikationen. Stattdessen wurden sein Charakter und seine politische Ausrichtung hervorgehoben:

> Seine wissenschaftliche und praktische Arbeitsrichtung zielt mehr nach der Seite der Neurologie und der Gehirnpathologie als nach der hier in Erlangen überlieferten psychologisch-psychiatrischen Richtung. [...] Er ist in Deutschland weniger bekannt [...]. Wenn wir ihn trotzdem den anderen bevorzugten Anwärtern an die Seite stellen, so geschieht es einerseits wegen der rühmenden Anerkennung, die seine Lehrbefähigung, der Ernst seines wissenschaftlichen Strebens und seine hervorragenden Charaktereigenschaften von den hervorragendsten österreichischen Fachleuten gefunden haben und andererseits und vorzugsweise auch deshalb, weil Herr de *Crinis* derzeit in Oesterreich wegen der treudeutschen Gesinnung, die er stets gezeigt hat, und wegen seines offenen Eintretens für seine Ueberzeugung unter den heutigen Verhältnissen schon verschiedenemale [!] dort Zurücksetzung hat erfahren müssen und auch, obwohl er nach fachkundigem Urteil der einzige in Oesterreich in betracht [!] kommende Anwärter ist, bei künftigen Berufungen dort fürchten muss, übergangen zu werden.[382]

Es existiert eine Stellungnahme von Rüdin über Meggendorfer, in der Rüdin Meggendorfers Arbeit pries, insbesondere „[s]eine Arbeiten über die klinischen Formen jugendlicher Gesellschaftsfeinde, über die Rolle der Erblichkeit bei der Paralyse und seine klinischen und genealogischen Untersuchungen

---

vor und nach stereotaktischen Operationen. Ein Beitrag zur Frage psychophysischer Korrelationen und zur Abgrenzung der operativen Indikation, Berlin e. a. 1967.

381 UAE, C3/1, Nr. 302, Bl. 134. Siehe auch Rauh, Kihn, S. 214. Einen der „Persilscheine“ zur Entlastung von Kihn im Entnazifizierungsverfahren schrieb Annemarie Wettley. Siemen, H.-L.: „Ich bin der Herr Dein Arzt ...“. Zur Sozialpsychologie der Täter und Täterinnen, in: Rauh e. a., Medizintäter, S. 39–56, S. 52.

382 UAE, C3/1, Nr. 302, Bl. 130–131.

über ‚Moral insanity'". Ebenso bescheinigte Rüdin ihm, „daß er ein Mann der neuen Zeit" sei, „mit der Zeit mit" gehe, „volles Verständnis für das biologische Programm der Regierung" habe und „dem akademischen Nachwuchs Gelegenheit geben [werde], sich für die psychiatrischen Aufgaben im neuen Staate mit den erforderlichen Kenntnissen auszurüsten."[383] Die Fakultät sah Meggendorfers Bedeutung neben seiner wissenschaftlichen Arbeit und seiner Erfahrung in der Leitung einer psychiatrischen Klinik vor allem in seiner Ausrichtung als Erbpsychiater sowie darin, „dass er [...] volles Verständnis für das biologische Programm der Regierung ha[be] und auch dem akademischen Nachwuchs Gelegenheit geben w[erde], sich für die psychiatrischen Aufgaben im neuen Staate mit den erforderlichen gediegenen Kenntnissen auszurüsten."[384]

Zum 1. Oktober 1934 wurde Meggendorfer auf den Lehrstuhl für Psychiatrie und Neurologie in Erlangen berufen.[385]

2. Die Psychiatrische Universitätsklinik Erlangen im Spannungsfeld zwischen Universität und Anstalt

Die Psychiatrische und Nervenklinik der Universität Erlangen befand sich in einer schwierigen Situation. Sie war als Abteilung der Heil- und Pflegeanstalt in einem Gebäude im hinteren Teil derselben untergebracht.[386]

Damit war sie nicht nur der Universität, sondern auch dem Direktor der Heil- und Pflegeanstalt unterstellt, der seinerseits der Regierung von Mittelfranken Rechenschaft schuldig war.[387] Organisatorisch war sie Teil der Heil- und Pflegeanstalt und von deren Bestimmungen und Einschränkungen abhängig.[388] Auch das Essens- und Medikamentenbudget wurde von der Heil- und Pflegeanstalt bestimmt.[389] Eigene Ausrüstungsgegenstände und

---

383 MPG, GDA-110, „Meggendorfer".

384 UAE, C3/1, Nr. 302, Bl. 132.

385 HStA M, MK 44017, Schemm an Rektor, 25.09.1934. UAE, C3/1, Nr. 302, Bl. 145.

386 UAE, A6/3i, Nr. 5, Meggendorfer an Jamin, 25.03.1935. Wittern-Sterzel, R.: Die Psychiatrie – der lange Weg zur Selbstständigkeit, in: Leven/Plöger, 200 Jahre, S. 131–141, S. 138–139.

387 UAE, A6/3i, Nr. 1, Meggendorfer an Rektor über Dekan, 03.03.1936.

388 UAE, A6/3i, Nr. 5, Meggendorfer an Jamin, 25.03.1935.

389 UAE, A6/3i, Nr. 1, Meggendorfer an Rektor, 17.02.1941. Ebda., Meggendorfer an Rektor über Dekan, 03.03.1936.

ärztliches Personal fielen in die Verantwortung der Universität, die diese finanzieren sollte. Das Pflegepersonal, das in der Psychiatrischen und Nervenklinik seinen Dienst versah, gehörte wiederum zur Heil- und Pflegeanstalt. Eine Einflussnahme, Leitung oder gar Disziplinierung durch den Direktor der Psychiatrischen Klinik jenseits von alltäglichen Anweisungen war nicht vorgesehen.[390]

Die „Doppelrolle" als Abteilung der Heil- und Pflegeanstalt führte zu der paradoxen Situation, dass Patient*innen, die aus anderen Psychiatrischen Kliniken als „anstaltsbedürftig" in die Heil- und Pflegeanstalt Erlangen verlegt worden waren, dort wiederum als Patient*innen der Psychiatrischen Klinik zugewiesen wurden.[391] Zusammen mit denen, bei denen die Therapien als gescheitert betrachtet wurden, sind dies die pflegebedürftigen Menschen, die Meggendorfer als „Ballast" bezeichnete. Meggendorfer verlegte diese Patient*innen nach Möglichkeit auch in andere Heil- und Pflegeanstalten.[392]

Von Seiten der Universität war die Klinik äußerst knapp ausgestattet. Nicht einmal die „unentbehrlichsten Fachzeitschriften" waren im Budget vorgesehen.[393] Der räumliche Abstand der Psychiatrischen und Nervenklinik von den übrigen Universitätskliniken stellte ein weiteres Problem dar.[394] Meggendorfer äußerte, dass „[i]n Wirklichkeit [...] gar keine Klinik da [sei], denn [er] habe weder eigene Patienten, noch eigenes Pflegepersonal, noch eigene Krankenräume."[395]

Allen Beteiligten war bekannt, dass diese Situation nicht ideal war, und ursprünglich war sie auch nur als vorübergehende Notlösung gedacht gewesen. Ständig gab es Beschwerden von allen Seiten über den Status quo.

---

390 UAE, A6/3i, Nr. 5, Meggendorfer an Jamin, 25.03.1935.

391 StAN, Erbgesundheitsgericht Erlangen Beschlüsse, 1941–1944/XIII u. Statistikheft, XIII 57/42. Vgl. auch ebda., Erbgesundheitsgericht Erlangen Beschlüsse, 1936/XIII, XIII 150/36.

392 UAE, C3/7i, Nr. 2, Krankengeschichte 03.08.1937, 20.09.1938. Ebda., Nr. 90, Krankengeschichte 01.09.1936. Ebda., Nr. 115, Meggendorfer an Bezirksarzt, 27.11.1936.

393 UAE, A6/3i, Nr. 10, Specht an Verwaltungsausschuss der Universität, 01.02.1933.

394 UAE, C3/1, Nr. 302, Bl. 208.

395 UAE, A6/3, Nr. 15, Meggendorfer an Rektor, 07.05.1938. Die „Krankenräume", in denen die Patient*innen untergebracht waren, waren nicht angemietet und damit formal weiterhin Teil der Anstalt, auch wenn die Patient*innen durch die Klinikärzt*innen behandelt wurden und sie damit de facto Teil der Klinik waren.

Es existierten bereits Pläne des Universitäts-Bauamtes[396] und seit 1917[397] auch ein Bauplatz für ein eigenes Gebäude. Allerdings war „bei der gegenwärtigen Finanzlage des Staates" der Bau einer neuen Psychiatrischen Klinik „ganz ausgeschlossen", so dass das Baugrundstück seit 1928 von der Stadt Erlangen als Spielplatz genutzt wurde.[398]

Die angespannte Situation wurde noch dadurch verschärft, dass die alten Direktoren, Specht auf Seite der Universitätsklinik und Gustav Kolb[399] auf Seite der Heil- und Pflegeanstalt, einander nicht sonderlich gewogen waren.[400]

3. Der Aufbau der psychiatrischen Klinik zu Meggendorfers Amtszeit

Die Psychiatrische Universitätsklinik lag, wie schon erwähnt, im hintersten Gebäudeteil der Heil- und Pflegeanstalt, weit weg vom Haupteingang, der nach Süden in Richtung Stadt zeigte,[401] direkt in der Nähe der Schwabach. Auf dem Weg dorthin musste man durch die gesamte Heil- und Pflegeanstalt gehen, an etlichen Stationen vorbei, was „die Poliklinik-Kranken, die Angehörigen der Kranken und andere Personen, die zur Auskunfterteilung bestellt w[u]rden, [...] ab[...]schreckt[e]". Es sollte „ein Türchen durch die

396 UAE, A6/3i, Nr. 3, Plan, 18.02.1915.

397 UAE, A6/3i, Nr. 3, Stadtmagistrat an Verwaltungsausschuss, 23.11.1917. Nach späteren Quellen 1921, vgl. UAE, C3/1, Nr. 302, Bl. 143.

398 UAE, A6/3i, Nr. 3, Stählin an Stadtrat, 15.12.1921. Ebda., Hauptmann an Verwaltungsausschuss, 14.06.1928. Ebda., Universitäts-Bauamt an Rektor, 21.10.1944.

399 Gustav Kolb, 1911 bis 1934 Direktor der Erlanger Heil- und Pflegeanstalt, führte die „offene Fürsorge" ein. Siemen, Erlangen, S. 159–160. Schmuhl, Reformpsychiatrie, S. 242. Böcker, F.: Psychiatrische Familienpflege und offene Irrenfürsorge: Sozialpsychiatrische Konzepte bei Gustav Kolb und heute, in: Lungershausen/Baer, Festschrift, S. 62–82. Zu Kolb siehe auch Davidson, R.: Gustav Kolb und die Reformpsychiatrie in Erlangen 1911–1934, Berlin 2022 (Medizingeschichte im Kontext 24).

400 UAE, A6/3i, Nr. 15, Dippold an Morg, 25.04.1935.

401 Der Großteil der Anstaltsgebäude ist inzwischen abgerissen. Es stehen noch das Direktionsgebäude (der ehemalige Haupteingang der Anstalt), in dem sich inzwischen die Kaufmännische Direktion des Universitätsklinikum befindet, und ein Teil des hintersten Gebäudeflügels, in dem sich damals Meggendorfers Klinik befand und in dem bis vor kurzem die Humangenetik ihren Sitz hatte. Auch dieser Gebäudeteil wurde inzwischen teilweise abgerissen, der Mittelteil wird als Gedenkstätte genutzt.

hintere Anstaltsmauer gelegt werden“, allerdings wäre dieser Nebeneingang, der in Richtung Schwabach zeigen sollte, „doch recht abgelegen“.[402] Im Laufe von Meggendorfers Zeit wurde dieser Nebeneingang tatsächlich gebaut, unmittelbar nach Kriegsende bestand er jedenfalls als „kleines Türchen“ in der Mauer.[403]

Die gesamte Anstalt, so auch die Klinik, war in eine Frauen- und eine Männerseite geteilt: Vom Haupteingang aus links, im Westen, befanden sich die Abteilungen für Frauen, die in der Regel mit geraden Zahlen benannt waren, im östlichen Teil des Gebäudes die Abteilungen für Männer, die üblicherweise ungerade Zahlen trugen. Die Anstalt war überwiegend symmetrisch aufgebaut; die Benennungen, aber vor allem die Zwecke auf der einen Seite entsprachen denen der Stationen auf der anderen Seite.

Formal betrachtet sah die Position der Klinik so aus, „daß die hiesige Heil- und Pflegeanstalt dem ordentlichen Professor für Psychiatrie und Neurologie eine bestimmte Zahl von Kranken in einem Gebäudeteil der Anstalt zur selbständigen Behandlung überl[ieß]“ sowie „seitens der Universität Erlangen von der Kreisregierung einige Räume in der Heil- und Pflegeanstalt gemietet worden [waren], die als Direktorzimmer, Ärztezimmer, Untersuchungszimmer, Bibliothek usw. dien[t]en.“[404]

Der schon erwähnte hinterste Gebäudeteil wurde nicht vollständig von der Klinik genutzt; sie verwendete lediglich den ersten Stock vollständig.[405] Im Hochparterre befanden sich im Mittelbau noch eine Dienstwohnung für den Oberarzt der Anstalt sowie eine weitere Dienstwohnung für die Pflege; die Seitenflügel des Hochparterres wiederum gehörten zur Klinik.

In der Klinik lagen die Flure auf der Südseite und die meisten Krankensäle auf der Nordseite, was sie „kalt und unfreundlich“ machte.[406] Als Meggendorfers

---

402 UAE, A6/3i, Nr. 5, Meggendorfer an Jamin, 25.03.1935.

403 Ida Valeton, zitiert nach Braun, Meggendorfer, S. 496.

404 UAE, A6/3i, Nr. 15, Meggendorfer an Engel(?), 26.11.1938.

405 Aufgrund des Aufbaus besagten Gebäudes und seiner Lage am Hang ist die Benennung der Geschosse teils unübersichtlich: So ist mit „Erdgeschoss“ i. d. R. das Hochparterre gemeint, in seltenen Fällen wird aber auch das Souterrain/Untergeschoss so bezeichnet. Auch die Benennung des 1. Obergeschosses ist entsprechend uneinheitlich und nur kontextabhängig zu erschließen.

406 UAE, C3/1, Nr. 302, Bl. 208.

Familie 1945 vorübergehend in die Klinik ziehen musste, „fürchteten [sie] sich vor dem kalten Winter in den ungeheizten Gängen".[407]

Im ersten Stock befanden sich in der Mitte des Gebäudes der Hörsaal, Meggendorfers Zimmer samt Wartezimmer, die „Kanzlei"[408], das Laboratorium, die Bibliothek sowie ein Ärzte- und ein Untersuchungszimmer. Auf der Westseite im gleichen Stockwerk gab es je einen Schlafsaal für „Ruhige" und „Halbruhige". Dazwischen lag das Isolierzimmer, gegenüber das Bad. Außerdem gab es mehrere Ein-, Zwei- und Fünfbettzimmer. Die Ostseite war im Wesentlichen gleich aufgebaut, allerdings gab es dort noch einen kleineren Schlafsaal mehr, ein „Kartenz[immer]" und einen „Tagesraum" sowie ein „Arztzimmer"[409], dafür weniger kleinere Patientenschlafzimmer (und statt Fünfbettzimmer Siebenbettzimmer).[410]

Im Hochparterre darunter waren die „unruhigen" Patient*innen untergebracht, wiederum in zwei Sälen[411] pro Flügel mit Isolierzimmer[412] und Bad und mehreren kleineren Zimmern. Dieses war eine geschlossene Abteilung. Auch hier gab es einen „Tagesraum", in dem die Patient*innen sich aufhalten konnten; außerdem noch einen „Kartenraum und Magazin", in dem die Akten aufbewahrt wurden. Die Abteilungen der Klinik, egal ob unruhig oder ruhig, wurden nur mit „Kl. 1" für die Männerseite und „Kl. 2" für die Frauenseite bezeichnet. Weiter wurde nicht differenziert.[413]

---

407 Ida Valeton, zitiert nach Braun, Meggendorfer, S. 496.

408 Aus heutiger Sicht ein Sekretariat.

409 Dieses Arztzimmer am äußersten Ende des Flügels war vermutlich ein Wohn- und Schlafraum für einen Assistenzarzt, im Gegensatz zum „Ärztezimmer" in der Mitte des Gebäudes, das neben dem Untersuchungszimmer lag und aller Wahrscheinlichkeit nach ein Arbeitszimmer für die Ärzt*innen der Klinik darstellte.

410 HStA M, MK 72099, Plan Klinik 1923.

411 Einer für „Unruhige" und einer für „Dauerkranke". Der für Dauerkranke ist auf dem Plan mit „Ruhige" bezeichnet. HStA M, MK 72099, Specht an Budget-Kommission, 12.07.1923.

412 Eine Zelle mit einem Strohsack, in welche unkooperative Patient*innen gesperrt wurden.

413 UAE, C3/1, Nr. 302, Bl. 208. UAE, F9, Plan HuPflA 1959. StAN, Bezirkskrankenhaus Erlangen, Patientenakten, Abgabe 2000 – Frauen in der Anstalt verstorben, 8445, Krankengeschichte 16.08.1944, 06.10.1944. Ebda., Abgabe 2000 – Männer in der Anstalt verstorben, 24720, Anmerkung auf Gewichtstabelle. HStA M, MK 72099, Plan Klinik 1923. Ida Valeton, zitiert nach Braun, Meggendorfer, S. 496.

Das Souterrain gehörte nicht zur psychiatrischen Klinik. Dort lagen Abteilungen der Anstalt für „Blödsinnige“[414], die spätestens ab 1942 als Hungerstationen genutzt wurden.[415] Das nur im Mittelbau vorhandene 2. Stockwerk gehörte ebenfalls nicht zur Klinik; dort wohnten Pflegekräfte und später ein „Beamte[r] der Heil- und Pflegeanstalt“.[416]

Wenn man sich vor Augen führt, dass die Klinik pro Seite für mindestens 90, eher 100 Patient*innenbetten gedacht war und auch letztere Zahl zu Meggendorfers Amtszeit meist deutlich überschritten wurde, dann wird klar, dass der „zur Verfügung stehende Raum […] äusserst [!] beschränkt“ war. Zwischenzeitlich bestand eine „Ueberfüllung der Klinik, insbesondere der Männerabteilung“, so dass Patienten „zwischen den Betten der Wachsäle auf dem Boden, ja auf den Steinfliessen [!] des Badezimmers untergebracht“ wurden. Meggendorfer fehlten „insbesondere […] Räume […] für nichtgeisteskranke Nervenfälle, für Psychopathen und Zwangsneurotiker und für Privatpatienten“, da diese unter den gegebenen Bedingungen „meist im Wachsaal zusammen mit den Geisteskranken untergebracht werden“ mussten.[417]

Die Lage war nicht nur für die Patient*innen mangelhaft; auch den Ärzt*innen fehlte es an Raum, beispielsweise für „kompliziertere […] Untersuchungen“.[418] Ein einfacher Röntgenraum durch Einziehen einer Wand wurde erst nach umfangreichen Verhandlungen mit Anstalt, Kreisregierung und bayerischem Kultusministerium genehmigt.[419] Noch problematischer erwies sich allerdings der Umstand, dass der Klinik „[a]ußer den eigentlichen Krankenräumen […] nur 8 Räume […]“ sowie lediglich „für 2 Assistenzärzte

---

414 HStA M, MK 72099, Plan HuPflA 1923.

415 Siehe Kapitel B.VII.

416 UAE, A6/3i, Nr. 1, Meggendorfer an Rektor, 04.05.1939.

417 1937 beispielsweise schliefen bei 213 Betten sechs Patient*innen auf dem Boden. UAE, A6/3i, Nr. 5, Meggendorfer an Jamin, 25.03.1935. Ebda., A6/3i, Nr. 2, Meggendorfer an Rektor, 17.01.1939. Ebda., A6/3i, Nr. 1, Meggendorfer an Rektor, 15.11.1937. Ebda., Rektor an Dekan, 03.04.1944. UAE, C3/1, Nr. 302, Bl. 201, 204. Laut UAE, A6/3i, Nr. 1, Rektor an Dekan, 03.04.1944 hingegen wurde 1944 die „Bettenzahl auf beiden Geschlechterseiten von ursprünglich 110 auf 100 herabgesetzt“, diese planmäßigen 220 Betten scheinen aber in dieser Zahl nie existiert zu haben.

418 UAE, A6/3i, Nr. 5, Meggendorfer an Jamin, 25.03.1935.

419 UAE, A6/3i, Nr. 1, Meggendorfer an Rektor, 29.04.1937. Ebda., Meggendorfer an Rektor, 25.02.1937. Ebda., Meggendorfer an Einsle, ohne Datum.

der Klinik Wohnzimmer zur Verfügung gestellt" waren". Einer dieser Wohnräume lag im ersten Stock neben den Krankenzimmern; der andere muss sich räumlich entfernt, vielleicht in einem anderen Gebäudeteil, befunden haben. Für die dritte assistenzärztliche Stelle gab es dementsprechend keinen Wohnraum, und „Volontärärzte" „k[onnten] nur notdürftig auf der Krankenabteilung in gerade freien Zimmern, die eigentlich für Kranke bestimmt sind, untergebracht werden."[420]

Es gibt Hinweise darauf, dass die Patient*innen eine Unterbringung in der Klinik als vorteilhafter ansahen als eine Unterbringung in der eigentlichen Anstalt. 1942 wurde „ein rauschgiftsüchtiger Arzt" in die Anstalt eingewiesen. „Seine Angehörigen betrieben seine Verlegung in die Klinik", was der Staatsanwalt beantragte abzulehnen, da der Patient „in Erlangen studiert [habe] und [...] dort in der Klinik bekannt [sei]." Daher sei „[e]ine wirksame Unterbringung [...] nur in der Heil- und Pflegeanstalt möglich". Die Kliniken seien aus juristischen Gründen nicht zuständig, und seine „mit den Kliniken gemachten Erfahrungen l[ieß]en auch aus sachlichen Gründen eine Unterbringung in diesen nicht ratsam erscheinen". Meggendorfer sah darin „einen Angriff auf die [Universitäts-]Kliniken" und informierte de Crinis, welcher „[a]ls Referent im Reichserziehungsministerium und als Leiter der Universitäts-Nervenklinik Berlin" eine Stellungnahme forderte.[421]

---

420 HStA M, MK 72099, Plan Klinik 1923 (erster Stock). UAE, A6/3i, Nr. 1, Meggendorfer an Rektor, 03.07.1941. Assistenzärzte schliefen damals in den Kliniken, um auch nachts bei Bedarf anwesend zu sein; abgesehen davon war „freie Wohnung" und häufig auch „freie Kost" Teil der üblichen Kompensationen für Volontär- und Assistenzärzt*innenstellen. Nicht ausreichend Wohnräume zu haben, bedeutete dementsprechend einen massiven Nachteil für die Klinik. Meggendorfer versuchte wiederholt, zusätzliche Räume zu erhalten, beispielsweise die Dienstwohnungen im Mittelbau (in Abb. 3 blau markiert).

421 BArch, VBS/307, 8200001963, Schröder an Rektor, 30.03.1943. Ebda., Oberstaatsanwalt an de Crinis 31.05.1943. Ebda., Meggendorfer an de Crinis, 06.04.1943. Ebda., de Crinis an Meggendorfer, 22.04.1943, 11.06.1943. Ebda., de Crinis an Oberstaatsanwalt, 22.04.1943. Dem Staatsanwalt waren die engen organisatorischen und personellen engen Verflechtungen der Klinik mit der Anstalt also offensichtlich unbekannt. Es ist denkbar, dass die Bestrebungen der Angehörigen, den Patienten aus der Anstalt in die Klinik verlegen zu lassen, vor dem Hintergrund der Kenntnis der Krankenmorde stattfanden.

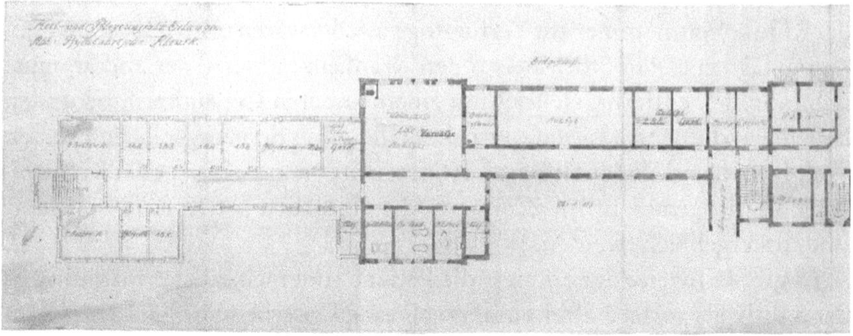

Abbildung 2: Erdgeschoss der Psychiatrischen Klinik, Frauenseite. HStA M, MK 72099.

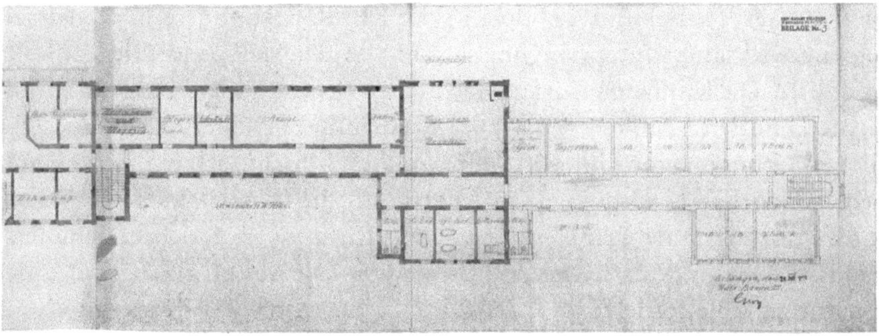

Abbildung 3: Erdgeschoss der Psychiatrischen Klinik, Männerseite. HStA M, MK 72099.

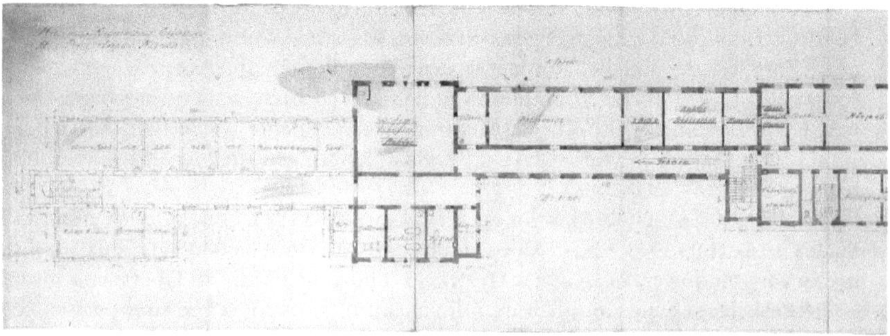

Abbildung 4: Obergeschoss der Psychiatrischen Klinik, Frauenseite. HStA M, MK 72099.

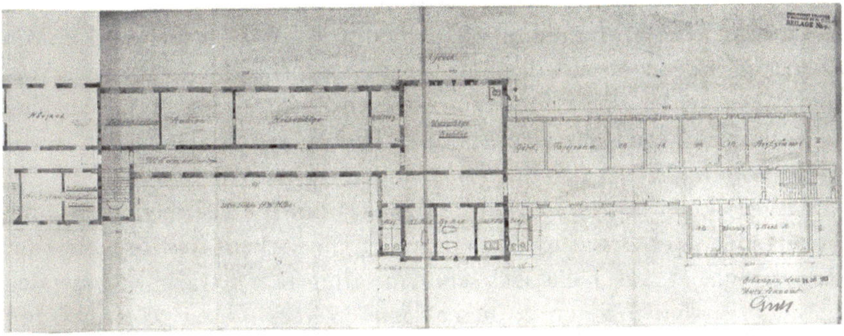

Abbildung 5: Obergeschoss der Psychiatrischen Klinik, Männerseite. HStA M, MK 72099.

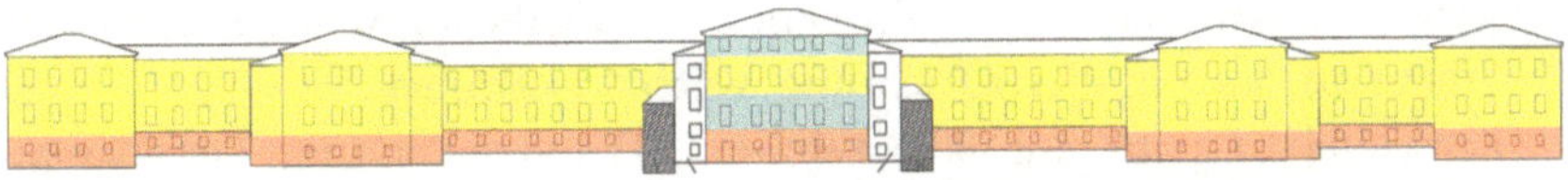

Abbildung 6: Der Gebäudeteil an der Schwabach, gelb eingefärbt: die Psychiatrische und Nervenklinik der Universität Erlangen, blau: Schwesternwohnräume im 2. Stock sowie eine Dienstwohnung der Anstalt im Hochparterre, rot: Stationen für Schwachsinnige, später – nach Aussagen im Einsleprozess – wohl Hungerstationen (Grafik durch F. Schäfer/V. Wüstner, orientierend, nicht maßstabs- und detailgetreu).

4. Die Erlanger Ortsgruppe der „Deutschen Gesellschaft für Rassenhygiene“

Noch 1934 wurde Meggendorfer von Rüdin beauftragt, die Rassenhygiene in Erlangen voranzubringen, indem er eine dortige Ortsgruppe der Deutschen Gesellschaft für Rassenhygiene organisieren und leiten sollte. In dieser Gesellschaft war „jeder Volksgenosse willkommen, dem das Schicksal [der] Rasse nicht gleichgültig [war] und der gewillt [war], sich an seiner Stelle für die Verbreitung und Vertiefung rassischer und rassenhygienischer Kenntnisse einzusetzen.“ Sie sollte „nach dem Willen des Reichsministeriums des Innern gleichsam als Kampftruppe für die Förderung der Rassenhygiene alle für dieses Gebiet ernsthaft Interessierten in ihren Ortsgruppen sammeln.“[422]

---

[422] SAE, Fach Nr. 406, Akt Nr. 169, Volk und Rasse, 10. Jg., Heft 12 „Julmond 1935“, darin Auszug aus der Satzung. Zur Rassenhygiene an der Universität Erlangen siehe auch Rauh, Medizinverbrechen, S. 262–276. Vgl. auch Proctor, R.: Racial Hygiene. Medicine under the Nazis, Cambridge/London 1988, S. 18.

Eine „arische" Abstammung war dementsprechend erforderlich. Die Mitglieder bekamen kostenlos die monatliche Zeitschrift der Gesellschaft, „Volk und Rasse", in der Artikel zu Themen wie „Rothaarigkeit als rassenhygienisches Problem" von Robert Ritter[423] oder „Beobachtung an Halbjuden" sowie Bilder von nordfriesischen Bauern zu finden waren.[424]

Meggendorfer schrieb an Rüdin, er „danke [ihm] für die Ernennung zum I. Vorsitzenden der Ortsgruppe Erlangen der D[eutschen] Ges[ellschaft] f[ür] Rassenhygiene" und „habe [s]ich schon mit einigen in Betracht kommenden hiesigen Persönlichkeiten in dieser Sache in Verbindung gesetzt, so mit Prof. v. Angerer, Prof. Schwemmle und Prof. Pratje". Er bat „in dieser Sache noch um etwas Geduld" und versicherte Rüdin, er „werde aber selbstverständlich dauernd [s]eine rassenhygienische Aufgabe im Auge behalten und bestrebt sein, auch in dieser Richtung weiter zu kommen."[425]

Etwa ein Jahr später, am 18. Dezember 1935, lud die Erlanger Ortsgruppe zu Ihrer „Gründungsversammlung" ein. Der Einladung war ein Zitat aus „Mein Kampf" vorangestellt. Meggendorfer sollte dort „[ü]ber Geschichte, Aufgaben und Ziele der Deutschen Gesellschaft für Rassenhygiene" sprechen, der Anatom Andreas Pratje[426], der als Schriftführer der Gruppe fungierte, „[ü]ber das Rasseproblem". Die Veranstaltung „erfreute sich eines zahlreichen Besuches."[427] Pratje betonte in seinem Vortrag die Gefahr von

---

[423] Der Psychiater Robert Ritter wurde 1901 geboren. Bereits 1918 kämpfte er in einem Freikorps, 1936 wurde er Leiter der „Rassenhygienischen und bevölkerungsbiologischen Forschungsstelle" des Reichsgesundheitsamtes. Ab 1941 leitete er das „Kriminalbiologische Institut" der Sicherheitspolizei im Reichskriminalamt und war dort mit der Aufgabe der Erfassung „asozialer und krimineller Sippschaften" sowie „jugendlicher Gemeinschaftsfremder" beschäftigt. Seine Arbeit bildete eine der wesentlichen Grundlagen für die Verfolgung der Sinti, Roma und Jenischen. 1947 arbeitete er Stadtarzt in Frankfurt am Main, 1951 verstarb er. Klee, Personenlexikon, S. 499–500.

[424] Erlanger Stadtarchiv, Fach Nr. 406, Akt Nr. 169, Volk und Rasse, 10. Jg., Heft 12 „Julmond 1935"; darin einliegend Auszug aus der Satzung.

[425] MPG, GDA-863, Meggendorfer an Rüdin, 09.11.1934.

[426] Andreas Pratje war ein engagierter Rassenkundler und seit 1931 außerordentlicher Professor der Anatomie. In der SA war er seit 1933. Braun, I.: Andreas Pratje (1892–1963). Anatomie und Rassenkunde in Erlangen, Diss. med. Erlangen-Nürnberg 2016. Siehe auch Wittern, Medizinische Fakultät, S. 387–393. Dies., Dozenten, S. 146.

[427] Erlanger Stadtarchiv, Fach Nr. 406, Akt Nr. 169, Einladungsschreiben, 11.12.1935. Ebda., Ausschnitt Erlanger Tagblatt vom 19.12.1935.

„Rassemischungen“, insbesondere zwischen „Ariern“ und „Juden“, da „die Einflüsse des jüdischen Volkes der Kultur der deutschen Volksgemeinschaft entgegengesetzt“ seien. „[I]n der praktischen Lösung der Judenfrage [seien] manche Schwierigkeiten zu überwinden, doch [sei] die Frage durch die Nürnberger Gesetze ein Stück vorwärts gebracht“. Diese könnten jedoch „nur ein Anfang [...] zur Säuberung und zum Reinigungsprozeß des deutschen Volkes, die die Rassenhygiene anstreb[e]“, sein.[428]

1937, eventuell auch schon 1936 beginnend, hielt die Erlanger Ortsgruppe eine „Vortragsfolge“ ab, in der am 9. Januar Meggendorfer über „[e]rbliche Geisteskrankheiten und Nervenleiden“ referierte[429]:

Der Vortrag diente ganz offensichtlich dazu, das „Gesetz zur Verhütung erbkranken Nachwuchses“ der Öffentlichkeit nahe zu bringen.[430] Das erhaltene Skript ist unvollständig[431]; der erhaltene Teil behandelte die Themengebiete „Schizophrenie“, „Schwachsinn“, „Epilepsie“ „manisch-depressives Irresein“, „Alkoholismus“ und die „Huntingtonsche Chorea“, so dass alle im „Gesetz zur Verhütung erbkranken Nachwuchses“ genannten psychiatrisch relevanten Diagnosen darin angesprochen wurden.[432] Meggendorfer pries zunächst Rüdins Pionierarbeit, die „empirische Erbprognose“, da damit „es für die praktischen hygienischen Maßnahmen keineswegs notwendig [sei], die Erbgänge der verschiedenen Erkrankungen mit aller Sicherheit und bis in alle Einzelheiten zu erkennen. So wichtig und förderlich dies für die wissenschaftliche Erkenntnis wäre und so erstrebenswert dieses Ziel [...] [sei], so genüg[e] es für die praktische rassenhygienische Arbeit doch schon in den meisten Fällen, mit Sicherheit zu wissen, daß eine *Erkrankung vorwiegend erblich bedingt [sei]*, und weiterhin, in *welchem Grade die unmittelbare und auch die fernere Nachkommenschaft gefährdet [sei]*, wieder an diesem Leiden zu erkranken.“[433]

---

[428] Erlanger Tagblatt, Gründungsveranstaltung der deutschen Gesellschaft für Rassenhygiene, 20.12.1935, zitiert nach Braun, Pratje, S. 85.

[429] Dies scheint der Vortrag zu sein, der später im Entnazifizierungsverfahren eine Rolle spielte.

[430] StAN, Erlangen-Stadt, Spruchkammer M – 76, Bl. 36.

[431] Es fehlen Seiten; teils sind auch nur halbe Seiten eingereicht.

[432] Ebda.

[433] Ebda. (Hervorhebung im Original).

Mit dieser „Erbprognose" konnte man „zahlenmäßig die Wahrscheinlichkeit angeben, die für die schizophrene, manisch-depressive oder epileptische Erkrankung eines Kindes aus dieser Ehe oder auch eines Enkels besteh[e]", ebenfalls „auch für die Geschwister, Neffen und Nichten[,] Vettern und Basen eines Kranken". Auf Basis dieser Erkenntnisse „beruh[e] zum großen Teile auch das *Gesetz zur Verhütung erbkranken Nachwuchses.*"[434]

„[D]ie leichteren Formen" des Schwachsinns bezeichnete Meggendorfer als „rassenhygienisch besonders gefährlich und wichtig" und ging von hohen Fallzahlen aus. Diesbezüglich zeigte er sich optimistisch und äußerte: „Es müßte gelingen, innerhalb einer Reihe von Generationen alle im Volksganzen befindlichen Anlagen für Schwachsinn auszumerzen." In „Fällen, die an der Grenze stehen", müsste „man darauf achten, ob sonst noch Zeichen für die krankhafte Art der Minderbegabung vorliegen. Zeichen der krankhaften Minderbegabung sind: *1) asoziales Verhalten, insbesondere geschlechtliche Haltlosgkeit [!], 2) körperliche Entartungszeichen* sowie *3) Schwachsinn, Geisteskrankheit und andere Erbkrankheiten in der Familie.*"[435]

Für die „Schizophrenie" betonte er: „Diese Zahlen zeigen die große Gefahr, die die Schizophrenie für das Volksganze darstellt." Über die „Huntingtonsche Chorea" schrieb er, dass diese „die Betreffenden ein- bis zwei Jahrzhnte [!] lang hilflos mach[e] und damit die Familien und die Allgemeinheit schwer belastet."

Insgesamt betonte er „die Verpflichtung [...], diese schrecklichen Leiden den [späteren] Generationen [...] zu ersparen" angesichts dessen, „wie viel Leid, Elend und Not mit dieser gewaltigen Schar von Erbkranken verbunden [sei], gar nicht zu reden von der ungeheuren wirtschaftlichen Belastung, die sie für ihre Familien, aber auch für die Allgemeinheit und damit für jeden Einzelnen [...] darstell[t]en."[436]

Außerdem stellte Meggendorfer noch seine kriminalbiologische Überzeugung klar, dass bei „Verbrechen" *„die Anlage* [...] *fast alles, die Umwelt, sei sie nun Erziehung*, sei sie *gute oder schlechte Gesellschaft, Wohlstand oder Not,* [...] dem gegenüber nur wenig" sei.[437]

---

[434] Ebda. (Hervorhebung im Original).
[435] Ebda. (Hervorhebung im Original).
[436] Ebda.
[437] Ebda. (Hervorhebung im Original).

Die Erlanger Neuesten Nachrichten schrieben dazu, dass die „Aktualität des Themas [...] eine riesige Zuhörerschaft an[lockte]" und *„der Vortrag eine blendende Rechtfertigung für die Maßnahmen des Deutschen Reiches zur Verhütung erbkranken Nachwuchses"* gewesen sei.[438]

Meggendorfer und Rüdin hielten weiterhin Kontakt und tauschten sich unter anderem über „Psychopathen" aus. Rüdin forderte von Meggendorfer „Auskünfte" zu Kolleg*innen, unter anderem eine „Liste der Psychiater, die auch wirklich mit der Neuzeit gehen", an. Des Weiteren ging es um einen geeigneten Kandidaten für den Hamburger Lehrstuhl, wobei Meggendorfer die Gelegenheit nutzte, um „für eine andere Vakanz [s]einen Oberarzt Kihn [zu] empfehlen, der, „wie [Meggendorfer] täglich beobachten k[önne], eifrig für die SA tätig" sei. Er wolle „ihn nicht etwa wegloben", aber ihm wäre „in mancher Hinsicht lieb, wenn sich eine Professur für ihn fände", damit dieser in Erlangen nicht gegen ihn arbeiten könnte.[439] Meggendorfer war nicht der einzige, von dem Rüdin Informationen bekam – ähnliche Briefe erhielten auch etliche anderen Kollegen im Reich.[440]

5. Der Ruf auf den Lehrstuhl für Psychiatrie in Hamburg 1936

In Hamburg scheiterte man schon seit fast zwei Jahren bei dem Versuch, den emeritierten Weygandt durch einen Nachfolger zu ersetzen. Zum einen war „[d]ie Lage der Psychiatrischen Klinik [...] in Hamburg besonders schwierig", da „[d]ie weithin bekannte Staatskrankenanstalt Friedrichsberg [...] auf Wunsch des [dort]igen Reichsstatthalters restlos psychiatrischen Zwecken entzogen und mit der Rücksicht auf das vorzügliche Gelände der Jugend zur Verfügung gestellt werden" sollte. Lediglich „der Kern der ehemaligen Staatskrankenanstalt Friedrichsberg [...] soll[te] als Psychiatrische Univ.Klinik dem Hochschulwesen überwiesen und solange benutzt werden, bis der Neubau einer Psychiatrischen Univ.Klinik vollendet sein w[ü]rd[e]". Zum anderen hatte Weygandt durch seine Auseinandersetzungen ein schweres Erbe

---

[438] SAE, Fach Nr. 406, Akt Nr. 169, Ausschnitt aus der Erlanger Neueste Nachrichten (Fränkische Tageszeitung) vom 09.01.1937 (Hervorhebung im Original).

[439] MPG, GDA-110, Rüdin an Meggendorfer, 31.03.1944. Ebda., GDA-129, Rüdin an Meggendorfer, 29.12.1934, 31.12.1934, 18.09.1941, Meggendorfer an Rüdin, 05.01.1935, 20.02.1935. Ebda., GDA-863, Meggendorfer an Rüdin, 25.09.1934, 09.11.1934.

[440] Vgl. ebda., passim.

hinterlassen, so dass seinem Nachfolger eine „unsichere und ungemütliche Lage“ drohte.[441]

In dieser Situation entschloss man sich, Meggendorfer erneut in Erwägung zu ziehen. Die Psychiatrische Klinik der Hamburger (oder wie man zu dieser Zeit sagte: Hansischen[442]) Universität verfügte über „400 Betten“. Das Personal umfasste „2 Sekundärärzte, 1 Abteilungsarzt, 1 nicht vollbeschäftigter leitender Oberarzt, 8 Assistenzärzte, 2 besoldete Volontärärzte und 10 Medizinalpraktikanten“, „Büro- und Pflegepersonal“ sowie „2 Verwaltungsbeamte und 4 Schreibhilfen“. Damit war die Klinik trotz Verkleinerung deutlich größer als die Erlanger Universitätsklinik, so dass „[i]m Vergleich mit der Erlanger Psychiatrischen Klinik […] der […] verbleibende Kern von Friedrichsberg einschliesslich seiner wissenschaftlichen Sammlungen weitaus noch vorzuziehen“ war.[443]

Meggendorfer führte Verhandlungen mit der Universität Hamburg, in denen er „schwere Bedenken“ äußerte. Insbesondere forderte er, „die Ernennung zum o[rdentlichen] Professor für […] Psychiatrie und Neurologie“ und begründete dies damit, „ein Schüler von Nonne und Förster“ zu sein und daher auch die Neurologie vertreten zu können. Damit einhergehend wollte er, „daß zu den Kompetenzen dieser Klinik auch die sog. Neurosen und Psychoneurosen, der Alkoholismus und die Rauschgiftsuchten wie auch die Epilepsie gehören soll[t]en, und daß auch organische Nervenkrankheiten keineswegs ausgeschlossen sein soll[t]en.“[444]

Dies musste angesichts des in Hamburg „bereits […] vorhandenen Lehrstuhl[s] für Neurologie“ zu Konflikten führen. Nonne intervenierte und schrieb einen langen Brief an seinen ehemaligen Schüler. Er gab „[s]einer Verwunderung Ausdruck“, dass dieser das Ganze nicht mit ihm persönlich besprochen hatte; sonst hätte Nonne ihm „den freundschaftlichen Rat gegeben, sich auf die Professur für Psychiatrie zu beschränken und nicht sich offiziell verbrieft auf die Neurologie einzulassen“. Hamburg sei „die einzige

---

[441] MPG, GDA-129, Rüdin an Meggendorfer, 29.12.1934. StAHH, 361-5 II, Ai6/13, Bl. 5–9, 19, 22, 30, 34, 47, 52–56. Blatt 9 ist als „vertraulich“ gekennzeichnet und enthält politische Gutachten zu allen Kandidaten außer Meggendorfer, was sich dadurch erklärt, dass dieser vor Ort bereits bekannt war.

[442] Goede, Adolf Rein, S. 97–98.

[443] StAHH, 361-5 II, Ai6/13, Bl. 52–59, 61, 70, 80.

[444] StAHH, 361-5 II, Ai6/13, Bl. 62–64.

Stadt [...], in der ein offizieller Lehrstuhl für Neurologie" vorhanden war, und damit bestünde „sachlich nicht die geringste Notwendigkeit, noch einen zweiten offiziellen Lehrstuhl für Neurologie zu schaffen". Nonne betrachtete es als Aufgabe der Neurologie und nicht der Psychiatrie, „Alkoholiker" und „Neurosen" zu behandeln, zumal „die [Hamburger] Ärzte niemals Neurosen von sich aus nach Friedrichsberg schicken w[ü]rden, ebenso wie Alkoholiker soweit sie nicht geisteskrank s[eien]", da „der Name Friedrichsberg auf das Publikum wie ein rotes Tuch wirk[e]" und [...] es den Ärzten geradezu übel genommen w[e]rd[e], wenn sie nicht direkt Geisteskranke nach Friedrichsberg schick[t]en". Er wies daraufhin, „alle 3 offiziellen Neurologen Hamburgs" würden Meggendorfer „in der Psychiatrie nicht die geringste Konkurrenz machen [...], weder wissenschaftlich noch praktisch, ebenso wie es Weygandt trotz heisser Bemühungen seinerseits nicht gelungen" sei, den „Nur-Neurologen neurologische Konkurrenz zu machen". Er bezeichnete Meggendorfers Forderung als „nicht [...] klug".[445]

Meggendorfer versuchte zeitgleich, den Ruf nach Hamburg als Argument für eine bessere Ausstattung der Erlanger Klinik zu verwenden, worin er von Rüdin unterstützt wurde. Sein Ziel war ein „Neubau" der Psychiatrischen Universitätsklinik in „absehbarer Zeit". Fritz Specht, der Rektor der Erlanger Universität, schrieb, er wollte den „unentwegte[n] kompromißfreie[n] Nationalsozialist[en]" Meggendorfer der Erlanger Klinik erhalten. Einsle[446], der Direktor der Heil- und Pflegeanstalt Erlangen, der Bedenken wegen eines möglicherweise „weniger verständnisvolle[n] und konziliante[n] Nachfolger[s]" hatte, setzte sich ebenfalls für Meggendorfers Verbleib in Erlangen ein.[447]

---

445 StAHH, 361-5 II, Ai6/13, Bl. 65–70. Nonne überließ der Landesunterrichtsbehörde die Entscheidung, ob sein Brief abgeschickt werden sollte oder nicht. Vgl. hierzu auch van den Bussche, Studienreform, S. 180, 202.

446 Es ist denkbar, dass sich Meggendorfer und Einsle aus München kannten; Einsle legte sein Examen Ende Januar 1913 ab und war dann im Praktischen Jahr für fünf Monate bei Kraepelin an der Psychiatrischen Klinik München beschäftigt. Voggenreiter/Ude-Koeller, Direktoren, S. 266. Meggendorfer verließ München entweder im März oder im Mai desselben Jahres.

447 HStA M, MK 44017, unleserlich (Regierungsrat) an Meggendorfer, 12.02.1936. Ebda., „Nr. II 7072 A.II.". Ebda., Meggendorfer an Regierungsrat, 22.02.1936. Ebda., Reichsministerium an Kultusministerium, 26.02.1936. Ebda., Einsle an Regierung, 18.03.1936. UAE, A2/1, Nr. M46, Specht an Schultze,18.03.1936.

Die Verhandlungen mit der Universität Hamburg fanden ein abruptes Ende, als Meggendorfer unerwartet mitgeteilt wurde, dass man dort „die Verhandlungen als gescheitert an[sehe]." Das Reichsministerium für Wissenschaft, Erziehung und Volksbildung hatte „ohne Rücksprache mit der Fakultät und den Hamburger Behörden und ein laufendes Berufungsverfahren negierend, überraschend den Leipziger Privatdozenten Hans Bürger-Prinz mit der Vertretung des Lehrstuhls für Psychiatrie" beauftragt, der im Anschluss regulär berufen wurde. Die Hamburger Landesunterrichtsbehörde nahm an, dass Meggendorfer sich „Hamburg solange als Sicherungsventil sichern [wollte] für den Fall, dass München seine Forderungen endgültig ablehnen sollte."[448]

Zu Vorteilen bezüglich der Erlanger Klinik führte der Vorgang nicht. Der immer wieder von der Universität angedachte und dann verschobene Neubau der Psychiatrischen Klinik oder ein Neuerwerb von Räumlichkeiten fand zu Meggendorfers Amtszeiten nicht mehr statt.[449]

6. Zunehmende Engpässe an der Psychiatrischen und Nervenklinik

In den folgenden Jahren erfuhren sowohl die Aufnahmezahlen als auch die Konsultationen in der „Poliklinik" „eine steigende Frequenz". Außerdem

---

[448] Van den Bussche, Hamburg, S. 123–124. StAHH, 361-5 II, Ai6/13, Bl. 71–79, 81, 86, 89. Bürger-Prinz wurde in diesem Zusammenhang als „[w]eltanschaulich (…) zuverlässig" bezeichnet; er setze „sich sicher aus innerer Überzeugung für den nationalsozialistischen Staat ein […]" und gelte „[i]n seiner Klinik und in der SA […] als guter Kollege und stets einsatzbereiter Kamerad". „Er gehör[e] vielleicht etwas zu den Vielgeschäftigen, die manchmal übers Ziel hinaussch[ö]ssen." Seine „beruflich-wissenschaftliche Tätigkeit zu beurteilen, [sei] schwierig", da er teils „wissenschaftlich sehr gelobt und für einen sehr tüchtigen jungen Wissenschaftler gehalten" würde, „[a]uf der anderen Seite jedoch […] er als Schaumschläger und ein Mann, der sehr schöne Worte zu machen versteh[e], bezeichnet" würde. Ebda., Bl. 86. Siehe auch Kater, Ärzte, S. 228–229.

[449] UAE, A6/3i, Nr. 1, Meggendorfer an Rektor, 25.06.1937, Univ.-Bauamt an Rektor, 01.11.1938, Universitätsbauamt, Aufstellung A–C 01.11.1938, Syndikus an Ministerialrat, 20.01.1939, Meggendorfer an Greving 20.06.1941, Jan an Rektor, 19.12.1941, Meggendorfer an Staatsministerium, 21.02.1942, Jan an Rektor, 30.04.1942, Universitätsbauamt an Rektor, 04.03.1943. Rössler, A.: Zur Geschichte der Universitäts-Nervenklinik, in: Lungershausen/Baer, Festschrift, S. 9–36, S. 26–28. UAE, A6/3i, Nr. 5, Meggendorfer an Jamin, 25.03.1935, Meggendorfer an Rektor, 12.06.1935. UAE, A6/3i, Nr. 10, Meggendorfer an Jamin, 18.03.1935, Specht an Staatsministerium 29.05.1935. Ebda., Nr. 15, passim. UAE, C3/1, Nr. 302, Bl. 175–182, 193, 199–200, 206–208, 212.

fielen „in zunehmendem Masse [!] Arbeiten" an, „die mit der Durchführung der rassenhygienischen Gesetzgebung des Reiches verbunden" waren.[450]

Bereits vor Beginn des Zweiten Weltkriegs mussten „alle drei Assistenzärzte der Klinik je eine 8wöchige militärische Uebung" absolvieren. Im Frühjahr 1939 „hat[te] Dr. Bingel[451] außerdem Fliegeruntersuchungen durchzuführen", für die „der Klinik täglich Soldaten zugewiesen und zwar 10–20 Mann, manchmal auch mehr, die auf Fliegertauglichkeit zu untersuchen" waren.[452]

Die Ärzte der Universitätsklinik wurden ab 1939 zum Kriegsdienst beordert und nur teilweise durch Vertretungen ersetzt. Bingel wurde zunächst „wiederholt für kurze Zeit freigegeben", dann aber „dauernd einberufen und ortsabwesend". Am „15.04.1940 wurde [Meggendorfer] selbst einberufen", konnte jedoch „neben dem militärischen Dienst noch die Klinik versehen". Meggendorfer bemühte sich vergeblich, fachlich geeignete Ärzt*innen für die Klinik anzufordern. Stattdessen wurden bereits berentete oder auch fachlich nicht geeignete Kolleg*innen zwangsweise an die Klinik beordert. Die Arbeitsbelastung nahm im Kriegsverlauf weiter zu, so dass das Rektorat im Juni 1944 Gerichte darum bat, für Gutachten nicht mehr die Klinik, sondern die Anstalt zu beauftragen, da Meggendorfer „für die Erledigung seiner zivilen Aufgaben [...] nur nebendienstlich zur Verfügung" stehe und „am Rektorat der Universität amtsbekannt [sei], daß [er] [...] beruflich außerordentlich überlastet [sei]."[453]

Die „Verpflegung" wurde schon vor Kriegsbeginn „wesentlich verschlechtert"; beispielsweise bestand das Frühstück aus „ein[em] Stück trockenes Brot und ein[em] kaffeeähnliche[n] Getränk, welches bis Mittag ausreichen soll[te]". Meggendorfer bezeichnete es als „kaum denkbar", dass die

---

450 UAE, A6/3i, Nr. 1, Meggendorfer an Rektor, 17.01.1939. Ebda., Nr. 2, Meggendorfer an Rektor, 01.02.1938.

451 Adolf Abraham Gustav Bingel, geb. 1901, war ab 1937 Oberarzt an der Psychiatrischen Universitätsklinik Erlangen und seit 1940 Privatdozent. Im November 1945 wurde er durch die Militärregierung entlassen und war ab dann in Heidelberg Mitarbeiter des Luftfahrtmedizinischen Stabes der amerikanischen Streitkräfte tätig. 1946 wanderte er in die USA aus und arbeitete dort universitär sowie für die US-Armee.

452 Ebda., Nr. 2, Meggendorfer an Rektor, 01.02.1938, 09.05.1939.

453 UAE, A6/3i, Nr. 1, Rektor an Amtsgericht, 06.06.1944. Ebda., Nr. 2, Meggendorfer an Rektor, 07.05.1942.

Patient*innen damit „genügend ernährt“ würden. „Die Kranken bek[a]men die Kost auf Blechtellern mit Blechlöffeln vorgesetzt […].“ Mit dem „Tagessatz von 55 Pfg.“ war eine „auch nur einigermassen ausreichende Verpflegung“ nicht möglich. „Da die Klinik überfüllt [war]“, wurden Patient*innen „entlassen“.[454]

Auch das Medikamentenbudget wurde mehrfach gesenkt. Ab Anfang 1942 sollte zudem keine Insulintherapie mehr stattfinden, außer mit spezieller Genehmigung. Meggendorfer protestierte, dass die Insulinschockmethode nicht einfach durch Elektrokrämpfe ersetzt werden könne, da beides unterschiedliche Schwerpunkte hatte und „durch die Kombination der Insulin- und der [Elektro-]Krampfmethode, vor allem in der Form der sogenannten Superponierung, d. h. der Anwendung des Krampfes im hypoglykämischen Zustand, vielfach bis dahin noch unbeeinflußte Krankheitsbilder zu einer überraschenden Remission gebracht werden konnten.“ Dabei seien die „modernen Methoden der Fieber-, Schock-, und Krampftherapie“ dazu geeignet, „frische Schizophreniefälle […] bis zu 70 [%] entlassungsfähig und in der Mehrzahl auch arbeitsfähig zu machen“, „in erheblichem Maße geeignet, im Laufe der Zeit die Lasten der öffentlichen Fürsorge für Geisteskranke zu vermindern“ und damit „ein Mittel zur Förderung des Vierjahresplanes“. Er sähe die Notwendigkeit „eine[r] weitgehende[n] Beschränkung des Insulinverbrauchs“ ein, aber man könne „doch vielleicht noch eine bestimmte Menge Insulin für die Behandlung von Geisteskrankheiten freistellen“, vor allem, wenn angeordnet würde, dass „zur Ersparung einerseits nur die am meisten aussichtsreich erscheinenden Fälle mit kurzer Krankheitsdauer (bis zu einem

---

454 UAE, A6/3i, Nr. 1, Meggendorfer an Rektor, 17.01.1939, 04.05.1939, 29.08.1939, 20.09.1939, 27.10.1939, 07.11.1939, 04.12.1939, 06.05.1940, 13.06.1941. Ebda., Meggendorfer an Staatsministerium, 27.05.1941. Ebda., Gruber an Meggendorfer, 12.08.1938. Ebda., Finsterbusch an Meggendorfer, 10.08.1938. Ebda., Bürklein an Meggendorfer, 21.09.1938. Ebda., Detzner an Meggendorfer, 18.04.1939. Ebda., Kassenaufsichtsbeamter an Rektor, 25.09.1939. Ebda., Jan an Rektor, 16.10.1939. Ebda., Vertretung des Rektors (unleserlich) an Ministerium, 26.06.1941. Ebda., Nr. 2, Meggendorfer an Rektor, 01.02.1938, 17.01.1939, 09.05.1939, 26.01.1942, 07.05.1942. Ebda., Meggendorfer an Zinner 02.06.1944. Ebda., Keßler an Hofmeister, 11.07.1944. Ebda., Nr. 15, Meggendorfer an Engel, 26.11.1938. Ebda., C3/1, Nr. 302, Bl. 183–189, 190–191, 195, 204. Ebda., C3/7i, Nr. 15, Meggendorfer an Ehemann, 16.09.1942. Ebda., Nr. 20, Meggendorfer an EGG Coburg, 08.05.1940. Hierzu auch Klee, Euthanasie, S. 68–74.

halben Jahr) behandelt werden dürf[t]en und daß andererseits solche Fälle von der Behandlung auszuschließen wären, [die] […] eine abnorm hohe Insulinresistenz besäßen".[455]

7. Alltag an der Psychiatrischen und Nervenklinik der Universität Erlangen

Die ganz überwiegende Mehrzahl der Patient*innen war erwachsen. Es wurden zu Meggendorfers Zeiten aber durchaus Kinder und Jugendliche dort stationär behandelt und begutachtet, beispielsweise ein Dreizehnjähriger, eine Vierzehnjährige sowie diverse Sechszehn- und Siebzehnjährige.[456] Unter den Patient*innen befanden sich auch solche, die – beispielsweise auf Veranlassen der Gestapo oder anderer staatlicher Stellen – zwangseingewiesen worden waren; sofern sie den Nationalsozialismus überlebten, strengten manche danach gerichtliche Verfahren zur „Wiedergutmachung nationalsozialistischen Unrechts" an, im Falle der Deportation und Ermordung einer jüdischen Patientin taten dies ihre Erben.[457]

Die Patient*innen der Klinik konnten in Begleitung der Pflege im Garten der Heil- und Pflegeanstalt spazieren gehen.[458] „Besuchstage […]" waren Dienstag, Mittwoch und Sonntag; Kinder durften eigentlich nicht zu Besuch gebracht werden, allerdings wurden in Einzelfällen Ausnahmen gemacht, damit Mütter ihre kleinen Kinder sehen konnten.[459] Finanzielle

---

455 UAE, A6/3i, Nr. 1, Klingelhofer (Rundschreiben), 04.02.1942. Ebda., Meggendorfer an Reichsminister, 28.02.1942. Ebda., Rektor an Amtsgericht, 06.06.1944.

456 Exemplarisch die Begutachtungsfälle: StAB, OLG Bamberg K 100/5, Nr. 3763 II, Wg 264/35, Wg 272/35. Ebda., Nr. 3764 I, Wg 209/36, Wg 270/36, Wg 271/36. Ebda., Nr. 3770, Wg 8/42. Ebda., Erbgesundheitsgericht Bayreuth, K 106, Nr. 1157, XIII 11/39 und Wg 42/39. Die Krankenakten sehr junger Patient*innen fallen teilweise noch unter die Schutzfristen und konnten daher nicht ausgewertet werden. Laut Braun, Meggendorfer, S. 490–493 wurde ein siebenjähriges Kind dort ebenfalls stationär begutachtet.

457 UAE, C3/7i, Nr. 79, Feigel an Meggendorfer, 15.09.1942. Ebda., Nr. 182, Patientin an Nervenklinik, 16.03.1947, Landratsamt an Entschädigungskammer, 22.01.1952. Ebda., Nr. 1509, Krankengeschichte 22.11.1941, Franz/Müller an Klinik, 22.07.1958.

458 StAN, Bezirkskrankenhaus Erlangen, Patientenakten, Abgabe 2000 – Männer in der Anstalt verstorben, 23001, Krankengeschichte, Eintrag vom 14.06.1942.

459 UAE, C3/7i, Nr. 122, Meggendorfer an Vater der Patientin, 20.09.1939. Ebda., Nr. 123, Meggendorfer an Ehemann, 12.11.1938.

Probleme zwangen Familien unter Umständen, eine Behandlung abzubrechen, wenn die „Verpflegkosten" nicht mehr durch die Krankenkasse getragen wurden.[460]

„Arbeitstherapie" wurde, getreu Meggendorfers Überzeugungen, auch in den Krankensälen mit teils bettlägigen Patient*innen durchgeführt. Dabei handelte es sich um leichtere Arbeiten wie beispielsweise das Kleben von Kartons.[461] Die Arbeitsfähigkeit der Patient*innen nahm – entsprechend dem nationalsozialistischen Dogma, nachdem die Existenzberechtigung eines Menschen lediglich an der Frage orientierte, was er für die „Volksgemeinschaft" tun konnte – großen Raum ein, so finden sich in den Krankengeschichten regelmäßig Einträge des Inhalts „Ist zu nichts zu gebrauchen; arbeitet nichts."[462]

Von Seiten der Assistenzärzt*innen versah eine*r die Ost- (Männerabteilung) und eine*r die Westhälfte (Frauenabteilung) der Klinik, an Sonntagen wurde abwechselnd die komplette Klinik versorgt.[463] Wohin die Patient*innen bei Fliegeralarm gebracht wurden, ist unklar; es scheint aber so, als wäre die Klinik in diesen Fällen regelmäßig zumindest teilweise evakuiert worden.[464]

Die Psychiatrische Klinik war, wie bereits erwähnt, in „Oben" und „Unten" geteilt. Im Hochparterre (darunter im Souterrain befand sich noch eine Station der Anstalt) befand sich die „Unruhige Station", darüber im ersten Stockwerk die „ruhige". Patient*innen wurden entsprechend ihres Verhaltens nach oben oder nach unten gelegt; auch die Frage, ob sie „in ein Zimmer verlegt" wurden oder im „Wachsaal" verblieben, entschied sich nach Verhalten. Auf der unteren Abteilung waren die Patient*innen teilweise „ganz

---

460 UAE, C3/7i, Nr. 97, Krankengeschichte 03.11.1942. Ebda., Nr. 172, Krankengeschichte 20.10.1938, 28.10.1938. Ebda., Nr. 179 Meggendorfer an Kinder der Patientin, 26.02.1941. Ebda., Nr. 198, Ehemann an Meggendorfer, 03.12.1937.

461 StAN, Bezirkskrankenhaus Erlangen, Patientenakten, Abgabe 2000 – Männer in der Anstalt verstorben, 23013, Krankengeschichte 18.05.1943.

462 Exemplarisch UAE, C3/7i, Nr. 2, Krankengeschichte 03.08.1937. Ebda., Nr. 75, Krankengeschichte 20.10.1940.

463 UAE, C3/7i, Nr. 70, Krankengeschichte 15.10.1939.

464 UAE C3/7i, Nr. 121, Meggendorfer an Vater, 14.01.1944.

verzweifelt, fühlt[en] sich in ihrer Umgebung nicht wohl“ und „fürchtet[en] sich vor einigen anderen Pat[ient*innen]“[465]

„Unruhige“ Patient*innen wurden in die „Zelle“ („Isolierzimmer“) gesperrt, in der sie auf einem „Strohsack“ schlafen mussten. Sie wurden „medikamentös ruhig gestellt“, beispielsweise mit „ständigen Luminalgaben“, oder verbrachten „den ganzen Tag im Dauerbad“, mit anderen Worten, in kaltem bis lauwarmem Wasser. Als Fixierung wurden sie in „Wickel“ „eingeschlagen“.[466]

Einträge in den Krankengeschichten wurden im „unteren Wachsaal“ oft nur spärlich getätigt, beispielsweise einmal pro Quartal. Auf reale medizinische Probleme der Patient*innen ging die Psychiatrische Klinik teils verspätet ein. So wurde eine junge Frau „auf den unteren Wachsaal verlegt“, sie „[s]chrie laut“, war „unruhig“, „[b]ehauptet[e] ständig furchtbare Ohrenschmerzen zu haben [und v]erlangt dauernd, dass sie in die Ohrenklinik zur fachärztlichen Behandlung wegen eines Gehörgangsfurunkel komme.“ Die Patientin hatte tatsächlich ein Furunkel, wie die Vorstellung in der Ohrenklinik zeigte. Der Umstand, dass sie „verlangt[e], dass man ihre Klagen

[465] UAE C3/7i, Nr. 5, Krankengeschichte 23.11.1939. Ebda., Nr. 7, Krankengeschichte 01.12.1935, 17.12.1935. Ebda., Nr. 12, Krankengeschichte 10.01.1938, 15.01.1938. Ebda., Nr. 40, Krankengeschichte 21.02.1936, 01.05.1936, 01.07.1936, 01.10.1936. Ebda., Nr. 41, Krankengeschichte 21.07.1937. Ebda., Nr. 54, Krankengeschichte 28.05.1938. Ebda., Nr. 110, Krankengeschichte 30.12.1935, 17.04.1936. Ebda., Nr. 113, Krankengeschichte 11.11.1938. Ebda., Nr. 139, Krankengeschichte 05.10.1938, 09.11.1938, 15.11.1938. Ebda., Nr. 140, Krankengeschichte 16.10.1939, 24.10.1939. Ebda., Nr. 142, Krankengeschichte 03.02.1937, 12.10.1937, Insulinbogen, 23.–28.08.1936. Ebda., Nr. 169, Krankengeschichte 11.08.1936, 18.08.1936. Ebda., Nr. 174, Krankengeschichte 02.06.1936. Ebda., Nr. 177, Krankengeschichte 15.08.1941. Ebda., Nr. 198, Krankengeschichte 30.08.1937.

[466] StAN, Bezirkskrankenhaus Erlangen, Patientenakten, Abgabe 2000 – Frauen in der Anstalt verstorben, 8445, Krankengeschichte 27.06.1945. Ebda., Erbgesundheitsgericht Erlangen Beschlüsse, 1942/XIII, XIII 12/42, XIII 31/42. UAE, C3/7i, Nr. 12, Specht an Meggendorfer, 12.1.1938, Krankengeschichte 26.12.1937, 31.12.1937, 06.01.1938, 10.01.1938, 15.01.1938. Ebda., Nr. 19, Krankengeschichte 18.08.1942. Ebda., Nr. 40, Krankengeschichte 01.07.1936, 01.10.1936. Ebda., Nr. 41, Krankengeschichte 21.07.1937, 07.08.1937, 03.09.1937, 15.11.1937, Nr. 49 31.12.1935. Ebda., Nr. 54, Krankengeschichte 02.06.1938. Ebda., Nr. 142, Krankengeschichte 29.11.1935, 02.12.1935, 15.01.1936, 15.03.1936, 20.03.1936, 04.03.1936, 15.05.1936, 10.06.1936, 01.06.1937. Braun, Meggendorfer, S. 420.

und Schmerzen auch ernst n[ähme]", wurde allerdings als Zeichen ihrer „Schizophrenie" verstanden.[467]

Der psychiatrischen Klinik, genauer gesagt ihrer „unruhigen Abteilung", wurden auch Patient*innen anderer Kliniken zuverlegt, wenn diese dort „Wahnideen" oder „starke [...] Unruhe" zeigten. Teils traten diese Zustände beispielsweise nach Zwangssterilisation oder während der Diagnostik im Rahmen der Begutachtung auf, diese Patient*innen wurden üblicherweise zurückverlegt oder entlassen. Teils handelte es sich allerdings auch um Patient*innen, bei denen im Rahmen von hohem Fieber oder einer terminalen Erkrankung psychische Ausnahmezustände auftraten und die daraufhin in der Psychiatrischen Klinik im „Unruhigen Wachsaal" verstarben. Einzelne dieser Todesfälle wurden im Rahmen der vorliegenden Arbeit untersucht und scheinen schicksalshafte Verläufe gewesen zu sein; der Verdacht einer Tötung dieser Patient*innen besteht hier nicht.[468]

Ende des Jahres 1941 wurde eine Patientin aus der Bamberger Nervenklinik St. Getreu in die Erlanger Universitätsklinik verlegt, die an „[m]anisch-depressive[m] Irresein" litt und sich dort „sauber u. reinlich [hielt]" und im April 1941 aus Neuendettelsau „wegen plötzlicher Räumung des Kurheims" nach St. Getreu verbracht worden war. Im Oktober entwickelte sie einen schmerzhaften, „über den ganzen Körper verbreiteten Hautausschlag". Sie wurde nach Erlangen verlegt, da in der Bamberger Anstalt „ein Facharzt nicht beizubekommen" war. In Erlangen erfolgte eine Behandlung mit „Zinköl" und „Morphin", da die Patientin „sehr grosse Schmerzen" hatte. Es erfolgte

---

467 UAE, C3/7i, Nr. 40, Krankengeschichte 01.05.1936, 01.07.1936, 01.10.1936. Ebda., Nr. 12, Specht an Meggendorfer, 12.01.1938, Krankengeschichte 26.12.1937, 31.12.1937, 06.01.1938, 10.01.1938, 15.01.1938.

468 UAE, C3/7i, Nr. 35, Krankengeschichte 13.07.1938. Ebda., Nr. 62, Sektionsbericht 15.03.1935, Krankengeschichte 12.03.1935, 13.03.1935, 14.03.1935, 15.03.1935. Ebda., Nr. 63, Krankengeschichte 21.03.1939, 23.03.1939, 27.03.1939, Tanner (?) an Psych. Klinik 21.03.1939. Ebda., Nr. 82, Krankengeschichte 20.10.1936, 21.10.1936, 25.10.1936, 29.10.1936, 05.11.1936, 09.11.1936, 13.11.1936, 16.11.1936, 17.11.1936. Ebda., Nr. 83, Frauenklinik an Psych. Klinik 27.11.1936, Krankengeschichte 27.11.1936, 02.12.1936. Ebda., Nr. 155, Krankengeschichte 18.08.1935, Lutz (Chir. Kl.) an Meggendorfer 16.08.1935. Ebda., Nr. 160, Sektionsbericht 20.11.1939, Meggendorfer an Med. Klinik Erlangen, 05.10.1939, Krankengeschichte 11.10.1939, 25.10.1939.11.1939, 19.11.1939. Auch die Medizinische Klinik führte Begutachtungen im Rahmen der Sterilisationsverfahren durch, beispielsweise zur Klärung eines Verdachtes auf „Epilepsie".

ein „Konsilium eines Dermatologen", auch eine nun auftretende „schwere Konjunktivitis" wurde behandelt. Dennoch wurde „[d]er Zustand der Pat[ientin] […] in allen Beziehungen immer schlechter", und sie verstarb nach anderthalb Wochen in der Erlanger Klinik.[469]

1944 wurde eine 41-jährige „Gastwirtstochter", die an „Schizophrenie" litt, „[a]uf der Station […] im allg[emeinen] gut zu haben" war und „keinerlei Schwierigkeiten" verursachte, wegen eines „Hautausschlag[s] am Genitale" konsiliarisch der Hautklinik vorgestellt und dort offensichtlich behandelt, woraufhin die „Haut fast wieder normal" wurde. Ende 1945 verschlechterte sich ihr Zustand aus anderen Gründen, sie bekam „Breikost, Kohle [und] Tee" gegen ihre „Durchf[ä]lle" und starb im Dezember 1945, was als schicksalshafter Verlauf zu werten ist.[470]

Die beiden Todesfälle werden hier vorgestellt, da an ihnen deutlich wird, wie sich plausibel tödliche Verläufe von Krankenmorden unterscheiden; insbesondere fällt hier auf, dass auftretende Krankheitszustände und Komplikationen nicht nur behandelt wurden, sondern im Bedarfsfall weiterführende spezialisierte Hilfe hinzugezogen wurde, um die Patient*innen zu behandeln.[471]

Die Psychiatrische Universitätsklinik unterhielt neben dem stationären Betrieb auch noch die „Poliklinik für psychische u. nervöse Krankheiten", deren ambulante „Sprechstunde täglich von 11–12 Uhr im pharmakol[ogischen] polliklin[ischen, sic!] Institut" stattfand, sie erfuhr während der ersten Jahre

---

469 UAE, C3/7i, Nr. 28, Krankengeschichte 24.11.1941, 26.11.1941, 28.11.1941, 01.12.1941, 03.12.1941, Abschrift Krankengeschichte Str. Getreu 24.04.1941, 10.07.1941, 29.10.1941, 10.11.1941, 12.11.1941, 22.11.1941, Abschrift Krankengeschichte Neuendettelsau 24.04.1941. Bemerkenswert ist außerdem die Bemühung der Bamberger Anstalt, der Patientin adäquate Hilfe zukommen zu lassen, sowie die Tatsache, dass sie in der dortigen Anstalt offensichtlich nicht möglich war. Die Verlegung von Neuendettelsau nach St. Getreu spielt sich im Rahmen der Schließung kirchlicher Anstalten ab, was organisatorisch mit der „zentralen Euthanasie" verbunden war, auch wenn diese Patientin nicht darunter fiel. Auch die Unmöglichkeit, in St. Getreu fachärztliche Hilfe zu bekommen, steht im Zusammenhang mit der zunehmenden Mangelversorgung der Insass*innen von Heil- und Pflegeanstalten im Rahmen der Krankenmorde.

470 UAE, C3/7i, Nr. 18, Krankengeschichte 31.10.1944, 26.11.1944, 09.06.1945, 03.10.1945, 15.11.1945, 05.12.1945, 07.12.1945, 12.12.1945, 17.12.1945.

471 Vgl. auch UAE, C3/7i, Nr. 179, Krankengeschichte 02.02.1941, 13.02.1941, 15.02.1941, 16.02.1941, 01.03.1941.

des Nationalsozialismus „eine steigende Frequenz". Teilweise wurden die ambulanten Patient*innen auch direkt in den Räumen der Klinik selbst gesehen.[472]

8. Das ärztliche Personal der Psychiatrischen Klinik

Die Psychiatrische Universitätsklinik verfügte über zwei Assistentenstellen; eine dritte Stelle kam Anfang 1935 hinzu. Eine von Meggendorfer 1939 angestrebte vierte Assistenzarztstelle wurde 1940 überraschend abgelehnt.[473]

Für eine Klinik dieser Größe sollten nach damaligen Richtlinien eigentlich „6–7" Ärzt*innen zur Verfügung stehen. Auch „[d]as Zahlenverhältnis" an Pfleger*innen „überschr[it]t [...] den höchsten zulässigen Richtsatz um nicht weniger als drei Punkte".[474]

Eine Volontärarztstelle wurde vielleicht ab 1940, vermutlich aber erst ab Herbst 1941 bezahlt, wobei „[d]ie [...] bezirksärztliche Vereinigung" anmerkte, „dass der Betrag, der [fü]r einen Volontärarzt zur Verfügung st[and], zu gering sei".[475] Zusätzlich gab es formal zwei Praktikantenstellen, wobei „[d]ie beiden Praktikantenstellen der Klinik [...] meist nicht besetzt [waren], weil den Praktikanten nichts geboten werden k[o]nn[te], während die Praktikanten der Heil- und Pflegeanstalt neben freier Station monatlich RM 50.– erh[ie]lten."[476] Meggendorfer bemühte sich wiederholt vergebens um zusätzliche Räume, um „Volontärärzten oder Praktikanten wenigstens freie Wohnung anbieten" zu können.[477] Die Ärzt*innen der Klinik arbeiteten von Montag bis Freitag von „8–13 und 15–19 Uhr" und „Samstags 7–13 Uhr"[478]

Der bisherige Oberarzt Gottfried Ewald war bereits seit 1933 beurlaubt, da er vertretungsweise stellvertretender Direktor der Greifswalder Nervenklinik war. Er wurde 1934 nach Göttingen berufen, arbeitete also nicht mehr mit Meggendorfer zusammen.[479]

[472] UAE, C3/7i, Nr. 11, Vordruck der Poliklinik ohne Datum. Ebda., A6/3i, Nr. 2, Meggendorfer an Rektor, 17.01.1939. Ebda., Nr. 5, Meggendorfer an Jamin, 25.03.1935.

[473] UAE, A6/3i, Nr. 2, Reinmöller an Ministerium, 24.01.1935, Meggendorfer an Rektor 17.01.1939. Ebda., C3/1, Nr. 302, Bl. 186–189, siehe auch ebda., Bl. 234.

[474] UAE, C3/1, Nr. 302, Bl. 201. Ebda., A6/3i, Nr. 1, Meggendorfer an Rektor, 06.05.1940.

[475] UAE, A6/3i, Nr. 1, Meggendorfer an Rektor, 04.05.1939, Greving an Rektor, 05.12.1939. Ebda., C3/1, Nr. 302, Bl. 195.

[476] UAE, A6/3i, Nr. 5, Meggendorfer an Jamin, 25.03.1935.

[477] UAE, A6/3i, Nr. 1, Meggendorfer an Rektor, 04.05.1939, Meggendorfer an Haßelwander, 29.02.1944.

[478] Ebda., Meggendorfer an Rektor, 14.07.1938.

[479] UAE, A6/3i, Nr. 2, Reinmöller an Ministerium, 24.01.1935. Wittern, Dozenten, S. 38–39.

Außer Meggendorfer selbst waren an der Psychiatrischen Klinik noch Berthold Kihn formal als Assistenzarzt, de facto als Oberarzt beschäftigt, bis er am 6. November 1936 „die Stelle eines Direktors der Thüringischen Landesheilanstalt Stadtroda" antrat.[480] Auf seine Stelle trat 1936 Oskar Sailer, welcher zunächst als Vertretung geplant war, der Psychiatrischen Klinik aber erhalten blieb. Sailer war zuvor Assistenzarzt an der Hautklinik und hatte bei Meggendorfer über „Epilepsie und Durchführung des Gesetzes zur Verhütung erbkranken Nachwuchses" promoviert.[481]

Die zweite Assistentenstelle war bis Ende Januar 1935 mit Wilhelm Meinel, dann zunächst mit Hermann Heubeck, spätestens ab Ende 1937 mit „Dr. Stracke" besetzt.[482] Ab August 1939 arbeitete Ernst Haege als Assistenzarzt an der Psychiatrischen Klinik.[483]

Ab März 1937 wurde Adolf Bingel als Erster Assistent eingestellt, „der die Funktion eines Oberarztes der Klinik" ausübte.[484] Wenige Tage vor Kriegsbeginn wurde Sailer eingezogen; Bingel wurde „ebenfalls einberufen, aber wiederholt für kurze Zeit freigegeben", so dass er zwischenzeitlich kurzzeitig in der Klinik arbeiten konnte.[485]

---

480 UAE, A6/3i, Nr. 2, Specht an Rektor, 02.03.1933, Meggendorfer an Rektor, 11.12.1934, 06.11.1936. Ebda., Reinmöller an Meggendorfer, 15.12.1934. MPG, GDA-129, Meggendorfer an Rüdin, 05.01.1935. Rauh, Kihn, S. 218. Vgl. auch Wittern, Dozenten, S. 101, dort ist 01.04.1938 angegeben.

481 UAE, A6/3i, Nr. 1, Jan an Rektor, 16.10.1939. Ebda., Nr. 2, Meggendorfer an Rektor, 06.11.1936, 09.05.1939, 24.10.1939, 07.05.1942, Rektor an Meggendorfer, 28.10.1939. Ebda., C3/1, Nr. 302, Bl. 190, 191, 195, 204. Sailer, O.: Epilepsie und Durchführung des Gesetzes zur Verhütung erbkranken Nachwuchses. Diss. med. Erlangen 1936.

482 UAE, A6/3i, Nr. 2, Specht an Rektor, 15.07.1934, Reinmöller als Aushang, 07.01.1935, Meggendorfer an Rektor 11.12.1934, 09.05.1939. Dr. Stracke war männlich und wohnte in der Klinik; weitere Informationen wie beispielsweise sein Vorname fehlen.

483 UAE, A6/3i, Nr. 1, Meggendorfer an Rektor, 29.08.1939, 10.04.1940. Ebda., Nr. 2, Meggendorfer an Rektor, 07.05.1942. Ebda., C3/1, Nr. 302, Bl. 190, 195, 204. Ebda., C3/7i, Nr. 32, Gutachten Stracke, 22.01.1938. Ebda., Nr. 36, Gutachten Stracke, 18.11.1937. Ebda., A2/1, Nr. M46, Meggendorfer an Rektor, 10.04.1940.

484 UAE, A6/3i, Nr. 2, Meggendorfer an Rektor, 17.01.1939. Wittern, Dozenten, S. 11–12.

485 Bingels Einziehung erfolgte abrupt, so schrieb Meggendorfer am 29.08.1939 (also vor dem deutschen Überfall auf Polen und damit vor dem eigentlichen Kriegsbeginn): „Von den 3 Klinikärzten wurde Herr Dr. Sailer am 26. August zum Heeresdienst eingezogen. Ohne Zweifel wurde auch Herr Dr. Bingel, der zum internationalen Kongreß nach Kopenhagen gefahren war und schon wieder zurück sein sollte, eingezogen; ich habe aber noch keine Nachricht von ihm." UAE, A6/3i, Nr. 1, Meggendorfer an Rektor, 29.08.1939.

Angesichts des Personalmangels bat Meggendorfer 1939 die Universität darum, Elisabeth Bauer, welche zuvor „bereits längere Zeit als Volontärärztin an der Klinik tätig war" „durch den Landrat Ansbach für die Psychiatrische und Nervenklinik Erlangen anzufordern." Ab 1939 arbeitete Bauer als Ersatz für Sailer in der Psychiatrischen Klinik und wurde zunächst „nach dem Kriegsstellenbesetzungsplan (mtl. brutto 150 RM) bezahlt", was für sie spätestens ab 1941 aufgrund familiärer Umstände nicht tragbar war. Meggendorfer setzte sich mehrfach für ein adäquates Gehalt für sie ein, da er Bedenken hatte, sie an die Heil- und Pflegeanstalt zu verlieren, die 260 RM monatlich „als Anfangsgehalt" bot. „Fräulein Dr. Bauer [ersetzte] vollkommen einen Assistenzarzt", aber die Psychiatrische Klinik konnte ihr „nicht einmal freie Kost gewähren." „Schon die Unterbringung [einer Nachfolgerin] würde Schwierigkeiten machen", da „kein Arztzimmer zur Verfügung" stand und „Fräulein Dr. Bauer […] sich auf der Krankenabteilung mit einem Patientenbett begnügt" hatte. Ab März 1941 bekam sie „die Anfangsbezüge eines wissenschaftlichen Assistenten", erst ab September 1943 eine reguläre Anstellung mit entsprechendem Gehalt.[486] Elisabeth Bauer war damit wohl die erste Ärztin an der Psychiatrischen Universitätsklinik Erlangen.[487] Dr. med. Anna Sailer, die 1946 Leiterin des Staatl. Gesundheitsamtes Erlangen war, erwähnt im Entnazifizierungsverfahren von Meggendorfer allerdings ihre „ärztliche Tätigkeit an der Psychiatrischen Klinik in der Jahren 1937 und 1938".[488] In den Akten der Universität zu Assistentenstellen ist sie nicht nachweisbar, allerdings erscheint die Aktenführung bezüglich der Assistenz- und insbesondere der Volontärärzt*innen lückenhaft, so dass sie unter Umständen die erste Ärztin der Psychiatrischen Klinik gewesen sein könnte, dann mutmaßlich als unbezahlte Volontärin.

---

[486] UAE A6/3i Nr. 1 Meggendorfer an Rektor 29.08.1939, 20.09.1939, 07.11.1939, 04.12.1939, 01.03.1941. Ebda., Kassenaufsichtsbeamter an Rektor, 25.09.1939. Ebda., Bauer an Rektor, 28.02.1941. Ebda., Jan an Rektor, 26.03.1941, Ebda., Rektor an Meggendorfer, Universitätskasse, Dozentenschaftsleiter, 16.09.1943.

[487] Es gab 1912 bereits eine Medizinalpraktikantin, Augusta Rath, geb. Kiesselbach, aber keine Ärztin mit abgeschlossenem Studium. Mündliche Auskunft von Henrike Diemer vom 14.03.2023, welche derzeit zu den ersten Ärztinnen der Medizinischen Fakultät forscht unter Betreuung durch PD Dr. habil. med. Nadine Metzger.

[488] StAN, Erlangen-Stadt, Spruchkammer M – 76, Bl. 22.

Ab April 1940 war Bingel dauerhaft „ortsabwesend"; als Ersatz „wurde am 17.6.1940 Frau Dr. [Emmy] *Schmelzer* als Vertretung eingestellt". Da Meggendorfer ebenfalls eingezogen war, wurde Herr. Dr. K. *Forrai* als Hilfsarzt genehmigt, welcher laut Meggendorfer „als Ausländer mit immerhin noch mangelhaften Sprachkenntnissen" in der Psychiatrie kaum arbeiten konnte.[489]

Gregor Weissmann war ab „05.06.1939 in der Klinik als Volontärarzt", es ist unklar, wie lange.[490] Die „bezahlte Volontärarztstelle" war „ab 06.10.1941 durch den bisher im Ruhestand lebenden 78jährigen Arzt Dr. Hans Fischer besetzt".[491]

Nachdem im Dezember 1941 Haege ebenfalls „einberufen" wurde, wurde die Klinik ab Ende 1941 durch Meggendorfer selbst, Bauer und Schmelzer versorgt, gegebenenfalls auch durch Fischer oder Forrai.[492]

Meggendorfer lehnte mehrfach „auf Grund der Notdienstverordnung" an die Erlanger Psychiatrische Klinik beorderte Ärzte aufgrund verschiedener Bedenken ab, in der fälschlichen Hoffnung, stattdessen „den Oberarzt der Klinik Dozent Dr. habil. Adolf Bingel" oder Sailer „wenigstens vorübergehend für die Klinik freizubekommen".[493] Da auch „[v]ielfache Versuche auf dem militärischen Dienstwege [...] erfolglos geblieben" waren, schrieb Meggendorfer auch an de Crinis, um „Dr. Bingel wenigstens teilweise wieder an die Klinik zu bekommen; de Crinis setzte sich dafür ein, konnte Meggendorfer allerdings „nicht viel Hoffnungen machen, da bei dem ausserordentlichen Ärztemangel bei der Wehrmacht eine Freistellung [Bingels] in Frage gestellt" sei.[494]

1943 kam Erwin Stein als Assistenzarzt hinzu, dessen „Verhalten [...] schwersten Verdacht auf Rauschgiftmißbrauch" erweckte, aber dem „trotz allen Bemühens etwas Sicheres nicht nachgewiesen werden" konnte. Erst als Stein seinen Urlaub antrat, fiel Meggendorfer auf, „daß nicht nur die laufenden Krankengeschichten nicht geführt waren, sondern [...] auch zahlreiche Krankengeschichten des Jahres 1943 nicht geführt [waren], sowie zahlreiche

---

[489] UAE, A6/3i, Nr. 2, Meggendorfer an Rektor, 07.05.1942 (Hervorhebung im Original). Siehe auch Braun, Meggendorfer, S. 457.

[490] UAE, A6/3i, Nr. 2, Meggendorfer an Rektor, 27.06.1939.

[491] Ebda., Meggendorfer an Rektor, 07.05.1942.

[492] Ebda.

[493] UAE, A6/3i, Nr. 2, Harrfeldt an Koppes, 21.01.1942, Meggendorfer an Rektor, 26.01.1942, Meggendorfer an Zinner, 02.06.1944. Ebda., C3/1, Nr. 302, Bl. 190–191, 195 (exempl.).

[494] BArch, VBS/307, 8200001963, Meggendorfer an de Crinis, 30.10.1943, de Crinis an Meggendorfer, 02.11.1943.

Krankengeschichten von Patienten, die bereits seit Wochen und Monaten entlassen [waren]. Eine Reihe selbst einfacher Formgutachten ließ Dr. Stein unerledigt zurück." Meggendorfer konnte die „ausstehenden Gutachten [...] nicht [...] liefern, weil [...] die Grundlagen dazu fehl[t]en."[495]

1944 wurde auf Steins Stelle Heinrich Hofmeister beordert, der „wegen eines Herzfehlers von der Wehrmacht vollständig entlassen" war, so dass die ärztliche Besetzung der Psychiatrischen Klinik zu Kriegsende aus Meggendorfer, Bauer, Schmelzer und Hofmeister bestand.[496]

Zwischen der Psychiatrischen Klinik und der Heil- und Pflegeanstalt bestanden teils enge personelle Verflechtungen. Stephan Murar promovierte bei Meggendorfer und war bis Ende 1935 Volontärarzt an der Psychiatrischen Klinik; 1936 wechselte er zur Heil- und Pflegeanstalt und fungierte dort als Oberarzt. 1940 wurde er eingezogen und „im Lazarett", welches sich räumlich mit an der Anstalt befand, eingesetzt, arbeitete nach Möglichkeit allerdings noch weiterhin an der Anstalt mit. „[D]er damalige Oberarzt Dr. Murar" wurde ab 1945 im Strafprozess aufgrund der Krankenmorde verhört.[497]

Die später im „Einsleprozess" beschuldigte Annemarie Wettley wurde 1944 zunächst „[o]ffenbar durch ein Versehen der Ärztekammer" sowohl der Klinik als „auch der Heil- und Pflegeanstalt zugewiesen" und „[strebte] die Einstellung in die Heil- und Pflegeanstalt auch an [...]." Die Reichsärztekammer verlangte daraufhin, „daß Fräulein Dr. Wettley ihre Stellung an der Heil- und Pflegeanstalt aufgeben und die ihre zugewiesene Stelle an der Psychiatrischen und Nervenklinik antreten müsse". Meggendorfer verhinderte dies, da er Hofmeister aufgrund dessen Geschlechts bevorzugte; in der „unruhige[n] Männerabteilung" sei „ein männlicher Arzt durchaus angemessen [...], zumal die Tätigkeit dort Damen nicht immer zugemutet werden k[ö]nn[e]."[498]

---

495 UAE, C3/1, Nr. 302, Bl. 221.

496 UAE, A6/3i, Nr. 2, Keßler an Hofmeister, 11.07.1944. Ebda., C3/1, Nr. 302, Bl. 218. Zum gesamten Abschnitt vgl. auch Braun, Meggendorfer, S. 450–457.

497 UAE, A6/3i, Nr. 2, Specht an Ministerium, 23.04.1934. StAN, Staatsanwaltschaft b. d. LG Nbg.-Fürth II, Nr. 2343 I, Bl. 14. Ebda., II, Bl. 195–203. Ebda., III, Bl. 44. UAE, C3/7i, Nr. 163, Gutachten Murar, 30.12.1935. Murar, S.: Ein Fall von Tetanie betrachtet in Bezug auf das Gesetz zur Verhütung erbkranken Nachwuchses. Diss. med. Erlangen 1936.

498 UAE, A6/3i, Nr. 2, Staatsminister des Innern an Meggendorfer, 05.07.1944. Ebda., C3/1, Nr. 302, Bl. 218, 219.

Es ist unklar, ab wann Wilhelm Konrad Bingold an der Psychiatrischen Klinik als „Volontärassistent" arbeitete. Meggendorfer plante seine Einstellung als Assistenzarzt im August 1945 und begründete dies damit, dass Bingold „durch Kriegsverwundung den rechten Arm verloren" hatte und „deshalb auf eine psychiatrische Ausbildung in besonders hohem Masse angewiesen" wäre. Bingolds Einstellung scheiterte „aufgrund seiner Zugehörigkeit zur SA von 1933 bis 1935". Auch der Volontärarzt Hermann Brock konnte nicht weiterarbeiten.[499]

9. Aufnahme und Diagnostik

Die meisten Patient*innen wurden der Klinik durch die Anstalt zugeteilt; es gab aber auch die Möglichkeit, dass Kranke direkt aus der Sprechstunde stationär in die Klinik aufgenommen wurden.[500]

Standardmäßig wurden die Patient*innen bei Aufnahme körperlich und mittels psychiatrischer Fragebögen untersucht. Zur Prüfung der „Intelligenz" wurden neben den „Binet-Simonschen Bilder[n]" auch Rechenübungen und Fragen nach Hauptstädten sowie zum Kriegsverlauf verwendet. Üblicherweise schrieben die Patient*innen einen „Lebenslauf", außerdem wurde innerhalb der ersten zwei Wochen des Klinikaufenthaltes eine Fotografie der Patient*innen für die Krankenakte angefertigt. Es wurde eine Lumbalpunktion, manchmal auch eine „Encephalographie" durchgeführt. Bei spezielleren Fragen wurde über die Chirurgische Klinik eine „Ventrikulographie" vorgenommen.[501]

---

499 UAE, A6/3i, Nr. 2, Meggendorfer an Militärregierung, 19.07.1945, Kultusminister an Bingold, 19.11.1945, Meggendorfer an Militärregierung, 01.08.1945, Ausschuß (unleserlich) an Prorektor, 16.08.1945.

500 UAE, C3/7i, Nr. 170, Krankengeschichte 01.07.1935.

501 UAE, C3/7i, Nr. 25, Krankengeschichte 25.11.1944, 08.12.1944. Ebda., Nr. 94, Bakteriologie an Sailer, 21.04.1937. Ebda., Nr. 145, Meggendorfer an Gesundheitsamt, 19.09.1940. Ebda., Nr. 154, Lebenslauf, 02.08.1839[!], Assoziationsversuch, 02.08.1939, Bakteriologie an Dr. Hager, 04.08.1939. Ebda., Nr. 157, Assoziationsversuch, 31.08.1936. Ebda., Nr. 168, Meggendorfer an Denecke, 13.05.1937. Ebda., Nr. 197, Krankengeschichte 10.12.1935, 23.12.1935. Exemplarisch ebda., Nr. 64, Foto, 28.10.1936. Ebda., Nr. 70, Foto, 25.06.1936. Bei der körperlichen Untersuchung wurde teils „Gewalt" angewandt. Laborchemisch wurde mindestens die „Wassermann'sche-Reaktion [!]", „Meinicke-Klärungs-Reaktion", „Citochol-Reaktion", „Pallida-Reaktion" untersucht. Exemplarisch UAE, C3/7i, Nr. 11, Staatliche Bakteriologische Untersuchungs-Anstalt Erlangen an Psych. Klinik, 18.03.1938. Ebda., Nr. 113, Krankengeschichte 15.08.1938. Ebda., Nr. 129, Krankengeschichte 15.06.1939.

10. Therapiemethoden

Relativ unspezifische Medikamente waren „Schlafmittel“ wie „Veronal“; falls die Patient*innen darunter noch nicht ruhig waren, kamen Opiate wie „Pantopon“ oder „Morphium“ zum Einsatz, oft mit Anticholinergika wie Atropin oder „Scopolamin“ kombiniert; diese wurden auch einzeln eingesetzt. „M[orphium]-S[copolamin]“ wurde auch verwendet, um bei sich wehrenden Patient*innen die Zwangssterilisation zu ermöglichen.

Luminal wurde bei Krampfanfällen, aber auch zur Beruhigung verwandt.[502] Zur Disziplinierung wurden „Apomorphinspritzen“ eingesetzt.[503]

In der Psychiatrischen Klinik wurden zu Meggendorfers Zeiten noch Dauerschlaftherapien wie der „Somnifendauerschlaf“ angewandt. Bei diesen Verfahren wurde mit Barbituraten ein andauernder Schlaf ausgelöst in der Hoffnung, dadurch psychotische Symptome zu mindern. Es handelte sich um eine riskante Praktik mit Nebenwirkungen wie Kreislaufzusammenbruch oder Lungenentzündungen.[504]

Seltener war eine „Hormon-Tehrapie“ [!] mit „Injektionen“ von „Sperminum-Poel“ [!], die ebenfalls bei „Schizophrenie“ eingesetzt wurden.[505]

Zur Behandlung der „Tabes dorsalis“ wurde „Anästhesulf“[506] intravenös verwendet, was abgesehen von hohem Fieber – dem der therapeutische

---

[502] UAE, C3/7i, Nr. 27, Krankengeschichte 20.05.1945, 25.05.1945, 03.06.1945, 07.06.1945. Ebda., Nr. 41, Krankengeschichte 07.08.1937, 03.09.1937. Ebda., Nr. 54, Krankengeschichte 28.05.1938. Ebda., Nr. 61, Krankengeschichte 28.12.1939. Ebda., Nr. 63, Krankengeschichte 21.03.1939. Ebda., Nr. 113, Krankengeschichte 29.11.1938. Ebda., Nr. 125, Krankengeschichte 18.10.1934, 03.11.1934. Ebda., Nr. 167, Krankengeschichte 02.05.1937. Ebda., Nr. 172, Krankengeschichte 20.10.1938. Ebda., Nr. 179, Krankengeschichte 15.01.1941. Ebda., Nr. 184, Krankengeschichte 05.04.1943, 07.04.1943. Ebda., Nr. 195, Krankengeschichte 10.07.1946. Ebda., Nr. 198, Krankengeschichte 30.08.1937. Ebda., Nr. 62, Krankengeschichte 13.03.1935, 14.03.1935.

[503] UAE, C3/7i, Nr. 70, Krankengeschichte 15.07.1937, 08.02.1938, 11.04.1938, 08.06.1939. Vgl. auch Busfield, Mental Illness, S. 637.

[504] UAE, C3/7i, Nr. 142, Krankengeschichte 15.01.1936. Ebda., Nr. 49, Krankengeschichte 14.01.1936. Micale, Psychiatric Body, S. 333.

[505] UAE, C3/7i, Nr. 142, Krankengeschichte 24.04.1936. Das Medikament hieß korrekterweise „Sperminum-Poehl“; es handelt sich um eine basische Substanz, die aus Rinderhoden extrahiert und zur Behandlung verschiedenster Erkrankungen eingesetzt wurde. Bubis, G.: Sperminum-Poehl in chemischer, physiologischer und therapeutischer Beziehung, St. Petersburg 1894, S. 8–14, 64.

[506] Lokalanästhetikum.

Nutzen unterstellt wurde – Krampfanfälle auslöste; hier erhielten die Kranken abends zusätzlich Luminal, wohl um die epileptischen Anfälle abzumildern.[507] Lähmungen durch „Multiple Sklerose" wurden ebenfalls mit Fieberschüben, diese durch „Pyrifer" ausgelöst, behandelt.[508]

Bei „Polyneuritis" entstehende Lähmungen wurden neben „Vitamin B" auch mit „vorsichtigem Elektrisieren und Massieren behandelt" sowie „aktive und passive Bewegungsübungen gemacht."[509]

Insbesondere bei Patient*innen, bei denen „psychogene Beschwerden" diagnostiziert wurden, wurde „Faradisieren" eingesetzt, teilweise in Kombination mit „Wachsuggestion".[510] Das Verfahren scheint große Ähnlichkeit mit dem später bei der Wehrmacht verbreiteten „Pansen" gehabt zu haben; „dabei handelte es sich um [...] die Kombination von verbaler Beeinflussung des erkrankten Soldaten und gleichzeitigem Quälen durch unerträgliche Schmerzen mit Hilfe von auf die Haut geleitetem Strom."[511] In Einzelfällen wurde auch „Hypnose" angewandt.[512]

Auch bei einer Patientin mit „Schizophrenie", die „auf die Pflegrinnen[!] los[ging]" und „[d]as Zimmer [...] mit Kot und Urin [verunreinigte]", wurde „versucht mit Behandlung von faradischen Strömmen [!] eine Veränderung ihres ungestümen und mutwilligen Verhaltens herbeizuführen", mit anderen Worten, Schmerzen durch Strom zur Disziplinierung einzusetzen.[513]

---

507 UAE, C3/7i, Nr. 61, Krankengeschichte 04.01.1940, 06.01.1940, 09.01.1940. Ebda., Nr. 1552, Behandlungsschema Neospiran, 13.–25.07.1939.

508 UAE, C3/7i, Nr. 194, Pflegekurve 13.08.1940, 16.08.1940, 19.08.1940, 26.08.1940, 28.08.1940, 03.09.1940, 09.09.1940. Ebda., Krankengeschichte 07.08.1940, 13.08.1940, 20.08.1940, 25.08.1940, 03.09.1940, 14.09.1940. Siehe auch ebda., Meggendorfer an Lederer, 18.09.1940.

509 UAE, C3/7i, Nr. 193, Meggendorfer an Seidl (KH Waldsassen), 18.10.1937.

510 UAE, C3/7i, Nr. 161, Krankengeschichte 21.09.1935, 28.09.1935, 05.10.1935. Ebda., Nr. 185, Krankengeschichte 23.07.1942, 28.07.1942, 01.08.1942.

511 Berger, Psychiater, S. 116. Cooter, R.: War and modern medicine, in: Bynum/Porter, Encyclopedia, S. 1536–1573, S. 1555. Vorläufer des „Pansen" war die „Kaufmann-Kur" im Ersten Weltkrieg. Rauh, P.: Zwischen „Kaufmann-Kur" und Baldrian – Diskurse und Praktiken militärpsychiatrischer Therapiemethoden im Ersten Weltkrieg (1914–1918), in: Gahlen e. a., Nerven, S. 171–197.

512 UAE, C3/7i, Nr. 94, Krankengeschichte 22.04.1937.

513 UAE, C3/7i, Nr. 142, Krankengeschichte 04.03.1936.

11. Schock- und Krampftherapien

Für die entsprechenden „Kuren" (Insulinschock, Cardiazol- sowie Elektrokrampftherapie) wurde üblicherweise zuvor eine schriftliche Einwilligung der Angehörigen eingeholt sowie (falls die Angehörigen nicht selbst zahlten) eine Kostenübernahme der Krankenkasse. Aufgrund der Implikationen, die eine psychiatrische Diagnose damals hatte, waren die Angehörigen üblicherweise bereit dazu. Die Elektrokrampftherapie beispielsweise kostete die Krankenkasse oder die Familie der Patient*innen „40 RM".[514] Teils wurden die Patient*innen für diese Behandlungsformen aus der Anstalt in die Klinik verlegt.[515]

Die Insulinschocktherapie, die ab Mitte 1937 in der Erlanger Klinik angewandt wurde, bestand darin, dass Insulin (in Erlangen „intramuskulär") in teils erheblichen Dosen wie „etwa 200 Einheiten" gegeben wurde, welches „an der Grenze zwischen Leben und Tod liegende hypoglykämische Schocks" verursachte. Nach einer gewissen Zeit im hypoglykämischen Koma, in Erlangen bis zu einer Stunde, wurde „eine mit der Nasensonde zugeführte Zuckerlösung" verabreicht. Es handelte sich um eine nebenwirkungsreiche Therapie mit zahlreichen Komplikationen bis hin zum Tod der Patient*innen; die Mortalität wurde von der Psychiatrischen Klinik mit „höchstens 1,6%" angegeben. Patient*innen verstarben in einem nicht mehr erweckbaren Koma durch „eine [...] irreversible [...], organische [...] Ganglienzellschädigung des Gehirns", auch der „Status epilepticus" wurde als „einer der ernstesten Zwischenfälle" angesehen. Insulin wurde in der Psychiatrischen Klinik täglich außer sonntags verabreicht, in der Regel über mindestens 6 Wochen, aber auch Behandlungen über Monate waren keine Seltenheit. Ab Kriegsbeginn musste „der Zucker", der für diese Therapie erforderlich war, „genehmigt werden"; im weiteren Verlauf des Krieges wurde, wie oben geschildert, auch

---

514 StAN, Bezirkskrankenhaus Erlangen, Patientenakten, Abgabe 2000 – Frauen in der Anstalt verstorben, 8445, Rechnung an Krankenkasse, 14.08.1943. UAE, C3/7i, Nr. 26 Meggendorfer an Vater, 11.03.1942.

515 UAE, C3/7i, Nr. 5, Vater der Patientin an Meggendorfer, 19.12.1939. Ebda., Nr. 29, Meggendorfer an Angehörige (ohne Datum). Ebda., Nr. 86, Formblatt Insulin/Cardiazol/EKT, 22.03.1941 von Mutter unterzeichnet. Ebda., Nr. 96, Krankengeschichte 07.10.1944. Ebda., Nr. 121, Formblatt Insulin/Cardiazol/EKT, 02.01.1941. Vgl. auch ebda., Nr. 26, Hoch an Meggendorfer, 16.02.1942.

das Insulin knapp, so dass Meggendorfer dessen Beschaffung teilweise an niedergelassene Ärzte auslagerte.[516]

Der Cardiazolkrampf beinhaltete, dass den Patient*innen Cardiazol, ein Mittel, welches epileptische Krämpfe auslöste, intravenös gespritzt wurde; die daraufhin auftretenden epileptischen Anfälle sollten einen positiven Effekt auf psychotische Symptome bewirken. Die Patient*innen hatten währenddessen Todesangst, Meggendorfer selbst schrieb, dass „[d]ie Zeit zwischen der Einspritzung und dem Eintritt der Bewusstlosigkeit [...] von vielen Kranken als *äußerst qualvoll*, als ‚*Vernichtungsgefühl*' erlebt" werde. Auch Bingel konstatierte, dass diese „Todesfurcht" „in der Tat das psychische Bild der Kranken nachteilig beeinflussen [könne]." Cardiazol wurde ebenfalls ab 1937 in Erlangen verwendet und üblicherweise „an zwei oder drei Tagen einer Woche" verabreicht, entweder bis zur „Besserung", nach der „noch zwei oder drei Krampfanfälle, um den Erfolg zu festigen" vorgenommen wurden, oder „die Behandlung [wurde] eventuell als aussichtslos abgebrochen", wenn nach „20–25 Krampfanfälle[n]" kein Effekt eintrat. Durch die Krämpfe konnte es zu Knochenbrüchen und Gelenksluxationen kommen. Neben „Lungenkomplikationen" traten „Kopfschmerzen, Kreuzschmerzen,

---

516 UAE, C3/7i, Nr. 9, Insulinbogen 24.01.1938–31.03.1938. Ebda., Nr. 12, Boeckh an Bingel, 10.02.1938, Bingel an Boeckh, 09.02.1938. Ebda., Nr. 46, Insulinbogen 24.09.–11.11.1939, Krankengeschichte 27.09.1939, 22.10.1939. Ebda., Nr. 61, Aerztliches Zeugnis Meggendorfer, 12.03.1940, Insulinbogen 22.01.–24.02.1940, Krankengeschichte 22.01.1940. Ebda., Nr. 89, Insulinbogen 23.06.–12.10.1939, Krankengeschichte 26.07.1939, 12.08.1939, 26.08.1939, 10.09.1939, 23.09.1939, 08.10.1939, 01.11.1939. Ebda., Nr. 96, Insulinschema 09.10.1944–08.12.1944. Ebda., Nr. 122, Meggendorfer an Vater, 08.08.1939, Meggendorfer an Krankenkasse, 22.06.1939, Insulinbögen 18.07.1939–12.10.1939. Ebda., Nr. 129, Krankengeschichte 15.06.1939, 03.07.1939, 14.07.1939, Insulinbögen 15.06.–02.09.1939. Ebda., Nr. 139, Krankengeschichte 26.11.1938, Insulinbögen 31.10.1938–25.11.1938. Ebda., Nr. 142, Krankengeschichte 09.06.1937, 16.07.1937, 26.07.1937, Insulinbogen, 09.06.–28.08.1937. Ebda., Nr. 1504, Meggendorfer an Scholz, 08.04.1938. Ebda., A6/3i, Nr. 1, Rundschreiben des Ministeriums, 04.02.1942. Ebda., Meggendorfer an Reichsminister, 28.02.1942. StAN, Erbgesundheitsgericht Erlangen, Verfahrensakten, XIII 20/1943, Bl. 1. Bingel, A: Über Grundlagen und Ergebnisse der Insulinschock- und Cardiazolkrampf-Behandlung bei Schizophrenen, in: Sitzungsberichte der Physikalisch-medizinischen Sozietät zu Erlangen 71 (1940), S. 228–252, 229–231, 233–236. Kater, Ärzte, S. 93. Hedrich, medizinische Gewalt, S. 205–212. Schott/Tölle, Geschichte der Psychiatrie, S. 473–474. Micale, Psychiatric Body, S. 333, 335. Der Wirkmechanismus wird heutzutage durch die irreversible Zerstörung von Nervenzellen erklärt, ähnlich den späteren Lobotomien.

Schwindel, Übelkeit und Erbrechen“ in erheblichem Maße auf. Das aggressive Medikament „verödet[e]“ die Venen in einem Maße, das künftige intravenöse Medikationen teils unmöglich machte. Die „Mortalität“ der Methode wurde von Bingel mit „unter 1%“ angegeben.[517]

Sehr ähnlich funktionierten ab 1939 die „Azomankuren“, die für die Patient*innen weniger quälend waren, aber als weniger wirksam galten; auch sie gingen allerdings unter Umständen „[m]it lebensbedrohlichen Zuständen“ einher. Auch „Neospiran“ wurde anscheinend in ähnlicher Weise intravenös eingesetzt.[518]

Das Vorgehen änderte sich im Laufe der Zeit: Während zunächst noch die „Möglichkeit einer Spontanremission“ abgewartet wurde, bevor Schock- und Krampfverfahren angewandt wurden, wurde später die möglichst zügige „Behandlung schon vor gesicherter Diagnose“ für die Patient*innen als günstig gesehen, weil deren Erfolgsaussichten besser wären (die Risiken waren allerdings auch größer). Da mit einer zügigen Remission allerdings „eine Entscheidung vor dem Erbgesundheitsgericht oft unmöglich“ wurde, begann die Psychiatrische Klinik „infolgedessen grundsätzlich erst dann“ mit der Therapie, „wenn die Diagnose gesichert“ war. Für ihre rassenhygienischen Ziele ebenfalls problematisch sahen Meggendorfer und Bingel es an, dass es

---

517 UAE, C3/7i, Nr. 5, Meggendorfer an Fürsorge, 15.11.1939. Ebda., Nr. 46, Krankengeschichte 27.09.1939, 22.10.1939. Ebda., Nr. 61 Krankengeschichte 31.1.1940, 03.02.1940. Ebda., Nr. 73, Krankengeschichte 13.12.1937, 14.01.1938, 30.01.1938, 14.02.1938, 28.02.1938. Ebda., Nr. 89, Insulinbogen 23.06.–12.10.1939, Krankengeschichte 12.08.1939. Ebda., Nr. 113, Krankengeschichte 15.09.1939, Insulinbogen (für Cardiazol) 25.11.1939–08.12.1939. Ebda., Nr. 122, Insulinbögen 18.07.–12.10.1939. Ebda., Nr. 139, Krankengeschichte 09.11.1938, Insulinbögen 31.10.–25.11.1938. Ebda., Nr. 142, Krankengeschichte 14.09.1937, 30.09.1937, 12.10.1937, 28.10.1937, 09.11.1937, Insulinbogen (für Cardiazol) 10.09.–26.10.1937. Ebda., Nr. 146, Krankengeschichte 28.05.1945, 06.09.1945, 08.09.1945, 19.09.1945, Insulinbogen (f. Card.): 06.–11.09.1945. Meggendorfer, F.: Allgemeine und spezielle Therapie der Geistes- und Nervenkrankheiten, Stuttgart 1950, S. 34. Schott/Tölle, Geschichte der Psychiatrie, S. 475. Micale, Psychiatric Body, S. 333. Hedrich, medizinische Gewalt, S. 204–205, S. 219. Busfield, Mental Illness, S. 633, 645–647.

518 Bingel, Ergebnisse, S. 247. Meggendorfer, F.: Elektrokrampfbehandlung in der Psychiatrie, in: Therapie der Gegenwart 85 (1944), S. 101–103, S. 102. UAE, C3/7i, Nr. 61, Krankengeschichte 04.01.1940, 06.01.1940, 09.01.1940. Ebda., Nr. 89, Meggendorfer an Gölz, 09.04.1941. Ebda., Protokoll der Azomanbehandlung 21.–28.10.1939, Insulinbogen 23.06.–12.10.1939, Krankengeschichte 28.06.1939, 05.07.1939, 26.07.1939, 12.08.1939, 26.08.1939, 23.09.1939, 08.10.1939, 22.10.1939, 29.10.1939. Ebda., Nr. 158 Krankengeschichte 13.05.1939, 29.05.1939. StAB, OLG Bamberg, K 100/5, Nr. 3768, Wg 11/40. Cardiazol, Azoman und Neospiran gehörten zur gleichen Medikamentengruppe, den Analeptika.

Fälle gab, in denen „die Erbgesundheitsgerichte den Sterilisationsantrag abgelehnt ha[tt]en, da der vollremittierte Kranke in der Verhandlung keinerlei Defektsymptome bot […].“[519] Die rassenhygienische möglichst vollständige „Ausschaltung krankhafter Erbanlagen“ wurde also auch hier deutlich vor den Heilungschancen und dem Wohlergehen der Patient*innen beachtet, ebenso wie bei den psychischen Auswirkungen der Zwangssterilisationen.

In der Regel wurden die verschiedenen Therapien miteinander kombiniert, so wurden beispielsweise an einer Patientin Insulinschocks, parallel dazu zunächst Cardiazol-, dann Azomankrämpfe und zuletzt noch Elektrokrämpfe vorgenommen.[520] „Das Interesse an den neuen Therapien […] stand keineswegs im Gegensatz zur ‚Euthanasie‘-Aktion“, sondern ist als Teil der „rigorose[n] Triage der Psychiatriepatienten“ zu betrachten; Vor dem Grundsatz des „Heilen und Vernichten“ wurden die Patient*innen in nützlich oder unnütz für die Volksgemeinschaft sortiert. Die höhere Mortalität dieser Methoden zeigt dies ebenso wie die Betonung der Arbeitsfähigkeit der damit Therapierten.[521]

12. Die Elektrokrampftherapie – ein neues Verfahren

Die in Italien 1938 erstmals angewandte Elektrokonvulsionstherapie setzte an den anderen Krampfverfahren an und suchte ein „einfacheres und kostengünstigeres Mittel zur Krampfauslösung“ statt beispielsweise Cardiazol; die Annahme, dass epileptische Anfälle einen lindernden Effekt auf psychotische Symptome hätten, war ihr also ebenfalls Voraussetzung.[522]

August 1939 gab es erste Anfragen von Meggendorfer an die Siemens-Reiniger-Werke, ein entsprechendes Gerät zu bauen; sein Interesse war

---

519 Bingel, Ergebnisse, S. 243–244.

520 UAE, C3/7i, Nr. 89, Meggendorfer an Gölz, 09.04.1941. Ebda., Protokoll der Azomanbehandlung 21.–28.10.1939, Insulinbogen 23.06.–12.10.1939, Krankengeschichte 28.06.1939, 05.07.1939, 26.07.1939, 12.08.1939, 26.08.1939, 23.09.1939, 08.10.1939, 22.10.1939, 29.10.1939.

521 Schmuhl, H.-W.: Die Gesellschaft Deutscher Neurologen und Psychiater im Nationalsozialismus, Berlin/Heidelberg 2016, S. 364. Ders., Reformpsychiatrie, S. 255.

522 Hedrich, medizinische Gewalt, S. 213. Zur Elektrokrampftherapie (kurz: EKT) insgesamt und in Erlangen: Berger, Psychiater, S. 39, 66–67, 114–115, 160, 164. Hedrich, medizinische Gewalt, S. 212–214, S. 219, S. 277–289, S. 292–298. Peiffer, Hirnforschung, S. 51–52. Schmuhl, Reformpsychiatrie, S. 239–266, S. 239, 251. Ders., Gesellschaft, S. 364. Schott/Tölle, Geschichte der Psychiatrie, S. 475–477. Ude-Koeller, S.: Entwicklung und Erprobung der Elektrokrampftherapie, in: Leven/Plöger, 200 Jahre, S. 254–255, passim. Vgl. auch Braun, Meggendorfer, S. 220–249.

allerdings „ziemlich abgeflaut", als er erfuhr, „dass der Münchner Psychiater, Herr Prof. Bumke [!] die von den Italienern veröffentlichte Methode bereits ausübt[e]" und er somit nicht der erste in Deutschland wäre, das neue Verfahren anzuwenden. Bingel hatte deutlicheres Interesse, nachdem er auf „dem internationalen Neurologenkongress [...] in Kopenhagen" davon gehört hatte, und bemühte sich beim „Siemens-Reiniger-Werke in Erlangen" um einen entsprechenden Apparat, den die Firma im November 1939 lieferte: den „Convulsator". Die Stromstärke war einstellbar, die in Erlangen „benutzten Ströme hatten eine Spannung bis zu 130 Volt und eine Stromstärke zwischen 100 und 500 Milliampere." Meggendorfer selbst wollte eigentlich „zunächst das Verfahren an Hunden erproben" und hatte „Bedenken gegen eine sofortige Erprobung an aussichtslosen Patienten", die sich „nach den ersten Behandlungen" legten; Bingel hatte für den sofortigen Einsatz am Menschen plädiert.[523]

Die Elektrokrampftherapie wurde in Meggendorfers eigenem Büro durchgeführt, „die Behandlung fand [zunächst] dreimal in der Woche statt"; nach den ersten Erfahrungen wurde sie „meist 2mal wöchentlich angewandt und während etwa 6 Wochen, manchmal auch kürzer, zuweilen aber auch erheblich länger durchgeführt.".[524] In der Erprobungsphase wurden noch „die Schläfenhaare [...] rasiert" oder „abgeschnitten"; von dieser Praxis nahm man rasch Abstand, da „[e]ine gute Durchfeuchtung der Haare mit Salzwasser" das erübrigte.[525]

523 Bingel, A./Meggendorfer, F.: Über die ersten deutschen Versuche einer Elektrokrampfbehandlung der Geisteskrankheiten, in: Psychiatrisch-neurologische Wochenschrift 42 (1940), S. 41–43, passim. SRW, Technische Entwicklung/Gleichstrom- und Niederfrequenzanwendung (Elektrokrampftherapie), Bericht Dr. Pätzold, Erlangen, 11.07.1947, Aktennotiz, 02.03.1940, Aktennotiz, 12.02.1940, Aktennotiz, Ebda., Elektroschock 1940 bis Februar 1941, Meggendorfer an Pätzold, 10.03.1941, 08.03.1941, 22.12.1941. Ebda., [ohne Namen] an Meggendorfer, 16.09.1941. Ebda., Pätzold an Bingel, 15.03.1941, Bingel an Pätzold, 31.03.1941. Ebda., Pätzold an Meggendorfer, 31.07.1940. Ebda., Geschäftsstelle Nürnberg an SRW Berlin, 23.08.1939, Pätzold an Koesch, 07.02.1940. Ebda., Elektroschock vom Januar 1942, Pätzold an Meggendorfer, 12.11.1943, Aktennotiz, 21.10.1943. Ude-Koeller, Elektrokrampftherapie, S. 254–255.

524 SRW, Elektroschock 1940 bis Februar 1941, Fritsch, Bericht, 20.02.1941. Bingel, A.: Über die psychischen und chirurgischen Komplikationen des Elektrokrampfes. 2. Mitteilung zur Elektrokrampftherapie. in: Allgemeine Zeitschrift für Psychiatrie und ihre Grenzgebiete 115 (1940), S. 325–343, S. 328–329. Meggendorfer, Elektrokrampfbehandlung in der Psychiatrie, S. 102.

525 SRW, Elektroschock vom Januar 1942, Aktennotiz Flir/Meggendorfer, 21.10.1943.

Auf beide Seiten des Kopfes wurden „Elektroden [...] aufgesetzt", die durch einen Kopfbügel gehalten" wurden. Dann wurde der epileptische Anfall verursacht. „Zum Schutz der Zähne, der Zunge und der Lippen" schob der Behandler zu „Beginn des Krampfes ein Stück Gummirohr zwischen die Zähne" des Patienten. „[G]egen Ende des elektrisch ausgelösten Anfalls" trat „das apnoische Stadium mit seiner tiefen Zyanose" auf, in dem die Patient*innen nicht atmeten. „Das Erwachen aus dem Anfall erfolgt[e] gewöhnlich langsam nach etwa 4 bis 7 Min. und bisweilen unter einer gewissen motorischen Unruhe und Schreckhaftigkeit", „in seltenen Fällen" befanden die so Behandelten sich für „15 oder 20 Min[uten]" in tiefer Bewusstlosigkeit. Am 3. Februar 1940 berichteten Meggendorfer und Bingel in der „psychiatrisch-neurologischen Wochenschrift" über die neue Therapieoption.[526] Teils wurde die EKT auch mit anderen Therapiemethoden kombiniert, sehr häufig mit dem Insulinschockverfahren, aber auch beispielsweise als „kombinierte Vitamin-C-Elektrokrampfkur".[527]

In den nächsten Jahren waren Mitarbeiter der Siemens-Reiniger-Werke wiederholte Male auch zu Forschungszwecken in der Psychiatrischen Klinik bei der Elektrokrampftherapie anwesend, beispielsweise für „oszillographische Messungen" oder um neue Elektroden auszuprobieren.[528] Patient*innen

[526] Bingel/Meggendorfer, Elektrokrampfbehandlung, passim. Meggendorfer, Elektrokrampfbehandlung in der Psychiatrie, S. 102.

[527] StAB, OLG Bamberg, K 100/5, Nr. 3770, Wg 24/42. StAN, Erbgesundheitsgericht Erlangen Beschlüsse, 1942/XIII, XIII 55/42.

[528] SRW, Technische Entwicklung/Gleichstrom- und Niederfrequenzanwendung (Elektrokrampftherapie), Aktennotiz, 02.03.1940, 13.04.1940. Ebda., Ordner Elektroschock 1940 bis Februar 1941, Bericht Fritsch, 20.02.1941. Meggendorfer lieh den Elektrokonvulsator wohl vorübergehend an Walter Kreienberg aus. Dieser wollte im Namen der Luftwaffe „Elektrokrampfversuche an großen Hunden durchzuführen", um „Abhilfemaßnahmen" für „plötzliche Bewusstlosigkeit" zu erforschen „bei Jägern, die in großer Höhe ohne Sauerstoffmaske fliegen" und dabei wohl „einen durch den Sauerstoffmangel verursachten Krampfzustand" entwickelten. Die „Dienststelle Unterdruckkammer der Fliegeruntersuchungsstelle 1/VIII, Breslau" benötigte für diese Versuche „einen Konvulsator für höhere Stromstärken" und erhielt den der Psychiatrischen Klinik, welcher „bis etwa 800 mA" Stromstärke bot, „leihweise zur Verfügung gestellt" „von Mitte August [1943] an [...] für 2 Monate". Am 24.02.1944 berichtete Kreienberg in der „Schlesischen Gesellschaft für Vaterländische Cultur" mutmaßlich in Breslau über die Ergebnisse. SRW, Technische Entwicklung/Gleichstrom- und Niederfrequenzanwendung (Elektrokrampftherapie), Bericht, 02.06.1944. Ebda., Elektroschock vom Januar 1942, „Konvulsator großer Leistung für Elektrokrampfversuche. Besuch des Herrn Stabsarzt Dr. Kreienberg am 17.07.1943", 19.07.1943.

wurden anfänglich von der Anstalt in die Klinik verlegt, um an ihnen das neue Verfahren zu erproben.[529] Das Verfahren verbreitete sich schnell; spätestens ab Ende 1943 führte die Heil- und Pflegeanstalt selbstständig Elektrokrampftherapien durch[530]; auch die Nürnberger Psychiatrische Klinik hatte zu diesem Zeitpunkt die neue Therapieform bereits etabliert.[531]

Die Psychiater*innen betonten häufig, dass die EKT für die damit behandelten Patient*innen nicht unangenehm sei und dass diese der neuen Therapie positiv gegenüberstünden. So schrieb Hans Tremel, ein Promovend der Psychiatrischen Klinik: „Die Patienten verlangen geradezu nach dem Elektrokrampf, zumindest wehren sie sich nur selten dagegen."[532]

Aus Sicht der Psychiater*innen war ein überraschend großer Teil der Patient*innen nach der Behandlung „[b]edeutend gebessert." Bei einigen der behandelten Patient*innen blieb die EKT „jedoch ohne Erfolg", sie wurden „unverändert" beispielsweise „von den Angehörigen versuchsweise nach Hause genommen." Außerdem bleibt anzumerken, dass immer wieder Patient*innen auch ohne jegliche Therapie als „praktisch gesund entlassen" wurden.[533]

Die mit Elektrokrampf behandelten Patient*innen waren überwiegend junge Menschen zwischen dem 24. und dem 40. Lebensjahr; bei den meisten war eine „Schizophrenie", bei wenigen ein „manisch-depressives Irresein" diagnostiziert worden. Mehrere der mit Elektrokrampftherapie behandelten Patient*innen führten die Ursache ihrer psychischen Probleme auf „Fliegerangriff[e]" und ähnliche Kriegserlebnisse zurück. Wohl aufgrund der erheblichen Verletzungsgefahr wurde bei einer 54-Jährigen „[v]on der Elektrokrampfbehandlung [...] wegen des Alters der Pat. abgesehen."[534]

---

[529] StAN, Erbgesundheitsgericht Erlangen Beschlüsse, 1942/XIII, XIII 52/42 und XIII 69/42.

[530] UAE, C3/7i, Nr. 101, Krankengeschichte 17.11.1943, 24.11.1943, 01.12.1943.

[531] UAE, C3/7i, Nr. 151, Abschrift Krankengeschichte Nürnberg und dortige Pflegekurve 11.10.1943. Siehe auch Schmuhl, Gesellschaft, S. 364.

[532] Tremel, H.: Der Elektroschock, seine Vorteile und die Schädlichkeit für den Organismus verglichen mit der Schädlichkeit anderer Schockverfahren, Diss. med. Erlangen 1946, S. 16.

[533] UAE, C3/7i, Nr. 19, Krankengeschichte 18.08.1942, 19.08.1942. Ebda., Nr. 58, passim.

[534] UAE, C3/7i, Nr. 149, Krankengeschichte 02.02.1942. Andererseits hatte niemand Bedenken, eine 60-jährige jüdische Patientin neben etlichen anderen riskanten Behandlungsmethoden auch mehreren Elektrokrämpfen zu unterziehen.

Aufgrund der zur Behandlung ausgelösten Grand-Mal-Anfälle traten „schwerere chirurgische Komplikationen" auf, darunter schon am Anfang unter der Erprobung der Methode vier Fälle von Knochenbrüchen im Bereich der Schulter, darunter „eine [...] schwere [...] linksseitige [....] subkapitale [...] Luxationsfraktur des Humerus". Auch Gelenkluxationen beispielsweise des Kiefers wurden in Erlangen beobachtet.[535]

Neben Verletzungen litten die so Behandelten unter „starke[n] Kopfschmerzen" und „hochgradige[r] Gedächtnisschwäche"; die Patient*innen hatten beispielsweise Angst, „daß durch die Elektrokrampfkur ihr Gedächtnis leide und sie dadurch in ihrem Beruf [...] beeinträchtigt wäre[n]." Eine 42-Jährige „[v]erk[a]nnt[e]" nach der Elektrokrampfbehandlung „ihre Umgebung sowie die mit ihr in Berührung kommenden Personen" und klagte über starke Gedächtnisprobleme. Ende des Jahres 1944 wurde sie „wider ärztl. Rat von ihrem Mann [...] nach Hause genommen", wo sie sich aus dem Fenster stürzte und verstarb.[536]

Die Therapie musste gelegentlich abgebrochen werden, da „die psychischen Auffälligkeiten als Zeichen einer organischen Hirnschädigung gedeutet werden mußten". Manchmal trat auch „eine wesentliche Verschlechterung des ganzen Zustandsbildes auf [...], weil die Kranken ausgesprochen dement erschienen." Ursache der Gedächtnisprobleme waren „Schäden [des Gehirns] analog der Epilepsie [durch die] anfangs sehr intensiven Block-Behandlung[en]". Meggendorfer führte unter den beobachteten Komplikationen auch einen Herz-Kreislauf-Stillstand auf, betonte aber, es habe „überhaupt keinen lebensbedrohlichen Zwischenfall" gegeben; „[g]elegentlich setz[e] die Atmung nach dem Krampf aus, doch k[äme] sie auf künstliche Atmung und [Medikamente] alsbald wieder in Gange."[537]

Manche Patient*innen mussten „meist mit Gewalt zur Elektrokrampfbehandlung gezerrt werden, protestiert[en] gegen die Behandlung", „[f]leht[en]

535 Bingel/Meggendorfer, Elektrokrampfbehandlung, S. 43. Bingel, Komplikationen des Elektrokrampfes, S. 341.

536 UAE, C3/7i, Nr. 85, Krankengeschichte 27.07.1942. Ebda., Nr. 96, Krankengeschichte 07.10.1944, 13.11.1944, 01.12.1944, 03.05.1945.

537 Meggendorfer: Zur Klinik des Elektrokrampfes, in: Der Nervenarzt. Monatsschrift für alle Gebiete nervenärztlicher Tätigkeit mit besonderer Berücksichtigung der psychosomatischen Beziehungen 15 (1942), S. 49–53, S. 52 (im Original hervorgehoben). Ders., Elektrokrampfbehandlung in der Psychiatrie, S. 102.

[den Arzt] an, sie niht [!] mehr zu ‚schocken'" oder „hat[ten] vor dem ‚Shoken' große Angst." Diese Angst trat nach mehreren Elektrokrämpfen auf, so dass die Patient*innen das Verfahren bereits kannten; es handelte sich hierbei also nicht um eine Angst vor dem Unbekannten.

Auch Rudolf H., offensichtlich ein Soldat, der aus einem Reservelazarett in die Anstalt und von dort zur Elektrokrampftherapie in die psychiatrische Klinik verlegt worden war, verspürte panikartige Angst davor: „Er sträubte sich gegen die Kur, weil er glaubte, dadurch umgebracht zu werden." Meggendorfer diagnostizierte bei ihm eine „Schizophrenie" und das EGG Erlangen beschloss auf dieser Basis Rudolf H.s Zwangssterilisation. Dass Rudolf H. im Jahre 1943, also zur Zeit der dezentralen „Euthanasie", Angst hatte, in der Anstalt (oder der psychiatrischen Klinik) getötet zu werden, wurde seiner Diagnose angelastet.[538]

Es gab jedoch auch Verbesserungen des psychischen Zustands der Patient*innen unter der Elektrokrampftherapie, und auch die Option, ambulant zum Elektrokrampf zu kommen, wurde von einigen Patient*innen beziehungsweise deren Familien wahrgenommen.[539]

Die neue Methode wurde für vielerlei Indikationen erprobt: In seiner Rolle als Militärpsychiater behandelte Meggendorfer Fleckfieber- und „Malariapsychosen", aber auch „psychogene […] Reaktionen" bei Soldaten mit Elektrokrämpfen.[540] Aber auch in der zivilen Klinik wurden Patient*innen mit „psychogene[n] Störungen" mit Elektroschocks behandelt, wozu Meggendorfer „meist unterschwellige Reize" einsetzte, die zur „Trübung des Bewußtseins" führten, um dann mit „geeigneter gleichzeitiger Suggestion" – ähnlich

---

538 StAN, Erbgesundheitsgericht Erlangen Beschlüsse, 1943/XIII, XIII 26/43.

539 StAN, Erbgesundheitsgericht Erlangen, Verfahrensakten, XIII 47/1942, Bl. 4. UAE, C3/7i, Nr. 147, Krankengeschichte 10.11.1944. Zu den ambulanten Behandlungen ist anzumerken, dass dies eine Zeit war, in der den Patient*innen in einer Heil- und Pflegeanstalt der Tod drohte, was ihnen und den Angehörigen zumindest teilweise bekannt war. Die Option einer ambulanten Behandlung bedeutete auch, eine*n Angehörige*n aus einer gefährlichen Umgebung nach Hause nehmen zu können; als „verrückt" wahrgenommenes Verhalten hingegen gefährdete nicht nur die Person selbst, sondern über die Drohung der Zwangssterilisation auch die gesamte Familie. D. h. die ambulante Behandlung, selbst unter Inkaufnahme erheblicher Nebenwirkungen, stellte u. U. die einzige Möglichkeit dar, eine erneute Klinikaufnahme zu verhindern.

540 Berger, Psychiater, S. 114–155, 160, 164.

einer Hypnose – eine Änderung der Symptome zu erzeugen.[541] Diese „unterschwelligen“ Stromschläge führten, da „kein elektrischer [...] Heilkrampf [...] mit Bewusstseinsaussetzer erzeugt wurde“, „wie die Cardiazol-Schocktherapie“ bei den Patient*innen zu „schweren Angstzuständen.“[542]

Meggendorfer berichtete über einen Behandlungserfolg bei einem „Mann, der nach einem Unfall, der mit einem Oberarmbruch einhergegangen war, eine seit 10 Jahren bestehende Lähmung des rechten Armes hatte“, die seines Erachtens „entweder [...] eine hysterische Lähmung oder überhaupt [...] Simulation“ sein müsste. Weil der Patient „resistent gegen alle Behandlungsversuche“ war, „entschloss [Meggendorfer sich] zum Elektrokrampf.“ Er „wandte [...] einen unterschwelligen Reiz an, durch den [er Patient] etwas benommen, aber nicht bewußtlos wurde“ und „trat [...] ihm mit einem kräftigen ‚Heil Hitler!‘ entgegen“. Daraufhin „erhob auch [der Patient] den rechten Arm“. Die Lähmung sei daraufhin „[a]n jenem Nachmittag und Abend“ rückläufig gewesen, aber der Patient sei „ob dieser Heilung von seiner 10jährigen Lähmung keineswegs erfreut“, und „[a]m nächsten Tag [...] neuerdings gelähmt [gewesen] und fast so schlecht wie vorher.“ Der Patient „widersetzte sich heftig einer neuen Behandlung und meinte, lieber wollte er seine hohe Rente verlieren.“[543]

Nach der Entlassung erkundigte Meggendorfer sich bei den Angehörigen der ersten auf diese Weise behandelten Patient*innen, wie es diesen nun ging. So schrieb er beispielsweise dem Vater einer Patientin, er wolle im Vorhinein klarstellen, „daß diese Nachfrage lediglich aus wissenschaftlichen Gründen gesch[ehe] und daß der Kranken aus [sein]en Mitteilungen sicher keinerlei Nachteil erwachsen w[erde].“[544]

Meggendorfer selbst äußerte 1952, dass „der Vergleich“ der Lobotomie[545] „mit manchen psychologischen Folgen des Elektrokrampfes [...] die Vermutung nahe[lege], daß dieser im Grunde eine gleichartige, nur ungleich

---

541 Meggendorfer, Elektrokrampfbehandlung in der Psychiatrie, S. 103.

542 Hedrich, medizinische Gewalt, S. 219.

543 Meggendorfer, F.: Elektrokrampfbehandlung der Psychosen, in: Deutsche Medizinische Wochenschrift 66 (1940), S. 1155–1157, S. 1157.

544 UAE, C3/7i, Nr. 5, Meggendorfer an Vater der Patientin, 10.09.1941. Der zeitliche Kontext zu den Krankenmorden im Rahmen der „Aktion T4“ erscheint offensichtlich.

545 Lobotomie oder Leukotomie: chirurgische Methode, die den Präfrontallappen zerstört. Micale, Psychiatric Body, S. 334–335.

leichtere und reversible Hirnalteration bewirk[e]." Die „Lobotomia anterior", von der er korrekterweise vermutete, „daß die therapeutische Wirkung [...] an eine irreparable Hirnschädigung geknüpft [sei] und geradezu auf einem Stirnhirn-Thalamussyndrom beruh[e]", könne hoffentlich „weiter günstig ausgebaut oder modifiziert werden", da er sie als Option bei anders nicht therapierbaren Patient*innen sah.[546]

13. Äußerungen Meggendorfers über „Rasse"

Über den Begriff „Rasse" schrieb Meggendorfer:

> Man kann *Rassenpflege* im Sinne der beiden das Wort „Rasse" umfassenden Begriffe treiben, im Sinne von *Systemrasse* und im Sinne von *Vitalrasse*. Vom Standpunkt der Systemrasse aus kann man versuchen, die innerhalb des Volkes vorhandenen

---

[546] Meggendorfer, F.: Einst und jetzt: Fünfzig Jahre Schizophrenie. Entwicklung der Schizophrenielehre und der Schizophreniebehandlung, in: Münchener Medizinische Wochenschrift, 94. Jg. 1952, S. 433–440, S. 437–438. Zur EKT in Erlangen siehe auch Meggendorfer, F.: Die Elektrokrampfbehandlung der Psychosen, in: Sitzungsberichte der Physikalisch-medizinischen Sozietät zu Erlangen 72 (1942), S. 42–46. Ders.: Zur Klinik des Elektrokrampfes, in: Der Nervenarzt. Monatsschrift für alle Gebiete nervenärztlicher Tätigkeit mit besonderer Berücksichtigung der psychosomatischen Beziehungen 15 (1942), S. 49–53. UAE, C3/7i, Nr. 5, Krankengeschichte 15.12.1939. Ebda., Vater an Meggendorfer, 19.12.1939. Ebda., Nr. 15, Krankengeschichte 09.03.1942, 15.04.1942, 01.06.1942, 05.07.1942. Ebda., Nr. 23, Meggendorfer an Krankenkasse, 24.05.1944, Krankengeschichte 06.04.1944, 15.04.1944, 09.05.1944, 10.05.1944. Ebda., Nr. 24, Krankengeschichte 05.05.1945, 11.06.1945, EKT-Plan: 09.04.–17.05.1945. Ebda., Nr. 26, Krankengeschichte 28.02.1942, 18.03.1942, 25.04.1942, 05.06.1942, Meggendorfer an Eltern, 11.03.1942, Nr. 55 19.07.1945, 24.07.1945, 20.08.1945, Nr. 56 Meggendorfer an Ruß 06.07.1943, Nr. 61 Krankengeschichte 24.02.1940. Ebda., Nr. 76 Krankengeschichte 07.05.1942, 12.05.1942, 16.05.1942. Ebda., Nr. 85, Krankengeschichte 08.06.1942, 14.06.1942, 13.07.1942, 27.07.1942, 20.08.1942, 26.08.1942. Ebda., Meggendorfer an Vater, 18.08.1942. Ebda., Nr. 86, Krankengeschichte 28.04.1941, 17.05.1941, 19.06.1941, 28.08.1941, 05.11.1941, 20.04.1942, 25.06.1942. Ebda., Nr. 93, Krankengeschichte 15.05.1943, 22.05.1943, 31.05.1943, 29.06.1943, 12.07.1943, 28.07.1943, 01.08.1943. Ebda., Nr. 96, Krankengeschichte 13.11.1944, 01.12.1944. Ebda., Nr. 100 Krankengeschichte 07.10.1943, 25.10.1943 15.11.1943, 30.11.1943, Nr. 105 Meggendorfer an Ewald 02.04.1943, Nr. 146 Krankengeschichte 22.06.1945, 29.06.1945, 04.09.1945, 19.09.1945, 28.05.1945, 06.09.1945, 08.09.1945, 19.09.1945 (Die „Pflegekurve", in der laut Eintrag vom 22.06.1945 die EKT im Detail notiert sein sollte, ist nicht vorhanden; vermutlich im Rahmen von Veröffentlichungen o. ä. aus der Akte genommen und nicht zurückgelegt). Ebda., Nr. 151, Krankengeschichte 30.10.1943, 02.12.1943, 11.12.1943. StAN, Bezirkskrankenhaus Erlangen, Patientenakten, Abgabe 2000 – Frauen in der Anstalt verstorben, 8445, Krankengeschichte 05.04.1944. Vgl. auch Braun, Meggendorfer, S. 205–261.

> Rassen und Rassengemische zu erfassen, sie nach ihren Vorzügen und Nachteilen zu fördern oder zu beschränken und die als schädlich erkannten Rassenbeimischungen zu entmischen und auszuschalten. Vom Standpunkt der Vitalrasse aus befaßt sich die Rassenpflege mit dem Anlagenbesitz des Einzelnen und der Gesamtbevölkerung ohne Rücksicht auf die Zugehörigkeit der Träger zu einer bestimmten Systemrasse. Natürlich wird man auch von diesem Standpunkte aus danach fragen, welche Erbanlagen für das Volksganze wichtig und wertvoll sind, und welche belanglos, schädlich und gefährlich sich auswirken.[547]

Er verwendete den Begriff der „Rasse" also sowohl für die Gesamtheit der Menschen in einem bestimmten Gebiet („Vitalrasse", aus heutiger Sicht: Bevölkerung) als auch für die Zuordnung von Menschen zu bestimmten vermuteten Abstammungen („Systemrasse"). In Bezug auf letztere lehnte er „*Rassenmischungen*, namentlich Mischungen einander fernstehender und nicht zusammenpassender Art", ab, da sie „zur Folge [hätten], daß sowohl auf körperlichem als insbesondere auf seelischen Gebiet allerlei Disharmonien, Unausgeglichenheiten und Spannungen entst[ünd]en, die sich im Charakter und in der nervösen Anfälligkeit nachteilig auswirk[t]en." Die „gelegentlich behauptete Begabungsvielseitigkeit der Mischlinge [sei] für diese selbst wie für die Allgemeinheit ein zweifelhafter Gewinn". Er mutmaßte, „daß im engeren Sinne krankhafte Anlagen, die sonst latent bleiben würden, in einer solchen ungünstigen Mischung hervortr[ä]ten", was „die vielfach beobachteten neuropathischen und psychopathischen Erscheinungen bei deutsch-jüdischen, deutsch-hottentotischen und nordisch-mongolischen Mischlingen" erkläre. „Rassenmerkmale [...]" seien „Erbmerkmale", somit „best[ünd]en die erwähnten Gefahren nicht nur für die aus einer ungünstigen Rassenkreuzung hervorgehenden Mischlinge selbst, sondern auch für die weiteren davon abstammenden Nachkommen." Auch „sozial bedingte" Probleme sprächen gegen entsprechende Nachkommen, beispielsweise „die Minderbewertung seitens der Umwelt und das eigene Minderwertigkeitsgefühl des jugendlichen Mischlings, die keine günstige Grundlage für seine Erziehung schaffen."[548]

---

547 Meggendorfer, § 51 StGB. und Rassenpflege, S. 6–7.

548 Meggendorfer, F.: Die Ursachen der Geistes- und Nervenkrankheiten, in: Weygandt, W. (Hg.): Lehrbuch der Nerven- und Geisteskrankheiten, Halle 1935, S. 1–24, S. 12–13. Interessant ist, dass Meggendorfer die Diskriminierung durch die Gesellschaft, der er selbst hier Vorschub leistete, dann als Grund für mögliche Schwierigkeiten bei der „Erziehung" und damit als Argument gegen diese Kinder nannte.

Auf Basis dieser und vergleichbarer Annahmen erfolgten in den ersten Jahren des Nationalsozialismus (auch nach damaliger Gesetzeslage illegale) zwangsweise Sterilisationen der Kinder deutschstämmiger Frauen und schwarzer Soldaten (genannt: „Rheinlandbastarde").[549]

Meggendorfers Unterteilung der Menschen in „Rassen" ging derart weit, dass er die Unterschiede zwischen besagten „Rassen" mit denen bestimmter Tierarten gleichsetzte.[550] Er unterschied unter anderen in eine „nordische" und eine „westische" „Rasse"; auch die „Juden" benannte er als eigene „Rasse". Die „geringe Widerstandskraft dem Alkohol gegenüber" der „nordische[n]" „Rasse" wertete er nicht als negativen Aspekt.[551]

Man muss festhalten, dass Meggendorfers rassenhygienisches Engagement hauptsächlich auf die, um es mit seinen Worten zu sagen, „Vitalrasse" zielte, gewissermaßen also auf den eugenischen Teil der Rassenhygiene und nicht auf den rassenanthropologischen Aspekt. Zur „Ausmerzung" „unerwünschter" „Erbanlagen" finden sich zahllose Äußerungen und konkrete Planungen Meggendorfers, zur „Rasse" im Sinne von „Systemrasse" tatsächlich nur wenige Aussagen seinerseits. Das heißt aber nicht, dass er mit den Forderungen der rassenanthropologisch geprägten Rassenhygieniker nicht weitgehend einverstanden war. Sein Hauptaugenmerk mag zwar auf der Eugenik gelegen haben, aber der Rassismus der Nationalsozialisten war ihm keinesfalls fremd. So schrieb er über straffällig gewordene Jugendliche:

> *Freisler*, Staatssekretär im Reichsjustizministerium, entwickelt das *Programm eines künftigen rassisch ausgerichteten Jugendstrafrechts*. […] Den ehrliebenden, rassisch gesunden jugendlichen Rechtsbrecher wird der *Jugendarrest* […] zweckmäßig treffen. […] Läßt aber die rassebiologische Untersuchung des Jugendlichen einen erheblichen Grad von rechtsbrecherischer Verkommenheit erkennen, so wird das *Jugendzuchthaus* am Platze sein. […] Dadurch, daß die Fürsorgeerziehung bei rassebiologischer Auslese von der ständigen Ansteckungsgefahr durch rassisch

549 Weingart e. a., Rasse, S. 475.

550 Meggendorfer, F.: 15. Die erbbiologischen Ergebnisse in der übrigen Medizin, in: Rüdin, Ernst: Erblehre und Rassenhygiene im völkischen Staat, München 1934, S. 230–256, S. 239.

551 Meggendorfer, F.: Der schwere Alkoholismus, in: Gütt, A. (Hg.): Die Erbliche Fallsucht. Der Erbveitstanz (Huntingtonsche Chorea). Der schwere Alkoholismus (Handbuch der Erbkrankheiten 3), Leipzig 1940., S. 271–438, S. 303 (im Original hervorgehoben).

Fremde, Zersetzende, unheilbar oder schwer Defekte befreit wird, wird sie vermehrt wirkungsfähig sein.[552]

Wichtig ist hier, dass Meggendorfer neben den „unheilbar oder schwer Defekte[n]" auch die „rassisch Fremde[n]" als „ansteckende" Gefahr beurteilte. Dabei ging es um jugendliche Menschen, die als nicht deutsch beziehungsweise nicht „arisch" angesehen wurden. Sie sollten in einem speziellen Gefängnis mit Zwangsarbeit untergebracht werden, um die anderen Jugendlichen nicht „anzustecken". Mit den „Zersetzende[n]" könnte sowohl eine rassistische Zuschreibung als auch eine sozialhygienische im Sinne der „Psychopathen" gemeint sein. Hier wurde eine Einteilung der Jugendlichen in „ehrliebend", also brauchbar, und „[f]remd[...], [z]ersetzend[...], unheilbar [...] [d]efekt[...]" und damit unbrauchbar vorgenommen. Die scheinbar wissenschaftliche Einteilung der jungen Menschen in diese Kategorien konnte wiederum mithilfe einer „rassebiologische[n] Untersuchung" vorgenommen werden.[553]

14. Zwangsarbeiterinnen als Patientinnen

Im Oktober 1941 kam die 33-jährige Zwangsarbeiterin Aurelia M. aus Polen in die Klinik. Sie war seit einem Jahr in Deutschland zur Zwangsarbeit „in der Porzellanfabrik Carl Schumann" in Arzberg, wirkte verwirrt und hörte seit etwa zwei Wochen die Stimme ihrer toten Mutter. Ihrem „Arbeitgeber" war das fünf Tage zuvor aufgefallen, und wenn sich ihr Zustand nicht „weiter verschlechtert" hätte, hätte die Betriebskrankenkasse sie „direkt nach Polen zurück[ge]schick[t]", aber im aktuellen Zustand erschien das nicht möglich. Aurelia M. sprach praktisch kein Deutsch, daher konnte das Klinikpersonal sich mit ihr nicht verständigen. Allerdings wurde sie als freundlich wahrgenommen. Außerdem fiel der Klinik auf, dass die Patientin relativ dünn und „etwas blass [...]" war; dies wurde mit „asthenischem Habitus" und „genügendem Ernährungs- und Kräftezustand" in der ärztlichen Dokumentation beschrieben.

Die Patientin erhielt „Beruhigungsmittel". Eine Bissverletzung am Arm, zugefügt durch eine Mitpatientin, musste wegen „einer Eiterung" chirurgisch

---

552 Meggendorfer, F.: Neuerungen auf dem Gebiete des deutschen Jugendstrafrechts und Jugendstrafvollzugs, in: Fortschritte der Neurologie, Psychiatrie und ihrer Grenzgebiete. Übersichten und Forschungsergebnisse 15 (1943), S. 37–56, S. 53–54 (Hervorhebung im Original).

553 Ebda., passim.

behandelt werden. Einen Monat nach der Aufnahme informierte Meggendorfer die Betriebskrankenkasse, dass „die Krankheit in absehbarer Zeit nicht zum Abklingen zu kommen schein[e]" und dass die Patientin deshalb „in eine heimatliche Anstalt" geschickt werden sollte. Der „Vater der Kranken" sollte „eine Anstalt ausfindig mach[en,] welche seine Tochter aufn[ähme]." Diverse Anstalten in Schlesien erklärten sich allerdings für nicht zuständig, da die Patientin Polin war. Schließlich wurde Aurelia M. Ende April von Meggendorfer zu ihrem Vater nach Hause entlassen, da „am 28.04. die Kostenübernahme seitens der Betriebskrankenkasse der Firma Schumann in Arzberg abl[ief]", sie in absehbarer Zeit nicht „wieder arbeitsfähig" gemacht werden konnte, und keine Anstalt gefunden wurde, die sie aufnahm. Ihr psychischer Zustand hatte sich nicht verbessert. Aurelias M.s weiteres Schicksal ist ungewiss.[554]

„Sofia S.", eine 40-jährige ukrainische Zwangsarbeiterin, wurde mit der Diagnose „Psychopathie" am 3. November 1944 aus dem Nürnberger Krankenhaus in die Psychiatrische Klinik Erlangen und von dort bereits am 24. November „wegen Platzmangel[s]" in die Anstalt verlegt. Sie war „im Lager unruhig gewesen", wegen „[r]aptusartige[r] Erregungszustände" „als gemeingefährlich [...] eingewiesen" und gab als Grund dafür an, „sie sei schlecht behandelt worden". In der Erlanger Klinik erhielt sie „Veronal", verhielt sich „ruhig und geordnet" und verstand allerdings „kein Wort Deutsch". In der Anstalt sei sie „unauffällig, freundlich und zugänglich" gewesen, wollte „gern nach Hause zu ihren Kindern" und „beschäftigt[e] sich mit Webarbeiten".

---

[554] UAE, C3/7i, Nr. 1550, Aufnahmebogen. Ebda., Meggendorfer an Krankenkasse 03.12.1941. Ebda., Bingel an Bezirksfürsorge Erlangen, 11.02.1942. Ebda., Bingel an Betriebskrankenkasse 12.02.1942, 26.02.1942. Ebda., Meggendorfer an Vater 03.11.1941, 24.11.1941, 02.02.1942, 25.04.1942. Ebda., Vater an Meggendorfer 01.11.1941, 28.11.1941. Ebda., Vater an Klinik, 10.11.1941 (exemplarisch). Ebda., Betriebskrankenkrasse an Klinik, 01.12.1941. Ebda., Landrat Wunsiedel an Bezirksfürsorgeverband Erlangen, 02.01.1942. Ebda., Meggendorfer an Betriebskrankenkasse, 15.11.1941, Betriebskrankenkasse an HuPflA, 03.10.1941, Betriebskrankenkasse an Klinik 11.04.1942. Ebda., Krankengeschichte 04.10.1941, 28.01.1942, 26.04.1942. Schmuhl, Euthanasie, S. 240–247. Vgl. auch Braun, Meggendorfer, S. 427–440. Zu Zwangsarbeiter*innen als Patient*innen der Psychiatrischen Klinik siehe auch Voggenreiter, M./Ude-Koeller, S.: ... beste Auslese und absolut gesund und lebenshart. Medizinische Versorgung von Zwangsarbeitenden in Erlangen, in: Stadtarchiv Erlangen: Erlangen in der Weimarer Republik und im Nationalsozialismus. Die Friedrich-Alexander-Universität Erlangen 1918–1945. Teil 1, Erlangen 2021, S. 233–261, S. 245–260.

Einsles Stellvertreter Hermann Müller[555] wies die Nürnberger Klinik darauf hin, dass „[a]ufgrund eines Erlaßes des Reichsministers des Innern [...] geisteskranke Ostarbeiter und Polen überhaupt nicht mehr hier auf[genommen werden dürften], sondern diese müss[t]en alle in die Heil- und Pflegeanstalt Kaufbeuren verbracht werden" und sandte „eine Abschrift" dieses Erlasses „mit der Bitte in ähnlichen Fällen gleich die Überführung nach Kaufbeuren veranlassen zu wollen".

Auf die Anfrage des Arbeitsamtes, ob „weitere Ostarbeiter oder Polen" in der Anstalt seien, antwortete Müller, dass zwei weitere Patient*innen länger nicht arbeitsfähig werden würden und es sich daher „empfehlen [würde,] die beiden genannten Personen umgehend [in die Anstalt Kaufbeuren] verbringen zu lassen"; auch alle weiteren erkrankten Osteuropäerinnen sollten direkt dorthin geschickt werden. Kurze Zeit später bat er erneut darum, Sofia S. und die beiden anderen Patient*innen „möglichst umgehend" nach Kaufbeuren zu verlegen, da die Erlanger Anstalt das Personal für ihren Transport nicht bereitstellen konnte.

In der Heil- und Pflegeanstalt Kaufbeuren wurden erkrankte Zwangsarbeiterinnen systematisch ermordet; dies betraf gezielt osteuropäische und nicht westeuropäische Zwangsarbeiterinnen. Auf der Station „WU 4" wartete die Ukrainerin auf die tödliche Verlegung nach Kaufbeuren, doch dazu kam es – zumindest für sie – glücklicherweise nicht mehr: Im April 1945 holte ihre Tochter sie aus der Anstalt ab, um sie nach Hause zu bringen.[556]

---

555 Hermann Otto Josef Müller (1885–1945) war Oberarzt und stellvertretender Direktor der Heil- und Pflegeanstalt Erlangen. Schon 1932 und damit vor der Machtübernahme strebte er den Eintritt in die NSDAP ein, welcher ihm 1933 bestätigt wurde. Am 12.06.1945 wurden Einsle und Müller wegen der Krankenmorde verhaftet, Müller beging daraufhin in Haft Suizid. Dies ermöglichte seinem Mitangeklagten sowie Mitschuldigen, die als Zeugen befragt wurden, die gesamte Schuld ihm zuzuschreiben und sich damit juristisch zu entlasten. Voggenreiter/Ude-Koeller, Direktoren, S. 258–263, 271–297.

556 UAE, C3/7i, Nr. 151, 1 Abschrift Krankengeschichte Nürnberg 18.09.1944, 09.10.1944, 03.11.1944. Ebda., Krankengeschichte 03.11.1944, 07.11.1944, 17.11.1944, 24.11.1944, 28.12.1944, 25.01.1945, 27.02.1945, 23.04.1945. Ebda., Müller (für Einsle) an Psych. Klinik des KH Nürnberg, ohne Datum. Ebda., Arbeitsamt Nürnberg an HuPflA, 14.12.1944, Müller an Arbeitsamt Nürnberg, 20.12.1944 und 20.01.1945. Schmidt, M./ Kuhlmann, R./von Cranach, M.: Heil- und Pflegeanstalt Kaufbeuren, in: Cranach/ Siemen, Heil- und Pflegeanstalten, S. 265–325, S. 298–299. Schmuhl, Euthanasie, S. 235, 237–239. Klee, Euthanasie, S. 299–305. Die Kaufbeurer Anstalt im Allgemeinen hatte 1944/1945 eine Todesrate von 25%, in Kaufbeuren-Irsee starben mindestens 50% der Insass*innen. Vgl. zu Sofia S. auch Braun, Meggendorfer, S. 441–445.

Eine französische Zwangsarbeiterin, deren „Sohn von 4 Monaten [...]" kurz zuvor in Frankreich verstorben war und die nun „fast ununterbrochen [weinte] und [...] darum [bat], doch dafür zu sorgen, daß man sie für kurze Zeit nach Frankreich lasse", danach „wolle [...] [sie] wiederkommen und arbeiten", wurde wegen der „Unmöglichkeit der Behandlung und Beobachtung im Lager" in die Psychiatrische Klinik eingewiesen. In diesem Fall schrieb Meggendorfer an die zuständige Behörde, dass „[f]ür das seelische Gleichgewicht der Patientin [...] die Erlaubnis zu dieser Reise [...] angebracht" wäre.[557]

Dass der französischen Zwangsarbeiterin mit mehr Mitgefühl und Entgegenkommen begegnet wurde als den osteuropäischen Zwangsarbeiterinnen, ist weder Zufall noch besondere Mitmenschlichkeit, sondern auf einer Linie mit der rassenanthropologischen Ideologie der NSDAP, nach der osteuropäische Menschen „minderwertig" seien.[558] Meggendorfer teilte diese Ansichten offensichtlich: In seinem Nachruf auf Weygandt führte er ein nationalistisches Gedicht desselbigen als Beweis für dessen „tiefe [...] Vaterlandsliebe" an. Das besagte Gedicht beinhaltet umfangreiche rassistische Vorurteile gegenüber Osteuropäer*innen, behauptet es doch unter anderem, dass „vom Osten her nach deutschem Land und Gut" „wahnumnebelt[e]" „Räuberbanden" „gier[t]en".[559] Des Weiteren unterstellte Meggendorfer, in Hamburg werde der Kokainhandel „besonders durch die sich hier herumtreibenden beschäftigungslosen ausländischen Seeleute, dann auch durch arbeitsscheue Menschen beiderlei Geschlechts" unterhalten.[560] Als mögliche rassenhygienische Maßnahme betrachtete er „eine eugenisch orientierte *Einwanderungskontrolle*."[561] Zu Kriegszeiten, nämlich Mitte des Jahres 1944,

---

[557] UAE, C3/7i, Nr. 84, Krankengeschichte 05.05.1942, 06.05.1942. Ebda., Antrag auf Klinikeinweisung, 05.05.1942. Ebda., Meggendorfer an Renner, 08.05.1942.

[558] Siehe auch Voggenreiter/Ude-Koeller, Zwangsarbeitende, S. 233. Rassistische Vorurteile dieser Art existierten in der deutschen Bevölkerung nach 1945 nahezu unverändert weiter. Welzer, H./Moller, S./Tschuggnall, K: „Opa war kein Nazi". Nationalsozialismus und Holocaust im Familiengedächnis, Frankfurt am Main 2012. S. 136–144 sowie 207.

[559] Meggendorfer, F.: Wilhelm Weygandt †, in: Allgemeine Zeitschrift für Psychiatrie und ihre Grenzgebiete 114 (1940), S. 140–163, S. 1553–1554. Bei näherer Betrachtung verhielt es sich umgekehrt, überfiel doch Deutschland sein Nachbarland Polen, um dessen Gebiete zu besitzen.

[560] Meggendorfer, Intoxikationspsychosen, S. 350.

[561] Meggendorfer, Eugenische Gesetzgebung, S. 132 (Hervorhebung im Original).

lehnte Meggendorfer einen an seine Klinik beorderten tschechischen Arzt mit dem Hinweis ab, er habe „mit Ausländern schlechte Erfahrungen gemacht".[562]

15. Jüdische Patient*innen

Wie oben schon erwähnt, hielt Meggendorfer „die Juden" für eine „Rasse".[563] Damit beziehen sich alle seine prinzipiellen Aussagen über „andere Rassen" auch auf Jüdinnen und Juden. Darüber hinaus seien bei ihnen „seelische und nervöse Abwegigkeiten, insbesondere psychopathische Veranlagungen" häufiger.[564] Bei „Juden, besonders den jüdischen Ärzten" sei „Morphinismus" „keineswegs selten."[565]

Meggendorfers Aussagen über „die Juden" erscheinen im Kontext antisemitischer Propaganda vergleichsweise harmlos: Meggendorfer äußerte sich nicht nennenswert gegen sie, er veröffentlichte keine Hetzschriften gegen alles „Jüdische" und betonte nicht ununterbrochen deren angebliche „Minderwertigkeit". Allerdings unterstützte er die Vorstellung der Nationalsozialisten, die die Juden als eine „Rasse" sahen, und begrüßte die Eheverbote für „jüdische" Menschen mit nichtjüdischen Deutschen im Rahmen des „Blutschutzgesetzes".[566]

---

562 UAE, A6/3i, Nr. 2, Meggendorfer an Zinner, 02.06.1944. Diese Ablehnung geschah im Einvernehmen mit dem Arzt, der kein Interesse an der Psychiatrie zeigte. Außerdem dürften (falsche) strategische Erwägungen eine Rolle gespielt haben, mit diesem Vorgehen Bingel vom Kriegsdienst freizustellen.

563 Exemplarisch: Meggendorfer, F.: Alkoholismus, Morphinismus und andere Rauschgiftsuchten, in: Fortschritte der Erbpathologie, Rassenhygiene und ihrer Grenzgebiete 3 (1939), S. 295–328, S. 298, S. 320; Meggendorfer, Ablauf der Paralyse, S. 11–47. Fredrickson, G. M.: Rassismus. Ein historischer Abriß, Stuttgart 2011, S. 115–175. Zu Antisemitismus siehe auch Diner, D.: Verschwörung, in: ders. (Hg.): Enzyklopädie jüdischer Geschichte und Kultur, Band 6, Leipzig 2015, S. 272–277.
Während dies eine verbreitete Theorie war, gab es durchaus auch zeitgenössische wissenschaftliche Kritik an dieser Ansicht. Van den Bussche, Hamburg, S. 219.

564 Meggendorfer, Alkoholismus (Gütt), S. 302–303.

565 Meggendorfer, Rauschgiftsuchten, S. 320. Zum gesamten Abschnitt vgl. auch Braun, Meggendorfer, S. 392–397.

566 Meggendorfer: Das neue Ehegesetz, in: Fortschritte der Neurologie, Psychiatrie und ihrer Grenzgebiete. Übersichten und Forschungsergebnisse 11 (1939), S. 1–15, passim, v. a. S. 2–3 und 6. Proctor, Racial hygiene, S. 131–136.

Nach dem Ende des Zweiten Weltkrieges nutzte Meggendorfer „die Juden“ als seine erste Verteidigungsargumentation, um darauf zu verweisen, dass er selbst kein Antisemit und dementsprechend kein Nationalsozialist sei.

Unter anderem führte Meggendorfer an, er habe „bei der Anführung von Verfassern in wissenschaftlichen Arbeiten […] die jüdischen Autoren nicht [umgangen], wie dies […] gefordert wurde“, sondern weiterhin zitiert.[567]

Meggendorfers Weigerung, das tatsächlich geltende Zitierverbot umzusetzen, entspricht dem Vorgehen etlicher seiner Kolleg*innen, denn „sogar in der Wolle gefärbte Nazis“ zitierten „in ihren Publikationen die Verdienste von jüdischen Pionieren“, „wenn es ihnen paßte.“[568]

Meggendorfer versuchte nicht, seine jüdischen Kolleg*innen vor der zunehmenden Diskriminierung und den Angriffen zu schützen. Die Bekanntschaften mit ihnen beendete er irgendwann im Jahre 1933; nach dem Ende des Nationalsozialismus, als er sich in einer ungünstigen Position befand, versuchte er anscheinend, den Kontakt wieder aufzunehmen.

Ihn scheint nicht bekümmert zu haben, dass „jüdische“ Ärzt*innen entlassen wurden und buchstäblich von einem Tag auf den anderen ohne Lohn dastanden. Auch dass zwei seiner früheren Kollegen aus Friedrichsberg 1938 in Konzentrationslager gesperrt wurden, dass sie emigrieren mussten, veranlasste keine Handlung von ihm; zumindest ist diesbezüglich nichts belegt oder überliefert.

In Erlangen wurde Meggendorfer laut seinen Äußerungen im Entnazifizierungsprozess „nicht selten von jüdischen Ärzten zu Consilien zugezogen“. Namentlich in diesem Zusammenhang genannt wurde „Herr […] Dr. [Justus] Regensburger [aus] Nürnberg“, der Meggendorfer mehrere Patient*innen überwies. Regensburger starb in Izbica. Er war bei seiner Deportation Anfang 60 Jahre alt und damit im gleichen Alter wie Meggendorfer.[569] Auch in diesem Fall ist keine Reaktion von Meggendorfer auf das Verschwinden seines Kollegen überliefert.

---

567 StAN, Erlangen-Stadt, Spruchkammer M – 76, Bl. 4.

568 Van den Bussche, Hamburg, S. 64. Kater, Ärzte, S. 241.

569 StAN, Erlangen-Stadt, Spruchkammer M – 76, Bl. 4. https://yvng.yadvashem.org/index.html?language=de&s_id=&s_lastName=regensburger&s_firstName=&s_place=n%C3%BCrnberg&s_dateOfBirth=&cluster=true, zuletzt aufgerufen 03.02.2024.

Was jüdische Patient*innen von Meggendorfer angeht, so sind die folgenden Fälle nachweislich bekannt:

Die 31-jährige Beatrix H. war seit Januar 1938 mit der Diagnose „Schizophrenie" in der Klinik. Ab Mitte Februar wurde bei ihr eine Insulinschocktherapie durchgeführt, die ihre Familie selbst bezahlte. Sie „sträubt[e] sich gegen die Insulininjektion en [!]". Am 26. Februar trat bereits eine Komplikation auf, sie kam „am Abend in einen Schock, obwohl sie [...] genügend Zuckerlösung zu sich nahm" und wurde mit „Traubenzuckerinjektionen" behandelt. Am 1. März setzte „der erste Schock ein. Kurz nach Verabreichung von Traubenzuckerlösung mit der Sonde trat ein epileptischer Anfall auf". Am Folgetag erlitt die Patientin in einem erneuten Insulinschock mehrere epileptische Anfälle unter fortdauernder Bewusstlosigkeit, bis sie sich abends in einem Status epilepticus befand. Intravenöse Injektionen waren nicht mehr möglich und es traten typische Zeichen einer Hirnschädigung auf, zwei Tage später auch hohes Fieber. Beatrix H. erholte sich nicht mehr und verstarb am 18. März. Ihr Gehirn wurde nach München an die „Deutsche Forschungsanstalt für Psychiatrie" geschickt, um dort pathologisch beurteilt zu werden. Knapp ein Jahr nach ihrem Tod sandte die Klinik den Befund an den Vater der Patientin, einen Arzt, der sich für die Benachrichtigung bedankte.[570]

Ab Dezember 1940 wurde ein Erlass veröffentlicht, dass jüdische psychiatrische Patient*innen nur noch in der „Jacoby'schen Anstalt" in Bendorf-Sayn nahe Koblenz behandelt werden durften. Diese Anstalt, in der zu diesem

570 UAE, C3/7i, Nr. 1504, Aufnahmebogen, Sektionsbericht. Ebda., Krankenkasse an Klinik, 15.02.1938, Meggendorfer an Krankenkasse, 12.02.1938, Meggendorfer an Scholz, 08.04.1938, Vater an Meggendorfer, 23.02.1939, Meggendorfer an Vater, 18.02.1939. Ebda., Krankengeschichte 27.02.1938, 01.03.1938, 02.03.1938, 04.03.1938, 05.03.1938, 06.03.1938, 07.03.1938, 09.03.1938, 10.03.1938, 12.03.1938, 14.03.1938, 15.03.1938, 16.03.1938, 17.03.1938, 18.03.1938. Das Insulin wurde vormittags verabreicht, der Schock trat dementsprechend vormittags auf. Beatrix H. erlitt also eine weitere (ungeplante) Hypoglykämie am gleichen Abend. Im Gegensatz zu den Krampfmethoden (EKT, Cardiazol) war der epileptische Anfall bei einer Insulinschocktherapie Ausdruck einer Komplikation und nicht Ziel der Behandlung. Aus der Dokumentation bleibt widersprüchlich, ob die Patientin vor ihrem Tode noch einmal das Bewusstsein vollständig wiedererlangte oder nicht. Zu diesem Fall vg. auch Braun, Meggendorfer, S. 403–414.

Zeitpunkt nur noch als „jüdisch“ definierte Menschen[571] arbeiten und als Patient*innen aufgenommen werden durften, fungierte als Sammelstelle für Jüd*innen mit psychischen Problemen. Die noch lebenden jüdischen Patient*innen aus dem gesamten Deutschen Reich (viele waren im Rahmen der Krankenmorde schon getötet worden) wurden dorthin verlegt, ohne Rücksicht auf ihren gesundheitlichen Zustand und ihre Transportfähigkeit. Ab März 1942 wurden sie dann in mehreren Transporten in Vernichtungslager deportiert, zuletzt mitsamt dem jüdischen Personal.[572]

Trude M. wurde Anfang April 1940 mit der Diagnose „Schizophrenie“ aus der Heilanstalt Sayn, in der sie sich seit Oktober 1938 befand, in die Psychiatrische Klinik übernommen. Vermutlich war der Zweck ihrer Verlegung, dass die Psychiatrische Klinik Erlangen über bessere Therapieoptionen gegen Schizophrenie verfügte und sie dort behandelt werden sollte. Allerdings sind sämtliche medizinischen Unterlagen aus der Akte verschwunden. Trude M. wurde im Oktober desselben Jahres „gebessert“[573] entlassen. Nicht einmal zwei Monate später wurde sie erneut eingewiesen, da sie „sehr erregt [sei], ihre Wohnung [demoliere] [...], im Haus [schreie] und die ganze Umgebung [belästige]“. Sie befand sich zunächst noch etwa 6 Wochen in der Klinik in

---

571 Da die Definition von „jüdisch“ in Nationalsozialismus nach der Religion der Großeltern ging – nach dem „Gesetz zum Schutze des deutschen Blutes und der deutschen Ehre“ galt als jüdisch, wer mindestens 3 jüdische Großeltern besaß; bei zwei jüdischen Großelternteilen beziehungsweise einem jüdischen Großelternteil wurde es komplizierter und hing unter anderem vom Heiratsstatus ab – sind die Betroffenen nicht unbedingt jüdischen Glaubens gewesen. Fredrickson, Rassismus, S. 170. Beispielsweise Beatrix H. ist im Aufnahmebogen als „konf[essions]lose Jüdin“ bezeichnet.
Ähnliche Versuche, sie von „arischen“ Patient*innen zu trennen, wurden im Falle der polnischen Kranken in Schlesien geplant, allerdings nicht durchgesetzt. Schulze, D.: Schlesische Heil- und Pflegeanstalten 1933–1945. Ein Überblick, in: Böhm, B.: Vergessene Opfer der NS-„Euthanasie“. Die Ermordung schlesischer Anstaltspatienten 1940–1945, Leipzig 2018 (Zeitfenster. Beiträge der Stiftung sächsische Gedenkstätten zur Zeitgeschichte 11), S. 21–42, S. 31–33.

572 Schabow, D.: Die israelitische Heil- und Pflegeanstalt für Nerven- und Gemütskranke (Jacoby'sche Anstalt, 1869–1942) und die spätere Verwendung der Gebäude, in: Rheinisches Eisenkunstguss-Museum (Hg.): Die Heil- und Pflegeanstalten für Nerven- und Gemütskranke in Bendorf, Bendorf-Sayn 2008, S. 55–79, S. 77–86. Hohendorf, G.: Der Tod als Erlösung vom Leiden. Geschichte und Ethik der Sterbehilfe seit dem Ende des 19. Jahrhunderts in Deutschland, Göttingen 2013, S. 126. Klee, Euthanasie, S. 277–279.

573 Auf dem Entlassungsbescheid steht „ungeheilt“, welches durchgestrichen und durch „gebessert“ ersetzt ist.

Erlangen, dann wurde sie auf Veranlassung der „Israelitischen Kultusgemeinde Nürnberg“ Ende Januar 1941 erneut nach Sayn verlegt.[574] Die Verlegungszeit steht in Kontext mit dem oben erwähnten Erlass, der dazu diente, die anderen Anstalten „judenfrei“ zu bekommen und jüdische Patient*innen in einer Anstalt zu sammeln.

Von Sayn aus wurde Trude M. am 30. April 1942 mit 97 weiteren jüdischen Patient*innen mit dem zweiten Transport aus Sayn deportiert. Der exakte Zielort der Deportation ist unklar; bekannt ist, dass die 31-Jährige entweder auf dem Weg oder in den Vernichtungslagern starb.[575]

Eine weitere jüdische Patientin, Rosa R., wurde Ende des Jahres 1939 in die Erlanger Klinik aufgenommen, die Diagnose lautete auf einen „Depressionszustand“ bei „[m]anisch-depressive[m] Irresein“. Die Patientin war „sehr misstrauisch, meint[e], dass alle anderen Kranken sie missachten würden, weil sie Jüdin [war].“ In der Klinik unternahm sie einen Suizidversuch. Behandelt wurde sie mit einer „Neospirankur“, Cardiazolkrämpfen, Veronalgaben und einer „Insulin-Elektrokrampfkur“. Im März 1940 wurde die 60-Jährige ebenfalls nach Bendorf-Sayn verlegt, sie starb im Vernichtungslager Sobibor.[576]

---

574 StAN, Bezirkskrankenhaus Erlangen, Patientenakten, Abgabe 2004 – Frauen aus der Anstalt entlassen, 4569, Krankengeschichte 02.04.1940. Ebda., Ärztliches Zeugnis, 02.04.1940, Bescheinigung Polizeipräsidium Nürnberg, 11.04.1940. Ebda., Personalbogen, Zustimmungserklärung 02.04.1940, Bescheinigung, 31.03.1940, unterzeichnet von Dr. Wilhelm (Israel) Rosenau. Ebda., Entlassungsbescheid, 16.10.1940, Ärztliches Zeugnis, 04.12.1940. Ebda., Krämer an Meggendorfer, 27.01.1941, Hils (?) an Krämer, 31.01.1941. Ebda., Entlassungsbogen, 30.01.1941. Vermutlich wurde bei dieser Verlegung auch die Krankengeschichte etc. mitgeschickt, das wäre eine plausible Erklärung für ihr Fehlen in der Krankenakte.

575 https://www.ushmm.org/online/hsv/person_view.php?PersonId=4499308, zuletzt aufgerufen am 17.06.2024. Schabow, Jacoby'sche Anstalt, S. 79.

576 UAE, C3/7i, Nr. 61, Heil- und Pflegeanstalt Sayn an Psych. Klinik, 27.03.1940. Ebda., Ärztliches Zeugnis Meggendorfer 12.03.1940. Ebda., Insulinbogen: 22.01.–24.02.1940. Ebda., Krankengeschichte 28.12.1939, 31.01.1940, 04.01.1940, 06.01.1940, 09.01.1940, 12.01.1940, 22.01.1940, 03.02.1940, 24.02.1940. https://yvng.yadvashem.org/index.html?language=de&advancedSearch=true&ln_value=Reis&ln_type=synonyms&fn_value=Rosa&fn_type=synonyms&mn_value=Holzinger&mn_type=synonyms&cluster=true, zuletzt aufgerufen am 03.02.2024.
Die Verlegung erfolgt vor dem Erlass und scheint durch den Ehemann der Patientin veranlasst worden zu sein. Die Intensität der Therapiemaßnahmen in der Psychiatrischen Klinik erscheint ungewöhnlich riskant für eine Patientin dieses Alters, so dass nicht ausgeschlossen werden kann, dass bei jüdischen Patient*innen andere Risiken als vertretbar in Kauf genommen wurden.

Als vermutlich letzte Patientin jüdischer Herkunft behandelte Meggendorfer die 43-jährige Meta K. mit der Diagnose „manisch-depressives Irresein".[577] Die geschiedene Ehefrau eines Kaufmanns war 1937 zwangssterilisiert worden und schon einmal stationär in der Psychiatrischen Klinik gewesen, von Ende 1938 bis Sommer 1939. Im November 1941 wies die Gestapo sie erneut ein, nachdem sie einen Brief an Roosevelt geschrieben hatte, dass der Krieg sinnlos sei. Die Patientin war in Erlangen „tagelang im Bad und nachts oft in der Zelle", sie erhielt täglich Veronal. Am 11. Dezember schrieb Meggendorfer an die „Reichsvereinigung der Juden in Deutschland":

> Ich habe mich damals bereit erklärt, [die Patientin], die an manisch-depressivem Irresein, zur Zeit an Manie leidet, vorübergehend in der Klinik aufzunehmen, vorausgesetzt, dass sie sobald als möglich in die Heil- und Pflegeanstalt *Sayn* überführt wird. Frau K. ist Selbstzahlerin, sie scheint ganz vermögend zu sein. Bis jetzt konnte ich nicht erfahren, ob bereits Anstalten zur Verlegung von Frau K[.] nach Sayn eingeleitet sind. Ich bitte für die baldige Verlegung von Frau K[.] besorgt zu sein.

Fünf Tage später erhielt Meggendorfer die Antwort, dass die Reichsvereinigung sich darum kümmern werde. Am 19. Dezember ist in der Krankengeschichte vermerkt, Meta K. habe geäußert, dass „Stalin […] siegen [müsse], dass die Juden in Frieden leben könn[t]en". Gegen die Patientin wurden von Seiten des Klinikpersonals immer weitere disziplinierende Maßnahmen eingesetzt. Am 15. Januar 1942 wurde sie schließlich nach Sayn verbracht, knapp ein halbes Jahr später mit dem dritten Transport nach Izbica deportiert und dort ermordet.[578]

---

577 Zu diesem Fall vgl. auch Braun, Meggendorfer, S. 419–426.

578 UAE, C3/7i, Nr. 1509, Krankengeschichte 11.12.1938, 04.01.1939, 19.01.1939, 28.02.1939, 06.04.1939, 31.08.1939, 22.11.1941, 27.11.1941, 09.12.1941, 14.12.1941, 19.12.1941, 23.12.1941, 04.01.1942, 15.01.1942. Ebda., Fieberkurve. Ebda., Meggendorfer an Sayn-Bendorf, 23.12.1941, Meggendorfer an Reichsvereinigung der Juden in Deutschland, 11.12.1941, Reichsvereinigung an Klinik, 17.12.1941. Vgl. Braun, Meggendorfer, S. 419–424. https://www.ushmm.org/online/hsv/person_view.php?PersonId=4499226; zuletzt aufgerufen am 17.06.2024; Schabow, Jacoby'sche Anstalt, S. 81. Meta K.s dann siebzehnjähriger Sohn Otto K., der bei seiner Großmutter Emilie Schwed lebte, wurde am 24.05.1942 nach Izbica deportiert, der Ort seiner Ermordung ist unklar. Emilie Schwed selbst wurde am 10.09.1942 nach Theresienstadt deportiert und dort am 26.10.1943 ermordet. https://www.ushmm.org/online/hsv/person_view.php?PersonId=4499227 und https://www.ushmm.org/online/hsv/person_view.php?PersonId=4499478, beide zuletzt aufgerufen am 14.03.2021.

Braun wertet positiv, dass Meggendorfer die Patientin immerhin für kurze Zeit aufnahm.[579] Allerdings kam die Aufnahme der Patientin auf Veranlassung der Gestapo zustande und führte letztendlich zu Meta K.s Deportation.

Auch eine Reihe der von Meggendorfer im Entnazifizierungsverfahren genannten weiteren jüdischen Patient*innen[580] wurde deportiert und ermordet: Der erst 17-jährige Walter W. wurde am 29. November 1941 nach Riga-Jungfernhof verschleppt, der Ort und die Zeit seiner Ermordung sind unklar.[581] Unbekannt ist auch das Todesdatum des 59-jährigen Juristen Siegfried K., der sich im selben Transport befand.[582] Leopold K., welchen Meggendorfer nach eigener Angabe „von 1938 bis 1941“[583] behandelte, wurde ebenfalls am 29. November des Jahres 1941 deportiert und zum Kriegsende für tot erklärt.[584] Der 77-jährige Wolf U. wurde am 10. oder am 11. September 1942 nach Theresienstadt verbracht und starb am 15. Januar 1943.[585]

Auch Meggendorfers Kontaktpersonen bei der Israelitischen Kultusgemeinde, Isaak Wormser und Abraham Krämer, wurden nach Theresienstadt verschleppt, Wormser am 18. Juni 1943, er wurde am 16. Juli desselben Jahres ermordet. Krämer, der im selben Transport wie Wolf U. deportiert wurde, überlebte Theresienstadt und wurde befreit.[586]

Meggendorfers behandelte jüdische Patient*innen, teilweise deutlich länger als andere Kliniken der Erlanger Universität. Dass seine ambulanten Patient*innen und die sie betreuenden Kontaktpersonen in der jüdischen Kultusgemeinde Nürnberg allmählich verschwanden, bedingte keine Reaktion

---

579 Braun, Meggendorfer, S. 418–426.

580 Alle folgenden Personen aus StAN, Erlangen-Stadt, Spruchkammer M – 76, Bl. 4.

581 https://www.ushmm.org/online/hsv/person_view.php?PersonId=4500389, zuletzt aufgerufen am 17.06.2024.

582 https://www.ushmm.org/online/hsv/person_view.php?PersonId=4499570, zuletzt aufgerufen am 17.06.2024.

583 StAN, Erlangen-Stadt, Spruchkammer M – 76, Bl. 4.

584 https://www.ushmm.org/online/hsv/person_view.php?PersonId=4499150, zuletzt aufgerufen am 17.06.2024.

585 https://www.ushmm.org/online/hsv/person_view.php?PersonId=4500328; https://www.ushmm.org/online/hsv/person_view.php?PersonId=1467207, beide zuletzt aufgerufen am 17.06.2024.

586 https://www.ushmm.org/online/hsv/person_view.php?PersonId=4500507; https://www.ushmm.org/online/hsv/person_view.php?PersonId=1467595, beide zuletzt aufgerufen am 29.03.2021.

seinerseits. Die Verlegung der stationären Patient*innen an einen zentralen Sammelort veranlasste er teils selbst.

V. Forschung an der Psychiatrischen und Nervenklinik der Universität Erlangen

1. Meggendorfers eigene erbbiologische Forschung in Erlangen

Im Jahre 1935 trug Meggendorfer zwei Kapitel zu Weygandts „Lehrbuch der Nerven- und Geisteskrankheiten" bei, die entweder noch in Hamburg oder schon in Erlangen entstanden: „Die Ursachen der Geistes- und Nervenkrankheiten" und „Luigene Krankheiten des Nervensystems und der Psyche".[587]

Ein wichtiges Thema infolge des Ersten Weltkrieges war die Behandlung der sogenannten „Kriegszitterer" und die Frage, ob sie durch die Ereignisse im Kriege hervorgerufen seien – was Entschädigungen begründet hätte – oder eben nicht, was hieß, dass die Verantwortung für die Erkrankung beim Betroffenen selbst lag. Vorherrschende Lehrmeinung der überwiegend deutschnational und militäraffin eingestellten Psychiater war letzteres, so auch bei Meggendorfer. Eine „[p]lötzliche schwere Erschütterung [...] des seelischen Gleichgewichts" könne zwar Folgen haben, „[n]icht hierher zu rechnen s[eien] die sog. Kriegs- und Unfallneurosen, bei denen in erster Linie manche Nebenwirkungen der Versorgungs- und Unfallgesetzgebung ursächlich von Bedeutung s[eien], insofern vor allem, als sie Begehrungsvorstellungen weck[t]en, zum Rentenkampf und überhaupt zur querulatorischen Einstellung anreg[t]en."[588] Diese Reaktionen seien Ergebnis einer „minderwertigen Grundeinstellung [...], die man auch als ein ‚*mangelhaftes Gesundheitsgewissen*' bezeichnet ha[be]. Es handel[e] sich hier um eine Bereitschaft, bei den verschiedensten Schwierigkeiten, die

[587] Meggendorfer, F.: Die Ursachen der Geistes- und Nervenkrankheiten, in: Weygandt, W. (Hg.): Lehrbuch der Nerven- und Geisteskrankheiten, Halle 1935, S. 1–24; Meggendorfer, F.: Luigene Krankheiten des Nervensystems und der Psyche, in: ebda., S. 316–355.

[588] Meggendorfer, Ursachen, S. 21. Meggendorfer folgt hierin der Ansicht von Nonne. Peiffer, Hirnforschung, S. 82–83. Zu den Kriegsneurosen siehe auch Ulrich, B.: Die Nerven- und Nervositätsdebatten vor 1914 – Organische Schwäche oder traumatische Neurose, in: Gahlen e. a., Nerven, S. 21–36, passim. Freis, Diskurs, insbes. S. 72. Rauh, militärpsychiatrische Therapiemethoden, passim. Beddies, Bewusstsein, S. 276–279.

das Leben mit sich bringt, namentlich solchen, bei denen das Gemütsleben beteiligt ist, mit Krankheit zu reagieren."[589]

Was die Neurolues betraf, so war Meggendorfer ein Anhänger von kulturpessimistischen Ansichten, „daß die Bedingungen zum Zustandekommen der Paralyse erst im Laufe der letzten Jahrhunderte in unserer Kulturwelt entstanden"[590] seien und sprach von einer „vorwiegend erblich bedingte[n] Veranlagung zu Tabes und Paralyse".[591] Auch über die Tuberkulose äußerte er, „dass die Anwesenheit des Tuberkelbacillus im Körper an sich noch keine Tuberkulose mach[e]" und daher „[d]ie Erblichkeit [...] bei der Entstehung der Tuberkulose eine nicht viel geringere Rolle spiel[e] als bei der Entstehung einer so exquisiten Erbkrankheit wie der Schizophrenie."[592]

In der Reihe über gerichtliche Psychiatrie schrieb er 1936 über „[d]as kommende deutsche Strafrecht",[593] welches „gewiß nicht alles Frühere über Bord werfen" wolle", aber „ein Spiegelbild des nationalsozialistischen Weltbildes [...] sein [müsse]."[594]

1938 setzte er die Reihe über „Gerichtliche Psychiatrie" mit einem Artikel fort, in dem es um „das Gesetz zum Schutze des deutschen Blutes und der deutschen Ehre vom 15. September 1935 und [...] das Gesetz zum Schutze der Erbgesundheit des deutschen Volkes (Ehegesundheitsgesetz) vom 18. Oktober 1935" ging, die „die Erfüllung mancher Wünsche, die zum Teil schon seit langem bezüglich einer Reform des BGB. erhoben wurden", brächten.[595]

---

589 Meggendorfer, Ursachen, S. 22 (Hervorhebung im Original).

590 Meggendorfer, Luigene Krankheiten, S. 325. Dass die Erscheinungsformen der Neurosyphilis früher (vor Ende des 18. Jahrhunderts) in Europa nicht beobachtet wurden (Schott/Tolle, Geschichte der Psychiatrie, S. 80), dürfte daran liegen, dass ein Mensch zuerst einmal die Primärinfektion überleben muss, um danach Langzeitschäden bekommen zu können. Als die „Französische Krankheit" nach 1492 begann, sich über Europa auszubreiten, war dieses Überleben nicht selbstverständlich. French, R.; Arrizabalaga, J.: Coping with the French Disease: University Practitioners' Strategies and Tactics in the Transition from the Fifteenth to the Sixteenth Century, in: French, R. (e. a.) (Hg.): Medicine from the Black Death to the French Desease, Aldershot u. a. 1998 (The History of Medicine in Context 1), S. 248–287, S. 248. Vasold, Seuchen, S. 222.

591 Meggendorfer, Konstitution bei der Spätlues des Nervensystems, S. 160 (im Original hervorgehoben).

592 Ebda., S. 165.

593 Meggendorfer, das kommende deutsche Strafrecht, S. 487–500.

594 Ebda., S. 488.

595 Meggendorfer, Ablösung des BGB, S. 4 (im Original hervorgehoben).

Für Meggendorfer ging das Gesetz zwar in die richtige Richtung, da „schwierige, unsoziale und asoziale, erregbare, haltlose, unverträgliche, verschrobene Psychopathen, ferner [...] gewisse Zyklothyme und Schizoide, [...] manche nach durchgeführter Behandlung mit Defekt stationär gewordene Fälle von Paralyse sowie [...] gewisse Alkoholiker und andere Rauschgiftsüchtige" nun nicht mehr heiraten durften beziehungsweise ihre Ehen auch gegen ihren Willen geschieden werden sollten; allerdings fehlten ihm dabei „die geschlechtlich abwegigen und die senil und präsenil veränderten Persönlichkeiten", da mit diesen „viele erbbiologisch bedenkliche Typen aus dem Erneuerungsprozeß unseres Volkes ausgeschaltet" würden."[596] Die Reihe über „Gerichtliche Psychiatrie" wurde 1939 und 1940 fortgesetzt; der nächste (und letzte) Artikel erschien dann erst 1943 und drehte sich um Jugendstrafrecht.[597]

Die Vorstellung, dass es sich bei der „Schizophrenie" um eine „Erbkrankheit" handelte, führte Meggendorfer zu interessanten wissenschaftlich-theoretischen Rechtfertigungen. Die „rund 25% Partner von schizophrenen eineiigen Zwillingen, die gesund bl[ie]ben" trotz der Tatsache, dass sie damit den gleichen Genotyp eines an „Schizophrenie" Erkrankten hatten, bezeichnete Meggendorfer als „Nuranlageträger".[598] Nahm man die vermutete Häufigkeit von „Teilanlagen" für die Schizophrenie, die man ja „ausmerzen" wollte, hinzu, ergaben sich hierdurch praktische Probleme für die Rassenhygieniker. Die Wissenschaftler waren nämlich zu dem Schluss gekommen, dass damit „in rund 38% aller Ehen der eine oder der andere Ehegatte Teilanlageträger für Schizophrenie" wäre. Und die „Schizophrenie" war nicht die einzige Erkrankung, deren „Erbanlagen" man von der Fortpflanzung fernhalten wollte, so dass „es sehr fraglich [erscheine], ob es im Interesse des Volksganzen l[äge], diesen Umstand für die Eheaufhebung gelten zu lassen."[599]

Psychopathen seien zwar generell verdächtig, minderwertiges Erbgut zu besitzen, aber nicht „ohne weiteres, d. h. ohne eine entsprechende Belastung, als Träger krankhafter Erbanlagen anzusehen."[600]

---

596 Ebda., S. 5 (im Original hervorgehoben).

597 Meggendorfer, das neue Ehegesetz, S. 1–15. Ders., Gesetz gegen gefährliche Gewohnheitsverbrecher. Ders., Jugendstrafrecht, S. 37–56.

598 Meggendorfer, das neue Ehegesetz, S. 6. Gemeint sind offensichtlich gesunde eineiige Zwillingsgeschwister von Patient*innen mit „Schizophrenie".

599 Ebda. (im Original hervorgehoben).

600 Ebda., S. 8.

1940 schrieb Meggendorfer über das „Gesetz gegen gefährliche Gewohnheitsverbrecher“ und „Maßregeln der Sicherung und Besserung“, jenes Gesetz vom November 1933, das er bereits 1934 begeistert begrüßt hatte. „[B]ei dem Widerstreit der Parteien und Anschauungen unter den alten politischen Systemen“ sei die Reform gescheitert, „[e]rst der nationalsozialistischen Regierung war es, wie auf vielen anderen Gebieten, auch hier möglich, gründlich Wandel zu schaffen.“[601]

Das „Gesetz gegen gefährliche Gewohnheitsverbrecher“ wurde gemeinsam mit dem „Gesetz zur Verhütung erbkranken Nachwuchses“ verabschiedet und stand noch mehr als jenes unter dem Gedanken, „Asozialität“ zu bekämpfen. Es sah eine „Strafverschärfung“ in bestimmten Situationen vor, in denen ein Beschuldigter schon mehrere Straftaten begangen hatte. Außerdem ermöglichte es eine „Sicherungsverwahrung“, also ein Einsperren nach Ablauf der Haftstrafe, wenn „die öffentliche Sicherheit es erfordert[e]“, da derjenige weitere Straftaten begehen könnte.[602]

Im Rahmen von „Nachtragsverfahren“ konnte eine „potentiell lebenslängliche Sicherungsverwahrung“ auch nach dem Prozess noch beschlossen werden, dabei war die „Anwesenheit des Delinquenten vor Gericht unüblich“. Bei der Entscheidung folgten die Gerichte nicht etwa strikt festgelegten Kriterien. Stattdessen bildete eine „subjektive Einschätzung des Täters“, seiner „Persönlichkeit“ und „Lebensverhältnisse“ die Grundlage. „Mediziner“ schrieben die „kriminalbiologischen Gutachten“ für diese Abschätzung.[603] Ab 1941 war es auf Basis dieses Gesetzes auch möglich, die Todesstrafe für Delikte zu verhängen, bei denen sie eigentlich nicht vorgesehen war. Ebenfalls ab 1941 wurden „geisteskranke Straftäter“ in Konzentrationslager, insbesondere nach Mauthausen, eingeliefert.[604] Meggendorfer bezeichnete es als „eine ganz *wesentliche Neuerung* und einen *gewaltigen Fortschritt* der Strafgesetzgebung.“[605]

---

601 Meggendorfer, Gesetz gegen gefährliche Gewohnheitsverbrecher, S. 140. Auf S. 151 erwähnt Meggendorfer den Vorschlag, „einzelne charitative [!] Anstalten, die im Zuge der Zeit ohnehin aufgelöst würden, von Staatswegen in solche für die Unterbringung von aus § 42b eingewiesenen Rechtsbrechern zu verwenden.“ Dies scheint seine früheste Anspielung auf die Krankenmorde zu sein, in deren Folge Anstalten aufgelöst wurden.

602 Müller, Gewohnheitsverbrechergesetz, S. 41–42, 72, 82.

603 Ebda., S. 66, 68–69, 77.

604 Ebda., S. 91–94. Vgl. auch Schmuhl, Euthanasie, S. 226–227.

605 Meggendorfer, Gesetz gegen gefährliche Gewohnheitsverbrecher, S. 161.

Bei den Vergehen, in denen es zum Einsatz kam, stellten „gewaltlose [...] Vermögensdelikte" wie „Diebstahl und Unterschlagung" die ganz überwiegende Mehrheit. Unter die „Sittlichkeitsverbrechen", bei denen es ebenfalls oft zur Anwendung kam, fielen nicht nur gewalttätige Übergriffe, sondern neben einvernehmlichen Sexualkontakten zwischen Männern zum Beispiel auch „Kuppelei".[606] „[P]olitische" „Delikte" zählte Meggendorfer neben anderen Straftaten wie unter anderem „Eigentumsdelikte[n]" auf.[607] Über die Zwangskastration von (Sexual-)Straftätern schrieb Meggendorfer, dass die daraus resultierenden „neurotischen Störungen" „nicht mit der Kastration als solcher sondern mit dem damit verbundenen Trauma zusammen [hingen]."[608]

Meggendorfer forderte 1943 im Einklang mit etlichen anderen nationalsozialistischen Psychiatern „*[f]ür die Zukunft*" ein „*Bewahrungsgesetz* und [...] *Bewahrungsanstalten*"[609] – das nicht mehr zustande kam, weil das Deutsche Reich vorher durch den verlorenen Krieg zusammenbrach.[610]

„Der Jugendarrest" war nach Meggendorfer „ein neuartiges Zuchtmittel, das an der Grenze zwischen Erziehung und Strafe st[and]". Durch eine „unbestimmte Verurteilung", das heißt ein bei der Verurteilung offenes Strafmaß, sollten die Jugendlichen zusätzlich zu angepasstem Benehmen angehalten werden.[611] Die „Fürsorgeerziehung" hingegen kümmerte sich um „verwahrloste" Jugendliche, und Meggendorfer sah „[d]ie HJ., deren Kenntnis sich eine im Gang befindliche Verwahrlosung eines Jungen oder eines Mädels heute nicht mehr entziehen k[önne]" in der Pflicht, „hier verantwortlich ein[zu]treten."[612]

1939 arbeitete er erneut an einem Lehrbuch mit, diesmal dem „Handbuch der Erbbiologie des Menschen" von Günther Just, zu dem er das Kapitel über die „Erbpathologie der Psychosen" beitrug.[613] Im darauffolgenden Jahr trug

606 Müller, Gewohnheitsverbrechergesetz, S. 62–63.
607 Meggendorfer, Gesetz gegen gefährliche Gewohnheitsverbrecher, S. 152.
608 Ebda., S. 157.
609 Meggendorfer, Jugendstrafrecht, S. 51 (Hervorhebung im Original).
610 Müller, Gewohnheitsverbrechergesetz, S. 31.
611 Meggendorfer, Jugendstrafrecht, S. 42–46.
612 Ebda., S. 40–41.
613 Meggendorfer, F.: Erbpathologie der Psychosen (mit Ausnahme des schizophrenen, manisch-depressiven und epileptischen Erbkreises), in: Just, G.: Erbbiologie und Erbpathologie nervöser und psychischer Zustände und Funktionen. Zweiter Teil: Erbpsychiatrie (Handbuch der Erbbiologie des Menschen 5), Berlin 1939, S. 1021–1088.

er das Kapitel über den „schwere[n] Alkoholismus“ zu Gütts „Handbuch der Erbkrankheiten“ bei.[614]

Meggendorfer hielt 1937 „4 Vorträge über erbl[iche] Geisteskrankheiten“ im „Auftrag des rassenpolit[ischen] Amtes“, zudem 1944 einen Vortrag über „Kriminalpsychiatrie“ vor „Staatanwälten“ im „Auftrag d[es] Generalstaatsanwalts Nürnberg“.[615]

2. Veröffentlichungen von Meggendorfers Mitarbeiter*innen

Die Veröffentlichungen der Ärzt*innen der Psychiatrischen Universitätsklinik wurden im Rahmen dieser Dissertation nicht systematisch erforscht, sondern lediglich in Einzelfällen gesichtet.

Bingel, der Oberarzt der Psychiatrischen Klinik, habilitierte sich mit einer Arbeit „[ü]ber die Tagesperiodik Geisteskranker dargestellt am Elektrodermatogramm“, einer damaligen Methode, Spannungsdifferenzen der Haut zu messen; des Weiteren forschte er zum Elektrokrampf.[616]

Meggendorfer und seine Mitarbeiter*innen hatten eine adäquate Vorstellung davon, was in Konzentrationslagern stattfand, da einzelne ihrer Patient*innen bereits in KL-Haft gewesen waren. Bemerkenswert erschien ihnen dies nicht, so schrieb Elisabeth Bauer über einen Patienten: „1934 kam der arbeitsscheue Trinker für ein Jahr in das Konzentrationslager Dachau und im nächsten Jahr nochmals für 6 Monate.“[617]

3. Die Dissertationen unter Meggendorfer

Die Doktorand*innen forschten teilweise an Patient*innen der Psychiatrischen und Nervenklinik Erlangen, teilweise an Patient*innen anderer Häuser, wie

---

614 Meggendorfer, Alkoholismus (Gütt), S. 271–438.

615 StAN, Erlangen-Stadt, Spruchkammer M – 76, Meggendorfer: Schriftwerke und Reden seit 1923. Im Entnazifizierungsverfahren gab Meggendorfer an, diese seien wie alle seine Vorträge „wissenschaftlich u[nd] unpolitisch“ gewesen.

616 Bingel, A.: Über die Tagesperiodik Geisteskranker dargestellt am Elektrodermatogramm. (Habil.), Sonderdruck aus: Zeitschrift für die gesamte Neurologie und Psychiatrie 170 (1940), S. 404–440. Ders.: Über Grundlagen und Ergebnisse der Insulinschock- und Cardiazolkrampf-Behandlung bei Schizophrenen, in: Sitzungsberichte der Physikalisch-medizinischen Sozietät zu Erlangen 71 (1940), S. 228–252. Ders./Meggendorfer, F.: Über die ersten deutschen Versuche einer Elektrokrampfbehandlung der Geisteskrankheiten, in: Psychiatrisch-neurologische Wochenschrift, 42 (1940), S. 41–43.

617 Bauer, E.: Über den Heiratskreis der Alkoholiker, in: Allgemeine Zeitschrift für Psychiatrie und ihre Grenzgebiete 115 (1940), S. 344–355, S. 346.

beispielsweise der Heilanstalt Kutzenberg.[618] Auch rein theoretische Abhandlungen kommen vor, die keines menschlichen „Forschungsmaterials“ bedurften.[619]

Anhand der „Jahresverzeichnisse der deutschen Hochschulschriften“[620] lässt sich ermitteln, welche Arbeiten innerhalb eines bestimmten Zeitraums an der Medizinischen Fakultät geschrieben wurden. Da Meggendorfer erst ab Oktober 1934 in Erlangen war, ist es nicht zielführend, die Arbeiten des Jahres 1934 durchzusehen – selbst wenn Meggendorfer in diesen Monaten Zeit hatte, eine Arbeit zu betreuen, wäre diese wohl frühestens im folgenden Jahr fertiggestellt worden.

Also wurden ab 1935 alle Dissertationen gesichtet, die einen Bezug zur Psychiatrischen Klinik oder zu psychiatrischen oder neurologischen Themen aufwiesen. Als Ende des Untersuchungszeitraums wurde 1948 gewählt, um die Arbeiten zu inkludieren, deren Ergebnisse während des Nationalsozialismus (und während Meggendorfers Amtszeit) erstellt, aber wegen des Krieges erst später veröffentlicht wurden, wobei die letzte (laut Deckblatt) von Meggendorfer betreute Doktorarbeit 1947 verteidigt wurde – zu einem Zeitpunkt, zu dem offiziell längst ein anderer dafür zuständig gewesen wäre. Tatsächlich fällt bei der Durchsicht der Doktorarbeiten auf, dass in den Arbeiten von 1945–1947 überwiegend Ergebnisse veröffentlicht wurden, die im Nationalsozialismus erforscht und zum großen Teil geschrieben wurden und dann nach Kriegsende entweder nur noch geprüft oder oberflächlich an die neuen Umstände angepasst wurden, ohne dass der Inhalt sich groß geändert hätte.[621]

Dem Verantwortungsbereich Meggendorfers konnten insgesamt 91 Doktorarbeiten zugeordnet werden; dies umfasst Arbeiten, die an der Psychiatrischen Klinik erstellt wurden und von Meggendorfer selbst oder von einem seiner Mitarbeiter (mit)betreut wurden und Arbeiten, die an anderen Kliniken oder Heil- und Pflegeanstalten entstanden, aber von Meggendorfer in

---

618 Als Beispiel Schnitzenberger, H.: Die Erblage im nächsten Verwandtenkreis von 30 klimakterischen bzw. involutiven Melancholischen, Diss. med. Erlangen 1937.

619 Zu den Dissertationen der medizinischen Fakultät in einem ähnlichen Zeitraum im Allgemeinen Frobenius, W.: „Normale“ Wissenschaft im Nationalsozialismus. Erlanger Medizinpromotionen zwischen 1932 und 1948, in: Leven/Plöger: 200 Jahre, S. 242–261. Karheiding, V.: Von Strahlung, Schwangeren und Syphilis. Dissertationen der Medizinischen Fakultät der Universität Erlangen 1918–1948, in: Leven e. a., Medizinische Fakultät, S. 143–155.

620 Jahresverzeichnis der deutschen Hochschulschriften, Leipzig, 1934–1948 (Bd. 50–64).

621 Eine Liste der entsprechenden Dissertationen findet sich im Anhang dieses Buches. Vgl. auch Frobenius, Medizinpromotionen, S. 259–260.

Auftrag gegeben oder zumindest betreut wurden. Ebenfalls mit eingerechnet wurden Arbeiten, bei denen Meggendorfer eindeutig anderweitig involviert war.[622] Fast alle diese Dissertationen sind dem Fachgebiet der Psychiatrie und Neurologie zuzuordnen, wobei lediglich eine Dissertation eindeutig in das Gebiet der Neurologie fällt.[623]

Zwei Dissertationen arbeiteten zwar mit Patient*innen der Psychiatrischen und Nervenklinik, wurden aber von der Inneren Medizin betreut. Es sind dies die Arbeit von Hildegard Schmidt über EKG-Veränderungen, deren Referent der Ordinarius für Innere Medizin Richard Wilhelm Greving[624] war, und der Fallbericht von Wilhelm Meixner über Schlafstörung unter dem zu diesem Zeitpunkt bereits emeritierten Ludwig Robert Müller[625].

4. Forschung von Meggendorfers Doktorand*innen an anderen Einrichtungen

Forschung, die von der Psychiatrischen und Nervenklinik Erlangen ausging, wurde nicht nur an der Klinik selbst ausgeführt, sondern auch an der Erlanger Heil- und Pflegeanstalt. Auch andere Heil- und Pflegeanstalten aus der näheren und weiteren Umgebung wurden für die Forschung genutzt. Daher muss man davon ausgehen, dass Meggendorfer über Vorgänge in den entsprechenden Anstalten (vor allem Ansbach, Kutzenberg, Gremsdorf,

---

622 Beispielsweise die Dissertation von Meggendorfers Neffen Heinrich Meggendorfer. Meggendorfer, H.: Über den Einfluß der Salvarsanbehandlung der Lues auf die Inkubationszeit der Metaluischen Erkrankungen. Diss. med. Erlangen 1938.

623 Nämlich Grobig-Krebs, M.: Schmerzen bei Multipler Sklerose, Diss. med. Erlangen 1947. Bei Diehl, F.: Über Vortäuschung von Paralyse und Meningitis tuberculosa bei Hypernephrommetastasen im Gehirn, Diss. med. Erlangen 1946 könnte man ebenfalls noch argumentieren, dass dieses Thema einen starken neurologischen Bezug besitzt (allerdings ist die Paralyse damals eine eindeutig psychiatrische Erkrankung); alle anderen Dissertationen sind im Wesentlichen psychiatrisch.

624 Schmidt, H.: Über elektrokardiographische Untersuchungen nach der Elektrokrampfbehandlung. Diss. med. Erlangen 1941. Wittern, Dozenten, S. 58–59.

625 Meixner, W.: Ein Fall von organischer Schlafstörung, Diss. med. Erlangen 1944. Ludwig Robert Müller, geb. 1870, war ein 1935 emeritierter Professor für Innere Medizin und Direktor des Universitätskrankenhauses. Wittern, Dozenten, S. 135–136. Müller und Meggendorfer waren im Ersten Weltkrieg wohl zeitgleich in Konstantinopel stationiert. Müller schrieb im Berufungsverfahren nach Erlangen, „dass [er] Meggendorfer auf Grund [s]einer Erfahrung in Kospoli in persönlicher Hinsicht sehr schätze“, äußerte aber „Bedenken“ bezüglich des „Fehlen des Befähigungsnachweises als psychiatrischer Lehrer und Forscher“. UAE, C3/1, Nr. 302, Bl. 124.

Klingenmünster, Queichheim und Bruckberg)[626] informiert war, arbeitete er mit ihnen immerhin wissenschaftlich zusammen. Vor allem gilt dies für Ansbach und Kutzenberg (und teilweise auch für Bayreuth bis zur Auflösung), da diese Anstalten wie die Heil- und Pflegeanstalt Erlangen staatlich betriebene Heil- und Pflegeanstalten waren und daher ein größerer Austausch zwischen ihren Direktoren und Einsle bestanden haben dürfte, über den auch Meggendorfer Informationen erhielt.

5. Zeitlicher Verlauf der psychiatrischen Dissertationen

In den Jahren 1937 bis 1939 wurden zahlreiche psychiatrische Dissertationen geschrieben.[627] Ab 1940 ging die Zahl der Dissertationen unter Meggendorfers Verantwortung auf drei bis sechs im Jahr zurück. Fast nur Fallgeschichten wurden veröffentlicht; vielleicht ein Hinweis darauf, dass die zeitaufwendigen Reihenuntersuchungen im Krieg nicht mehr zu bewältigen waren.

Die zweite Häufung befand sich in den Jahren 1946 und 1947, als nach dem Krieg hastig und meist nur notdürftig an die neuen Verhältnisse angepasste Arbeiten eingereicht wurden. Auch dieser zeitliche Verlauf scheint die anderen Fächer etwas früher zu betreffen als die Psychiatrie; dort begann der Anstieg bereits 1945.[628] Vielleicht ist das der unklaren Situation während der Entnazifizierung von Meggendorfer geschuldet.[629]

Bei den Dissertationen, die im Jahre 1948 veröffentlicht wurden, war Meggendorfer nicht mehr involviert, auch wenn die Fallberichte aus den Akten seiner Zeit beziehungsweise davor stammen.[630]

---

626 Exemplarisch Böbinger, W.: Lingua nigra, lingua geographica lingua plicata; ihr Vorkommen bei Geisteskranken und Schwachsinnigen. Diss. med. Erlangen 1937. Donn, H.: Statistische Untersuchungen über Paradentose bei Geisteskranken und Schwachsinnigen, Diss. med. Erlangen 1936. Hatzold, K.: Die Zusammenhänge zwischen Formanomalien der Zähne und erblichen Geistesstörungen. Diss. med. Erlangen 1937. Pelzner, G.: Caries bei Epilepsie und Schizophrenie. Diss. med. Erlangen 1937.

627 Dies deckt sich in etwa mit den Ergebnissen von Frobenius zur gesamten medizinischen Fakultät. Frobenius, Medizinpromotionen, S. 247.

628 Frobenius, Medizinpromotionen, S. 247–248.

629 Vgl. auch ebda., S. 259.

630 Wieland, H.: Beitrag zur Unfallbegutachtung bei Syringomyelie, Diss. med. Erlangen 1948. Braack, H.-P.: Zur Begutachtung der Commotio cerebri, Diss. med. Erlangen 1948.

Promovierende aus der Zahnmedizin[631] gab es an der Psychiatrischen Klinik nur in den Jahren 1936 bis 1938 (1936: 1, 1937: 6, 1938: 1), dafür dort allerdings in erheblichem Maße (42,9% im Jahre 1937). Mit einer Ausnahme[632] (Hub über Tuberöse Sklerose) nahmen sie alle Reihenuntersuchungen vor.

Tabelle 1: Dissertationen der Psychiatrischen Klinik zu Meggendorfers Amtszeit

Jahr	Anzahl	Frauen	Männer	Zahnmed.	Betreuung durch Meggendorfer	Anderer Betreuer
1935	1	0	1	0	1	0
1936	6	0	6	1	5	1 (Kihn)
1937	14	1	13	6	14	0
1938	7	0	7	1	6	1 (Fleck)
1939	11	1	10	0	11	0
1940	4	0	4	0	3	1 (Bingel)
1941	6	2	4	0	5	1
1942	5	0	5	0	5	0
1943	4	0	4	0	4	0
1944	7	1	6	0	6	1 (Müller)
1945	3	2	1	0	3	0
1946	11	2	9	0	9	1
1947	10	3	7	0	9	
1948	2	0	2	0	0	2 (v. Baeyer; Scheller)
Gesamt	**91**	**12**	**79**	**8**	**81**	**7**

6. Geschlechterverteilung

Insgesamt 12 der 91 Dissertationen wurden von Frauen geschrieben. Dissertationen von Frauen nahmen gegen Kriegsende und kurz nach Kriegsende tendenziell zu, was dadurch zu erklären ist, dass die männlichen Studenten

631 Hierzu auch Ude-Koeller, S.: „Scherbengericht" und „Heimatfrieden-Sabotage" – Die Erlanger Zahnmedizin in der NS-Zeit, in: Leven e. a., Medizinische Fakultät, S. 134–140. Ude-Koeller, S.: Männer, die an den Wiederaufstieg Deutschlands glauben. Die Zahnmediziner Johannes Reinmöller und Edwin Hauberrisser, in: Stadtarchiv Erlangen: Erlangen in der Weimarer Republik und im Nationalsozialismus. Die Friedrich-Alexander-Universität Erlangen 1918–1945. Teil 1, Erlangen 2021, S. 223–231, S. 229–231.

632 Hub, J.: Die tuberöse Sklerose. Klinischer und genealogischer Beitrag. Diss. med. Erlangen 1937.

oft militärisch eingesetzt waren und dadurch die Frauen verstärkt Zugang zur universitären Arbeit, also auch zu Dissertationen, erhielten.[633]

Doktorandinnen an der Psychiatrischen und Nervenklinik Erlangen bekamen oft „Frauenthemen“, schrieben also ihre erste wissenschaftliche Arbeit über ein Thema, das entweder ein bestimmtes Krankheitsbild oder Phänomen „bei der Frau“ untersuchte, nur Frauen als Patient*innen hatte, oder sonstwie darauf hindeutete, dass ein bestimmtes Thema auch des Geschlechts der Promovierenden wegen ausgesucht worden war.

Hingegen erhielt nur einer der 79 männlichen Promovierenden ein Thema, was sich mit der „Trunksucht bei Frauen“ auseinandersetzte,[634] und kein einziges der Themen lautete auf die Erforschung einer Erkrankung oder einer bestimmten Eigenschaft „beim Mann“.

Tabelle 2: Methodik der Dissertationen zu Meggendorfers Amtszeit

Jahr	Theoretisch	Akten außer Krankenakt.	Reihenu. gesamt	Reihenu. Klinik Erlangen	Reihenu. anderer Ort	experimentell	Fallber. gesamt	Fallber. Klinik Erlangen	Fallber. anderer Ort
1935	0	0	0	0	0	0	1	0	1
1936	0	1	2	1	2	0	4	4	0
1937	1	2	5	3	5	0	7	4	3
1938	0	3	3	3	2	1	4	2	3
1939	1	2	0	0	0	0	8	7	1
1940	0	1	0	0	0	0	4	3	1
1941	0	0	0	0	0	1	5	6	0
1942	0	0	0	0	0	0	5	5	0
1943	0	0	0	0	0	0	4	2	2
1944	1	2	0	0	0	0	5	4	2
1945	1	0	0	0	0	0	2	2	0
1946	0	0	1	1	0	0	11	9	2
1947	0	0	0	0	0	0	10	10	0
1948	0	0	0	0	0	0	2	2	0
Gesamt	4	11	11	8	9	2	72	60	15

7. Theorie-/literaturbasierte Dissertationen

Sehr wenige Arbeiten versuchten, auf rein theoretischer Basis anhand der bisher existierenden Fachliteratur ein bestimmtes Thema zusammenzufassen.

---

[633] Dazu auch Dehrichs, D./Metzger, N.: Anfänge und Durchsetzung des medizinischen Frauenstudiums an der Friedrich-Alexander-Universität in der ersten Hälfte des 20. Jahrhunderts, in: Leven e. a., Medizinische Fakultät, S. 47–63.

[634] Karl, R.: Zur Entstehung der Trunksucht bei Frauen. Ein Beitrag. Diss. med. Erlangen 1938.

Genau genommen waren es genau drei Dissertationen über den gesamten Zeitraum, aus denen sich keine Regelmäßigkeiten ableiten lassen. Josef Helfrecht setzte sich im Jahre 1937 mit den „Degenerationszeichen" auseinander.[635] Hans Lothar Mengel schrieb 1939 über Schizophrenie.[636] Friedrich Schönhöfers Arbeit, die im Jahre 1945 eingereicht wurde, handelt von der Geschichte der Diagnose „Hysteria".[637]

8. Dissertationen auf Basis von Gerichts-, Fürsorge- und ähnlichen Akten

Manche der medizinischen Dissertationen arbeiteten nicht mit Krankenakten, sondern mit Akten anderer Stellen, wie beispielsweise denen der Erbgesundheitsgerichte. Ausgewertet wurden die Akten der Erbgesundheitsgerichte Erlangen[638], Bamberg[639], der Erbgesundheitsobergerichte Bamberg[640] und Celle[641] sowie mehrerer anderer, nicht näher genannter Erbgesundheitsgerichte[642], „die Akten der Hilfsschule Erlangen"[643] und „Schulpapiere" und schulbezogene Statistiken aus Nürnberg[644].

---

635 Helfrecht, J.: Umfang, Wesen u. Begriff der Degenerationszeichen. Diss. med. Erlangen 1937.

636 Mengel, H.: Schizophrenie und exogene Schädlichkeiten. Diss. med. Erlangen 1939.

637 Schönhöfer, F.: Veränderung des Begriffes Hysteria im Laufe der letzten 100 Jahre Diss. med. Erlangen 1945.

638 Renner, K.: Über den schweren Alkoholismus. Diss. med. Erlangen 1939, S. 12. Reus, R.: Die Diagnose des manisch-depressiven Irreseins im erbgesundheitsgerichtlichen Verfahren. Diss. med. Erlangen 1940, S. 8.

639 Wiesent, J.: Erbbiologische Untersuchungen bei Alkoholsüchtigen. Ausgeführt an Hand der Krankengeschichten des Städt. Kur- und Pflegeheims Bamberg, St. Getreu-Stiftung und der Akten des Erbgesundheitsgerichtes Bamberg, Diss. med. Erlangen 1938, S. 6–7.

640 Reus, Verfahren, S. 12.

641 Nagel, H.: Die Epilepsie in der Rechtsprechung eines Erbgesundheitsgerichtes. Diss. med. Erlangen 1938, S. 6.

642 Rhomberg, G.: Ueber 185 Sterilisierungen wegen schweren Alkoholismus. Diss. med. Erlangen 1939, S. 5.

643 Häußinger, W.: Über Kiefer- und Zahnanomalien bei Kindern der Erlanger Hilfsschule, Diss. med. Erlangen 1937, S. 11.

644 Zang, W.: Das Nürnberger Hilfsschulkind. Über den prozentualen Anteil des Hilfsschulkindes an der Nürnberger Volksschuljugend und die Entstehungsursachen zur vorliegenden Leistungsschwäche, Diss. med. Erlangen 1944, S. 88.

Auch die Akten der „Trinkerfürsorgestelle der Stadt Regensburg“[645] und die „Trinkerakten der Städte Nürnberg und Fürth“[646] kamen zum Einsatz. Entsprechend des Forschungsschwerpunktes Meggendorfers wurde viel zu „Alkoholismus“ gearbeitet: fünf von zehn Dissertationen behandelten Teilgebiete der Alkoholsucht.[647]

Drei der Dissertationen setzten sich mit Hilfsschulkindern auseinander[648], wobei das eigentliche Interesse hierbei dem „angeborenen Schwachsinn“ galt. Walter Zang beispielsweise führte zunächst aus, dass „[n]icht alle Hilfsschulkinder [...] schwachsinnig“ seien.[649] Er ließ jedoch keinen Zweifel daran, dass die eigentliche Zielrichtung seiner Arbeit der als erblich verstandene Schwachsinn war[650] und stellte explizit einen Zusammenhang zum Sterilisationsgesetz her.[651]

Je eine der Arbeiten beschäftigte sich mit den Diagnosen Epilepsie[652] und manisch-depressives Irresein[653] in den Verfahren vor Erbgesundheitsgerichten. Die Grenze zu den Fallberichten ist hier relativ schwer zu ziehen, da einige der fallbasierten Arbeiten auf die Gutachterpraxis im Verfahren vor dem Erbgesundheits(ober)gericht eingingen. Wenn allerdings anhand von Gutachten (und damit den Krankenakten der Begutachteten) geforscht wurde, wurden die entsprechenden Arbeiten den Fallberichten zugeordnet. In der Regel bekamen die Doktorand*innen ihr Thema von Meggendorfer vorgeschlagen beziehungsweise zugewiesen.[654] Daher ist davon auszugehen, dass Meggendorfer es war, der die notwendigen Kontakte zu der entsprechenden Behörde hatte oder herstellte[655], damit seine Studierenden und Mitarbeiter*innen Einsicht in die jeweiligen Akten bekamen.

---

645 Karl, Trunksucht, S. 4.

646 Schmidt, G.: Über die Nachkommen bei Potatorium beider Eltern. Diss. med. Erlangen 1937, S. 5.

647 Renner, Alkoholismus. Karl, Trunksucht. Rhomberg, Alkoholismus. Wiesent, Untersuchungen. Schmidt, Potatorium.

648 Reiß, Hilfsschulkinder. Häußinger, Zahnanomalien. Zang, Hilfsschulkind.

649 Zang, Hilfsschulkind, S. 4.

650 Ebda., S. 5–8.

651 Ebda., S. 83–88.

652 Nagel, Epilepsie.

653 Reus, Verfahren. Reus arbeitete anscheinend sowohl mit Gerichtsakten als auch mit Patientenakten.

654 Vgl. Reus, Verfahren, S. 22; Rhomberg, Alkoholismus, S. 16; Nagel, Epilepsie, S. 47.

655 Bzw. Kihn bei der Dissertation von Reiß.

Die Behörden und Institutionen ihrerseits waren bereit, die besagten Arbeiten umfangreich zu unterstützen. So schrieb Reiß, dass er neben den „Aufzeichnungen der Hilfsschullehrer und des Hilfsschularztes" auch „die Polizeiakten" und „die Krankengeschichten von Verwandten der Hilfsschüler, die in psychiatrischer Obhut waren", einsehen konnte. Er bedankte sich anschließend „beim Lehrkörper der Hilfsschule Erlangen für die liebenswürdige Unterstützung".[656]

9. Fallberichte und fallbasierte Arbeiten

Die überwiegende Mehrheit der Dissertationen sind Fallberichte, die sich anhand eines oder mehrerer Fälle mit einem bestimmten Krankheitsbild, einer besonderen Erscheinung desselbigen oder dessen Behandlung auseinandersetzen. Dabei geht aus den Arbeiten nicht immer klar hervor, inwiefern der Autor oder die Autorin die Patient*innen selbst gesehen und untersucht hat oder ob lediglich anhand von Patientenakten gearbeitet wurde, so dass diese Kategorien hier nicht getrennt behandelt werden.[657] Auch Arbeiten, die sich aus der ärztlichen Perspektive mit Gutachtertätigkeit auseinandersetzten, wurden hierunter gezählt, sofern sie wahrscheinlich zumindest unter anderem mit Krankenakten und nicht nur mit Gerichtsakten arbeiteten.

Die Spannweite reicht dabei von Einzelbeispielen wie „[e]in Fall von Tetanie betrachtet in Bezug auf das Gesetz zur Verhütung erbkranken Nachwuchses"[658] oder „[e]in Fall von erworbener reiner Wortblindheit"[659] über die Auswahl einzelner, besonders interessanter Fälle aus einem bestimmten Kollektiv[660] bis hin zur Auswertung ganzer Kohorten mit der gleichen Diagnose.[661]

---

656 Reiß, Hilfsschulkinder, S. 5, S. 30. Vgl. auch Zang, Hilfsschulkind, S. 47.

657 Manche Arbeiten stellen klar, dass lediglich anhand von Krankenakten gearbeitet wurde; bei sehr wenigen wird deutlich, dass die Autorin beziehungsweise der Autor die Patient*innen selbst gesehen hat. Die meisten lassen diese Frage offen, wobei zu vermuten ist, dass sie lediglich anhand der Akten zustande kamen.

658 Murar, S.: Ein Fall von Tetanie betrachtet in Bezug auf das Gesetz zur Verhütung erbkranken Nachwuchses. Diss. med. Erlangen 1936.

659 Kügel, H.: Ein Fall von erworbener reiner Wortblindheit, Diss. med. Erlangen 1946.

660 Hümmer, J.: Ueber die Differentialdiagnose zwischen genuiner und posttraumatischer Epilepsie in der erbgesundheitsgerichtlichen Gutachterpraxis. Diss. med. Erlangen 1941.

661 Bspw. Rupprecht, E.: Die Contusio cerebri als Unfallfolge. Diss. med. Erlangen 1941.

10. Reihenuntersuchungen

Bei manchen Dissertationen wurde eine Gruppe auf ein bestimmtes Merkmal, im Idealfall noch eine Vergleichsgruppe auf das gleiche Merkmal untersucht, daran eine statistische Auswertung vorgenommen und aus dieser eine Schlussfolgerung gezogen. Dissertationen, die Patient*innen der Psychiatrischen Klinik und verschiedener Anstalten oder Kinder der Hilfsschule mit dem Ziel untersuchten, „Degenerationszeichen" zu identifizieren, wurden nur in den Jahren 1936 bis 1938 vorgenommen.[662] Die wohl erste dieser Dissertationen verfasste Franz Reiß, der sein Thema noch von Berthold Kihn erhalten hatte, 1936.[663] Vermutlich diente es Meggendorfer als Anregung für das Thema, das Wilhelm Häußinger von ihm bekam.[664]

Die Untersuchten wurden nicht gefragt, ob sie mit der Untersuchung einverstanden seien, was auf die zeitgenössische Vorstellung der Verfügbarkeit Kranker (nicht unbedingt nur psychisch Kranker) für die medizinische Forschung zurückgeht. Diese war kein typischer Aspekt des Nationalsozialismus, sondern zuvor schon vorhanden.[665] Die Untersuchungen waren an sich nicht schmerzhaft, dürften aber für die Betroffenen durchaus unangenehm gewesen sein:

> Die zu Untersuchenden mußten sich vollständig entkleiden. An Hand des Schemas wurden sie dann von oben bis unten nach irgendwelchen Anomalien abgesucht, angefangen von der Bildung des Haarwirbels bis zu den Schwielen der Fußsohle. [...] Betonen möchte ich, daß die Untersuchung bei allen Kranken durchführbar war, bis auf einen Katatoniker, der seit Jahren nicht mehr sprach und durch keine Gewalt der Rede und der dosierten Kraft zu bewegen war, den Mund zu öffnen, sonst aber alles mit sich geschehen ließ. Die Unsauberkeit der Kranken machte die Untersuchung oft recht unangenehm.[666]

---

[662] Donn, Paradentose. Reiß, Hilfsschulkinder. Häußinger, Zahnanomalien. Hatzold, Formanomalien. Böbinger, Lingua. Engelhardt, L.: Das Vorkommen von Progenie und Prognathie bei Geisteskranken und Schwachsinnigen. Diss. med. Erlangen 1937. Pelzner, Caries. Hissen, P.: Das Vorkommen körperlicher Anomalien bei Geisteskranken und Geistesgesunden. Diss. med. Erlangen 1938. Firmenich, W.: Ueber Mißbildungen des Zungenbändchens; unter besonderer Berücksichtigung ihres Vorkommens bei Schwachsinnigen und Geisteskranken. Diss. med. Erlangen 1938.

[663] Reiß, Hilfsschulkinder.

[664] Häußinger, Zahnanomalien.

[665] Vgl. Frobenius, Medizinpromotionen, S. 261.

[666] Hissen, Anomalien, S. 20.

Karl Hatzold hingegen erwähnte die „beharrliche [...] Weigerung eines Großteils der Patienten, Untersuchungen am Gebiß anstellen zu lassen"[667] und scheint diesbezüglich auf Gewalt verzichtet zu haben.

Ebenfalls fällt bei der Durchsicht der Arbeiten der schlechte Gesundheitszustand der Patient*innen auf, wenn beispielsweise Heinrich Donn erklärt, seine Untersuchungen seien „[...] nicht überall möglich [gewesen], da ein Teil der Patienten sich einer Untersuchung widersetzten, der andere Teil sich in einer solch schlechten Verfassung befand, so daß die Untersuchungen unter keinen Umständen durchzuführen waren."[668]

Die Dissertationen über „Hilfsschulkinder" basieren neben Schulakten und ähnlichen Unterlagen im Wesentlichen auf Reihenuntersuchungen[669]; mit Ausnahme derer von Walter Zang, der wohl lediglich auf statistischer Basis arbeitete.[670] Paul Hissen untersuchte „neben normalen Erwachsenen und Geisteskranken 30 Hilfsschulkinder" und als Kontrollgruppe ebenso viele „Volksschulkinder".[671]

Auch die Liquorpunktionen von Hans Tremel und Erwin Zeitler wurden unter die Reihenuntersuchungen gezählt.[672] Zeitler untersuchte Liquor auf den Vitamin C-Gehalt. Tremel punktierte Patient*innen vor und nach dem Elektrokrampf, um mögliche Veränderungen zu finden.

Als Kontrollgruppe für die Reihenuntersuchungen wurden teils „SA.-Männer, Angehörige eines Reservesturmes" verwendet[673], teils andere Patient*innen aus der Klinik, und zwar „Begutachtungsfälle (‚Rentenneurotiker' und Psychopathen)".[674] Teilweise wurden gar keine Vergleiche mit „gesunden" Kollektiven angestellt, sondern lediglich die prozentuale Verbreitung innerhalb der untersuchten Gruppe hervorgehoben.[675]

---

667 Hatzold, Formanomalien, S. 15.

668 Donn, Paradentose, S. 14–15. Vgl. auch Böbinger, Lingua, S. 15.

669 Reiß, Hilfsschulkinder, S. 5. Häußinger, Zahnanomalien, S. 11.

670 Zang, Hilfsschulkind, S. 88.

671 Hissen, Anomalien, S. 18–19.

672 Tremel, H.: Der Elektroschock, seine Vorteile und die Schädlichkeit für den Organismus verglichen mit der Schädlichkeit anderer Schockverfahren, Diss. med. Erlangen 1946. Zeitler, E.: Untersuchungen über den Gehalt an Vitamin C im Liquor cerebrospinalis bei Nerven- und Geisteskrankheiten, Diss. med. Erlangen 1938.

673 Hissen, Anomalien, S. 18–19.

674 Zeitler, Vitamin, S. 25–26. Zeitler selbst räumt ein, dass dies nicht wirklich gut für die Forschungsergebnisse sei.

675 Vgl. Reiß, Hilfsschulkinder.

11. Experimentelle Arbeiten

Sehr wenige Arbeiten aus dem Verantwortungsbereich Meggendorfers haben einen interventionellen oder experimentellen Charakter. Nur in zwei Arbeiten wurde eine direkte Einflussnahme (jenseits von der sozialen Interaktion der Untersuchung) auf die Patient*innen beschrieben. Eine dieser Arbeiten ist die unten näher beschriebene Dissertation von Schmidt über EKG-Veränderungen unter der Elektroschocktherapie.[676] Ob sie als experimentell zu sehen ist, ist nicht einfach einzuschätzen: Der reinen Formulierung nach nahm Schmidt die Elektroschocks vor, um das EKG der Betroffenen zu untersuchen. Es ist allerdings auch denkbar, dass die Untersuchten ohnehin Elektroschocks im Rahmen der Elektrokrampftherapie bekamen und Schmidt ihre Untersuchung davor und danach durchführte, also die Patient*innen nicht extra einem zusätzlichen Elektrokrampf unterzog. Die andere Arbeit stammt von Erwin Zeitler, der neben Lumbalpunktionen und Untersuchungen des Liquors auf verschiedene Vitamine in einem Fall beschrieb, wie durch eine intrathekale Gabe eines Vitamins versucht wurde, einen therapeutischen Effekt auszulösen.[677] Menschenversuche im engeren Sinne, die Möglichkeit bei Schmidt nicht mitgerechnet, fanden sich in den Dissertationen aus Meggendorfers Verantwortungsbereich nicht.

12. Dissertationen zur Anwendung und Auslegung des „Gesetzes zur Verhütung erbkranken Nachwuchses“[678]

Etliche der Dissertationen von Medizinstudierenden dieser Zeit setzen sich mit verschiedenen Aspekten des sogenannten „Sterilisationsgesetzes“ auseinander.

Insgesamt 25[679], also über ein Viertel aller Dissertationen unter Meggendorfer, sind diesem Thema gewidmet. Über den Zeitraum von 1936 bis

[676] Schmidt, EKG.

[677] Zeitler, Vitamin, S. 24.

[678] Zur inhaltlichen Bewertung des Gesetzes durch die Doktorand*innen siehe Kapitel B.V.14. Siehe auch Frobenius, Medizinpromotionen, S. 249–252.

[679] Genau 27,5%, nämlich: Murar, Tetanie. Leidenfrost, Epilepsie. Sailer, O.: Epilepsie und Durchführung des Gesetzes zur Verhütung erbkranken Nachwuchses. Diss. med. Erlangen 1936. Kreienberg, W.: Die Auswirkungen des Gesetzes zur Verhütung erbkranken Nachwuchses an dem Krankenbestand der Psychiatrischen und Nervenklinik Erlangen. Diss. med. Erlangen 1937. Lindner, F.: Über die in der Ehewahl zum Ausdruck

einschließlich 1941 wurde zum Sterilisationsgesetz gearbeitet, am häufigsten im Jahre 1939, in dem sich acht der elf eingereichten Doktorarbeiten zumindest auch mit diesem Thema befassen. 1940 beschäftigten sich alle der vier von Meggendorfer betreuten Arbeiten damit. Im Jahre 1944 folgten noch einmal zwei Arbeiten über jenes Gesetz, die letzte mit einem deutlichen Bezug darauf wurde erst 1946[680] veröffentlicht.

Grob lassen sich die Dissertationen hierzu in drei Gruppen aufteilen: Sieben der 25 Arbeiten setzten sich mit der Durchführung, also den realen Zahlen oder der Vorgehensweise der Erbgesundheitsgerichte auseinander.[681]

Die überwiegende Mehrheit der Arbeiten, nämlich vierzehn von 25, beschäftigt sich – anhand von Beispielen oder theoretischen Erwägungen – mit

---

kommende Affinität bei Geisteskranken und Psychopathen. Diss. med. Erlangen 1937. Schmidt, Potatorium. Wiesent, Untersuchungen. Nagel, Epilepsie. Renner, Alkoholismus. Scherschlicht, K.: Ein erbgesundheitsgerichtlich bemerkenswerter Fall von Epilepsie. Diss. med. Erlangen 1939. Frankenberger, H.: Über einen Fall von einseitiger Aplasie der Pectoralismuskulatur verbunden mit gleichseitiger Brachydaktylie und seine Beziehungen zum Gesetz zur Verhütung erbkranken Nachwuchses. Diss. med. Erlangen 1939. Mengel, Schizophrenie. Rhomberg, Alkoholismus. Schwarzkopf, K.: Diagnostische Schwierigkeiten bei Schizophrenie. (An Hand von 23 Gutachten an der Erlanger Psychiatrischen und Neurologischen Universitätsklinik Prof. Dr. Meggendorfer). Diss. med. Erlangen 1939. Weber, R.: Über die Differentialdiagnose kurzdauernder Bewußtseinsstörungen und ihre Bedeutung für das erbgesundheitsgerichtliche Verfahren. Diss. med. Erlangen 1939. Grillenberger, Hans: „Tumor cerebri, multiple Mißbildungen und primäre Seelenstörung". Diss. med. Erlangen 1940. Reus, Verfahren. Weißmann, G.: Über die diagnostischen Schwierigkeiten bei der erbgesundheitsgerichtlichen Begutachtung des angeborenen Schwachsinns. Diss. med. Erlangen 1940. Dietlein, H.: Beitrag zur Frage des Verlaufs u. Ausgangs schizophrener Prozesse. Diss. med. Erlangen 1940. Braun, L: Beitrag zur Differentialdiagnose zwischen erblicher Fallsucht und epileptischen Anfällen bei Hirntumoren in ihrer Anwendung zur Erstattung von Gutachten für das Erbgesundheitsgericht. Diss. med. Erlangen 1941. Hümmer, Differentialdiagnose. Vollenbruck, I.: Über die Durchführung des Gesetzes zur Verhütung erbkranken Nachwuchses an Hand von Gutachtermaterial aus der psychiatrischen u. Nervenklinik der Universität Erlangen. Diss. med. Erlangen 1941. Zang, Hilfsschulkind. Polster, K.: Ein Fall von traumatischer Epilepsie mit schwerer epileptischer Belastung, Diss. med. Erlangen 1944. Frisch, L.: Beitrag zur klinischen und eugenischen Beurteilung der Puerperalpsychosen, Diss. med. Erlangen 1946.

680 Frisch, Puerperalpsychosen.

681 Statistische Auswertung der Gerichte/Auswirkungen/Umsetzung: Reus, Verfahren. Sailer, Epilepsie. Kreienberg, Auswirkungen. Wiesent, Untersuchungen. Rhomberg, Sterilisierungen. Nagel, Rechtsprechung. Vollenbruck, Durchführung.

der Begutachtung von ärztlicher Seite, versuchten also, zumeist anhand von Beispielen für Begutachtungen, Regeln aufzustellen, wie das Gesetz ausgelegt zu werden hatte.[682] Eine Untergruppe davon sind Berichte einzelner Fälle (fünf Stück), in denen ein*e bestimmte*r Patient*in und ihr*sein Krankheitsbild primär in die Richtung ausgewertet wurde, ob und wie der Fall erbgesundheitsgerichtlich behandelt wurde bzw worden wäre.[683] Es ging hier also nicht um die Behandlung einer Krankheit, sondern um die Diagnose und den „Beweis" derselbigen vor Gericht.

Zuletzt gab es Arbeiten, die sich nicht primär mit dem „Gesetz zur Verhütung erbkranken Nachwuchses" auseinandersetzten, sondern im Rahmen ihres Themas, beispielsweise die Beschreibung eines bestimmten Krankheitsbildes, auch dessen Bezug zu jenem Gesetz mit erarbeiteten. Das „Sterilisationsgesetz" stand bei dieser Art Dissertationen nicht im Mittelpunkt der Arbeit, wurde aber mit behandelt.[684]

Wenn man die Dissertationen unter Meggendorfer zum Sterilisationsgesetz nach „Diagnosen"[685] aus dem „Gesetz zur Verhütung erbkranken Nachwuchses" auswertet[686], so fällt Folgendes auf: Allen voran wurde über die „erbliche Fallsucht", die Sterilisationen derer, die daran (angeblich) litten und die Abgrenzung derselben gegen ihre Differentialdiagnosen

[682] Mengel, Schizophrenie. Renner, Alkoholismus. Frisch, Puerperalpsychosen. Weißmann, Begutachtung. Weber, Differentialdiagnose. Schwarzkopf, Schizophrenie. Leidenfrost, Erbanlage. Braun, Differentialdiagnose. Hümmer, Differentialdiagnose.

[683] Murar, Tetanie. Scherschlicht, Epilepsie. Frankenberger, Aplasie. Polster, Epilepsie. Grillenberger, Tumor cerebri.

[684] Vier insgesamt, nämlich Lindner, Ehewahl. Dietlein, schizophrene Prozesse. Zang, Hilfsschulkind. Schmidt, Potatorium.

[685] Diagnosen in Anführungszeichen, da schon damals bekannt war, dass man eigentlich zu wenig über die jeweiligen Entitäten wusste, um Abgrenzungen der Sorte „erblich oder nicht erblich" zu treffen. Es waren also auch damals nicht wirklich fest definierte, abgrenzbare Zuschreibungen, sondern sie unterlagen innerhalb der Geltungszeit des Gesetzes deutlichen Schwankungen. Insbesondere bei den Kategorien „angeborener Schwachsinn" und „Alkoholismus" fällt auf, dass es sich weniger um eine medizinische Definition als um ein soziales Werturteil handelte, dessen Grenzen und Elemente je nach Interesse des Gerichts ausgelegt wurden; dies gilt in etwas eingeschränktem Maße auch für die weiteren „Krankheiten", die im Gesetz erwähnt sind.

[686] Hier sind dezidiert nur die Arbeiten, die sich mit dem GzVeN auseinandersetzen, erfasst. Arbeiten, die beispielsweise die „Schizophrenie" aus einer anderen Perspektive beleuchten, sind nicht eingerechnet.

geschrieben. Zehn der 25 Arbeiten über das Sterilisationsgesetz sind ihr gewidmet, da es, im Gegensatz zu den anderen Diagnosen, etliche Differentialdiagnosen gab – neben der traumatischen Epilepsie, bei der eine entsprechend schwere Verletzung nachgewiesen werden musste, und Hirntumoren, bei denen auf Röntgenbildern entsprechende Veränderungen erwartet wurden, unter anderem Ohnmachtsanfälle und endokrinologische Erkrankungen, die mit krampfähnlichen Bildern einhergingen, wie beispielsweise die Tetanie.[687]

An zweiter und dritter Stelle kamen Schizophrenie und schwerer Alkoholismus mit je vier Arbeiten über diese Themen. „Schwachsinn" folgt mit immerhin drei Arbeiten, auch hier wurde der „angeborene Schwachsinn" gegen eine Verursachung durch beispielsweise Krankheiten oder Hirnverletzungen abgegrenzt. Über das „manisch-depressive Irresein" und „körperliche Missbildungen" wurde je eine Arbeit veröffentlicht. Zwei der Dissertationen über das „Gesetz zur Verhütung erbkranken Nachwuchses" sind allgemein gehalten und nicht auf eine spezielle Diagnose bezogen.

13. Degenerationszeichen

Die Frage, was ein körperliches Anzeichen der „Degeneration" sei, was eigentlich genau „Degeneration" wäre und ob es davon nur eine Variante gäbe oder ob diese eher organ(-system)spezifisch betrachtet werden müsste, beschäftigte die Psychiatrie im ausgehenden 19. und beginnenden 20. Jahrhundert.[688]

Spätestens seit den 1920er Jahren waren die Psychiater*innen sich relativ einig, dass die „Degenerationszeichen" (auch als „Stigmata" bezeichnet), die von früheren Generationen aufgestellt worden waren, zumindest keinem einheitlichen wissenschaftlichen System folgten, sondern eher eine Sammlung von Abweichungen, Normvarianten, „intrauterine[n] Schädigungen" oder vielleicht auch syndromalen Erscheinungen darstellten: Beispiele für sie waren unter anderem „angewachsene Ohrläppchen und andere Verbildungen des äußeren Ohres, zusammengewachsene Augenbrauen, niedere, fliehende Stirne, Gesichts- und Körperasymmetrien, schmaler, steiler Gaumen, Anomalien der Zahnstellung, heterologe Geschlechtsmerkmale, Anomalien der

687 Murar, Tetanie.

688 Weingart, e. a., Rasse, S. 27–103, 121–125, 153–156.

Behaarung, Kryptorchismus, Phimose und dergleichen".[689] Gleichzeitig wäre es aus eugenischer Sicht wünschenswert gewesen, äußerlich sichtbare körperliche Merkmale zu haben, an denen sich die „Degeneriertheit" einer Person oder gar einer ganzen Familie sicher erkennen ließ.[690]

Dementsprechend ließ Meggendorfer einige Reihenuntersuchungen an Patient*innen nicht nur der Psychiatrischen Klinik Erlangen, sondern auch „in den Heil- und Pflegeanstalten zu Ansbach, Erlangen, Gremsdorf, Landau, Kutzenberg, Klingenmünster, Queichheim" durchführen.[691] Auch die Anstalten in Bruckberg[692] und Neuendettelsau[693] wurden in eine Untersuchung mit einbezogen. Die Ergebnisse wurden in Dissertationen von 1936 bis 1938 veröffentlicht. Die oben bereits erwähnte Arbeit von Helfrecht aus dem Jahre 1937 setzte sich ebenfalls mit den „Degenerationszeichen" auseinander, allerdings auf einer theoretischen Ebene.[694]

Unter die untersuchten „Degenerationszeichen" wurden von Friedrich Rolle beispielsweise „degenerative (jüdische) Züge" gezählt.[695] Paul Hissen definierte „[a]llgemeine Häßlichkeit"[696] „als schwere Anomalie", „weil in solchem Urteil am besten und durch kein anderes ersetzbar das Gesamtbild eines Menschen in seiner gesellschaftlichen Wertigkeit charakterisiert w[erde]."[697] Auch „Hühneraugen"[698] sind Bestandteil seiner Liste.

Andere Doktorand*innen sahen den Sinn beziehungsweise den Aussagewert ihrer Untersuchungen anders, so wies Georg Pelzner „auf die mangelnde Pflege der Zähne durch die Geisteskranken" hin, um sein voraussagbares

---

689 Schott/Tölle, Geschichte der Psychiatrie, S. 101. Meggendorfer, Ablauf der Paralyse, S. 23. Ders., kriminalbiologische Auswirkungen der Erblichkeitslehre, ohne Seitenangabe. Vgl. auch ders., Ascendenz, S. 442.

690 Vgl. auch Meggendorfer, übrige Medizin, S. 255.

691 Donn, Paradentose, S. 14.

692 Pelzner, Caries, S. 17.

693 Engelhardt, Prognathie, S. 19–20. Hatzold, Formanomalien, S. 15.

694 Helfrecht, Degenerationszeichen, passim.

695 Rolle, F.: Über 4 Fälle von Friedreichscher Ataxie und die Untersuchungsergebnisse der entsprechenden Familien, Diss. med. Erlangen 1936, S. 39.

696 „Häßlichkeit" war schon für Grotjahn, der ein Drittel der deutschen Bevölkerung zwangssterilisiert haben wollte, eine Indikation für eine Zwangssterilisation. Schmuhl, Euthanasie, S. 47.

697 Hissen, Anomalien, S. 23.

698 Ebda., S. 28.

Ergebnis, dass Karies ein häufiger Befund bei den psychiatrischen Patient*innen war, in den richtigen Kontext zu rücken.[699]

Die überwiegende Mehrheit[700] der Reihenuntersuchungen zu „Degenerationszeichen" beschäftigte sich mit Themen aus dem zahnmedizinischen Bereich oder zumindest aus dem Mundraum und wurde überwiegend durch zahnmedizinische Promovierende bearbeitet. Sie meinten, dass „voraussichtlich dem Zahnarzt eine neue und für die Rassenhygiene besonders wichtige Aufgabe" zufiele, „augenfällige Anomalien besonders in Vergesellschaftung mit anderen Degenerationszeichen als *Warnungssignale* zur allenfallsigen Weiterverwertung durch die amtsärztlichen Stellen festzuhalten", da „der Zahnarzt bei der heute weitestgehend ausgedehnten Zahnpflege (Schulzahnpflege) in die Lage k[äme], als erster auf mögliche *erbliche* Degenerationserscheinung und -veranlagung hinzuweisen."[701]

14. Politische Agenda in den Dissertationen unter Meggendorfer

Die Erlanger Studierendenschaft war schon seit der Weimarer Republik „völkisch" und „rechtsradikal [...]" geprägt und „der Name Adolf Hitlers [...] bereits Anfang der 1920er Jahre in aller Munde". Sie bildete die „Avantgarde des Nationalsozialismus" und „die Medizinstudenten", die noch stärker antisemitisch und rassenhygienisch eingestellt waren, „ihre Speerspitze".[702]

Etliche der Doktorand*innen äußerten in ihren Dissertationen ihre Begeisterung für die Rassenhygiene im Allgemeinen und für die in Deutschland bestehende Fusion zwischen Rassenhygiene und Ideologie der NSDAP im Speziellen deutlich, bei anderen klingt sie lediglich durch. Ihre Brüche oder

---

699 Pelzner, Caries, S. 27.

700 Sieben von neun Dissertationen: Pelzner, Caries. Donn, Paradentose. Hatzold, Formanomalien. Firmenich, Zungenbändchen. Böbinger, Lingua. Engelhardt, Prognathie. Lediglich Reiß, Hilfsschulkinder und Hissen, Anomalien haben nicht-zahnmedizinische Themen.

701 Hatzold, Formanomalien, S. 44 (Hervorhebung im Original).

702 Rauh, P.: Erlangen und die völkische Studentenbewegung der Weimarer Republik, in: Leven/Plöger, 200 Jahre, S. 207–214, passim. Siehe auch Wittern, Medizinische Fakultät, S. 382–387. Braun, M.: Von der studentischen Selbstverwaltung zur geistigen Wehrmacht. Organisation der Erlanger Studenten zwischen Weimarer Republik und „Drittem Reich", in: Stadtarchiv Erlangen: Erlangen in der Weimarer Republik und im Nationalsozialismus. Die Friedrich-Alexander-Universität Erlangen 1918–1945. Teil 1, Erlangen 2021, S. 435–526.

Widersprüchlichkeiten wurden nicht wahrgenommen beziehungsweise von keiner der Dissertationen thematisiert. So schrieb Fritz Lindner, es hätten sich „[d]urch die rassenhygienischen Maßnahmen der nationalsozialischen [!] Regierung […] jetzt ganz neue Verhältnisse ergeben." „Die rassenhygienischen Maßnahmen verfolg[t]en nur den Zweck, die durch die Zivilisation entstandenen Lücken der Naturauslese zu schließen."[703]

Auch Oskar Sailer argumentierte, fest in der Ideologie der Rassenhygiene verhaftet:

> Unserer Zeit andererseits blieb es vorbehalten, Hunderttausende der freilebenden gesunden Bevölkerung in demoralisierenden und trostlosen Lebensverhältnissen dahinsiechen zu lassen, während man für die Existenz und Erhaltung geistig Minderwertiger oder Kranker im Verhältnis in geradezu luxuriöser Weise sorgte; sie konnten auch in ihren gebesserten oder krankheitsfreien Zeiten getrost Kinder, soviel sie wollten, in die Welt setzen, der Staat hatte – so verlangte es das übertriebene Mitleid und der lebensferne Zeitgeist – geradezu für die „Konservierung der Geisteskrankheiten" zu sorgen.[704]

Klaus Detlev Schulze war ebenfalls überzeugt von den nationalsozialistischen Maßnahmen. Im allerersten Satz seiner Dissertation schrieb er, es seien „[i]n schneller Folge […] in den ersten Jahren nach der Uebernahme aller staatlichen und völkischen Belange durch den Nationalsozialismus die Gesetze erschienen, die nötig waren, um den individualistischen oder höchstens in der ‚Gesellschaft' verankerten Menschen der Nachkriegszeit als Glied in die Kette eines auf weite Zukunft gesehen rassisch und erbgesundheitlich wertvollen Volkskörpers einzufügen."[705]

Nicht nur er war hocherfreut über die Bevölkerungspolitik der NSDAP. Auch sein Kollege Georg Braun stellte sich in seiner Dissertation auf die Seite der nationalsozialistischen Ideologie:

> Das Interesse des Staates verlangt nicht nur eine restlose Erfassung und Ausmerzung aller Erbkrankheiten, sondern auch die Erhaltung jedes brauchbaren Erbgutes für die Fortpflanzung, um der drohenden Ueberalterung unseres Volkes Herrn zu werden und vor allem auch in Zukunft die durch unsere derzeitige heroische

---

[703] Lindner, Ehewahl, S. 40.

[704] Sailer, Epilepsie, S. 5.

[705] Schulze, K.: Psychiatrische Gesichtspunkte zu den Begriffen „Geistige Störung" und „Geisteskrankheit" im neuen Ehegesetz. Diss. med. Erlangen 1939, S. 3.

> Anstrengung zurückgewonnene und unseren nationalen Leistungen entsprechende führende Stellung im Konzert der Völker halten zu können.[706]

Das „Gesetz zur Verhütung erbkranken Nachwuchses" wurde ebenfalls ohne Zurückhaltung befürwortet, denn dadurch sei „endlich die Grundlage geschaffen, die Zusammensetzung des Deutschen Volkes so zu gestalten, daß in einigen Jahrhunderten ein Teil der vielen Irrenanstalten in Deutschland verschwunden, daß ferner die biologische Zussmmensetzung [!] der Erbmasse des Deutschen Volkes eine bedeutend günstigere sein w[erde]."[707]

Am „Gesetz zur Verhütung erbkranken Nachwuchses" war aus Sicht der Doktorand*innen eigentlich nur zu kritisieren, dass es viele ihrer Meinung nach zu Sterilisierende nicht erfasste, so „[...] Fälle [...], in denen zwar eine Fortpflanzung aus erbpflegerischen Gründen als durchaus unerwünscht bezeichnet werden m[üsse], bei denen aber, sei es wegen zu geringer Ausbildung des Symptoms Alkoholismus, sei es, daß diesen Symptom seit längeren Jahren nicht mehr zutage getreten [sei], der Amtsarzt nicht wag[e], die Sterilisation zu beantragen, oder das Gericht wegen mangelnder Beweise einem Antrag nicht stattgeben k[önne]. Noch unbefriedigender stimm[e] die Tatsache, daß der schwere Psychopath, der gerade das Glück ha[be], seine kranken Eigenschaften auf anderen Gebieten als dem des Alkoholismus austoben zu lassen, überhaupt nicht gefaßt werden k[önne]."[708] Auch die zögerliche Umsetzung wurde bemängelt, wie von Wiesent, der dem Erbgesundheitsgericht Bamberg vorwarf: „Der Zweck der Unfruchtbarmachung wird auf diese Weise nicht erreicht."[709]

Leidenfrost hingegen warb für seine eigene, den offiziellen Vorgaben widersprechende[710], striktere Auslegung der Frage, welche Epilepsie als „erblich" unter das Sterilisationsgesetz fiele.[711] Außerdem forderte er ein Eheverbot für

---

[706] Braun, Differentialdiagnostik, S. 34–35.

[707] Schwarzkopf, Schizophrenie, S. 5. Vgl. auch Kreienberg, Auswirkungen, S. 5–6.

[708] Renner, Alkoholismus, S. 21.

[709] Wiesent, Untersuchungen, S. 30.

[710] Gütt, A./Rüdin, E./Ruttke, F.: Gesetz zur Verhütung erbkranken Nachwuchses vom 14. Juli 1933 mit Auszug aus dem Gesetz gegen gefährliche Gewohnheitsverbrecher und über Maßregeln zur Sicherung und Besserung vom 24. Nov. 1993, München 1934, S. 104–105.

[711] Leidenfrost, Erbanlage, S. 21.

Menschen mit traumatisch bedingter Epilepsie, auch wegen der vermuteten Wirkung der epileptischen Charakterveränderungen „in erzieherischer Hinsicht auf die Kinder".[712]

Auch weitere Elemente der Ideologie des Nationalsozialismus finden sich in den Dissertationen unter Meggendorfer wieder. So begrüßte Konrad Renner die Konzentrationslager, denn damit sei „der Anfang […] gemacht" „der besseren Nutzbarmachung der Asozialen und Kriminellen" und forderte die Zwangssterilisation auch für „Asoziale".[713]

Seine Kollegin Johanna Frida Dauer äußerte neben rassistischen Ressentiments gegen Sinti und Roma auch jene gegen Osteuropäer*innen, indem sie schrieb, dass „vom Osten her […] Deutschland förmlich überschwemmt" worden wäre „von Dieben", bei denen „die rassische Komponente eine nicht allzu geringe Rolle" spiele, „denn es [sei] bekannt, dass gerade die slawische Jugend und Zigeunerkinder besonders flink beim Stehlen s[eien]"; selbige „verfüg[t]en dabei über körperliche Gewandtheit, angeborene Geschicklichkeit und nicht zuletzt über eine besondere Schläue in der Ausführung der Tat."[714]

Die gewalttätigen Gruppen der NSDAP, nämlich die „SA" und die „Waffen-SS", wurden von den Doktorand*innen, wie auch von Meggendorfer selbst[715], als ganz selbstverständlicher Teil der militärischen und polizeilichen Systeme genannt.[716] Bei Fallberichten wurde beispielsweise der Tod eines Familienmitglieds „als politischer Häftling" so gewertet, dass dies „schlecht[e]" „häusliche […] und Familienverhältnisse" und damit eine „Minderwertigkeit" des Patienten beweise, und nicht etwa als Unrecht oder auch nur Unglück.[717] Außerdem finden sich in den Fallberichten mutmaßliche sowie bestätigte Opfer der an anderer Stelle der Arbeit näher beschriebenen NS-Krankenmorde,

---

712 Ebda.

713 Renner, Alkoholismus, S. 22.

714 Dauer, J.: Einige forensisch bemerkenswerte Fälle von Diebstählen unter besonderer Berücksichtigung der Kleptomanie, Diss. med. Erlangen 1944, S. 4–5.

715 Meggendorfer, Volksbestand, S. 11.

716 Brickenstein, R.: Häufigkeit und Ätiologie des Selbstmordes beim Heer und die Auswirkungen des Alkoholmißbrauchs auf diese, Diss. med. Erlangen 1943, S. 43. Hissen, Anomalien, S. 18–19.

717 Görner, J.: Epilepsie und Selbstmord besonders unter militärischen Bedingungen, Diss. med. Erlangen 1944, S. 19. Weitere Angaben zum Tod des Bruders des Patienten sind nicht vorhanden.

ein Umstand, der offensichtlich weder für die Promovend*innen noch für Meggendorfer ein Problem darstellte.[718]

Bei den ideologischen Äußerungen zeigen sich durchaus Unterschiede: Johanna Frida Dauer äußerte in ihrer Dissertation über Diebstahl die für die Ideologie des Nationalsozialismus typische Ansicht, dass der Charakter und mit ihm die Neigung zu Verbrechen zwar angeboren, die entsprechenden Menschen aber dennoch voll dafür verantwortlich zu machen seien.[719] Dahingegen brachte Eva Lody ein gewisses Verständnis für die Umstände auf, die einen Menschen zur Brandstiftung bringen könnten, und beschloss ihre Arbeit mit der Ansicht, „dass jeder Mensch zum Brandstifter werden könnte, sobald die dazu notwendigen Umstände und Voraussetzungen gegeben wären. [...] Die notwendigen Umstände wären in irgendwelchen, dem Betreffenden unlösbar scheinenden seelischen Konflikten zu finden; die entsprechenden Voraussetzungen beständen in dem Wegfall von Kritikvermögen und Einsicht."[720]

Auch Leinisch, der 1935 über einen Mord durch einen Menschen im akuten schizophrenen Schub schrieb, machte sich offensichtlich Gedanken über die Rechte des Kranken[721] und kam zu dem Schluss, „daß eine Wiederaufnahme des gerichtlichen Verfahrens mit dem Ziele der Freisprechung geboten" wäre, da „[d]ie derzeitige [...] rechtliche Situation des [Kranken] [...] untragbar" sei.[722]

---

718 Siehe Kapitel B.VII.

719 Dauer, Kleptomanie, S. 39–40.

720 Lody, E.: Die Psychopathologie der Brandstifter, Diss. med. Erlangen 1945, S. 19.

721 Leinisch, W.: Ein forensisch bedeutsamer Fall von Schizophrenie. Diss. med. Erlangen 1935, S. 31. Leinisch schrieb: „Meggendorfer sprach sich einmal gelegentlich der Erörterung des Vergeltungs- und Sicherungsgedankens im Strafrecht dahingehend aus, daß es zweifelhaft sei, ob sich auf die Dauer ein Strafgesetz ausschließlich auf der Grundlage der Sicherung durchführen ließe, da man die persönliche Freiheit des Einzelnen nicht vernachlässigen dürfe." Es handelt sich offensichtlich um ein Zitat aus Meggendorfer, Neuere ausländische Strafgesetze, S. 230. Diese Lesart ist allerdings sowohl anhand dieser Veröffentlichung als auch weiterer Schriften Meggendorfer als sinnentstellend zu betrachten. Vgl. u. a. ebda., passim; Meggendorfer, das kommende deutsche Strafrecht, S. 493. Meggendorfer, Gesetz gegen gefährliche Gewohnheitsverbrecher, S. 144. Meggendorfer, Jugendstrafrecht, S. 51.

722 Leinisch, Schizophrenie, S. 32. Vgl. auch Kraus, F.: Zur Frage des Zusammenhangs zwischen Geisteskrankheit und Verbrechen, Diss. med. Erlangen 1946, passim.

Ein weiteres Thema der Dissertationen stellten Suchterkrankungen und ihre Prävention durch gesetzliche Maßnahmen dar. Heinz-Jürgen Voss beschäftigte sich mit dem Medikament und Rauschmittel Pervitin[723] und begrüßte die Aufnahme des Pervitins in das Opiumgesetz;[724] insbesondere betonte er die Möglichkeiten, gegen „süchtige Mediziner“ vorzugehen.[725] Er plädierte dafür, nicht den Angehörigen der Patient*innen die Vormundschaft zuzuweisen, sondern „[a]m besten Ärzte oder Beamte der Fürsorge oder der Gesundheitsämter [...] als Sammelvormünder“ einzusetzen – auf jeden Fall aber Personen, die „mit der Behandlung und Führung solcher Kranker vertraut [...]“ seien.

15. Die „geheimen“ Dissertationen im Zweiten Weltkrieg

Drei der Dissertationen unter Meggendorfer wurden vom „Oberkommando der Wehrmacht“ als „geheim“[726] eingestuft und mussten dementsprechend unter Verschluss gehalten werden.[727] Alle drei stammten von Studenten, die als Soldaten bei der Wehrmacht studierten. Zwei von ihnen beschäftigten sich mit Suiziden in der Wehrmacht, eine bei Epilepsie und die andere bei Alkoholismus.[728] Die dritte hatte weder mit Soldaten noch mit Suizid zu tun, sondern beschrieb „[p]sychische Störungen bei Thyreotoxikose“, vor allem bei Morbus Basedow.[729] Das „Oberkommando“ war allerdings von einem anderen Thema ausgegangen, nämlich „Die Psyche des kranken Soldaten“.[730]

---

[723] Methamphetamin, heute unter dem Namen „Crystal Meth“ bekannt.

[724] Voss, H.: Pervitinmissbrauch, Diss. med. Erlangen 1947, S. 28–30.

[725] Voss, Pervitinmissbrauch, S. 30. Vgl. auch Busche, K.-H.: Phanodormsucht mit psychischen Störungen. Diss. med. Erlangen 1937, S. 7.

[726] Diese ließen sich nicht über die „Verzeichnisse der Deutschen Hochschulschriften“ finden, sondern nur durch Durchsicht des Promotionsbuches (UAE, C3/1, Nr. 250). Auskunft per E-Mail von Clemens Wachter, Leiter des UAE, 30.04.2018.

[727] Vgl. u. a. UAE, C3/3, Nr. 1943/1944-73, Oberkommando der Wehrmacht (ohne Namen) an Jähnert, 12.01.1945. Zum gesamten Abschnitt vgl. auch Braun, Meggendorfer, S. 536–539.

[728] Brickenstein, Selbstmord. Görner, Epilepsie.

[729] Köhler, W.: Psychische Störungen bei Thyreotoxikose, Diss. med. Erlangen 1944, in UAE, C3/3, Nr. 1943/1944-73.

[730] UAE, C3/3, Nr. 1943/1944-73, Oberkommando der Wehrmacht (ohne Namen) an Jähnert, 12.01.1945.

Rudolf Brickenstein[731] beschäftigte sich hauptsächlich mit den „Psychopathen“, folgte der Einteilung nach Wollenberg in „Versager und Störer“ und äußert über erstere, dass „[d]ie geringeren militärischen Leistungen [...] ihnen ein ja ganz berechtigtes Gefühl der Minderwertigkeit“ gäben – weswegen sie sich dann das Leben nähmen, was „meist kein Grund“ sei, „solchen Soldaten allzu sehr nachzutrauern. Sie wären immer lebensuntüchtig gewesen und für das Volksganze [sei] das Erbgut solcher Menschen nicht nur wertlos sondern schädlich.“[732]

„Psychopathen [stellten] den bei weitem größten Anteil“ an Suiziden von Soldaten, gegenüber „Bilanzselbstmorde[n]“ und Suiziden „Geisteskranker“.[733] Überhaupt folgte Brickenstein der Tradition rechtskonservativer Psychiater, die während der Weimarer Republik „die Psychopathen“ für jedes denkbare Übel in der Welt verantwortlich machten. Vordergründig ging es Brickenstein um die Frage, wann nach einem Suizid oder Suizidversuch eine „W[ehr] D[ienst]B[eschädigung]“ vorläge und die Angehörigen dementsprechende Renten bekämen.[734] Zu diesem Zwecke wertete er militärische Gutachten von Meggendorfer nach Suiziden (respektive -versuchen) von Soldaten aus.[735] „Psychopathie“ bedeutete für ihn, „auf militärische Verhältnisse bezogen, eine Minderwertigkeit. [...] Für die Heere aller Zeiten und Länder s[eien] [...] die Psychopathen immer eine starke Belastung und w[ü]rden es wohl leider auch in Zukunft noch sein.[736] Wenn sie sich das Leben nahmen, war das Fahnenflucht und der Beweis ihrer „Minderwertigkeit“. Andererseits bezeichnete er diejenigen, die sich nicht das Leben nahmen, als „meist viel

---

[731] Rudolf Brickenstein, geb. 1918, besuchte 1937 die „Feldärztliche Akademie“ und war nach 1945 Oberstarzt der Bundeswehr und Leiter der neuropsychiatrischen Abteilung des Bundeswehrkrankenhauses Hamburg bis 1980. Derselbe Brickenstein blieb seiner Tradition treu und plädierte als „Wehrpsychiater“ Anfang der 80er Jahre für körperliche Gewalt gegenüber panischen Bürger*innen im Falle einer nuklearen Katastrophe. „Notfalls mit Ohrfeigen behandeln“, Artikel aus der Zeitschrift „Der Spiegel“ 1980 (49), im Onlinearchiv ohne Nennung von Autor*in oder Seitenzahl. http://www.spiegel.de/spiegel/print/d-14333149.html, zuletzt aufgerufen am 17.06.2024.

[732] Brickenstein, Selbstmord, S. 20–21.

[733] Ebda., S. 22.

[734] Ebda., S. 39.

[735] Ebda., S. 43–53.

[736] Ebda., S. 29.

zu feige und sentimental" dafür.[737] Die „Psychopathen" litten unter dem Wehrdienst und er trieb sie teils in den Suizid, aber das war kein Grund für Brickenstein, sie vom Wehrdienst auszuschließen, da „nicht einzusehen" sei, „warum sie für ihre allerdings nicht selbstverschuldete Minderwertigkeit noch belohnt werden soll[t]en dadurch, daß sie gegenüber ihren gesunden Alterskameraden noch einen zeitlichen Vorsprung in der Berufsausbildung durch ihr eventuelles Nichtdienen gew[ä]nnen."[738]

Wenn „die von Natur aus durch die Psychopathie vorhandene Selbstmordneigung durch die notwendige Härte des Dienstes bei der Wehrmacht gesteigert w[erde] und sogar hier zur Auslösung komm[e]", sei das nichts Bedauerliches.[739] Auch für Brickenstein stellte die „Waffen-SS" eine Einheit ähnlich der „Luftwaffe" oder auch der „Polizei" dar.[740]

Görner beschäftigte sich ebenfalls mit den „Psychopathen", da er die „epileptoiden Psychopathen" unter die „Epileptiker" rechnete.[741] Deren „Kriegsfreudigkeit" wertete er eher kritisch, da sie zu Problemen führen konnte.[742] Auch er ging anhand von Militärgutachten nach Suizid(versuchen) vor.[743] Im Gegensatz zu Brickenstein ging es Görner um die Prävention von Suiziden durch bessere Aufklärung von Vorgesetzten, die damit auslösende Situationen und „Überanstrengung" der Soldaten besser vermeiden könnten,[744] da „das Suicid [!] der einzelnen Soldaten bei sachgemäßer Behandlung seitens der Umstehenden auf alle Fälle verhindert werden können.[!]"[745] Görner kritisierte in mehreren Fällen das Vorgehen der Wehrmacht – etwa, wenn Soldaten in psychischen Ausnahmezuständen „alleingelassen", „Selbstmordabsichten [...] seitens der Kameraden [...] [nicht] ernst genommen", solche Soldaten nicht fachärztlich untersucht wurden, oder wenn keine „Autopie"[!] vorgenommen worden war, da so wichtige Erkenntnisse verloren gingen.[746]

---

737 Ebda., S. 39.
738 Ebda., S. 30.
739 Ebda., S. 31.
740 Ebda., S. 43.
741 Görner, Epilepsie, S. 1.
742 Ebda., S. 4.
743 Ebda., S. 6.
744 Ebda., S. 8 (1), S. 27–28, 30. Es gibt bei Görner zwei Seiten, die mit 8 nummeriert sind, ebenso wie zwei Seiten mit der Nummer 15.
745 Ebda., S. 38.
746 Ebda., S. 10–11, 20–21, 36.

Da „schon kleine Mengen Alkohols bei psychisch-labilen als auch epileptische [!] veranlagten Menschen pathologische Rauschzustände auszulösen [vermögen]“[747], sah Görner im Alkoholkonsum eine große Gefahr, gerade für Epileptiker. Er äußerte sich kritisch über die „früher[en]“ „Trinksitten“ beim Militär und machte sich neben gesundheitlichen Bedenken auch Sorgen um „das Ansehen [der] Wehrmacht“[748], offensichtlich durchaus berechtigt:

> Wenn auch [bei der Wehrmacht] Einschräkungen [!] infolge verminderter Produktion unerlässlich sind, so bieten vorhandene Alkoholmengen in besetzten Gebieten häufiger Gelegenheit zum Alkoholabusus. Uneingeschränkter, sinnloser Genuss vorhandener Vorräte führt leider recht oft zu bedauerlichen Exzessen. Hierfür lassen sich drei meiner beschriebenen Fälle anführen, wobei es sich um Trinkgelage in den bestzten [!] Westgebieten handelte. Auch eigene Beobachtungen während meines Kommandos in Frankreich und Belgien, wo ich Zeuge recht unerfreulicher Alkoholexzesse wurde, könnte ich anführen.[749]

In einem der geschilderten Fälle nahm sich ein Soldat das Leben, nachdem ihm von seinem Vorgesetzten angedroht worden war, „dass der Beschuldigte vor ein Feldgericht gestellt werde“.[750] Görner jedoch sah im Vorgehen des Vorgesetzten nicht die Ursache für die Verzweiflungstat des toten Soldaten, der „auf die Zurechtweisung in so verhängnisvoller Weise reagiert“ hätte“ aufgrund „seiner seelischen Verfassung, die aber weder durch den Wehrdienst, [!] entstanden [sei], noch durch ihn verschlimmert wurde.“[751]

Auch wenn die „Minderwertigkeit“ des Soldaten der Grund für solche Situationen darstellen würden, sollten sie durch „richtige [...] und wohldurchdachte [...] psychische [...] Behandlung seitens der Vorgesetzten“ vermieden werden. Problematisch sei, wenn der Vorgesetzte „Meuterei und mutwillige Befehlsverweigerung an[nähme] und [...] mit allen ihm zu Gebote stehenden Mitteln den Soldaten zum Gehorsam zwingen wolle [...], [...] diese strengen Maßnahmen bei Epileptikern und epileptoiden Psychopathen sich immerwährend steigernde Reizbarkeit aus[lösten], welcher der Vorgesetzte letzten Endes machtlos gegenüber stehen w[erde].“[752]

---

[747] Ebda., S. 26.
[748] Ebda., S. 25.
[749] Ebda., S. 24–25.
[750] Ebda., S. 11–14.
[751] Ebda., S. 14.
[752] Ebda., S. 29–30.

Es ging Görner (und seinem Doktorvater Meggendorfer) dabei offensichtlich darum, neben Suiziden auch Unruhen und Aufstände durch taktvollen Umgang mit den Untergebenen zu verhindern. Daher sollte die Arbeit zeigen, „wie zurückhaltend Vorgesetzte anfangs mit Strafandrohungen gegenüber Untergebenen umgehen soll[t]en. Stets sollte zunächst in Erwägung gezogen werden, dass schweren Vergehen gegen militärische Zucht und Ordnung sehr häufig psychopathische Motive zugrunde l[äg]en."[753]

Der Krieg wird in den übrigen Dissertationen eher am Rande erwähnt. Walter Zang, der dafür plädierte, dass die Schwachsinnigen „den normal begabten Qualitätsarbeitern und kulturschöpferisch tätigen Menschen solche sogenannten niederen Dienste [...] leiste[te]n, zu denen sich in der Regel geistig höher stehende Menschen nicht willig zeig[t]en", ging es um die Bereitstellung von soldatischem Fußvolk. Wie Meggendorfer[754] betonte er die Vorteile davon, ehemalige (zwangssterilisierte) Hilfsschulkinder als Soldaten einzusetzen.[755]

Des Weiteren beantworteten diverse Dissertationen die Frage, was mit Patient*innen passieren sollte, deren neurologische oder psychische Probleme auf den Krieg zurückzuführen waren. Karl Polster betonte die Wichtigkeit seines Dissertationsthemas in dieser Hinsicht und stellte zugleich die Frage, ob Menschen mit traumatischer Epilepsie nach Hirnverletzungen nicht doch erblich „minderwertig" seien.[756] Der von ihm beschriebene Patient hatte seine Schussverletzung allerdings aus dem Ersten Weltkrieg.[757]

Theodor Fuchs schrieb über „Psychische Störungen nach Bombenangriffen" und kommt ebenfalls zu dem für die Kriegsführung willkommenen Schluss, dass „[d]er Bombenkrieg [...] wohl Neurose und Psychose *auslösen* [könne], aber eine eigene *Bombenneurose* oder *Bombenpsychose*" nicht existiere.[758]

Auch Ella Kölz' Dissertation lag zugrunde, Ansprüche auf Schadensersatz abzuwehren und die Einsatzfähigkeit der Soldaten für Kämpfe zu erhalten,

---

[753] Ebda., S. 30.

[754] Vgl. Kapitel B.VIII.

[755] Zang, Hilfsschulkind, S. 8–9, S. 12, S. 86.

[756] Polster, Epilepsie, S. 2.

[757] Ebda., S. 6.

[758] Fuchs, T.: Psychische Störungen nach Bombenangriffen. Diss. med. Erlangen 1947 (Hervorhebung im Original). Zur zeitlichen Einordnung: das Prüfungsdatum ist 1947, die Arbeit ist allerdings schon 1944 getippt.

da „die Hysterie oft unter Verhältnissen auftr[äte], die dem Betreffenden eine Krankheit besonders wünschenswert erscheinen lassen; so z. B. bei Soldaten, Unfallverletzten u. dgl. Personen mehr. Man k[önne] alle diese Fälle unter den Bezeichnungen ‚Zweckhysterie' oder ‚Wunschhysterie' zusammenfassen."[759] Sie untersuchte nur Frauen, obwohl sie das Krankheitsbild in die Nähe des Soldatendaseins rückte.

Der Krieg wirkte sich negativ auf die Behandlung der Patient*innen aus, auch wenn diese weder in den Krieg ziehen mussten noch unter die „Euthanasie" fielen. Marianne Grobig-Krebs erwähnte eine Patientin mit Kontrakturen beider Beine bei Multipler Sklerose, die trotz Schmerzzuständen „ungebessert wegen der Kriegslage aus der Klinik entlassen" wurde.[760]

Meggendorfers Doktorand*innen waren am Diskurs zur Abwehr von Schuld und Ansprüchen von Kriegsversehrten jeglicher Ursache beteiligt, indem sie diese pathologisierten. Beiträge, die hingegen direkt der Kriegsführung oder dem Umgang mit seinen unmittelbaren neurologischen Komplikationen[761] dienen sollten, sind aus dem Umkreis der Psychiatrischen und Nervenklinik der Universität Erlangen nicht überliefert. Auch die von Meggendorfer betreuten Dissertationen aus der Wehrmacht beschäftigen sich eher mit dem allgemeinen Erhalt der „Wehrfähigkeit" der Truppe[762], als dass sie sich um ausgesprochen kriegsspezifische Folgen drehten.[763]

16. Hildegard Schmidt und die EKG-Veränderungen

Unter den Dissertationen aus dieser Zeit fällt noch eine weitere ins Auge, die „[a]us der Psychiatrischen- [!] und Nervenklinik" stammt, aber Greving als „Referent[en]" hat: die Arbeit von Hildegard Schmidt über EKG-Veränderungen während der Elektrokrampftherapie.[764] Die Dissertation fällt

759 Kölz, E.: Über zwei bemerkenswerte Fälle von „Hysterie", Diss. med. Erlangen 1946, S. 6–7; Vgl. auch S. 40. (Prüfung im Jahre 1946, aber offensichtlich noch während des Krieges geschrieben).

760 Grobig-Krebs, Multiple Sklerose, S. 12–13.

761 Aus neurologischer Sicht z. B. die Nervenlähmungen nach Diphtherie oder die konkrete Versorgung von Hirnverletzten.

762 Beispielsweise durch Vermeidung von körperlichen Überlastungen, von Schlafmangel, etc.

763 Vgl. auch Frobenius, Medizinpromotionen, S. 258.

764 Schmidt, EKG.

aufgrund des kardiologischen Themas in das Fachgebiet der Inneren Medizin, kam allerdings auf Vorschlag Meggendorfers zustande.[765]

Schmidt registrierte das EKG von 16 meist jungen Patient*innen der Psychiatrischen Klinik mit der Diagnose Schizophrenie vor und nach der Krampfbehandlung.[766] Ursprünglich wollte sie nur herzgesunde Patient*innen in ihre Untersuchungen mit einschließen, aber dann erforschte sie, wohl um nicht allzu viele ihrer Untersuchungsobjekte ausschließen zu müssen, auch Fälle mit „Sinustachykardien", „zumal die Möglichkeit einer reinen Untersuchungstachykardie nicht mit Sicherheit ausgeschlossen werden konnte", und sogar welche mit „Myokardschäden", wobei sie versicherte, diese seien „leichtester Natur" gewesen.[767]

Der Grund für diese Untersuchung war laut Schmidt, dass aus anderen Kliniken „Beobachtungen über kardiovasculäre Störungen bis hin zum Herzstillstand" vorlagen. Auch in Erlangen „wurden immer wieder mit Hilfe der gewöhnlichen klinischen Untersuchungsmethoden Störungen von seiten der Herztätigkeit beobachtet"[768]. Herzrhythmusstörungen, die ohne EKG erkannt wurden, müssen gravierend gewesen sein, so dass davon angegangen werden muss, dass die Psychiater der Erlanger Klinik regelmäßig Kreislaufstörungen bei Patient*innen während oder nach EKT beobachtet haben.

Einer der in dieser Arbeit beschriebenen Fälle sticht besonders hervor. Es geht um die 20-jährige Schneiderin Anneliese B., die schon vor dem Elektroschock eine „Sinustachykardie" hatte. Schmidt bezeichnete sie als „Fall 5".[769]

> Fall 5 zeigte in allen drei Ableitungen 2 Minuten nach dem ersten Elektrokrampf Kammerextrasystolen; 2 Minuten nach dem 7. Elektrokrampf war die Herztätigkeit bis auf 300 S/Min. gestiegen mit eindeutigem Verzweigungsblock. In Ableitung 2 trat in Anschluß an den Block eine Kammerautomatie mit deutlich bradykardem Kammerrhythmus auf (54 S/Min.!).[770]

---

[765] Ebda., S. 4.

[766] Ebda., S. 22.

[767] Ebda., S. 6–7. Schmidt ging hier bemerkenswert unvorsichtig vor. Immerhin hätte die Frage nicht sein müssen, ob eine harmlose Erklärung (bspw.: „aufgeregte*r Patient*in") ausgeschlossen werden konnte, sondern ob eine gefährliche Situation mit Sicherheit ausgeschlossen werden kann.

[768] Ebda., S. 5.

[769] Ebda., S. 14–17.

[770] Ebda., S. 21.

Man muss sich fragen, ob diese Patientin mit einer Herzfrequenz von 300 überhaupt noch einen ausreichenden Kreislauf hatte. Zudem drängt sich die Frage auf, warum überhaupt sieben Elektroschocks bei dieser Patientin gegeben wurden, wenn bereits nach dem ersten Schock kardiale Auffälligkeiten bestanden. Ventrikuläre Extrasystolen schon nach dem ersten Krampf mussten als klare Warnung verstanden werden, dass das Herz dieser Patientin in dieser Weise reagierte, so dass davon ausgegangen werden musste, dass diese Patientin bei weiteren Elektroschocks gefährdet sein würde, womöglich sogar vital bedroht.

Anneliese B. hat die Herzrhythmusstörungen überlebt und Schmidt kam zu dem Schluss, dass die EKT unproblematisch sei, da das EKG sich danach relativ schnell wieder „weitgehend" normalisierte. Sie ordnete die Veränderungen aber als „schwere [...] Störungen der Reizbildung und Reizleitung" des Herzens ein.[771]

VI. Zwangssterilisationen

1. Vortrag zur Vorbereitung der Zwangssterilisationen

Im Januar des Jahres 1934 fand in München „in der Deutschen Forschungsanstalt für Psychiatrie" der „erbbiologische Lehrgang für Psychiater" statt, organisiert vom „Deutschen Verband für psychische Hygiene und Rassenhygiene" „mit Ermächtigung und Unterstützung des Herrn Reichsminister des Innern". Ziel war es, „die Durchführung des Sterilisierungsgesetzes" zu organisieren, indem man „rund 120 Psychiater, vorwiegend Direktoren und Oberärzte der Heil- und Pflegeanstalten", über die angebliche Erblichkeit diverser körperlicher und psychischer Merkmale aufklärte. Meggendorfer hielt dort den Vortrag über „[d]ie erbbiologischen Ergebnisse in der übrigen Medizin", der auch in dem entsprechenden Sammelband „Erblehre und Rassenhygiene im völkischen Staat" veröffentlicht wurde.[772] Darin pries er den „Vorsprung" der Psychiatrie „auf [dem] Gebiete" der „erbbiologische[n]

---

[771] Ebda., S. 21.

[772] Meggendorfer, übrige Medizin, S. 230–256. Roemer, H.: Der erbbiologische Lehrgang für Psychiater in München, in: Zeitschrift für psychische Hygiene 7(1934), S. 2–6. Rüdin, E.: Erblehre und Rassenhygiene im völkischen Staat, München 1934, nicht nummeriertes Vorwort.

Erkenntnisse" gegenüber den „meisten [anderen] medizinischen Fachgebiete[n]", der „wohl in erster Linie der Initiative und der unermüdlichen Forscherpersönlichkeit von Ernst Rüdin" zu verdanken sei.[773] Dann sprach er unter anderem über die „erbliche Tuberkulosedisposition". Deren Ausbruch und Lokalisation sollte gemäß den Zwillingsforschungen von Otmar von Verschuer ebenso erblich bedingt sein wie die Rachitis, also zwei eindeutig sozialen Verhältnissen folgende Krankheiten. Die Einwirkung dieser Verhältnisse erkannte Meggendorfer zwar an, vertrat allerdings die These, dass die ererbte Anfälligkeit eines Menschen ausschlaggebend dafür war, ob er erkrankte oder nicht.[774]

Im Wesentlichen ging es bei seinem Vortrag um die Frage, was als „schwere erbliche körperliche Mißbildung" aufzufassen sei. Die Behandelbarkeit einer Erkrankung schloss das für ihn nicht aus; „[o]b es angängig [sei], den Diabetes mellitus [...] als ‚schwere erbliche körperliche Mißbildung' im Sinne des Gesetzes aufzufassen", wollte er „einstweilen dahingestellt sein lassen", aber die Tatsache, dass das Insulin entdeckt wurde, „tr[üge] dazu bei, daß in Zukunft sicher viel häufiger Diabetikerkinder ausgetragen und geboren werden [würden] [...]. Sicher w[ü]rden die diabetischen Erbanlagen im Volksganzen in Zukunft erheblich zunehmen: auch ein Beispiel dafür, daß der medizinische Fortschritt antiselektiv, erbverschlechternd wirk[e]."[775]

Über den „erbliche[n] Klumpfuß und die erbliche Schulter- und Hüftgelenksluxation" äußerte er, dass „die Orthopäden [...] anscheinend übereinstimmend der Meinung [seien], daß diese Mißbildungen, ihre frühzeitige Behandlung vorausgesetzt, den Staat weder in der Wirtschaft noch in der Wehrbereitschaft und auch ihre Träger weder im Lebenskampf noch im Lebensgenuß irgendwie zu beeinträchtigen br[äuchte]n", sofern „sie schon im Säuglingsalter behandelt w[ü]rden", was „nicht einmal die Wehrfähigkeit beeinträchtig[e]" Meggendorfer ließ „es jedoch dahingestellt [...], ob es möglich und richtig [sei], die Unfruchtbarmachung der am Klumpfuß und an angeborener Hüft- und Schultergelenksverrenkung leidenden Personen, die ja in geistiger Hinsicht im allgemeinen ganz auf der Höhe sein w[ü]rden und überhaupt ganz tüchtige Menschen sein könn[t]en, zu unterlassen", da

---

773 Meggendorfer, übrige Medizin, S. 230.

774 Ebda., S. 231, 233–234.

775 Ebda., S. 238–239.

„bereits jetzt schon 2‰ der Bevölkerung an angeborener Hüftgelenksluxation leiden oder als Säugling daran gelitten haben" und daher „anzunehmen [sei], daß sich diese krankhaften Erbanlagen bei wohl ausgebildeter orthopädischer Technik in kurzer Zeit stark vermehren würden."[776]

Meggendorfer empfahl einen verpflichtenden „Gesundheitspaß" für alle, einerseits, um eventuelle Erkrankungen der Nachkommen rasch erkennen und behandeln zu können, andererseits aber auch mit dem Ziel, „um bei Erbleiden die Anlageträger möglichst frühzeitig zu erfassen, so früh jedenfalls, daß sie ihre kranken Erbanlagen noch nicht an künftige Generationen weitergegeben haben".[777] Insbesondere bezüglich der „Huntingtonkranken" lag ihm dies am Herzen.[778]

Zuletzt erwog er verschiedene Möglichkeiten, Anlageträger zu identifizieren, bevor eine Krankheit ausgebrochen war: Bei der Chorea Huntington zum Beispiel „durch ein künstliches Fieber oder durch andere Maßnahmen", oder aber durch „systematische [...] Beachtung der Neben- und Begleiterscheinungen vieler Erbkrankheiten" und die Suche nach „Vorläufererscheinungen eines Leidens", nach „Syndrome[n], Koppelungen, Degenerationszeichen". „[D]urch weitere Verfolgung dieser Eigentümlichkeiten [werde es] vielleicht möglich [...], auch Träger von latenten Erbanlagen zu erfassen und aus dem Artprozeß auszuscheiden." Derart auffällige Menschen sollten zwar noch nicht zwangssterilisiert, aber „andere[n] Maßnahmen der Eugenik" unterworfen werden, beispielsweise Heiratsverboten oder einer besonderen Überwachung durch die Gesundheitsämter. Er plädierte dafür, auch „Fälle unvollkommen ausgebildeter" Erkrankungen an der Fortpflanzung zu hindern, da diese „u. U. die Ahnen ganzer Generationen" von Menschen mit diesen Erkrankungen werden würden.[779]

2. Meggendorfer über die Auslegung des GzVeN

Meggendorfer arbeitete viel zum „Gesetz zur Verhütung erbkranken Nachwuchses". 1935 brachte er beispielsweise einen Zeitschriftenartikel des Titels „Zur Abgrenzung des krankhaften Schwachsinns von der physiologischen

---

[776] Ebda., S. 251–252 (im Original hervorgehoben).
[777] Ebda., S. 253 (im Original hervorgehoben).
[778] Ebda. (im Original hervorgehoben).
[779] Ebda., S. 254–256 (im Original hervorgehoben).

Beschränkheit" heraus.[780] 1936 trug er ebenfalls zur Auslegung des Sterilisationsgesetzes bei, diesmal bezüglich der Diagnose des „schweren Alkoholismus".[781]

Die „Mehrzahl der Alkoholiker" tränken aufgrund „ihre[r] innere[n], zum großen Teil erblich bedingte[n] Verfassung, die sie dem Alkoholismus verfallen l[ieße]", dabei gäbe es eine Verbindung „zu Psychosen und Psychopathien und zum Schwachsinn" sowie „Anlagebeziehungen zum Verbrechen, zur Verwahrlosung [und] zur Prostitution". Der „auf der Grundlage vorwiegend erblich bedingter krankhafter Verfassung entstehende Alkoholismus, sei er nun akut oder chronisch, [sei] der ‚schwere Alkoholismus', den das Gesetz mein[e]". Dies könne man „im Einzelfalle aus der Kenntnis der Persönlichkeit, namentlich der prämorbiden Persönlichkeit und aus den Beweggründen, die zum Trinken geführt haben, erschließen", „aber auch aus der gleichzeitig bestehenden Neigung zu krimineller und asozialer Betätigung. Insbesondere „bei den trunksüchtigen Frauen [...] m[üsste] man wohl annehmen, daß dies aus inneren krankhaften Gründen gesch[ehe]", so dass „eine möglichste Ausschaltung der Trinkerinnen aus dem Erneuerungsprozeß des Volkes wünschenswert" sei. Dementsprechend sollte bei „Alkoholismus bei pathologischen Rauschzuständen" und „Alkoholismus jeder Art bei sonst psychisch Anfälligen und Belasteten, bei Kriminellen und Asozialen und bei Frauen" die Zwangssterilisation durchgeführt werden, nicht jedoch bei „Alkoholiker[n], die man als ‚schwere' zu bezeichnen geneigt [sei]", aber bei denen „es sich bei ihnen um exogen bedingten Alkoholismus handel[e]", da diese nicht „Träger von krankhaften Erbanlagen" seien.[782]

---

[780] Meggendorfer, F.: Zur Abgrenzung des krankhaften Schwachsinns von der physiologischen Beschränkheit., in: Zeitschrift für die gesamte Neurologie und Psychiatrie 154 (1935), S. 486–498.

[781] Meggendorfer, F.: Was ist schwerer Alkoholismus?, in: Deutsche Medizinische Wochenzeitschrift, 62 Nr. 26 (1936), S. 9–13. Siehe auch Meggendorfer, F.: Zur Frage der alkoholischen Blastophthorie, in: Allgemeine Zeitschrift für Psychiatrie und ihre Grenzgebiete 113 (1939), S. 15–24. Ders., Rauschgiftsuchten, S. 295–328. Ders.: Alkoholismus und Volksbestand, Berlin 1940; ders.: Alkoholismus und Volksbestand, in: Die Gesundheitsführung „Ziel und Weg". Monatsschrift des Hauptamtes für Volksgesundheit der NSDAP., des Sachverständigenbeirates und der Nationalsozialistischen Deutschen Ärztebundes e. V. 9 (1940).

[782] Meggendorfer, schwerer Alkoholismus, S. 10–13 (im Original hervorgehoben).

„Mit diesem argumentativen Kunststück" waren „alle männlichen Trinker der gehobeneren Schichten", die ansonsten ebenfalls unter „schwerem Alkoholismus" vor den Erbgesundheitsgerichten hätten landen könnten, „aus der Gefahrenzone genommen". Zeitgleich definierte Meggendorfer damit einen „einmaligen Alkoholexzess" von Frauen und von Personen, die sozial unangepasstes Verhalten zeigten oder aus der Unterschicht stammten, als „Sterilisationsindikation."[783]

Meggendorfer war ebenfalls der Ansicht, dass „von Haus aus gesunde und vollwertige Männer, unter dem Einfluß des Alkohols auf minderwertige Frauen hereinfallen" konnten und so „biologisch wertvolle Stämme der Entartung zugeführt werden". Auf diese Weise breiteten sich „krankhafte und minderwertige Anlagen im Volkskörper" aus.[784]

Interessant ist nun, dass Meggendorfer diese Überlegungen eben nicht in beide Richtungen tätigte. Wenn man schon davon ausginge, dass es Familien gäbe, die „kranke" und welche, die „gesunde" Gene hätten, und es dann ungünstig wertete, wenn eine Person mit „kranken" Genen mit einer Person mit „gesunden" Genen Kinder bekäme, so müsste diese Argumentation doch in beide Richtungen funktionieren: „Genetisch minderwertige" Männer sollten dann keine Kinder mit Frauen aus genetisch „gesunden" Familien bekommen und umgekehrt. Das wäre eine logische Argumentation auf dem Gebiet der Rassenhygiene. Meggendorfer hingegen argumentierte die „schlechten Erbanlagen" der trinkenden Frauen und der Frauen von trinkenden Männern nicht in beide Richtungen, sondern schaffte es mit seinem von nur scheinbarer Wissenschaft und Sachlichkeit geprägten Ansatz, den „Erbanlagen" der Frauen die Verantwortung für den Alkoholismus zuzuschreiben – auch wenn nur ihre Männer, aber sie selbst gar nicht tranken.[785]

---

783 Van den Bussche, H. (Hg.): Medizinische Wissenschaft im „Dritten Reich". Kontinuität, Anpassung und Opposition an der Hamburger Medizinischen Fakultät, Berlin/Hamburg 1989 (Hamburger Beiträge zur Wissenschaftsgeschichte 5), S. 233–235. Rauh, Medizinverbrechen, S. 270.

784 Meggendorfer, Rauschgiftsuchten, S. 314, S. 317. Ders., Blastophthorie, S. 23.

785 Meggendorfer, Intoxikationspsychosen, S. 178. Meggendorfer stand mit dieser Ansicht nicht alleine, seine Äußerungen sind typisch für die in der Medizin verbreitete Sichtweise, einseitig Frauen als Ursache von gesundheitlichen Problemen zu betrachten und männliche Beiträge auszublenden. Ein anderes Beispiel für die gleiche Bias ist die Tendenz, bei der Prävention von sexuell übertragbaren Infektionen auf Sexarbeiterinnen, nicht aber auch ihre Kunden zu fokussieren. Vgl. Brandt, Sexually Transmitted Diseases, S. 568–571.

Auffällig ist, dass während der gesamten Geltungsdauer des Sterilisationsgesetzes die Erblichkeit der darin genannten Diagnosen nicht bewiesen war (mit Ausnahme der Huntingtonschen Chorea).[786] Es wurde zwar „hartnäckig behauptet", dass „Geisteskrankheiten" erblich seien, aber dies konnte „nicht bewiesen werden".[787] Meggendorfer selbst konstatierte 1938 (also zu einem Zeitpunkt, an dem bereits seit über vier Jahren Zwangssterilisationen nach diesem Gesetz stattfanden), dass die Frage, ob „die Schizophrenie einen rezessiven Erbgang geh[e]", „nach dem [damaligen] Stande der wissenschaftlichen Erkenntnis nahezu, aber vielleicht doch noch nicht unbedingt sicher" sei. Noch unklarer war die Lage „etwa beim manisch-depressiven Irresein und bei der Epilepsie, über de[ren] Erbgang" man „nicht so gut unterrichtet s[ei] wie bei der Schizophrenie". Bedenken bezüglich der fehlenden wissenschaftlichen Begründung der Zwangssterilisationen löste dies nicht aus, und die Urteilsbegründungen der Erbgesundheitsgerichte nahmen die Erblichkeit der entsprechenden Diagnosen weiterhin als gegeben an.[788]

Meggendorfers letzter Beitrag dazu, wie das Zwangssterilisationsgesetz korrekt angewandt werden sollte, stammt aus dem Jahre 1944 und beschäftigte sich mit der „erblichen kongenitalen Wortblindheit" und damit einem Teilbereich dessen, was als „angeborener Schwachsinn" bezeichnet wurde.[789] Es ging um „eine mehr oder weniger isolierte Unfähigkeit lesen zu lernen" mit Schwierigkeiten beim „Diktatschreiben und […] Rechtschreiben sowie [beim] Rechnen", deren „Beurteilung […] im erbgesundheitsgerichtlichen Verfahren […] erhebliche Schwierigkeiten" bereitete.[790] Meggendorfer kritisierte diesbezüglich, dass die davon betroffenen Menschen in Gutachten vor den Erbgesundheitsgerichten teils als „nicht schwachsinnig" beurteilt wurden.[791] Die „Lebensbewährung" könne „nur bei geringgradigen Mängeln, wenn es sich um die Grenzziehung gegenüber der Dummheit handelt, den Ausschlag

[786] Bis heute werden genetische Aspekte bei vielen Krankheiten diskutiert, eine mendelsche Vererbung beispielsweise der „Schizophrenie" wurde jedoch nie gefunden.

[787] Schmuhl, Euthanasie, S. 84. Klee, Euthanasie, S. 41.

[788] Meggendorfer, Ablösung des BGB, S. 11–12. StAN, Erbgesundheitsgericht Erlangen Beschlüsse, 1936/XIII, XIII 153/36. Turney/Palmer, Genetiv Body, S. 403–405, vgl. auch S. 411.

[789] Meggendorfer, Wortblindheit, S. 201–207.

[790] Ebda., S. 201 (im Original hervorgehoben).

[791] Ebda., S. 202–206, insbesondere S. 206.

geben [...], nicht aber bei so verhältnismäßig schweren und sicherlich pathologischen Ausfällen wie bei der kongenitalen Wortblindheit."[792] Er plädierte für weitere „Sippenforschungen", damit sich „[i]n den meisten Fällen [...] dann dem Untersucher wie dem Gericht die Notwendigkeit der Maßnahme ergeben"[793] würde, und schließt mit folgendem Wunsch nach gründlicheren Zwangssterilisationen:

> Wenn sich diese Forderungen auch in der jetzigen Kriegszeit nur unvollkommen verwirklichen lassen, so erscheinen sie doch in regulären Zeiten erforderlich, damit die Gesundung unseres Volkes dem großen Lebensziele *Ernst Rüdins* entsprechend auch durchgeführt werden kann.[794]

1952 und damit etliche Jahre nach dem Ende des Nationalsozialismus bedauerte Meggendorfer lediglich, dass keine „radikale [...] kausale [...] Therapie" erfolgt war, die seines Erachtens auf „Grundlage" der „Erkenntnisse der Erblichkeitsforschung" machbar wäre, da „die Zeit scheint hierfür noch nicht reif gewesen zu sein [schiene]."[795]

3. Antragstellung bzw. initiales Gutachten

Als Leiter einer Einrichtung, in der psychisch Kranke behandelt wurde, war es Meggendorfers gesetzliche Pflicht, Patient*innen mit einer entsprechenden (Verdachts-)Diagnose beim zuständigen Gesundheitsamt zu melden. Die Sterilisation zu beantragen, war er hingegen nicht verpflichtet, da in seinen eigenen Worten „für den Leiter einer Klinik zwar Anzeigepflicht und Antragsrecht, nicht aber Antragspflicht best[and]."[796] Dennoch stellte er regelhaft den Antrag zur Zwangssterilisation bei allen Patient*innen, deren (Verdachts-)Diagnose unter das „Gesetz zur Verhütung erbkranken Nachwuchses" fiel. Der Antragsstellung wurde üblicherweise ein sehr knappes Gutachten beigefügt, das aussagte, dass diese*r Patient*in an dieser

---

[792] Ebda., S. 206.
[793] Ebda., S. 206–207.
[794] Ebda., S. 207 (Hervorhebung im Original).
[795] Meggendorfer, F.: Einst und jetzt: Fünfzig Jahre Schizophrenie. Entwicklung der Schizophrenielehre und der Schizophreniebehandlung, in: Münchener Medizinische Wochenschrift, 94. Jg. 1952, S. 433–440, S. 434.
[796] UAE, C3/7i, Nr. 105, Meggendorfer an Schaudig, 10.05.1943. Vgl. auch Klee, Euthanasie, S. 42.

Diagnose leide. Eine weitere Möglichkeit war, dass eine andere Stelle, beispielsweise das Gesundheitsamt, bereits den Antrag gestellt hatte und nun von der Klinik ein Gutachten über den dort aufgenommenen Patienten anforderte.[797] Die entsprechenden Gutachten sind sehr knapp, oft auf einem Vordruck, auf dem nur wenige Angaben wie Patientendaten sowie Diagnose eingetragen wurden.[798]

Meggendorfer stellte ebenfalls sicher, dass die alten Akten von Patient*innen, die beispielsweise im Jahre 1924 einmalig in der Klinik waren, auf entsprechende Diagnosen durchsucht und „als Erbkranke angezeigt" wurden.[799] Bei Verlegungen sorgte er dafür, dass entweder er oder der Leiter der dortigen Anstalt den Antrag stellte.[800]

Anträge auf Zwangssterilisation wurden nicht nur von den Leitern von psychiatrischen Anstalten gestellt, auch beispielsweise die Leiter von Gefängnissen und Zuchthäusern taten dies[801]; bei der Durchsicht der Akten des Erbgesundheitsobergerichts Bamberg fiel ein Fall auf, in dem der Antrag vom „Kommandanten des Konzentrationslagers Dachau" gestellt worden war.[802]

Stationäre Patient*innen wurden nicht entlassen, bis über die Sterilisation inklusive eventueller Revisionsverfahren entschieden war und sie gegebenenfalls durchgeführt war. Dass die Familien diesen Aufenthalt zumindest teilweise selbst zahlen mussten, ihre Angehörigen aber auch nicht aus der Klinik mitnehmen konnten, stellte manche Familien vor erhebliche finanzielle Probleme.[803] Wurde die Sterilisation beschlossen, so wurde die betroffene Person in der Chirurgischen Klinik oder der Frauenklinik operiert und „danach sofort wieder in die Psychiatrische Klinik

797 Manchmal stellten mehrere Stellen (bspw. der Amtsarzt und Meggendorfer als Leiter der Psychiatrischen Klinik) zeitgleich den Antrag. StAN, Akten des Erbgesundheitsgerichts Erlangen, Erbgesundheitsgericht Erlangen Beschlüsse, 1936/XIII, XIII 153/36.

798 Exemplarisch hier StAN, Akten des Erbgesundheitsgerichts Erlangen, XIII 122/1936, Bl. 1–4. Ebda., XIII 123/1936, Bl. 1–3. Ebda., XIII 151/1936, Bl. 1, 3–5.

799 UAE, C3/7i, Nr. 57, Vermerk auf Krankengeschichte, 15.10.1935.

800 UAE, C3/7i, Nr. 141, Meggendorfer an HuPflA St. Getreu, 25.05.1937.

801 Schmuhl, Euthanasie, S. 103, 146.

802 StAB, OLG Bamberg, K 100/5, Nr. 3764 II, Wg 347/36. (Ohne Bezug zur Erlanger Universitätsklinik)

803 UAE, C3/7i, Nr. 123, Ehemann an Meggendorfer 04.10.1938.

zurückverlegt, die die weitere Wundbehandlung übern[ahm].“ Zumindest bei Frauen wurde teils auch eine Sterilisation per Röntgenbestrahlung durchgeführt.[804]

Bei einem Drittel der zwangsweise Sterilisierten traten Komplikationen auf, die teils weitere dauerhafte Gesundheitsschäden mit sich brachten.[805] Insbesondere für Frauen waren die körperlichen Folgen der Operation bisweilen tödlich.[806] Die Patientinnen der Erlanger Klinik klagten beispielsweise über verstärkte Unterbauchschmerzen.[807] Eine Patientin, die zwangssterilisiert aus der Frauenklinik in die Psychiatrische Klinik zurückkam, „sah sehr cyanotisch aus“, da „bei der Unruhe der Pat[ientin] die Narkose schwer durchführbar [war] und [...] lange Zeit in Anspruch [nahm]“; ihr psychischer Zustand hatte sich ebenfalls erheblich verschlechtert.“[808]

4. Gutachten in strittigen Fällen

Meggendorfer wurde in seiner Eigenschaft als Universitätsprofessor für Begutachtungen anderer, meist strittiger Fälle herangezogen. Diese Gutachten sind deutlich ausführlichere, teils etliche Seiten lange Schriftstücke. Für die Betroffenen, die initial – im Gegensatz zur ersten Gruppe – nicht Patient*innen der Klinik gewesen waren, bedeutete ein solches Gutachten, dass sie für mehrere Wochen in die Psychiatrische Universitätsklinik eingewiesen wurden, um dort beobachtet und diversen, teils invasiven diagnostischen Verfahren unterzogen zu werden. Neben Urin- und

[804] StAN, Erbgesundheitsgericht Erlangen, Verfahrensakten, XIII 575/1937, Bl. 26. Ebda., XIII 190/1938, Bl. 22. Ebda., XIII 4/1942, Bl. 27. Ebda., XIII 27/1943, Bl. 11. Rauh, Medizinverbrechen, S. 272–276.

[805] Rothmaler, Sterilisationen, S. 190–192. Siehe auch UAE, C3/7i, Nr. 83, Krankengeschichte 27.11.1936, 02.12.1936.

[806] Rothmaler, Sterilisationen, S. 184–185, 190–192. Bock, Zwangssterilisation, S. 375, S. 380.
Die unterschiedlichen Risiken einer Sterilisation hängen mit den verschiedenen Operationsgebieten zusammen: während der Samenleiter relativ oberflächlich im Hodensack verläuft und daher unkomplizierter zugänglich ist, muss bei einer Sterilisation mittels Unterbindung/Entfernung/Verödung der Eileiter immer der Bauchraum eröffnet werden.

[807] UAE, C3/7i, Nr. 12, Krankengeschichte 25.12.1937.

[808] UAE, C3/7i, Nr. 142, Krankengeschichte 01.06.1937.

Blutproben und psychiatrischen Untersuchungen anhand verschiedener Fragebögen wie dem „Assoziationsversuch" oder Verständnisfragen wurde standardmäßig eine „für [die Patient*innen] selbst unangenehme Lumbalpunktion" zur Untersuchung des Liquors durchgeführt sowie eine Röntgenuntersuchung des Schädels; beispielsweise eine junge Mutter, die mit ihrem zweimonatigen Säugling zur Begutachtung für das „Gesundheitsamt Wunsiedel" aufgenommen worden war, litt nach der Lumbalpunktion „an sehr starken postpunktionellen Beschwerden", „erbrach sogar öfters, sah auffallend blass aus [und] auch die Milchsekretion hatte merklich nachgelassen, sodass ihr Kind nicht ganz genügende Nahrung bekam [...]."[809]

Problematischer waren bei der Verdachtsdiagnose „Epilepsie" die „Provokationsmethoden". Mit verschiedenen Methoden wurde versucht, epileptische Anfälle auszulösen, am einfachsten mittels „Hyperventilation", aber auch durch „Wasserretention", und zwar sowohl durch einen „einfache[n] Wasserversuch" als auch durch Gabe eines Medikaments namens Tonephin im „Tonephinversuch (Wasseranreicherung durch Hypophysenhinterlappenhormon)" sowie durch „Cardiazolinjektionen". Den Patient*innen ging es darunter schlecht, beispielsweise „verfärbte sich" „das Gesicht [...] blau", sie verloren teils das Bewusstsein, nach dem Erwachen „erbrach[en sie] und klagte[n] über Kopfschmerz".[810]

Selbst wenn es den Psychiater*innen nicht gelang, damit einen Krampfanfall auszulösen, drohte den Patient*innen weiterhin die Zwangssterilisation: in einigen Fällen wurde auch nach unauffälliger, für die Patientin sehr

---

809 UAE, C3/7i, Nr. 133, Krankengeschichte 28.06.1939.

810 StAB, OLG Bamberg, K 100/5, Nr. 3765 II, Wg 375/37. Ebda., Nr. 3770, Wg 29/42, Wg 30/42, Wg 8/44, XIII 21/43 AG. Coburg. StAN, Erbgesundheitsgericht Erlangen, Verfahrensakten, XIII 580/1937, Bl. 28–29, 33. Ebda., XIII 581/1937, Bl. 12, 24–25. UAE, C3/7i, Nr. 39, „Frage-Bogen für einfache Begriffe und Urteile" (Vordruck). Ebda., Nr. 145, Assoziationsversuch, Intelligenzfragen, beide ohne Datum. Ebda., Nr. 154, Lebenslauf, 02.08.1839[!], Assoziationsversuch, 02.08.1939. Siehe auch UAE, C3/7i, Nr. 114, Krankengeschichte 22.04.1936. Ein Beispiel für die Durchführung des „Wasserstoß[es]" findet sich ohne Datum in ebda., Nr. 52: „Tonephin" „1 ccm" um 7 und 8 Uhr, „3.000 ccm Tee" (3l!) um 7.30 Uhr, 13 Uhr gleiche Menge Tonephin und 1,5 l Tee, 14 Uhr Tonephin, 16.30 Uhr Tonephin und 1,5 l Tee. Die Patientin nahm dabei über 2 kg zu, es ging ihr merkbar schlecht.

unangenehmer Diagnostik dann „unter Heranziehung der Akten und der äusserst typischen Anamnese“ die Diagnose einer erblichen Erkrankung gestellt.[811]

Auch die „[Pneume]ncephalographie“, eine Methode, bei der Luft in die Ventrikelräume eingeblasen wurden, um ihre Form zu beurteilen, war für die Betroffenen mit erheblichen Nebenwirkungen und Gefahren verbunden, die von Seiten der Psychiater*innen bagatellisiert wurden. So schrieben sie im Gutachten, dass die Patientin „[u]nter den Folgen der Encephalographie [...] kaum zu leiden [gehabt hätte]. Sie [habe] einige Tage im Bett [gelegen] und [...] über Kopfschmerzen [geklagt].“[812]

Eine andere Patientin, die ebenfalls nur zur Begutachtung in der Psychiatrischen Klinik war, hatte nach der Encephalographie „starke Übelkeit, Brechreiz, Kopfschmerzen und heftiges Frieren bei einer Untertemperatur von 35°“, die „erst im Laufe mehrerer Stunden mit Hilfe von Cardiazolgaben zur Norm an[stieg].“[813]

Generell galt jede Form von Epilepsie, bei der nicht eindeutig eine äußere Ursache bewiesen werden konnte, als „erblich“ und die davon Betroffenen wurden zwangssterilisiert.[814] Wurde also bei der Diagnostik keine eindeutigen „Zeichen für eine organische Veränderung“ wie beispielsweise eine abgelaufene Hirnhautentzündung oder ein (schwereres) Schädel-Hirn-Trauma gefunden, so galt die „Erblichkeit“ als bewiesen; eine Auffälligkeit konnte die Betroffenen vor der Sterilisation bewahren. Im Falle eines 19-Jährigen, dessen „Encephalogramm“ auffällig war, besagte das Gutachten der Universitätsklinik, dass

811 StAN, Erbgesundheitsgericht Erlangen, Verfahrensakten, XIII 70/1936, Bl. 20–35. Ebda., XIII 580/1937, Bl. 19–33.

812 StAN, Erbgesundheitsgericht Erlangen, Verfahrensakten, XIII 37/1942, Bl. 22. Ebda., XIII 66/1942 Bl. 25–26. Ebda., XIII 24/1943, Bl. 23, 25. Ebda., XIII 27/1943, Bl. 4. Vgl. auch UAE, C3/7i, Nr. 104, Gutachten Schmelzer, 04.02.1945. Zur Methode siehe auch van den Bussche, Hamburg, S. 193.

813 StAN, Erbgesundheitsgericht Erlangen, Verfahrensakten, XIII 191/1938, Bl. 32, 36.

814 StAB, OLG Bamberg, K 100/5, Nr. 3763 II, Wg 327/35, Wg 342/35. Ebda., Nr. 3764 II, Wg 270/36. Ebda., Nr. 3765 II, Wg 274/37. Ebda., Nr. 3768, Wg 48/40. Ebda., Nr. 3769, Wg 59/41. Ebda., Nr. 3770, Wg 29/43. Ebda., Erbgesundheitsgericht Bayreuth, K 106, Nr. 1160, XIII 13/42 und Wg 18/42. Ebda., XIII 14/42. Ebda., Nr. 1159, XIII 27/41. Ebda., Nr. 1158, XIII 25/40 und Wg 3/41. Ebda., XIII 31/40. Ebda., Erbgesundheitsgericht Bamberg, K 105, Nr. 781, XIII 7/1940. StAN, Erbgesundheitsgericht Erlangen Beschlüsse, 1942/XIII, XIII 51/42.

„man nicht mit der zu fordernden Sicherheit das Vorliegen einer Erbkrankheit (angeborener Schwachsinn) bejahen [könne]“, das Gericht entschied entsprechend gegen eine Zwangssterilisation.[815]

Im Falle eines Landwirtes entschied die Erlanger Psychiatrische Klinik „[a]uf Grund der bei [ihm] beobachteten als typisch für Epilepsie bezeichneten Wesensveränderung [...], daß [er] an erblicher Fallsucht l[itt]“; daraufhin beschloss das Erbgesundheitsobergericht Bamberg die Sterilisation. Die Münchner Universitätsklinik stellte hingegen einen „frühkindlichen Hirnschaden“ fest, in einem erneuten Verfahren wurde dementsprechend der frühere Beschluss aufgehoben.[816]

5. Begutachtung bei „angeborenem Schwachsinn“

Ähnliches galt beim „angeborenen Schwachsinn“: wurde keine definitive äußere Ursache gefunden, so galt der „Schwachsinn“ als erblich, und die Person wurde zwangssterilisiert.[817]

Da „die schweren Fälle von Schwachsinn vielfach an sich schon fortpflanzungsunfähig [seien], oder sie sind durch ihre Unterbringung in den Anstalten aus dem Generationsprozeß ausgeschaltet [wären]“, „k[äme] also alles auf die möglichst vollständige Erfassung gerade der *leichteren* Fälle an.“[818] Zunächst musste allerdings geklärt werden, ob wirklich „Schwachsinn“ oder lediglich „Beschränkheit und Dummheit“ vorläge, die „bekanntlich außerordentlich weit verbreitet“ seien und deren „Träger“ man nicht „von der Fortpflanzung“ ausschließen wollte, da es „zahlenmäßig eine recht empfindliche Schwächung des Volkskörpers bedeuten“ würde und „es sich hier [...] vielfach um gute und sozial wertvolle Volksgenossen [handle]“, weswegen man „den angeborenen Schwachsinn, insbesondere die rassenhygienisch besonders bedenklichen leichteren Formen [...] erfassen und aus

---

815 StAN, Erbgesundheitsgericht Erlangen, Verfahrensakten, XIII 24/1943, Bl. 23, 25.

816 StAB, Erbgesundheitsgericht Bayreuth, K 106, Nr. 1158, XIII 25/40. Ebda., Nr. 1160, XIII 13/42. Ebda., OLG Bamberg, K 100/5, Nr. 3769, Wg 3/41. Ebda., Nr. 3770, Wg 18/42.

817 StAB, OLG Bamberg, K 100/5, Nr. 3764 I, Wg 210/36. Ebda., Nr. 3764 II, Wg 429/36. Ebda., Nr. 3765 II, Wg 177/37, Wg 261/37, Wg 360/37 und XIII 108/37. Ebda., Nr. 3766, Wg 176/38, Wg 235/38. Ebda., Nr. 3768, Wg 49/40. Ebda., Nr. 3770, Wg 31/43 und XIII 6/43, Wg 1/44 und 9 XIII 4/43 AG. Coburg. StAN, Erbgesundheitsgericht Erlangen Beschlüsse, 1943/XIII, XIII 27/43.

818 Meggendorfer, krankhafter Schwachsinn, S. 486 (im Original hervorgehoben).

dem Erneuerungsprozeß des Volkskörpers aus[...]schalten [müsse], [...] aber auch, die an sich gesunden und sozial wertvollen Menschen, deren Stärke nicht gerade auf dem Gebiete des Verstandes liegt, vor jedem Zugriff [...] verschonen [müsse]."[819]

Auch „eine durch ungünstige äußere Einflüsse bewirkte Entwicklungshemmung", bei der „[e]ine gewisse Nachreife" noch möglich wäre, sollte in Erwägung gezogen werden, da „gerade in der deutschen Bevölkerung die Ausreifung nicht selten verzögert sei, besonders in der nordischen Rasse [...] die ‚Spätblüher' häufig [seien]".[820] Nichtsdestotrotz wurde in einigen Fällen sehr schnell auf eine Zwangssterilisation entschieden, auch wenn andere Faktoren vorlagen.[821]

Zusätzlich gab es die Möglichkeit des „moralischen Schwachsinns"[822]: Ein sexuell offenes Verhalten bei „Mädchen", „uneheliche Kinder", „Prostitution", „asoziales[823] Verhalten" oder „Kriminalität" konnten zwar an sich nicht die Zwangssterilisation begründen, aber sollten „bei Fällen, in denen es sich um leichteres Versagen auf dem Gebiete des Verstandes handelt, ein wichtiges Indiz dafür dar[stellen], daß diese Fälle zu dem Streuungsbereich des krankhaften Schwachsinns gehör[t]en." Ebenso als beweisend galt dann, wenn „der Unfruchtbarzumachende sich unmoralisch und unsozial eingestellt hat oder im praktischen Leben sich nicht bewährt hat [...]." Meggendorfer forderte auch, „daß auch leichtere Begabungsmängel gerade bei Mädchen ernste Beachtung verdien[t]en", da „es Formen von Schwachsinn g[äbe], bei denen der geschlechtsgebunden-recessive Erbgang eine Rolle spiel[e]."[824]

819 Ebda.

820 StAB, OLG Bamberg, K 100/5, Nr. 3764 I, Wg 209/36. Meggendorfer, krankhafter Schwachsinn, S. 488.

821 StAB, OLG Bamberg, K 100/5, Nr. 3764 I, Wg 210/36. Ebda., Nr. 3766, Wg 200/38. Ebda., Nr. 3770, Wg 21/42 und XIII 18/41. StAN, Erbgesundheitsgericht Erlangen Beschlüsse, 1943/XIII, XIII 21/43 (XIII 245/36).

822 Vgl. auch StAB, Erbgesundheitsgericht Bayreuth, K 106, Nr. 1159, XIII 5/41. Siehe auch ebda., OLG Bamberg, K 100/5, Nr. 3765 II, Wg 370/37. Ebda., Nr. 3769, Wg 28/41.

823 „Asoziale Psychopathen" war der Begriff, unter dem im Nationalsozialismus jede Form von abweichendem Verhalten verfolgt wurde. Der Begriff ist hier nicht gleichbedeutend mit dem heutzutage umgangssprachlich verwendeten (und aufgrund dieser geschichtlichen Aspekte sehr problematischen) Begriff. Sedlaczek, Verfolgung, passim.

824 Meggendorfer: krankhaften Schwachsinn, S. 488, 490–495 (im Original hervorgehoben).

Meggendorfer hoffte auf eine Erweiterung der Definition „namentlich auch hinsichtlich solcher Verhaltensweisen, die den der Selbst- und Arterhaltung dienenden Instinkten widerspr[ä]chen."[825]

Exemplarisch sei hier der Fall einer jungen Frau dargestellt, die vom Erbgesundheitsobergericht Bamberg, initial unter der Vermutung einer „Schizophrenie", eingewiesen worden war; Meggendorfer, der die Beobachtung und Untersuchung zumindest in Teilen selbst vorgenommen hatte, bescheinigte ihr „angeborenen Schwachsinn". Wissensfragen und Rechenübungen des großen Einmaleins beantwortete sie teilweise korrekt, was Meggendorfer als „weitgehendes Versagen" bezeichnete.

Da es sich „um einen Grenzfall zwischen Beschränkheit und Schwachsinn handelt[e]", wurde die Diagnose mit ihrer „recht kindlich naiv[en]" „Persönlichkeit" und den „Erbanlagen in der Familie" begründet; ihr Vater sei eine „psychopathische Persönlichkeit mit Neigung zu psychogenen Reaktionen", da er im Ersten Weltkrieg „einen kolossalen Nervenschock" entwickelt hatte und damals einen „Ballast für die Truppe" dargestellt habe.

Meggendorfer führte aus, „dass die Bezeichnung ‚angeborener Schwachsinn' nicht nur die ‚Blödel,' [!] die Idioten betr[äfe], sondern auch die leichteren Schwachsinnsformen", welche „rassenhygienisch besonders bedenklich" wären. Auf den Protest eines Kollegen sowie zweier Geistlicher erwiderte er, „[e]s g[äbe] [...] Schwachsinnige ziemlich erheblichen Grades, die isoliert ganz bedeutende Leistungen fertig bringen, wie etwa das Ziehen von Quadrat- und Kubikwurzeln im Kopf, die Feststellung des auf einen beliebigen Tag der letzten Jahrhunderte fallenden Wochentages, die auch ganz bedeutende Gedächnisleistungen vollbringen [...], die aber doch vom medizinischen Standpunkt aus als an der Grenze zwischen Imbezillität und Idiotie stehend bezeichnet werden müss[t]en."

[825] Ebda., S. 497–498 (im Original hervorgehoben). Da Meggendorfer sich sehr um eine junge Frau mit Lähmungen nach einem Suizidversuch mittels Rattengiftes kümmerte und diese auch nicht als „minderwertig" erachtete, ist mit dieser Formulierung wohl keine Suizidalität gemeint, sondern vermutlich Empfängnisverhütung und/oder die Beziehung zu gleichgeschlechtlichen Sexualpartner*innen. UAE, C3/7i, Nr. 193, Meggendorfer an Gesundheitsamt, 13.02.1941, Meggendorfer an Seidl (KH Waldsassen), 18.10.1937, Meggendorfer an Landesfürsorgeverband, 19.07.1937, Meggendorfer an Verlobten, 02.06.1937, 28.07.1937. Ebda., Meggendorfer an Vater, 02.06.1937, Meggendorfer an Dietzel (Institut für angewandte Chemie), 08.06.1937, Dietzel an Meggendorfer, 11.06.1937.

Der jungen Frau, die alleine mehrtägige Autoreisen unternahm und „ihr Auto selbst repariert" hatte, sollte „[d]as selbständige praktische Denken [...] nicht bestritten werden", aber es sei für diese Frage nicht relevant. Es seien laut seiner Forschungen und Vorträge „für die Begriffe ‚Schwachsinn' und ‚Beschränktheit' nicht so sehr die irgendwie meßbaren [...] Kenntnisse und Fähigkeiten maßgebend, sondern [...] die Feststellung, ob es sich nur um Minusvarianten der normalen Verstandesbegabung oder um krankhafte Beeinträchtigung der Verstandestätigkeit [...] auf erblicher Grundlage handelt[e]." Er habe sein „Gutachten noch einmal sorgfältig nachgeprüft" und könne den Fall nicht anders beurteilen.

Auch den „sehr beachtlichen Einwand" des Pfarrers, „daß an die kleindörfliche Bevölkerung keine hohen intellektuellen Anforderungen gestellt werden dürf[t]en", habe er beachtet und „[s]ich in dieser Hinsicht schon immer durch [s]eine[...] vom Lande der hiesigen Gegend stammenden Assistenzärzte etwas leiten und über die normale Leistungsfähigkeit der Bevölkerung informieren lassen."

Meggendorfer schloss mit der Feststellung, er „w[olle] dabei gerne die Möglichkeit zugeben, daß ein anderer Sachverständiger zu einem anderen Ergebnis gelangen könnte" und es „auch wohl richtig [sei] [...], daß es noch Dutzende andere in ähnlichen Verhältnissen wie [die Patientin] aufgewachsene und lebende Mädchen g[äbe], von denen sie sich nicht unterscheide [...] und bei denen niemand an eine Unfruchtbarmachung denk[e]"; an seinem Gutachten änderte das nichts.[826]

Verwandte zu haben, die ebenfalls in Verfahren vor den Erbgesundheitsgerichten standen oder bereits zwangssterilisiert waren, wurde als Sicherung

---

826 Gesamter Absatz UAE, C3/7i, Nr. 124, Krankengeschichte 03.01.1935, 09.01.1935. Ebda., Gutachten Meggendorfer, 20.01.1936, Fleischmann an Meggendorfer, 09.06.1936, Stellungnahme Meggendorfer 24.07.1936. Auch in diesem Fall wurde sexuelle Aktivität negativ bewertet; die Betroffene habe (wohl im privaten Kreis) „einmal etwas betrunken" darüber gesprochen, „welchen Mannspersonen sie sich schon hingegeben habe und welche es am besten fertiggebracht hätten." Für die junge „Landwirtstochter", die zum Zeitpunkt der Begutachtung schwanger „im 7. Monat" war, ging es auch um die Möglichkeit, ihren „Verlobten" zu heiraten; auch dies schloss das Gutachten aus, dem zufolge sie „an angeborenem Schwachsinn, einer Erbkrankheit im Sinne des Gesetzes zur Verhütung erbkranken Nachwuchses und des Gesetzes zum Schutze der Erbgesundheit des deutschen Volkes (Ehegesundheitsgesetz) [litt]".

der Diagnose ausgelegt.[827] Der Anspruch, die „Erblichkeit" beispielsweise des „Schwachsinns" einer bestimmten Person durch Nachforschungen in ihrer Verwandtschaft zu „beweisen", wurde weit jenseits der eigentlichen Blutsverwandtschaft als Argument der Erbgesundheitsgerichte verwendet. So wurde bei einer 22-jährigen „Fabrikarbeiterin" die Zwangssterilisation in Bezug auf ihre Familie damit begründet, dass „[e]ine *Stiefschwester der Mutter* [...] ebenfalls ähnlich veranlagt" wäre.[828]

In zwei Fällen verwechselte das Gericht oder die psychiatrische Klinik den (gesunden) Bruder mit dem Betroffenen, so dass dann auf Basis eines vermeintlich ebenfalls „erbkranken" Geschwisters eine erbliche Belastung nachgewiesen erschien. Die Richtigstellung der Angaben seitens der Angehörigen änderte an den Gutachten nichts und wurde nicht weiter kommentiert.[829]

Ein 19-Jähriger, der „[v]on der Zeitgeschichte [...] nichts [wusste], von militärischen Rängen [...] keine Vorstellung [hatte und] nicht einmal von SA [...] einen Begriff [hatte]", wurde zur Zwangssterilisation verurteilt. Dass sein Vater versuchte, ihn vor der Untersuchung und der drohenden Zwangssterilisation zu bewahren, wurde letztendlich als erbliche Belastung ausgelegt.[830]

Aber auch eine vollständig gesunde Verwandtschaft zu haben, stellte die Zwangssterilisation nicht in Frage, da die Erblichkeit der entsprechenden Diagnosen trotz anderslautender Forschungsergebnisse angenommen wurde.[831]

In einem Fall wurde der „Schwachsinn" damit begründet, dass die Patientin „nicht den Unterschied zwischen Treppe und Leiter angeben [könne]", nachdem sie die Frage mit „Leiter hat Sprossen, die Treppe Stufen" beantwortet hatte; dass sie unverheiratet mit einem Mann zusammenlebte und mit ihm drei uneheliche Kinder hatte, nachdem ihr vier Jahre zuvor die Eheerlaubnis verweigert worden war, wurde ebenfalls als Beweis für „angeborenen Schwachsinn" angenommen.[832]

---

[827] UAE, C3/7i, Nr. 6, Krankengeschichte 21.11.1938.

[828] StAB, OLG Bamberg, K 100/5, Nr. 3770, Wg 21/42 (Hervorhebung durch Verfasserin).

[829] StAN, Erbgesundheitsgericht Erlangen Beschlüsse, 1937/XIII, XIII 591/37 und Wg 300/1937. UAE, A6/3i, Nr. 1, E[...] an Wintz, 25.01.1944, Zinner an Meggendorfer, 25.05.1944, 26.05.1944.

[830] StAB, OLG Bamberg, K 100/5, Nr. 3770, Wg 28/42. Zu den Inhalten der Intelligenzprüfungen und deren Klassenbias siehe Bock, Zwangssterilisation, S. 303–315.

[831] UAE, C3/7i, Nr. 20, Gutachten, 22.08.1940 und Beschwerde der Patientin.

[832] UAE, C3/7i, Nr. 87, Gutachten Meggendorfer/Bauer, 16.07.1940.

Bei einer 18-Jährigen, die zur Begutachtung für das Erbgesundheitsobergericht Nürnberg stationär in der Klinik eingewiesen war, fand das Gutachten es „[b]emerkenswert [...], dass sie noch nicht einmal den Namen des Führers richtig schreiben konnte".[833]

Bei einer weiteren, ebenfalls wegen „Schwachsinn" vor Gericht stehenden Frau wurde aufgrund eines Falles von „Schizophrenie" in ihrer Familie argumentiert, dass es sich daher „um Ausfälle [handle], die auf einer krankhaften Erbanlage beruh[t]en." Meggendorfer schrieb zwei Gutachten, in denen er betonte, dass „[g]erade bei geistigen Mängeln dieser Art [...] die Gefahr schwerer geistiger Erbschäden besonders gross [sei]."[834]

Soziale Gründe für Wissenslücken halfen den Betroffenen in der Regel nicht, sondern wurden als Beweis für die „Minderwertigkeit" der gesamten Familie gewertet. So gab eine junge Frau als Begründung an, „daß sie schon als Kind bei den Bauern habe arbeiten müssen" und daher die Schule nur bis zur 4. Klasse besuchen konnte, weil die „Eltern [...] arm [waren] und sie [...] wenig zu essen gehabt [hätten]." Die 21-Jährige wurde zur Sterilisation verurteilt.[835]

In anderen Fällen gab die Stimmung der Patientin den Ausschlag. Eine Neunzehnjährige wies nach Ansicht des Gerichts „nicht gerade besonders stark[e]" „Verstandesausfälle" auf. Dass sie während der Beobachtung in der völlig überfüllten Klinik „oft widerwillig, mürrisch, nachlässig" war, bedeutete, dass „[n]ach ihrem gesamten Wesen" die Diagnose auf „angeborenen Schwachsinn" gestellt wurde.[836]

Auch wenn Meggendorfer betonte, dass es beim Gesetz zur Verhütung erbkranken Nachwuchses „ja nicht um eine soziale Auslese, etwa derart, daß solche, die im Leben durchkommen, erhalten bleiben sollen oder gefördert werden sollen, solche, die sich im Leben schwer tun, aber

---

833 UAE, C3/7i, Nr. 11, Lebenslauf, Gutachten Frommlet, 06.04.1938.

834 StAB, OLG Bamberg, K 100/5, Nr. 3764 I, Wg 216/36.

835 StAN, Erbgesundheitsgericht Erlangen, Verfahrensakten, XIII 66/1942, Bl. 25, 29. Eine Ausnahme stellt der Fall in StAB, Erbgesundheitsgericht Bayreuth, K 106, Nr. 1157, XIII 11/39 und Wg 42/39 dar, in dem Meggendorfer bescheinigte, dass eine 17-Jährige „geistig beschränkt und infolge mangelnder Erziehung verwahrlost, aber wahrscheinlich nicht gerade schwachsinnig [sei]". Das Gericht hob daraufhin den Beschluss zur Zwangssterilisation auf.

836 StAB, OLG Bamberg, K 100/5, Nr. 3766, Wg 199/38.

ausgeschaltet werden sollen" gehe, „sondern lediglich um die Ausschaltung krankhafter und minderwertiger Erbanlagen aus dem Erneuerungsprozeß des Volkes"[837], war sozial abweichendes Verhalten oft der ausschlaggebende Punkt.[838]

In Einzelfällen half aus nationalsozialistischer Sicht erwünschtes Verhalten, eine Sterilisation zu vermeiden. So entschied das Erbgesundheitsgericht Erlangen bei einer Patientin, die laut Meggendorfers Diagnose eine „Depression" hatte und mit Elektrokrampftherapie behandelt worden war, dass die Symptomatik vielleicht auch auf die kürzlich zurückliegende schwere Geburt ihres Kindes zurückzuführen sei; der 27-Jährigen blieb die Sterilisation erspart.[839] In einem anderen Verfahren wegen „angeborenem Schwachsinn" urteilte das Gericht dem Erlanger Gutachten widersprechend, es sei „bei einer Frau, die als Hausfrau und Mutter mit Erfolg tätig [sei], für eine Unfruchtbarmachung kein Raum."[840] Eine 21-jährige Arbeiterin entging der Sterilisation, indem sie angab, ihr „Erregungszustand" sei durch die Geburt ihres Kindes verursacht, „ausserdem sei ihr ‚Bräutigam' damals in Stalingrad gewesen, sie hätte von ihm seit September keine Nachricht mehr erhalten und endlich sei ein Bruder von ihr gefallen gewesen."[841]

Es wurden auch Soldaten des 1. Weltkrieges zwangssterilisiert; die Angabe einer Kriegsverletzung, beispielsweise des Kopfes, oder einer „Verschüttung" als Ursache der Symptome schützte sie nicht.[842]

Trotz entsprechender Diagnose konnte ein Mann einer Zwangssterilisation entgehen, sofern das Gericht sexuelle Aktivitäten für unwahrscheinlich

---

837 UAE, C3/7i, Nr. 124, Stellungnahme Meggendorfer, 24.07.1936. Man beachte, dass die Formulierung hier eindeutig das Aussortieren von *Menschen* und nicht das von Erbanlagen bezeichnet (Anmerkung der Verfasserin).

838 StAN, Erbgesundheitsgericht Erlangen Beschlüsse, 1943/XIII, XIII 21/43. Zu diesem Phänomen Rothmaler, Sterilisationen, S. 203.

839 StAN, Erbgesundheitsgericht Erlangen, Verfahrensakten, XIII 47/1942, Bl. 2–4, 14–15.

840 StAN, Erbgesundheitsgericht Erlangen Beschlüsse 1936/XIII, XIII 140/36 und Wg Reg. Nr. 230/36.

841 StAN, Erbgesundheitsgericht Erlangen, Verfahrensakten, XIII 13/1943, Bl. 2–4, 15. Ein ähnlicher Fall findet sich in ebda., XIII 29/1943, Bl. 26.

842 Exemplarisch: StAB, OLG Bamberg, K 100/5, Nr. 3766, Wg 148/38.

hielt, beispielsweise da er „noch nie Geschlechtsverkehr gehabt" hatte.[843] Für Frauen galt dies üblicherweise nicht; die einzige Möglichkeit in diesen Fällen bestand darin, glaubhaft zu beweisen, dass sie schon in der Menopause waren.[844]

Frauen wurden Erfahrungen sexualisierter Gewalt vor Gericht regelmäßig negativ ausgelegt; so wurde beispielsweise bei einer Siebzehnjährigen als Beweis ihres „Schwachsinns" verwendet, dass sie „sich von einem [...] geistig minderwertigen 48 Jahre alten Arbeiter, der auf dem Hofe ihres Vaters öfters aushalf, geschlechtlich gebrauchen [habe] lassen".[845]

Auch nach erfolgter Zwangssterilisation strengten einzelne Betroffene erneute Verfahren an, teils mit dem Ziel, den „Versuch einer Wiederfruchtbarmachung" zu erreichen. Teilweise wurde diese nach Korrektur der Diagnose zugelassen, teils trotz revidierter Diagnose abgelehnt mit der Begründung, „daß der Unfruchtbarmachungsantrag durch den Eingriff erledigt [sei], daß eine Feststellung keine bindende Wirkung hätte, überdies erbbiologische Fragen anders als Rechtsverhältnisse sich gar nicht zu einer feststellenden Entscheidung eigne[te]n [und] daß schließlich die Anordnung oder Zulassung einer Wiederfruchtbarmachung bei Männern eine höchst zweifelhafte, bei Frauen gar keine Erfolgsaussicht hätte".[846] Auch in einer weiteren Urteilsbegründung fand sich die Aussage, dass „über eine erbbiologische Frage eine für die Zukunft bindende Feststellung nicht möglich [sei]"[847] – eine Angelegenheit, die eigentlich die zentrale Zielsetzung der Erbgesundheitsgerichte war und auf der Annahme derer sie ihre Entscheidungen fällten.

---

843 StAB, OLG Bamberg, K 100/5, Nr. 3764 I, Wg 134/36.

844 StAB, OLG Bamberg, K 100/5, Nr. 3765 I, Wg 3/37. Ebda., Nr. 3767, Wg 61/39. Meggendorfer selbst handhabte dies nicht so eindeutig, siehe UAE, C3/7i, Nr. 54, Anzeige Meggendorfer, 05.07.1938, in der er bei einer 48-jährigen prämenopausalen Frau keine „Fortpflanzungsgefahr" annahm. Da die Erbgesundheitsgerichte allerdings das letzte Wort hatten, ist zweifelhaft, ob dies der Patientin half.

845 StAB, OLG Bamberg, K 100/5, Nr. 3770, Wg 8/42 und 9 XIII 5/42(!). Vgl. auch ebda., Wg 24/43. Vgl. u. a. auch Meggendorfer, krankhafter Schwachsinn, S. 497.

846 StAB, OLG Bamberg, K 100/5, Nr. 3770, Wg 7/42.

847 Ebda., Wg 19/43.

Andere Betroffene bemühten sich, ebenfalls teils erfolgreich, um eine juristische Korrektur, um heiraten zu können[848] oder um die Stigmatisierung durch die Diagnose aufzuheben.[849]

6. Das Erbgesundheitsgericht Erlangen

Tabelle 3: Akten des EGG Erlangen

Jahr	Alle Beschlüsse	Vollständigkeit	Stichprobe	Erlanger Klinik involviert	Davon Frauen	Davon Männer
1934	897	scheint vollständig	0	–	–	–
1935	725	scheint vollständig	0	–	–	–
1936	711	vollständig	200	27	10	13
1937	617	einzelne Lücken	68	18	7	10
1938	412	einzelne Lücken	52	10	5	5
1939	178	einzelne Lücken	0	–	–	–
1940	100	vermutlich einzelne Lücken	0	–	–	–
1941	80	einzelne Lücken	0	–	–	–
1942	72	vollständig	alle	18	6	12
1943	33	eher vollständig	alle	12	7	5
1944	35	sehr lückenhaft	alle	1	0	1
1945	Nicht vorhanden	–	–	–	–	–
Gesamt	**2238**		**320**	**86**	**35**	**46**

Bei den Prozessen des Erbgesundheitsgerichtes (EGG) Erlangen war Meggendorfer in gut einem Viertel der Fälle (86 von 320 für die vorliegende Arbeit

---

848 Das mit der Zwangssterilisation einhergehende Eheverbot stellte ein ernstes Problem für die Betroffenen dar, wurden doch außereheliche Sexualkontakte regelmäßig als Beweis der „Minderwertigkeit" ausgelegt und konnten nicht nur für die Betreffenden selbst, sondern beispielsweise auch für weitere von Sterilisationsverfahren betroffene Angehörige fatal sein. Vgl. auch Meggendorfer, krankhafter Schwachsinn, S. 495–497 sowie UAE, C3/7i, Nr. 87, Gutachten Meggendorfer/Bauer, 16.07.1940.

849 StAB, OLG Bamberg, K 100/5, Nr. 3769, Wg 28/41. Ebda., Nr. 3770, Wg 7/43 und XIII 3/43. StAN, Erbgesundheitsgericht Erlangen Beschlüsse, 1936/XIII, XIII 245/36. Ebda., 1943/XIII, XIII 21/43.

untersuchten) in irgendeiner Form involviert; in 35 Fällen durch Antragstellung, in 80 Fällen durch Gutachten. Die allermeisten Fälle (80 von 86) kamen ohne weitere Gutachten aus, das heißt, das Gutachten von Meggendorfer war das einzige ärztliche Schriftstück, auf dessen Basis die Entscheidung für oder gegen eine Zwangssterilisation gefällt wurde. 44 dieser Gutachten sind Meggendorfer erwiesenermaßen persönlich anzurechnen; die anderen 36 wurden entweder von Mitarbeiter*innen von ihm erstellt, oder es fehlt der Hinweis darauf, wer an der Psychiatrischen Klinik sie verfasst hat.

Es gab auch noch die Möglichkeit, als Psychiatrische Klinik an den Verfahren beteiligt zu sein, ohne dass ein Antrag oder ein Gutachten von dort vorlag, beispielsweise wenn nach Antragstellung durch das Gesundheitsamt die Krankengeschichte eines ehemaligen Patienten angefordert wurde, um im Verfahren Verwendung zu finden.[850]

Tabelle 4: Involvierung der Erlanger Klinik im Verfahren des EGG Erlangen (in Stichprobe)

Jahr	Antrag	Gutachten	Krankenakte	Andere Gutachten vorhanden	Gutachten durch Meggendorfer	Gutachten erst im Revisionsverfahren
1936	9	23	3	6	10	1
1937	2	17	0	0	8	1
1938	7	10	0	0	8	0
1942	10	17	1	0	9	0
1943	7	12	0	0	8	0
1944	0	1	0	0	1	0
Gesamt	**35**	**80**	**4**	**6**	**44**	**2**

Das Gericht verwendete neben den genannten Unterlagen auch Gutachten aus früheren anderen Zwecken, beispielsweise aus Verfahren der Fürsorge.[851] Dies führte dazu, dass in Einzelfällen „Gutachten nach Aktenlage“, die beispielsweise im Rahmen „eines Antrages auf Versorgungsrente“ „das Krankheitsbild als Schizophrenie“ werteten, dann im nächsten Schritt zur Begründung der

[850] Bspw. StAB, Erbgesundheitsgericht Bayreuth, K 106, Nr. 1153, XIII 126/35, XIII 241/35.
[851] StAN, Erbgesundheitsgericht Erlangen Beschlüsse, 1936 /XIII, XIII 140/36.

Zwangssterilisation genutzt wurden, ohne dass Meggendorfer den Patienten je gesehen hatte.[852]

Wenn man die Diagnosen betrachtet, die im „Gesetz zur Verhütung erbkranken Nachwuchses" genannt werden, so betrafen die Fälle der Erlanger Universitätsklinik vor allem die Diagnosen „Schizophrenie" mit knapp der Hälfte aller Fälle (41 Fälle), gefolgt von „Epilepsie" (18 Fälle) und „angeborenem Schwachsinn" (13 Fälle). Das „manisch-depressive Irresein" und die „Huntingtonsche Chorea" folgen mit 6 bzw. 2 Fällen, in einem Fall wurde bei einer „Dystrophia musculorum progressiva (Erb), einer Heredodegeneration" wegen „schwere[r] erbliche[r] körperliche[r] Missbildung" die Sterilisation beschlossen.[853] In keinem dieser Fälle ging es um „schweren Alkoholismus", vermutlich, weil die Betroffenen üblicherweise dem Gesundheitsamt auffielen und eher nicht Patient*innen der Klinik waren.[854]

Tabelle 5: EGG Erlangen, Diagnosen nach Gesetz

Jahr	Schizophrenie	Manisch-depressives Irresein	Epilepsie	Schwachsinn	Alkoholismus	C. Huntington	körperliche Missbildung
1936	11	1	6	4	0	2	0
1937	6	1	5	4	0	0	0
1938	4	3	3	0	0	0	0
1942	12	0	3	3	0	0	0
1943	7	1	1	2	0	0	1
1944	1	0	0	0	0	0	0
Ges.	**41**	**6**	**18**	**13**	**0**	**2**	**1**

Es handelte sich ganz überwiegend um junge Menschen zwischen Anfang Zwanzig und Mitte 30; Männer sind etwas überrepräsentiert; ein Umstand, der sich auch in den Akten der Erbgesundheitsgerichte Bamberg und Bayreuth

852 StAB, OLG Bamberg, K 100/5, Nr. 3770, Wg 4/44 und 9 XIII 20/43. AG. Coburg.
853 StAN, Erbgesundheitsgericht Erlangen, Beschlüsse, 1943/XIII, XIII 7/43.
854 Die Zahlen ergeben nicht exakt die Anzahl der Fälle, da in Einzelfällen über mehrere mögliche Diagnosen spekuliert wurde, bevor sich für keine davon (und damit gegen eine Sterilisation) entschieden wurde. Siehe auch Meggendorfer, Alkoholismus (Gütt), S. 289.

so widerspiegelt.[855] Arbeitslose (7 Fälle), ungelernte Hilfsarbeiter*innen (9 Fälle), Arbeiter*innen (23 Fälle), (Haus)-Personal (8 Fälle), Handwerker*innen (18 Fälle) oder Landwirt*innen (6 Fälle) machten den Großteil derer aus, bei denen das Erbgesundheitsgericht Erlangen über eine Sterilisation entschied; zusammen bildeten sie über 80% (71 von 86 Fällen) der Betroffenen. Kaufleute (4 Fälle), schreibende Berufe (4 Fälle) oder Akademiker*innen (2 Fälle) waren in der absoluten Minderheit.[856]

Tabelle 6: Erlangen EGG: Berufe / Sozialer Stand der Betroffenen

Jahr	ohne Beruf	Ungelernt/ Hilfsarbeiter*in	Arbeiter*in	Personal	Landwirt*in	Handwerker*in	Handel	Schreibender Beruf	Akademiker*in
1936	2	3	7	3	1	6	1	0	0
1937	2	1	5	1	0	4	2	2	0
1938	1	0	3	1	2	2	0	0	1
1942	1	4	4	1	2	3	1	2	0
1943	1	1	4	2	1	3	0	0	0
1944	0	0	0	0	0	0	0	0	1
Ges.	**7**	**9**	**23**	**8**	**6**	**18**	**4**	**4**	**2**

In den Fällen, in denen das Gericht über stationäre Patient*innen der Klinik (oder der Heil- und Pflegeanstalt) entschied, fand das Verfahren üblicherweise direkt in den Gebäuden der Heil- und Pflegeanstalt statt.[857] Den Angehörigen wurden die Beschlüsse manchmal sehr spät zugestellt, so dass die Fristen für eine Revision bereits abgelaufen waren beziehungsweise die Patient*innen bereits zwangssterilisiert waren, bevor die Angehörigen eine Möglichkeit gehabt hatten, Widerspruch einzulegen.[858]

---

[855] Da in der Literatur weitgehend gleiche Geschlechterverhältnisse bei den Zwangssterilisationen im Deutschen Reich festgestellt wurden, ist dies entweder ein Artefakt oder möglicherweise ein Hinweis auf mehr männliche Patienten der Universitätsklinik.

[856] Teils wurde der Beruf des Ehemannes oder des Vaters als Substitution genommen, der ja auch im Verfahren herangezogen wurde, um eine soziale Einschätzung vorzunehmen.

[857] Exemplarisch: StAN, Erbgesundheitsgericht Erlangen, Verfahrensakten, XIII 13/1943, Bl. 13. Ebda., XIII 23/1943, Bl. 15. UAE, C3/7i, Nr. 109, EGG Erlangen an Meggendorfer, 07.08.1936.

[858] UAE, C3/7i, Nr. 198, Ehemann an Meggendorfer, 23.11.1937, Meggendorfer an Ehemann, 24.11.1937.

Das Gericht entschied in 66 Fällen für eine Zwangssterilisation. In 24 Fällen fand eine Revision statt (in der überwiegenden Zahl der Fälle von Seiten der Betroffenen, die versuchten, die Sterilisation abzuwenden); in der Revision wurde in 19 Fälle für eine Zwangssterilisation der Betroffenen entschieden.

In den allermeisten Fällen (77 von 86) entschied das Gericht entsprechend dem Gutachten der Psychiatrischen Klinik. In den wenigen Fällen, in denen das anders war, protestierte Meggendorfer teils in Schreiben an das Gericht oder ging in Revision.[859]

Tabelle 7: Verfahrensausgang EGG Erlangen

Jahr	Gericht folgt Erlanger Gutachten	Beschluss auf Sterilisation	Revision	Ausgang in Revision: Sterilisation	Durchschnittsalter der Betroffenen bei Beschluss
1936	22	21	12	11	28,7
1937	17	14	7	6	31,5
1938	10	9	0		30,8
1942	18	14	2	2	33,2
1943	9	7	2	0	25,7
1944	1	1	1	0	27
Gesamt	**77**	**66**	**24**	**19**	**30**

7. Weitere Erbgesundheitsgerichte

Die vollständig ausgewerteten Beschlüsse des Erbgesundheitsgerichtes Bayreuth, bei denen die Psychiatrische Klinik in 21 von 1.125 Fällen involviert war, zeichnen bezüglich der betroffenen Personen ein ähnliches Bild. Für das Erbgesundheitsgericht Bamberg wurden 396 Fälle stichprobenartig untersucht. An elf davon war die Erlanger Psychiatrische Klinik beteiligt; auch hier stimmen Alter, sozialer Stand und Diagnosen weitestgehend mit den Erlanger Ergebnissen überein. In den Fällen vor dem Bamberger und dem Bayreuther Erbgesundheitsgericht erstellte Meggendorfer deutlich häufiger erst im Revisionsverfahren Gutachten, was sich aus der geografischen Lage erklärt. Auch für weitere Erbgesundheitsgerichte nahm die Psychiatrische

[859] StAB, Erbgesundheitsgericht Bamberg, K 105, Nr. 781, XIII 10/1940 und Wg 11/40 (Beschluss vom 09.07.1940). Vgl. auch StAN, Erbgesundheitsgericht Erlangen, Verfahrensakten, XIII 207/1938, Bl. 17.

Klinik Begutachtungen vor, beispielsweise das Erbgesundheitsgericht Regensburg und das Erbgesundheitsgericht Straubing.[860]

Tabelle 8: Akten des EGG Bayreuth

Jahr	Alle Beschlüsse	Vollständigkeit	Erlanger Klinik involviert	Davon Frauen	Davon Männer
1935	242	einzelne Lücken	1	0	1
1936	264	einzelne Lücken	6	2	4
1937	268	einzelne Lücken	5	1	4
1938	168	einzelne Lücken	1	0	1
1939	65	einzelne Lücken	1	1	0
1940	34	lückenhaft	2	0	2
1941	32	lückenhaft	3	1	2
1942	25	einzelne Lücken	2	0	2
1943	16	lückenhaft	0	0	0
1944	11	sehr lückenhaft	0	0	0
1945	Existiert nicht	–	–	–	–
Gesamt	1125		21	5	16

Tabelle 9: Involvierung der Erlanger Klinik im Verfahren des EGG Bayreuth

Jahr	Antrag	Gutachten	Krankenakte	Andere Gutachten vorhanden	Gutachten durch Meggendorfer	Gutachten erst im Revisionsverfahren
1935	0	1	0	0	1	1
1936	0	6	0	0	1	5
1937	0	5	0	0	0	3
1938	1	1	0	0	1	0
1939	0	1	0	0	1	1
1940	0	2	0	0	1	1
1941	0	3	0	0	2	0
1942	0	2	0	0	0	0
Gesamt	1	21	0	0	7	11

[860] UAE, C3/7i, Nr. 36, Meggendorfer an Riegler, 23.10.1937. Ebda., Nr. 88, Gutachten Kihn, 02.01.1935 (der Logik halber 1936; im Dokument steht 35).

Tabelle 10: EGG Bayreuth, Diagnosen nach Gesetz

Jahr	Schizophrenie	Manisch-depressives Irresein	Epilepsie	Schwachsinn	Alkoholismus	C. Huntington	körperliche Missbildung
1935	1	0	0	0	0	0	0
1936	3	1	1	0	0	0	1
1937	2	0	2	1	0	0	0
1938	1	0	0	0	0	0	0
1939	0	0	0	1	0	0	0
1940	0	0	2	0	0	0	0
1941	1	0	1	1	0	0	0
1942	0	0	2	0	0	0	0
Gesamt	8	1	8	3	0	0	1

Tabelle 11: EGG Bayreuth: Berufe / Sozialer Stand der Betroffenen

Jahr	ohne Beruf	Ungelernt/ Hilfsarbeiter*in	Arbeiter*in	Personal	Landwirt*in	Handwerker*in	Handel	Schreibender Beruf	Akademiker*in
1935	0	0	0	1	0	0	0	0	0
1936	0	0	1	2	0	2	0	0	1
1937	0	0	0	0	1	1	0	2	1
1938	0	0	0	0	0	1	0	0	0
1939	0	1	0	0	0	0	0	0	0
1940	0	0	1	0	1	0	0	0	0
1941	0	0	1	0	1	0	0	1	0
1942	0	1	0	0	1	0	0	0	0
Gesamt	0	2	3	3	4	4	0	3	2

Tabelle 12: EGG Bayreuth, Ausgang des Verfahrens

Jahr	Gericht folgt Erlanger Gutachten	Beschluss auf Sterilisation	Revision	Ausgang in Revision: Sterilisation	Durchschnittsalter der Betroffenen bei Beschluss
1935	1	1	1	1	34
1936	6	4	6	5	29,5
1937	5	4	4	2	30,2
1938	1	1	0	0	28
1939	1	1	1	0	17
1940	2	1	1	1	26,5
1941	2	1	2	1	31,5
1942	1	1	1	0	Angabe fehlt
Gesamt	19	14	16	10	29,1

Tabelle 13: Akten des EGG Bamberg

Jahr	Alle Beschlüsse	Vollständigkeit	Stichprobe	Erlanger Klinik involviert	Davon Frauen	Davon Männer
1934	160	einzelne Lücken	160	1	0	1
1935	179	vollständig	0			
1936	266	vollständig	50	1	1	0
1937	156	einzelne Lücken	0			
1938	98	einzelne Lücken	0			
1939	86	lückenhaft	0			
1940	84	lückenhaft	84	6	4	2
1941	53	wenige Lücken	53	2	0	2
1942	49	große Lücke (ca. Hälfte fehlt)	49	1	0	1
1943	19	lückenhaft	0			
Gesamt	**1150**		**396**	**11**	**5**	**6**

Tabelle 14: Involvierung der Erlanger Klinik im Verfahren des EGG Bamberg (Stichprobe)

Jahr	Antrag	Gutachten	Krankenakte	Andere Gutachten vorhanden	Gutachten durch Meggendorfer	Gutachten erst im Revisionsverfahren
1934	0	1	0	0	0	1
1936	0	1	0	0	0	1
1940	1	6	1	0	3	5
1941	0	2	0	0	2	1
1942	0	1	0	0	1	0
Gesamt	**1**	**11**	**1**	**0**	**6**	**8**

Tabelle 15: EGG Bamberg, Diagnosen nach Gesetz

Jahr	Schizophrenie	Manisch-depressives Irresein	Epilepsie	Schwachsinn	Alkoholismus	C. Huntington	körperliche Missbildung
1934	1	0	0	0	0	0	0
1936	1	0	0	0	0	0	0
1940	5	0	1	0	0	0	0
1941	1	0	0	1	0	0	0
1942	1	0	0	0	0	0	0
Gesamt	**9**	**0**	**1**	**1**	**0**	**0**	**0**

Tabelle 16: EGG Bamberg: Berufe / Sozialer Stand der Betroffenen

Jahr	ohne Beruf	Ungelernt/ Hilfsarbeiter*in	Arbeiter*in	Personal	Landwirt*in	Handwerker*in	Handel	Schreibender Beruf	Akademiker*in
1934	0	0	0	0	1	0	0	0	0
1936	0	0	0	0	0	0	1	0	0
1940	0	1	2	2	1	0	0	0	0
1941	0	0	1	0	0	0	1	0	0
1942	0	0	0	0	0	0	0	1	0
Gesamt	**0**	**1**	**3**	**2**	**2**	**0**	**2**	**1**	**0**

Tabelle 17: EGG Bayreuth, Ausgang des Verfahrens

Jahr	Gericht folgt Erlanger Gutachten	Beschluss auf Sterilisation	Revision	Ausgang in Revision: Sterilisation	Durchschnittsalter der Betroffenen bei Beschluss
1934	1	0	0		24
1936	1	1	1	1	27
1940	5	5	6	4	29,5
1941	2	2	2	1	23,5
1942	1	1	0		38
Gesamt	**10**	**9**	**9**	**6**	**28,5**

8. Erbgesundheitsobergerichte Nürnberg und Bamberg

Die Revisionen fanden teils vor dem ursprünglichen Erbgesundheitsgericht, teils vor einem Erbgesundheitsobergericht (EGOG) statt. Im Falle des EGG Erlangen war dies das Erbgesundheitsobergericht Nürnberg, von dem nur wenige Akten überliefert sind.[861] Im Falle der EGG Bamberg und Bayreuth war das Erbgesundheitsobergericht Bamberg zuständig, vor dem ebenfalls die Revisionen der Erbgesundheitsgerichte Coburg, Hof, Schweinfurt, Aschaffenburg und Würzburg stattfanden.[862] Meggendorfer wurde hier für Gutachten in unklaren oder strittigen Situationen herangezogen. Untersucht wurden hier sämtliche Beschlüsse der Jahre 1935 bis 1944; die Erlanger Psychiatrische Klinik war in 140 von insgesamt 1879 Verfahren involviert. Ziemlich genau

[861] Auskunft per E-Mail des Staatsarchivs Nürnberg vom 17.03.2021.

[862] Dessen Akten sind nahezu vollständig überliefert.

zwei Drittel, nämlich 93 dieser Verfahren endeten mit dem Beschluss der Zwangssterilisation. Auch das Erbgesundheitsobergericht Bamberg folgte in den meisten Fällen dem Gutachten der Erlanger Universitätspsychiatrie, nämlich in 127 von 140 Fällen. Männer waren deutlich überrepräsentiert (101 im Vergleich zu 49 Frauen), was zeigt, dass Männer deutlich öfter eine Beschwerde vornahmen.

Entgegen früherer Vermutungen war Meggendorfer nach dem derzeitigen Kenntnisstand *nicht* selbst als Beisitzer an einem Erbgesundheitsgericht oder -obergericht, insbesondere weder am Erbgesundheitsobergericht Nürnberg oder Bamberg tätig.[863]

Die Gutachten wurden teils von Meggendorfer selbst, teils von seinen Ärzt*innen erstellt; außer wenn es sich um Gutachten des leitenden Oberarztes oder des emeritierten Vorgängers, Gustav Specht, handelte, zeichnete Meggendorfer sie gegen.[864] Die hohe Anzahl von Gutachten, zusätzlich zu den Begutachtungen aus anderen Gründen, beispielsweise für strafrechtliche

---

[863] Siehe Rauh, Medizinverbrechen, S. 271. Es wurden diesbezüglich etliche Erbgesundheits(ober)gerichtsurteile auf Meggendorfers Namen überprüft. Auch die Auskunft des Staatsarchivs Nürnberg vom 17.03.2021 bestätigt, dass Meggendorfer in den überlieferten Akten nicht als Beisitzer genannt wird. Einsle hingegen saß im Erbgesundheitsgericht Bamberg, als Beispiel: StAB, Erbgesundheitsgericht Bamberg, K 105, Nr. 777 II, XIII 60/1936.

[864] StAB, Erbgesundheitsgericht Bamberg, K 105, Nr. 781, XIII 66/40, Wg 9/42. Ebda., OLG Bamberg, K 100/5, Nr. 3765 I, Wg 72/37. Ebda., Erbgesundheitsgericht Bayreuth, K 106, Nr. 1155, XIII 78/37, XIII 196/37. StAN, Erbgesundheitsgericht Erlangen, Beschlüsse 1936/XIII, XIII 192/36, XIII 156/36, beachte auch XIII 102/36 und Wg Nr. 242/36. Ebda., Erbgesundheitsgericht Erlangen, Verfahrensakten, XIII 70/1936, Bl. 35. Ebda., XIII 83/1936, Bl. 29–39. Ebda., XIII 96/1936, Bl. 13–20. Ebda., XIII 122/1936, Bl. 2–4. Hierzu auch UAE, C3/7i, Nr. 11, Gutachten Frommlet, 06.04.1938. Ebda., Nr. 17, Gutachten 18.02.1937. Ebda., Nr. 31, Gutachten Heubeck, 11.07.1936. Ebda., Nr. 32, Gutachten Stracke, 22.01.1938. Ebda., Nr. 36, Gutachten Stracke, 18.11.1937. Ebda., Nr. 37, Gutachten Sailer, 07.07.1937. Ebda., Nr. 66, Gutachten Steitler (?), 22.10.1937. Ebda., Nr. 67, Gutachten Stracke, 16.08.1938. Ebda., Nr. 71, Gutachten Stracke/Bauer, 09.07.1938. Ebda., Nr. 116, Gutachten Heubeck, 06.06.1936. Ebda., Nr. 72, Gutachten Meggendorfer, 02.05.1935. Ebda., Nr. 88, Gutachten Kihn, 02.01.1935 (1935 scheint ein Fehler zu sein, der Logik halber 1936). Ebda., Nr. 109, Antrag auf Unfruchtbarmachung, Meggendorfer, 14.07.1936, Gutachten Meggendorfer, 14.07.1936. Ebda., Nr. 124, Gutachten Meggendorfer, 20.01.1936. Bingels Gutachten wurden wohl gegengezeichnet, ein Umstand, dem wohl keine spezielle Bedeutung außer vielleicht die Änderung organisatorischer Abläufe beizumessen ist. Zur Frage, wer die Gutachten erstellte, vgl. auch Ley, Zwangssterilisationen, S. 296.

Fragestellungen wie die Klärung der Zurechnungsfähigkeit[865], „Invalidenrentenverfahren“[866] oder zur Klärung der „Frage nach Arbeitsfähigkeit“[867] stellte Meggendorfer vor erhebliche zeitliche Probleme, zumal ein Teil davon explizit von ihm als Klinikdirektor gefordert wurden.[868] Es gab diverse Beschwerden darüber, dass Meggendorfer Patient*innen „persönlich nicht untersucht“ hätte und dass die Begutachtungen auch aufgrund der Unerfahrenheit der Assistenzärzt*innen nicht sorgfältig genug vorgenommen worden wären.[869]

Auch wenn die Heil- und Pflegeanstalt ebenfalls Gutachten erstellte, wurden Patient*innen teils zu diesem Zwecke aus der Anstalt in die Klinik verlegt.[870]

Tabelle 18: Akten des EGOG Bamberg

Jahr	Alle Beschlüsse	Vollständigkeit	Erlanger Klinik involviert	Davon Frauen	Davon Männer
1935	365	einzelne Lücken	14	4	10
1936	526	weitgehend vollständig	29	9	20
1937	441	einzelne Lücken	47	12	35
1938	239	einzelne Lücken	19	6	13
1939	114	sehr lückenhaft	5	3	2
1940	49	lückenhaft	9	4	6
1941	63	einzelne Lücken	9	3	6
1942	32	einzelne Lücken	8	4	4

865 UAE, C3/7i, Nr. 152, Gutachten Schmelzer/Meggendorfer, 23.01.1943. Das Gutachten ist eines von mehreren, auf denen sich „Meggendorfers“ Unterschrift, offensichtlich durch eine andere Person, befindet. Aufgrund der Tatsache, dass die Anforderungen der Gutachten über den Klinikdirektor liefen, ist nicht davon auszugehen, dass er sich in Unkenntnis dieses Gutachtens befand; naheliegender ist eine Unterschrift durch eine andere Person (Schmelzer) aufgrund organisatorischer Umstände. Vgl. ebda., Nr. 181, Gutachten Schmelzer, 30.06.1943.

866 UAE, C3/7i, Nr. 114, Meggendorfer an Bezirksarzt, 05.05.1936. Ebda., Nr. 154, Gutachten Strack, 15.08.1939.

867 UAE, C3/7i, Nr. 141, Krankengeschichte 30.04.1937.

868 Exemplarisch UAE, C3/7i, Nr. 178, Meggendorfer an Oberversicherungsamt, 22.07.1940.

869 Exemplarisch UAE, C3/7i, Nr. 53, Meggendorfer an [Unbekannt], 03.05.1941. Ebda., A6/3i, Nr. 1, Patientenvater an Wintz, 25.01.1944.

870 StAB, OLG Bamberg, K 100/5, Nr. 3766, Wg 167/38. UAE, C3/7i, Nr. 101, Krankengeschichte 24.03.1944.

Jahr	Alle Beschlüsse	Vollständigkeit	Erlanger Klinik involviert	Davon Frauen	Davon Männer
1943	36	weitgehend vollständig	7	3	4
1944	14	lückenhaft	2	1	1
Gesamt	**1.879**		**149**	**49**	**101**

Tabelle 19: ursprüngliches Verfahren vor welchem EGG?

Jahr	Bamberg	Coburg	Bayreuth	Hof	Schweinfurt	Aschaffenburg	Würzburg
1935	2	6	3	0	0	0	3
1936	7	5	5	3	5	2	2
1937	10	9	9	5	3	2	9
1938	4	8	2	2	1	0	2
1939	1	1	2	0	0	0	1
1940	7	2	0	0	0	0	1
1941	5	1	2	0	0	0	1
1942	1	3	3	1	0	0	0
1943	1	2	1	0	2	1	0
1944	0	1	0	1	0	0	0
Gesamt	**38**	**38**	**27**	**12**	**11**	**5**	**19**

Tabelle 20: Involvierung der Erlanger Klinik im Verfahren des EGOG Bamberg und Verfahrensausgang

Jahr	Ursprüngliches Urteils Sterilisation	Gutachten Erlangen im ursprüngl. Verfahren	Gutachten Erlangen im Revisionsverfahren	Gutachten durch Meggendorfer	Gericht folgt Erlanger Gutachten	Ausgang: Sterilisation	Durchschnittsalter bei Revision
1935	1	9	5	5	12	9	21
1936	25	4	25	6	28	19	23,8
1937	45	12	37	7	42	34	29,4
1938	18	3	16	2	18	12	27,9
1939	5	1	4	4	4	1	27,7
1940	9	8	3	5	9	8	23
1941	9	4	5	4	8	6	20
1942	5	5	3	2	6	6	22
1943	6	3	4	3	7	4	k.A.
1944	2	1	1	0	2	2	21
Gesamt	**125**	**50**	**103**	**38**	**136**	**101**	**26**

Tabelle 21: EGOG Bayreuth, Diagnosen nach Gesetz

Jahr	Schizophrenie	Manisch-depressives Irresein	Epilepsie	Schwachsinn	Alkoholismus	körperliche Missbildung
1935	4	6	3	1	0	1
1936	13	1	9	7	0	0
1937	18	4	12	11	1	0
1938	7	0	6	6	0	0
1939	3	1	0	1	0	0
1940						
1941	6	0	1	2	0	0
1942	3	0	1	4	0	0
1943	4	0	1	2	0	0
1944	1	0	1	0	0	0
Gesamt	59	12	34	34	1	1

Tabelle 22: EGOG Bayreuth: Berufe / Sozialer Stand der Betroffenen

Jahr	ohne Beruf	Ungelernt/ Hilfsarbeiter*in	Arbeiter*in	Personal	Landwirt*in	Handwerker*in	Handel	Schreibender Beruf	Akademiker*in	Ohne Angabe zu Beruf
1935	0	2	3	0	1	4	0	1	0	3
1936	1	1	7	1	6	6	0	1	2	4
1937	0	2	9	4	7	6	?	?	4	8
1938	1	0	4	1	1	9	1	1	0	1
1939	0	0	2	0	1	0	0	2	0	0
1940										
1941	0	0	5	0	2	1	0	0	1	0
1942	0	1	1	2	3	0	0	0	0	1
1943	0	1	1	1	0	3	0	0	0	1
1944	0	0	1	0	1	0	0	0	0	0
Gesamt	**2**	**7**	**33**	**9**	**22**	**29**	**1**	**5**	**7**	**18**

9. Zustand nach Schizophrenie

Es herrschte unter den psychiatrischen Gutachtern Uneinigkeit darüber, wie folgende Situationen zu bewerten seien: Eine Person hatte zu irgendeinem Zeitpunkt in der Vergangenheit, teils Jahrzehnte zurückliegend, eine Episode von etwas durchgemacht, was zu diesem Zeitpunkt mit der

Diagnose „Schizophrenie“[871] bezeichnet worden war. Diese Symptome waren weitestgehend folgenlos wieder abgeheilt. Nun wurde über die Sterilisation entschieden.

Teils wurden über viele Jahre gehende Verfahren geführt, für die Gutachten unterschiedlicher Stellen (zumeist verschiedene Universitätskliniken, aber beispielsweise auch Rüdins), teils mit wiederholten stationären Aufenthalten zur „Beobachtung“, eingeholt wurden. Aufgrund der „uneinheitlich[en] und widersprüchlich[en]“ Entscheidungen der Erbgesundheitsgerichte in diesen Fällen gab es an der Deutschen Forschungsanstalt für Psychiatrie in München „ein Projekt zur erbpsychiatrischen Einschätzung von Schizophrenien mit einmaligen, kurzen Krankheitsschüben und längeren vollständigen Remissionen“.[872]

War ein „schizophrener Defektzustand“ vorhanden, so wurde in der Regel die „Erbkrankheit Schizophrenie“ bestätigt und damit für eine Zwangssterilisation entschieden. War hingegen kein „Restzustand“ vorhanden, wurde es uneinheitlich: Teils wurde bei einer einzelnen Episode mit Vollremission“ davon ausgegangen, dass es sich nicht um „Schizophrenie“, sondern um eine „reaktiven Psychose“ gehandelt habe, da „das jetzige völlig freie [...] Wesen [...] entschieden gegen die Annahme eines schizophrenen Schubes im Jahre 1927 [spräche]“ und auf Basis dessen „Schizophrenie ausgeschlossen werden k[önne]“. Andererseits wurden aber auch Personen, die nun „einen frischen und vollständig geordneten Eindruck“ machten, dennoch unter der Diagnose einer Schizophrenie zur Zwangssterilisation verurteilt. In einem dieser Fälle schrieb Meggendorfer im Gutachten, „daß gerade bei Personen von pyknischer Konstitution [...] erfahrungsgemäß die Aussichten auf völliges Abklingen schizophrener Erkrankungen viel günstiger s[ei] als bei anders gebauten Menschen“; daher wurde die Patientin trotz „des Fehlens von Defekterscheinungen“ zwangssterilisiert.[873] In anderen Fällen fehlen Begründungen, die diese Differenzierung erklären würden, vollständig[874];

---

[871] Bzw. unter dem etwas älteren, aber deckungsgleichen Begriff der „Dementia praecox“.

[872] Schmuhl, Gesellschaft, S. 376.

[873] StAB, OLG Bamberg, K 100/5, Nr. 3770, Wg 4/42 und XIII 6/40.

[874] Sehr eindrücklich bei StAB, OLG Bamberg, K 100/5, Nr. 3766, Wg 239/38. Das Gericht merkte hier auch an, dass „der jüdische Arzt, der [den Patienten] damals behandelte, ausgewandert [sei]“.

es lässt sich kein klares Muster erkennen, was im Zweifelsfall als „Defekt" oder nicht gewertet wurde und nach welchen Kriterien bei einer nun völlig unauffällig erscheinenden Person die Frage beantwortet wurde, ob diese nun wegen „Schizophrenie" zwangssterilisiert werden sollte oder nicht.[875]

Auch innerhalb derselben Klinik unter denselben Beobachtern scheint es keine einheitlichen Kriterien gegeben zu haben, anhand derer man die Diagnose „Schizophrenie" überprüft hätte. So konstatierte Meggendorfers Gutachten einer Frau, die von Ende Juli bis Mitte August 1939 in der Psychiatrischen Klinik zur Beobachtung eingewiesen war, eine „Schizophrenie" anhand des „schizophrene[n] Defekt[es]", den sie aufwies. Das Gericht entschied auf eine Zwangssterilisation, die Betroffene ging in Revision. Im Verlauf des weiteren Verfahrens wurde erneut eine „Untersuchung" in der Psychiatrischen Klinik in Erlangen veranlasst, für drei Tage im Mai 1941. Diesmal hielt Meggendorfer es für „wahrscheinlich", dass sie an Schizophrenie litt, „doch erachtet[e] er [nun] diese Diagnose für nicht unbedingt gesichert", so dass das Gericht sich dementsprechend nun doch gegen die Zwangssterilisation entschied.[876]

Es ist allerdings davon auszugehen, dass teilweise (partei)politische Gründe eine Rolle spielten; so kam Meggendorfer im Fall eines SA-Mitgliedes im Jahre 1937 „zu dem Ergebnis, daß [der SA-Mann] nicht an Schizophrenie leide."[877] Bei einer 17-jährigen „Bauerstochter" stellte Meggendorfer im Dezember 1937 den Antrag auf Zwangssterilisation, ebenfalls

[875] Gesamter Absatz: StAB, OLG Bamberg, K 100/5, Nr. 3763 II, Wg 195/35, Wg 251/35. Ebda., Nr. 3764 I, Wg 4/36, Wg 40/36, Wg 257/36. Ebda., Nr. 3764 II, Wg 431/36. Ebda., Nr. 3765 II, Wg 235/37, Wg 243/37, Wg 253/37, Wg 257/37, Wg 322/37. Ebda., Nr. 3766 Wg 108/38, Wg 148/38, Wg 239/38, Nr. 3767 Wg 18/39, Wg 111/39, Nr. 3768 Wg 18/40, Wg 27/40. Ebda., Nr. 3769, Wg 63/41. Ebda., Nr. 3770, Wg 7/42, Wg 13/43 und XIII 29/43, Wg 19/43, Wg 23/43, Wg 28/43, Wg 10/44. Ebda., Erbgesundheitsgericht Bamberg, K 105, Nr. 775, UR 153/1934. Ebda., Nr. 781, Wg 32/40 (siehe auch XIII 2/39, XIII 34/1940 sowie Wg 2/40). Ebda., Nr. 782, XIII 5/1941 und Wg 40/1941. Ebda., Erbgesundheitsgericht Bayreuth, K 106, Nr. 1159, XIII 1/41. StAN, Erbgesundheitsgericht Erlangen, Beschlüsse, XIII 39/42, XIII 13/43, XIII 20/43 sowie XIII 593/37.

[876] StAB, OLG Bamberg, K 100/5, Nr. 3768, Wg 2/40, Wg 32/40. Siehe auch die Verfahren vor dem Erbgesundheitsgericht Bamberg, ebda., Erbgesundheitsgericht Bamberg, K 105 Nr. 781 XIII 2/39 und XIII 34/1940.

[877] StAB, OLG Bamberg, K 100/5, Nr. 3764 II, Wg 489/36.

unter der Diagnose „Schizophrenie“. Nach mehreren Revisionen wandte sich schließlich die „Gauleitung Franken“ der NSDAP an das „Hauptamt für Volksgesundheit“, „mit der Bitte, die Unfruchtbarmachung dieses Mädchens zu verhindern.“ Als Begründung wurde eine Schilddrüsenproblematik genannt; die psychiatrische Klinik habe „eine recht bedeutende Struma“, die auf dem Foto in der Krankenakte sichtbar sei, übersehen. Die nun 22-Jährige wurde erneut eine Woche lang in der Klinik beobachtet und das Gutachten aus dem Jahre 1943, von Schmelzer geschrieben und von Meggendorfer gegengezeichnet, kam nun zu dem Schluss, „daß zumindest begründete Zweifel an der bei ihr im Jahre 1937/1938 gestellten Diagnose Schizophrenie best[ünden]“.[878]

10. Begutachtungen bei „Psychopathie“

Während Meggendorfer diverse Male eine Erweiterung des „Gesetzes zur Verhütung erbkranken Nachwuchses“ forderte, hielt er sich streng an den Gesetzestext; er „war kein Sterilisationsfanatiker“[879]. Im Falle einer Landwirtin, deren Zwangssterilisation von der Würzburger Universitätsklinik beantragt worden war, bedeutete das, dass sie „[n]ach dem Gutachten der [Erlanger] Klinik […] an Psychopathie [litt,] [s]ie […] darnach keine sehr erwünschte Erbmasse [besäße], […] aber nicht erbkrank im Sinne des Gesetzes [sei]. Für die Diagnose ‚Schizophrenie‘ s[eien] nicht genügend Beweismomente vorhanden.“ Der Beschluss auf Zwangssterilisation wurde dementsprechend aufgehoben.[880]

Ähnlich verlief das Verfahren bei einem Angestellten, bei dem „[d]ie Ärzte der Klinik in Würzburg und der Anstalten Werneck und Bayreuth […] die Diagnose auf Schizophrenie gestellt [hatten].“ Die Erlanger Klinik erachtete dies „für nicht genügend gesichert, sie h[ielt] eine paranoide Entwicklung bei einem Psychopathen für ebenso wohl möglich.“ Auch in diesem Fall

878 StAN, Erbgesundheitsgericht Erlangen, Verfahrensakten, XIII 20/1943, Bl. 1–4, Bl. 49, 68, 73, 78–84. Siehe auch UAE, C3/7i, Nr. 73, passim. Vgl. den recht ähnlich gelagerten Fall, in dem eine Thyreotoxikose von Meggendorfer explizit nicht als Begründung zugelassen wurde, keine Zwangssterilisation durchzuführen: StAB, OLG Bamberg, K 100/5, Nr. 3768, Wg 200/38.

879 Rauh, Medizinverbrechen, S. 271.

880 StAB, OLG Bamberg, K 100/5, Nr. 3764 I, Wg 189/36.

wurde in der Revision der ursprüngliche Beschluss, ihn zwangssterilisieren zu lassen, aufgehoben.[881]

Während Meggendorfer nicht versuchte, weitere Menschen mit „unerwünschter Erbmasse" außer den gesetzlich vorgesehenen zu erfassen und „Psychopathie" alleine keine Begründung für eine Zwangssterilisation darstellte, wurde sie zu einem Argument für eine Sterilisation, sobald ein gesetzlich passender Grund gefunden war:

Wenn sich „[i]m erbbiologischen Bild der Familie" einer Person, die wegen „angeborenem Schwachsinn", „Schizophrenie" oder „schwerem Alkoholismus", aber auch „Epilepsie" oder „manisch-depressivem Irresein" vor Gericht stand, „Psychopathen" fanden, so war dies ein Argument für die angebliche „Erblichkeit" der Erkrankung.[882]

Meggendorfer kam in einem Gutachten „zu dem Ergebnis, daß [der Betroffene] sicher nicht an Schizophrenie und auch wohl nicht an manisch-depressivem Irresein, wohl aber an schwerem Alkoholismus" leide; er sei ein „schwere[r] Psychopath [...]".[883] Dass das Gericht im April 1939 unter der Feststellung, dass der Patient abstinent sei, die Sterilisation aufgrund des „Alkoholismus" ablehnte, dürfte Meggendorfer sehr verärgert haben, da aus seiner Sicht „zur Annahme des schweren Alkoholismus [...] nicht erforderlich [sei], daß dauernder Alkoholmißbrauch besteh[e]", sondern dass „[d]ie krankhafte, abwegige oder minderwertige erbliche Verfassung des Trinkers" bewiesen wäre, was unter anderem bei „Psychopathien" der Fall wäre.[884]

11. Eugenisch begründete Schwangerschaftsabbrüche

In einem Fall beantragte der Amtsarzt auf Basis von Meggendorfers Gutachten neben der Zwangssterilisation auch einen rassenhygienisch begründeten

---

881 StAB, OLG Bamberg, K 100/5, Nr. 3765 II, Wg 253/37. Siehe auch UAE, C3/7i, Nr. 189, Gutachten Meggendorfer, 13.07.1935.

882 StAB, Erbgesundheitsgericht Bamberg, K 105, Nr. 782, XIII 5/194. Siehe auch Meggendorfer, krankhafter Schwachsinn, S. 497.

883 StAB, OLG Bamberg, K 100/5, Nr. 3765 II, Wg 290/37. Siehe auch Meggendorfer, F: Alkoholismus und Volksbestand, Berlin 1940, passim, ebenso wie das fast gleichlautende Meggendorfer, F.: Alkoholismus und Volksbestand, in: Die Gesundheitsführung „Ziel und Weg". Monatsschrift des Hauptamtes für Volksgesundheit der NSDAP., des Sachverständigenbeirates und der Nationalsozialistischen Deutschen Ärztebundes e. V. 9 (1940).

884 Meggendorfer, Alkoholismus (Gütt), S. 418–419 (im Original hervorgehoben).

Schwangerschaftsabbruch bei der im sechsten Monat schwangeren 26-Jährigen, die nach vorangegangenen Geburt unter der Diagnose „Schizophrenie" längere Zeit mit Elektrokrampftherapie behandelt wurde; das Gericht entschied dagegen, die Symptome der Patientin „s[eien] zweifellos als Wochenbettpsychosen zu werten, zumal [sie] sowohl in der Frauenklinik wie auch in der Anstalt [anhaltend] Fieber gehabt ha[be]". Das Urteil erfolgte gegen Meggendorfer Widerspruch, dass „die Diagnose Schizophrenie bei [der jungen Frau] einwandfrei fest[stehe]".[885]

In einem weiteren Fall beantragte Meggendorfer einen rassenhygienisch begründeten Schwangerschaftsabbruch selbst und wies die bearbeitenden Stellen darauf hin, dass „Eile geboten" sei, „weil [...] [d]ie Unterbrechung [der Schwangerschaft] [...] nach dem Gesetz nur dann geschehen [könne], wenn bereits ein rechtskräftiger Beschluss auf Unfruchtbarmachung vorl[äge] und ausserdem nur vor Ablauf des 6. Schwangerschaftsmonats."[886]

Eine weitere junge Frau war „wegen Interruptio und gesetzlicher Sterilisation" in der Frauenklinik; da sie „sehr unruhig" war, war „der Aufenthalt in der Frauenklinik unmöglich". Daher wurde sie in die Psychiatrische Klinik verlegt mit dem Ziel, sie „3–4 T[a]g[e später] [...] zur Operation wieder zurück[zu]verlegen." Aus der Krankenakte geht eindeutig hervor, dass der Grund für ihre „Unruhe" war, dass sie unglücklich über die Zwangssterilisation und den ebenfalls erzwungenen Schwangerschaftsabbruch war. Sie wurde entsprechend dem ursprünglichen Vorhaben von der Psychiatrischen Klinik zur Operation in die Frauenklinik verlegt, um von dort am ersten postoperativen Tag in die Psychiatrische Klinik zurückzukommen, die sie 18 Tage später entließ.[887]

12. Reaktionen der Betroffenen

Der Beschluss zur Zwangssterilisation stürzte die Patient*innen und ihre Familien oft in tiefe Verzweiflung. So schrieb die Mutter einer 30-jährigen

885 StAN, Erbgesundheitsgericht Erlangen, Verfahrensakten, XIII 29/1943, Bl. 1, 3–5, 26. Das Gericht unterschied hier offensichtlich nicht zwischen Klinik und Anstalt, die Patientin war allerdings zweifelsfrei in der Psychiatrischen Klinik.

886 UAE, C3/7i, Nr. 25, Meggendorfer an Mann (Reichsärztekammer), 01.12.1944.

887 UAE, C3/7i, Nr. 111, Krankengeschichte 03.07.1936, 07.07.1936, 11.07.1936, 17.07.1936, 29.07.1936.

Arbeiterin, die wegen „Depression" zwangssterilisiert werden sollte, 1938 an Meggendorfer, es sei „einfach unbeschreiblich", was sie „als Mutter durchmache", und fragte verzweifelt, „warum gerade das [ihr]er Tochter" geschehe. Das Gesetz sei ihr selbstverständlich bekannt, aber sie verstehe diesen Beschluss nicht, „[d]a in [de]r Familie noch nie so ein Fall vorgekommen" sei, weder mütterlicher- noch väterlicherseits. Sie gab an, die „Tochter würde sich [...] darüber entsetzen da sie doch sehr feinfühlig [sei]" und sie befürchtete eine Verschlechterung deren Zustandes, da ihre Tochter „sich schon jahrelang von allem Vergnügen zurückgezogen hatte". Sie bat den „Herr[n] Direktor", keine Sterilisation zu veranlassen. Ihre „Tochter würde auf dieses hin wen (!) sie wieder Gesund w[ürde] überhaupt nicht mehr unter Menschen gehn (!)", und da sie wirtschaftlich von ihrer Tochter versorgt werde, „w[isse sie] [...] nicht wovon [sie] leben soll[e]."

Die Mutter legte Beschwerde gegen diesen Beschluss ein, weil sie „w[isse], daß sich der Zustand [ihr]er Tochter noch verschlimmer[n würde], wenn sie erf[ühre], daß sie unfruchtbar gemacht wird" und da „noch kein Fall" einer solchen Erkrankung in der Familie vorhanden sei.

Letztendlich zog die Mutter „auf ärztlichen Rat" (der den Hinweis beinhaltete, dass ihre Tochter, von deren Versorgung sie abhängig war, sonst nicht entlassen würde), ihre Beschwerde zurück und bat um rasche Durchführung der beschlossenen Sterilisation, damit ihre Tochter endlich nach Hause kommen könne.[888]

Eine Patientin im Revisionsverfahren schrieb, eine „Sterilisation wäre ein schwerer Schlag für [sie] und [ihre] Eltern", da sie „doch einmal das Anwesen übernehmen [solle] und [...] auch gerne heiraten [wolle]." Von den psychischen Symptomen habe sie sich nach einer Schilddrüsenoperation gut erholt, allerdings würde nun „immer der Gedanke der Sterilisation auf [ihr] laste[n]. [...] [Sie] wäre sehr glücklich, wenn dies alles mal endlich aus der Welt geschafft wäre, damit [sie] wieder ganz frei und froh sein k[önne]."[889]

Dass sich der psychische Zustand der Patient*innen teils erheblich verschlechterte, war Meggendorfer wie allen Psychiater*innen bekannt, da er es

---

[888] Gesamter Absatz: StAN, Erbgesundheitsgericht Erlangen, Verfahrensakten, XIII 179/1938, Bl. 1, 14–15, 16, 24–25.

[889] UAE, C3/7i, Nr. 73, Stellungnahme der Patientin ohne Datum.

an seinen Patient*innen beobachten konnte; Bedenken löste dies nicht aus.[890] Die Betroffenen hatten „heftige Angst" vor den Zwangssterilisationen.[891] Auch die Angehörigen waren besorgt vor den Folgen; in einem Fall ließ eine Frau, über die jemand gesagt hatte, sie sei „geistig nicht normal" „ein fachärztliches Gutachten über ihren Geisteszustand ein[...]holen" aus Angst, „daß sich [...] die unwahren Behauptungen [...] dahin auswirken könnten, daß die 4 Enkelkinder [...] entmannt werden müßten."[892]

Die Problematik war Meggendorfer bekannt, so betonte er bezüglich der „Schizophrenie" „die ganz erheblichen Folgen im allgemeinen"[893], die mit dieser Diagnosestellung einhergingen; im Falle der Tochter eines Universitätsprofessors überlegte er mit einem Kollegen, ob es eine Strategie gäbe, bei der Patientin, der er eine „einwandfreie [...] Schizophrenie" diagnostizierte, die Sterilisation zu vermeiden, und konstatierte, dass „[d]ie Angelegenheit mit der Sterilisation [...] jetzt ausserordentlich schwierig" sei. Diese Patientin entließ er entgegen seiner üblichen Vorgehensweise vor dem Verfahren aus der Klinik und begründete dies damit, dass die „Diagnose nicht ganz geklärt ersch[ien]".[894]

13. Meggendorfer als Gutachter

Meggendorfers ausführliche Gutachten sind in der Regel differenziert und argumentieren auf Basis des damaligen medizinischen Standards.[895]

---

890 UAE, C3/7i, Nr. 110, Krankengeschichte 30.12.1935, 3[1].12.1935. Meggendorfer begründete zum Beispiel auch seine Empfehlung, alle Epileptiker vom Kriegsdienst auszuschließen, unter anderem damit, dass „[d]ie Durchführung des Verfahrens [nach dem GzVeN] während der Dienstzeit [...] mit allerlei Schwierigkeiten verbunden sein [dürfte], ganz abgesehen von der psychologischen Auswirkung auf die Betreffenden selbst, ihre Angehörigen und weitere Kreise."

891 UAE, C3/7i, Nr. 91, Krankengeschichte 03.03.1935, 10.04.1935. Siehe auch UAE, C3/7i, Nr. 73, passim.

892 UAE, C3/7i, Nr. 72, Krankengeschichte, 23.04.1935. Ebda., Nr. 98, Schiener an Meggendorfer, 14.08.1940, Aerztliches Zeugnis, 19.08.1940.

893 UAE, C3/7i, Nr. 141, Meggendorfer an AOK Bamberg, 12.05.1937.

894 UAE, C3/7i, Nr. 105, Meggendorfer an Ewald, 20.03.1943, 02.04.1943, Ewald an Meggendorfer 25.03.1943, Meggendorfer an Gesundheitsamt 12.04.1943, Schaudig an Meggendorfer, 07.05.1943, Meggendorfer an Schaudig, 10.05.1943. Meggendorfer verstieß hier gegen das GzVeN, was den stationären Verbleib bis Beschluss bzw. bis Durchführung der Sterilisation vorschrieb.

895 Es bleibt allerdings anzumerken, dass Erbpsychiater wie Meggendorfer diesen Standard auch erst erzeugt hatten.

In den seltenen Fällen, in denen die Gerichte seiner Ansicht nicht folgten, nahm Meggendorfer das als Angriff auf seine Expertise und versuchte, durch Interventionen beim Gericht eine entsprechende Änderung zu veranlassen.

Die logischen Brüche innerhalb der gutachterlichen Praxis und der Beschlussfassung der Erbgesundheitsgerichte – etwa in der Diagnose von „Erbkrankheiten" ohne erkrankte Blutsverwandte, oder in der Inkonsistenz, was die Diagnose „Schizophrenie" überhaupt konstituierte – entsprachen allgemeinen Problemen der damaligen Psychiatrie. Meggendorfer stach hier nicht mit speziell auffälligen Einschätzungen hervor. Er nahm die offensichtlichen Fehler des Systems allerdings auch nicht zum Anlass, das Gesetz zur Verhütung erbkranken Nachwuchses oder auch seine eigene wissenschaftliche Arbeit zu hinterfragen.

Er stand vollumfänglich hinter dem Sterilisationsgesetz und hätte die Gruppen der zu Sterilisierenden gerne ausgeweitet. Trotz seiner politischen Forderungen nach einer Ausweitung der Zwangssterilisationen versuchte er allerdings nicht, beispielsweise „Psychopathen" oder ähnliche Personengruppen mit unter dem GzVeN zu erfassen, sofern nicht zeitgleich eine der Diagnosen nach dem Gesetz vorlag. Das Leid der Patient*innen war ihm bekannt und bewegte ihn nicht dazu, sein Handeln in Frage zu stellen.

Durch die teils wenig sorgfältige Begutachtungspraxis der Klinik entstand den Patient*innen und ihren Angehörigen zusätzliches Leid. Zeitdruck ist als Ursache anzusehen. Persönliche Motive oder politische Einflussnahme ist nur wenigen Einzelfällen zu vermuten und führte dann eher zu Entscheidungen zu Gunsten der Patient*innen.[896]

VII. Beteiligung an den Krankenmorden („Euthanasie") des Nationalsozialismus

1. Die NS-„Euthanasie"

Im Sinne des Dualismus von Heilen und Vernichten wurden im Nationalsozialismus Menschen mit Behinderung und/oder psychischer Erkrankung systematisch ermordet. Zentrales Kriterium war dabei in Sinne einer utilitaristischen Verwertung von Menschen im Dienste einer konstruierten „Volksgemeinschaft" die Frage, ob die entsprechende Person noch etwas

[896] Vgl. zu Meggendorfers Gutachtenpraxis auch Braun, Meggendorfer, insbes. S. 330–391.

zu dieser „Volksgemeinschaft" beitragen konnte, mit anderen Worten, ob jemand arbeitsfähig war. Als „inoffizielles" Kriterium diente ferner die Folgsamkeit der Patient*innen: Als streitsüchtig oder anderweitig anstrengend wahrgenommene Patient*innen wurden bevorzugt umgebracht. Diese Morde wurden zunächst mit Euphemismen und später als „Euthanasie" bezeichnet. Etwa 300.000 Menschen fielen ihr zum Opfer.[897]

Die Debatte um die Tötung chronisch Kranker begann 1895 mit der Veröffentlichung von Adolf Jost „Das Recht auf den Tod". Obwohl es ihm primär um aktive Sterbehilfe ging, forderte er „die Tötung unheilbar Geisteskranker" auch ohne deren Zustimmung. Vordergründig mit „Mitleid" argumentierend, spielten ökonomische Argumente für Jost eine wichtige Rolle. Er beschrieb unheilbar Erkrankte als „nutzlose, ja schädliche Glieder der Gesellschaft", die „mit dem Selbstmorde sogar eine Pflicht [erfüllen]" würden. Generell sah er die „Zustimmung des Patienten selbst" und „die Diagnose auf Unheilbarkeit" für aktive Sterbehilfe als notwendig an. „In Fällen geistiger Krankheit" sollte jedoch „die Diagnose allein entscheidend sein".[898]

Nach dem Ersten Weltkrieg, unter dem Eindruck des allgegenwärtigen Sterbens im Krieg, verschärfte sich die Debatte. 1920 veröffentlichten Karl Binding und Alfred Hoche, ein Jurist und ein Arzt, „die Freigabe der Vernichtung lebensunwerten Lebens", ein Werk, in dem zur Tötung derer, die unheilbar krank ihren eigenen Tod wünschten, aber auch derer, die für die „Gemeinschaft" nicht mehr nützlich waren, aufgerufen wurde. Darunter fielen laut Hoche unter anderem Pflegefälle in den Anstalten.[899] In Erlangen hielt Kihn im Jahre 1932 den bereits erwähnten Vortrag über „Die Ausschaltung der Minderwertigen aus der Gesellschaft", in dem er „die Tötung von geistig behinderten und psychisch kranken Menschen" forderte.[900]

[897] Spieker, M/Sandor, S.: Zur Erinnerung an den „Hungerkosterlass". Zur Einführung, in ders.: „Wir werden langsam ausgehungert". Zur Erinnerung an den nationalsozialistischen „Hungerkosterlass", Tutzing 2015, S. 11–21, S. 14. Schmuhl, Euthanasie, S. 223, 236. Klee, Euthanasie, S. 112–478. Hohendorf, Tod, S. 72–131. Rauh, Erlanger Medizin, S. 221.

[898] Jost, A.: Das Recht auf den Tod. Sociale Studie, Göttingen 1895, S. 16–20, 23, 32, 37, 40. Schmuhl, Euthanasie, S. 108.

[899] Ebda., S. 106–107, S. 115–120. Binding, K./Hoche, A.: Die Freigabe der Vernichtung lebensunwerten Lebens. Ihr Maß und ihre Form, 2. Ausgabe, Leipzig 1922, S. 51–62.

[900] Rauh, Kihn, S. 214.

Die Pläne zu den nationalsozialistischen Krankenmorden unterschieden sich von den Vorschlägen ihrer Vordenker im Wesentlichen dadurch, dass in diesen Schriften in der Regel ein rechtlich geregeltes Verfahren gefordert wurde, beruhend auf einer transparenten gesetzlichen Basis und unter Miteinbeziehung oder zumindest Information der Angehörigen. Entsprechend entsetzt waren selbst überzeugte Nazis, als nach 1939 ihre Angehörigen ohne Vorwarnung verschwanden und ihnen dann später eine (teils offensichtlich) falsche Todesursache mitgeteilt wurde.[901] Es erscheint relevant, dass sich die Nationalsozialisten der Vorlagen aus der Zeit vor der Machtübernahme über die Tötung von Kranken zwar bedienten, aber die dort geforderten Kriterien nicht einhielten. Unter dem Vorwand, schon begonnene Ansätze weiterzuverfolgen, verübten sie einen beispiellosen Massenmord. Der Versuch, die bereits laufenden Krankenmorde durch ein „Gesetz über die Tötung Lebensunfähiger“ juristisch abzusichern, scheiterte, da Hitler „die Veröffentlichung eines derartigen Gesetzes im Hinblick auf die Feindpropaganda für unzweckmäßig hielt [...].“[902]

Die Nationalsozialisten begannen ihre Morde an erwachsenen psychisch Kranken und Menschen mit geistiger Behinderung nicht im Deutschen Reich, sondern in Polen. Die Patient*innen der dortigen Anstalten wurden nach dem deutschen Einmarsch „in Gaswagen vergast oder massenhaft erschossen.“[903]

In der ersten Phase der Erwachsenen-„Euthanasie“ im Deutschen Reich selbst wurden bestimmte Patient*innen im Rahmen der „Aktion T4“ in Tötungsanstalten verlegt und dort vergast. Als diese Praktik öffentlich bekannt wurde und zu Protesten führte, wurde die Aktion im Sommer 1941 eingestellt und stattdessen in einer zweiten, dezentralen Phase das Morden

---

901 Binding/Hoche, Vernichtung, S. 36–37. Klee, Euthanasie, S. 210–213, 244–250. Schmuhl, Euthanasie, S. 208–209. Hohendorf, Tod, S. 116–120.

902 Klee, Euthanasie, S. 202–206. Schmuhl, Euthanasie, S. 291–297.

903 Siemen, H.-L.: Psychiatrie im Nationalsozialismus, in: Cranach/Siemen, Heil- und Pflegeanstalten, S. 15–34, S. 30. Schmuhl, Euthanasie, S. 201, 240–241. Siehe auch Böhm, Vergessene Opfer, passim. Schulze, Schlesische Heil- und Pflegeanstalten, S. 21–42. Hanzig, C.: Schlaglichter auf die Nachgeschichte der NS-„Euthanasie“ in Schlesien aus deutscher Perspektive. Schlesische Anstalten und die Erinnerung der Vertriebenen, in: ebda., S. 217–222. Klee, Euthanasie, S. 94–11. Hohendorf, Tod, S. 75–80.
Die theoretischen Vorarbeiten für alle Krankenmorde liefen allerdings schon, bevor der Krieg begonnen wurde. Schmuhl, Euthanasie, S. 178–181.

in den Anstalten selbst fortgeführt, beispielsweise durch absichtliches Verhungernlassen.[904]

Im Rahmen der „Aktion Brandt“ 1943 schließlich wurden die frontnahen Anstalten geräumt, indem man die dortigen Patient*innen in andere, damit völlig überfüllte Anstalten verlegte, in denen sie (noch häufiger als die ursprünglich dort anwesenden Patient*innen) ermordet wurden. Ziel der „Aktion Brandt“ war wiederum, freie Betten für Lazarette zu schaffen.[905] Dabei war Bayern als von der Front entfernte Gegend relevant, da „[d]ie bayerischen Anstalten […] im Rahmen der ‚Aktion Brandt‘ auch als Todesanstalten [fungierten], in denen die dorthin verlegten Patient*innen entweder gezielt getötet wurden oder an den besonders elenden Lebensbedingungen starben.“[906]

Formal waren die psychiatrischen und neurologischen Universitätskliniken bei der Planung der „Euthanasie“ ausgenommen, da davon ausgegangen wurde, dass ihre Patient*innen „heilbar“ waren. Ihre Patient*innen wurden üblicherweise nicht mit den Meldebögen der zentralen „Euthanasie“ erfasst. De facto wussten die Universitätskliniken allerdings nicht nur Bescheid, sondern verlegten ihre nicht mehr interessanten Patient*innen in Anstalten, in denen diese dann Opfer der Krankenmorde wurden. Zumindest für die Universitätsklinik Hamburg wurden allerdings auch direkte Tötungen Kranker im Rahmen der dezentralen „Euthanasie“ nachgewiesen.[907]

Wenn beurteilt werden soll, inwiefern die Psychiatrische und Nervenklinik der Universität Erlangen in diese Mordpraktiken involviert war, so muss ihre Lage im Gebäudekomplex der Heil- und Pflegeanstalt und ihre formale Stellung als Teil dieser beachtet werden. Aufgrund dieser Situation war es für die Psychiatrische und Nervenklinik Erlangen einfacher als für psychiatrische

---

904 Spieker, Einführung, S. 16. Faulstich, Hungersterben, insbes. S. 315–342, 587–660. Klee, Euthanasie, S. 255–260.

905 Schmuhl, Euthanasie, S. 230–236.

906 Siemen, H.-L.: Die bayerischen Heil- und Pflegeanstalten während des Nationalsozialismus, in: von Cranach/Siemen, Heil- und Pflegeanstalten, S. 417–474, S. 453. Vgl. auch Aly, G.: Die „Aktion Brandt“ – Bombenkrieg, Bettenbedarf und „Euthanasie“, in: ders.: Aktion T4 1939–1945. Die „Euthanasie“-Zentrale in der Tiergartenstraße 4, Berlin 1989 (Stätten der Geschichte Berlins 26), S. 168–178, S. 176.

907 Van den Bussche, Hamburg, S. 167, 174, 177–178, 184–194, 444. Klee, Euthanasie, S. 128–129.

Kliniken anderer Universitäten, Patient*innen aus der Klinik in die Heil- und Pflegeanstalt zu verlegen, befand man sich doch im gleichen Gebäude, sah die Ärzt*innen der Anstalt regelmäßig und musste keine Transporte organisieren. Die verlegten Patient*innen konnten eine Treppe hinunter gebracht werden und waren damit nicht mehr in der Klinik, sondern in der Anstalt.

2. Die „Aktion T4" – zentrale „Euthanasie"

Im Oktober 1939 unterschrieb Hitler einen „geheimen Führererlaß", der – vermutlich aus symbolischen Gründen auf den Tag des Überfalls auf Polen und damit den Beginn des Zweiten Weltkriegs zurückdatiert – die Ermordung von psychisch Kranken und geistig Behinderten erlauben sollte. Daraufhin wurden an alle Anstalten Meldebögen versandt, in denen unter anderem die Diagnose und die Arbeitsfähigkeit der Patient*innen angegeben werden sollten, aber auch, ob die entsprechende Person Besuch von Angehörigen bekam. Anhand der Meldebögen wurde zentral von begutachtenden Psychiatern entschieden, wer in Tötungsanstalten abtransportiert werden sollte. Diese Patient*innen wurden dann zumeist von Bussen der „Gemeinnützigen Krankentransportgesellschaft (GEKRAT)" abgeholt, in Tötungsanstalten transportiert und dort von Ärzten vergast. Den Kranken war in der Regel bekannt, was die Transporte für sie bedeuteten.[908]

Der Sinn der Mordaktion war unter anderem, „Betten für Kriegsverwundete bereitzustellen."[909] Nach öffentlichen Protesten wurde die Aktion im August 1941 abgebrochen und die Krankenmorde dezentral fortgesetzt.[910] Allerdings hieß das nicht, dass die Gaskammern in den Tötungsanstalten still standen – nun wurden vielmehr KZ-Häftlinge, die als psychisch krank, „asozial" oder einfach nur jüdisch selektiert worden waren, im Rahmen der „Sonderbehandlung 14 f 13" dort ebenfalls durch Gas ermordet.[911]

Die „Aktion T4" war eine „Vorläuferarbeit" zu den massenhaften Vergasungen von Jüdinnen und Juden sowie Sinti und Roma in den Vernichtungslagern.

---

[908] Schmuhl, Euthanasie, S. 190–210. Zur Aktion T4 insgesamt: Klee, Euthanasie, S. 87–279.

[909] Van den Bussche, Hamburg, S. 165–166.

[910] Schmuhl, Euthanasie, S. 210–214.

[911] Schmuhl, Euthanasie, S. 213, 217–219. Kłodzinski, S: Die „Aktion 14 f 3". Der Transport von 575 Häftlingen von Auschwitz in das „Sanatorium Dresden", in: Aly, Aktion T4, passim. Klee, Euthanasie, S. 280–296.

Methode, Aufbau der Gaskammern und das Personal, um sie zu betreiben, wurden nach dem Ende von „T4“ im Rahmen der „Aktion Reinhard“ zur massenhaften Ermordung von Jüd*innen, Sinti und Roma in den Vernichtungslagern Belzec, Sobibor und Treblinka eingesetzt.[912]

3. Die Umsetzung der „Aktion T4“ in Erlangen

In der Erlanger Anstalt wurden die Meldebögen vermutlich hauptsächlich von der Abteilungsärzten ausgefüllt.[913] Dann wurden die Patient*innen abgeholt, wobei der Anstaltsdirektor Einsle einen größeren Anteil an der tatsächlichen Selektion hatte:

> Die „Gemeinnützige Transportgesellschaft“ [...] wandte sich [...] mit den Listen der jeweils zu transportierenden Patienten an die Anstaltsdirektion. Diese Listen umfaßten weit mehr Patienten, als tatsächlich verlegt werden sollten. Die Direktion mußte nun in Absprache mit der „GeKraT“ aus den Listen die tatsächlich zu verlegenden Menschen heraussuchen.[914]

Die Transporte begannen Ende 1940, als „[m]it sieben Transporten [...] vom 1. November 1940 bis zum 24. Juni 1941 908 Patienten aus der Heil- und Pflegeanstalt Erlangen in Tötungsanstalten verlegt [wurden,] [d]ie ersten beiden Transporte [...] nach Sonnenstein-Pirna [...], die übrigen Transporte hatten Hartheim-Linz als tödlichen Zielpunkt.“[915]

Die Heil- und Pflegeanstalt Erlangen fungierte ab Anfang 1941 als Zwischenanstalt, in der selektierte Patient*innen aus anderen, vor allem

---

[912] Van den Bussche, Hamburg, S. 167. Schmuhl, Euthanasie, S. 213, S. 250–260. Klee, E.: Von der „T 4“ zur Judenvernichtung. Die „Aktion Reinhard“ in den Vernichtungslagern Belzec, Sobibor und Treblinka, in: Aly, Aktion T4, S. 147–152, S. 148.

[913] StAN, Staatsanwaltschaft b. d. LG Nbg.-Fürth II, Nr. 2343 II, Bl. 199. Cave: Diese Angabe stammt vom Anwalt von Dr. Murar, der als Oberarzt der HuPflA neben Einsle ebenfalls Beschuldigter war. (Dr. Müller, Einsles Stellvertreter, war zum Zeitpunkt der Ermittlungen schon tot.) Murar hatte also Interesse, seine eigene Rolle möglichst gering erscheinen zu lassen. Andererseits wird dieser Angabe nirgendwo widersprochen, so dass man davon ausgehen kann, dass sie der Wahrheit entspricht. Siemen hingegen gibt an, dass „Ende August 1940 [...] dann eine Kommission in Erlangen [erschien] und (...) ihrerseits die Ausfüllung der Meldebögen [vollendete].“ Siemen, Erlangen, S. 163.

[914] Siemen, Erlangen, S. 164.

[915] Siemen, Erlangen, S. 162.

karitativen Anstalten gesammelt und dann von dort deportiert wurden. Dies blieb in der Bevölkerung der umliegenden Orte nicht unbemerkt und führte zu Protesten.[916]

Da die Psychiatrische Klinik zugleich eine Abteilung der Heil- und Pflegeanstalt war und die Patient*innen demzufolge den Regeln der Anstalt unterworfen waren, hat Meggendorfer in seiner Funktion als Abteilungsarzt aller Wahrscheinlichkeit nach die Meldebögen für die Patient*innen der Klinik ausgefüllt.[917] Die Erlanger Klinik ist damit nach derzeitigem Forschungsstand die einzige psychiatrische (und neurologische) Universitätsklinik, deren Patient*innen im Rahmen der „Aktion T4" planmäßig mit erfasst wurden.[918]

Mit dem siebten und (damals nicht absehbar) letzten Transport in die Tötungsanstalt Hartheim am 24. Juni 1941 wurden zwei langjährige Patienten der psychiatrischen Klinik deportiert, nämlich Paul G. und Johann F.

Der 41-jährige Paul G., bei dem „tiefstehende Idiotie" und „Verdacht auf Pfropfhebephrenie" diagnostiziert worden waren, war seit 1928 Patient der psychiatrischen Klinik. Er eignete sich nicht für Lehre und Forschung; die Ärzt*innen bezeichneten ihn als „tölpelhaft [...]". In seiner Krankenakte befinden sich mehrere Einträge, die seinen Zustand als „unverändert" bezeichneten. Schließlich wurde Paul G. am 12. Juni 1941 „bei unverändertem Zustandsbild in die Heil- u. Pflegeanstalt Erlangen verlegt" – nur zwölf Tage, bevor der Transport nach Hartheim die zum Tode verurteilten abholte, unter ihnen auch Paul G.

Johann F. war ein 63-jähriger Arbeiter, der schon seit 1926 in der psychiatrischen Klinik war, und zwar mit der Diagnose „Schizophrenie". Auch er wurde nach mehreren negativen Kommentaren in der Krankenakte am 12. Juni 1941, demselben Tag wie Paul G., „bei unverändertem Befinden in die Heil- und Pflegeanstalt Erlangen" verlegt, von wo aus er ebenfalls nach Hartheim gebracht und dort ermordet wurde.[919] Auch der 1939 von der Klinik in die Anstalt verlegte Hubert G. wurde Opfer der Gaskammer der

---

916 Siemen, Erlangen, S. 166–169.

917 Vgl. auch Rauh, Medizinverbrechen, S. 293–284.

918 Rauh, Medizinverbrechen, S. 283–285.

919 Rauh, Medizinverbrechen, S. 284–285. Krankenakte Paul G., BAB, R 179/Nr. 15281, zitiert nach Rauh, Medizinverbrechen, S. 284. Krankenakte Johann F., BAB, R 179/Nr. 15282, zitiert nach Rauh, Medizinverbrechen, S. 284.

Todesanstalt Hartheim, nachdem er mit demselben Transport wie Paul G. und Johann F. dorthin deportiert worden war.[920]

Meggendorfer kann es nicht entgangen sein, dass mit diesem Transport drei seiner (ehemaligen) Klinikpatienten verschwanden. Die Bedeutung dieser Transporte war damals schon weithin bekannt, nicht nur unter Psychiatern. Außerdem hatte er zwei dieser Patienten anscheinend genau zu diesem Zwecke kurz zuvor in die Anstalt verlegt. Was war seine Motivation?

Meggendorfer versuchte schon lange, zu bewirken, dass „reine Pflegefälle" nicht in seine Klinik, sondern in die Anstalt kämen.[921] Diese Patient*innen, die sich weder für Forschung noch für Lehre nutzen ließen, hatten seiner Meinung nach nichts in seiner Klinik oder generell in jeglicher Universitätsklinik verloren:

> […] ich brauche hier nur an die Aufgabe der Lehre und Forschung erinnern, die der Klinik zukommt. Es kann jedoch nicht Aufgabe der Klinik sein, alte defekte Geisteskranke aufzubewahren. Die Klinik soll vielmehr nach Möglichkeit alle frischen derartigen Erkrankungsfälle aufnehmen und mit den modernen Methoden der Fieber-, Schock- und Krampftherapie behandeln […]. Alle derartigen Maßnahmen sind in erheblichem Maße geeignet, im Laufe der Zeit die Lasten der öffentlichen Fürsorge für Geisteskranke zu vermindern, sie sind damit indirekt auch ein Mittel zur Förderung des Vierjahresplanes, wenn sich ihre Auswirkung auch erst in einigen Jahren zeigen wird.[922]

Das Kriterium, nach dem Kranke in die Klinik kommen sollten, war demnach das „Interesse des Unterrichts". Ferner sah es Meggendorfer als seine Aufgabe an, unter anderem „frische Schizophreniefälle […] bis zu 70 [%] entlassungsfähig und in der Mehrzahl auch arbeitsfähig zu machen".[923] Wer hingegen nicht heilbar war oder sich nicht für Forschung und Lehre eignete, sollte nicht als Patient*in der Klinik sein. Dies ist zunächst einmal nichts ungewöhnliches, es entspricht in generellen Zügen dem heutigen Verständnis des Unterschieds zwischen beispielsweise Krankenhäusern und Pflegeheimen.

---

920 Die Verlegungen von Paul G. und Johann F. folgen einem Muster, das sehr an den Ablauf der Verlegungen im Rahmen der dezentralen „Euthanasie" erinnert.

921 UAE, A6/3i, Nr. 1, Meggendorfer an Rektor, 25.06.1937.

922 UAE, A6/3i, Nr. 15, Meggendorfer an Engel (?), 26.11.1938.

923 UAE, A6/3i, Nr. 1, Meggendorfer an Regierung in Ansbach, 30.05.1936. Ebda., Nr. 15 Meggendorfer an Engel (?), 26.11.1938.

Meggendorfers Kriterien waren allerdings nicht immer medizinischer Natur. So bezeichnete er „ein[en] Pole[n], der […] kaum deutsch verst[and] und für Klinik und Examen kaum in Betracht k[am]", als „unnötigen Ballast" für seine Klinik.[924]

Seit Jahren hatte Meggendorfer, wie auch seine Amtsvorgänger, darüber geklagt, dass „die Klinik die Möglichkeit haben [müsste], Kranke wieder [bei der Anstalt] anzubringen", wenn sie sich nicht für die Lehre eigneten.[925] Im Juni 1941 ließ Meggendorfer erstmalig keine Beschwerden mehr über seiner Meinung nach ungeeignete Patient*innen verlauten. Wie zuvor betonte er die Aufgabenteilung zwischen einer Universitätsklinik und einer Heil- und Pflegeanstalt, allerdings diesmal in einem Tenor, der vermuten lässt, dass seinen diesbezüglichen Vorstellungen inzwischen entsprochen wurden.[926]

Auch Einsle schien Meggendorfers Meinung in dieser Hinsicht zu teilen. Im Gegensatz zu einer Universitätsklinik sah er die Aufgaben einer Anstalt folgendermaßen:

> Die Heil- und Pflegeanstalt dagegen soll […] danach trachten, so sparsam wie möglich hauszuhalten und die Ausgaben für das sozial tote Material der Geisteskranken nach Tunlichkeit herabzudrücken.[927]

Es ist daher (vor allem mit Blick auf die folgenden Patientengeschichten) anzunehmen, dass sich zwischen Februar und Juni des Jahres 1941 Meggendorfer und Einsle darauf einigten, unliebsame Patient*innen von der Klinik in die Anstalt zu verlegen und von dort aus in den Tod zu schicken.[928] Dieses Arrangement funktionierte auch nach dem Ende der „Aktion T4", nur dass dann das Anstaltspersonal selbst die Ermordung der verlegten Patient*innen übernahm.

---

[924] UAE, A6/3i, Nr. 1, Meggendorfer an Regierung in Ansbach, 30.05.1936. Im Vergleich mit Kapitel B.IV.13 und 14 kommt der Verdacht auf, dass die Tatsache, dass Meggendorfer ausgerechnet einen polnischen Patienten verlegen wollte, kein Zufall war.

[925] UAE, A6/3i, Nr. 1, Meggendorfer an Regierung in Ansbach, 30.05.1936. Vgl. auch UAE, A6/3i, Nr. 1, Meggendorfer an Rektor, 30.05.1936.

[926] UAE, A6/3i, Nr. 1, Meggendorfer an Rektor, 17.02.1941, 13.06.1941.

[927] HStA M, MK 72096, Einsle an Wippold (?), 11.09.1940.

[928] Aus heutiger Sicht weiß man, dass der siebte Transport der letzte war. Aber Meggendorfer und Einsle war das damals nicht bekannt; der Stopp der „Aktion T4" im August 1941 kam für alle Beteiligten überraschend. Schmuhl, Euthanasie, S. 210.

Schon im Februar hatte Meggendorfer versucht, von den Krankenmorden zu profitieren, indem er das Gebäude der Heil- und Pflegeanstalt für die psychiatrische Klinik zu gewinnen versuchte:

> Im Zuge der sogen. planwirtschaftlichen Maßnahmen wurde die Heil- und Pflegeanstalt Erlangen zum Teil geleert. Es geht das Gerücht, dass eine der beiden Heil- und Pflegeanstalten Erlangen oder Ansbach geräumt werden soll. Ich habe als Vorstand der Psychiatrischen und Nervenklinik der Universität an sich kein unmittelbares Interesse an dem Bestehenbleiben oder dem Verschwinden der Heil- und Pflegeanstalt Erlangen. Wohl aber habe ich ein Interesse daran, daß die Klinik von der für die Klinik sehr hemmenden Abhängigkeit von der Heil- und Pflegeanstalt befreit wird.[929]

Dieser Plan scheiterte, da die Heil- und Pflegeanstalt Erlangen doch nicht aufgelöst wurde. Allerdings zeigt Meggendorfers Schreiben nicht nur, dass er über die Krankenmorde Bescheid wusste und kein Problem damit hatte, sondern dass er dieses Wissen und diese Einstellung auch bei seinen Kollegen voraussetzen konnte. Rauh bezeichnet Meggendorfers Anliegen sowie Grevings und Wintz’ Unterstützung dafür zu Recht als „zynisch“.[930]

4. Die dezentrale „Euthanasie“ in Erlangen

Nach dem Stopp der „Aktion T4“ wurden die Krankenmorde im Deutschen Reich dezentral fortgeführt, durch Verhungernlassen oder auch mit Medikamenten.[931] Das bedeutet, die Betroffenen wurden in der Regel in den Anstalten, in denen sie als Patient*innen behandelt werden sollten, getötet, von den gleichen Ärzt*innen und dem gleichen Pflegepersonal, die sie eigentlich kurieren oder pflegen hätten sollen.

In Erlangen sind die anstaltsinternen Gründe für die Selektion noch nicht ausreichend untersucht. Oft wurde folgendes Muster beschrieben: Eine erkrankte Person war „anstrengend“ für das Personal, beispielsweise laut, beleidigend, oder widersetzte sich den Ärzt*innen. Danach findet sich in den Krankenakten oft eine Verlegung und ab dieser Verlegung ein bemerkenswerter körperlicher Verfall, der sich zuvor in dieser Form nicht

---

[929] UAE, A6/3i, Nr. 1, Meggendorfer an Rektor, 17.02.1941.

[930] Rauh, Medizinverbrechen, S. 283.

[931] Siemen, Psychiatrie im Nationalsozialismus, S. 32. Siemen, bayerische, S. 446–448. Schmuhl, Euthanasie, S. 214, 220–221. Hohendorf, Tod, S. 120–126.

angekündigt hatte. Etwa ein halbes Jahr nach Beginn der Hunger-„Behandlung" konnte eine zuvor ausreichend genährte Person noch vergleichsweise wenig von den Folgen betroffen sein, danach trat ein rascher körperlicher Verfall ein, der neben Abmagerung unter anderem durch „Durchfälle", „Decubitus", Ödeme und „Furunkel" gekennzeichnet war. Allerdings waren die meisten Patient*innen durch ihren Aufenthalt in der Klinik oder Anstalt bereits unterernährt und daher weniger widerstandsfähig. Als letztendliche Todesursache der geschwächten Menschen ist oft „Lungentuberkulose" oder Pneumonie angegeben.[932]

Für andere Anstalten sind auch Tötungen mit Medikamenten belegt. Hier galt ein ähnlicher Ablauf, nur dass der Tod dabei schneller eintrat: kurz nach einem „anstrengenden" Verhalten der Patient*innen waren diese plötzlich tot, ohne dass eine plausibel erscheinende Vorgeschichte dieses Todes vorhanden ist.[933]

Am 17. November 1942 wurde auf einer Konferenz in München im Innenministerium von Walter Schultze, dem Ministerialdirektor, und den Direktoren der bayerischen Heil- und Pflegeanstalten beschlossen, nicht arbeitsfähige Patient*innen durch eine „fett- und fleischlose Kost mit wenig Kohlenhydraten" absichtlich verhungern zu lassen.[934] Hierbei ging es nicht lediglich um eine Umverteilung von Nahrungsmitteln, sondern um eine

---

932 StAN, Staatsanwaltschaft b. d. LG Nbg.-Fürth II, Nr. 2343 II, Bl. 180. Ebda., III, Bl. 5, 29, 35, 84. O. V. (Wettley, A.): Der zeitkranke Arzt in Deutschland. (Selbstgespräch eines Anstaltsarztes um 1943 bis 1944), in: Leibbrand, W. (Hg.): Um die Menschenrechte der Geisteskranken, Nürnberg 1946, S. 18–21, passim. Hierzu auch Rauh, P.: Die Medizinische Fakultät im Nationalsozialismus, in: Leven e. a., Medizinische Fakultät, S. 98–126, S. 115–126. Ude-Koeller, S./Leven, K.-H.: NS-„Euthanasie" in Erlangen – T4-Aktion und B-Kost, in: Leven/Plöger, 200 Jahre, S. 286–287. Rauh, Die Erlanger Medizin im Nationalsozialismus, in: Leven/Plöger, 200 Jahre, S. 221–242, S. 223. Siehe auch Spieker, M.: „Es traut sich keiner was zu sagen [...] Wir werden langsam ausgehungert". Eine Collage aus Originaldokumenten, in: ders./Sandor, Erinnerung, S. 23–31, S. 25.

933 Van den Bussche, Hamburg, S. 169–171. Eine Spritze mit mutmaßlich „Morphium-Skopolamin" wurde bei der Ermordung Ernst Lossas in Kaufbeuren verwendet. Cranach/Siemen, Heil- und Pflegeanstalten, S. 484. Auch Luminal wurde zum Töten insbesondere von Kindern eingesetzt, siehe exemplarisch Hanzig, Schlaglichter, S. 222.

934 Siemen, H.-L.: Zur Geschichte des „Hungerkosterlasses" vom 30. November 1942 in Bayern, in: Spieker/Sandor, Erinnerung, S. 33–46, S. 33. Klee, Euthanasie, S. 415–420.

Kostform, an der die selektierten Patient*innen möglichst rasch sterben würden:

> Als zu knapp betrachtete Lebensmittelressourcen sollten vorrangig arbeitenden Patienten zugeteilt werden. Doch dabei blieb es nicht, vielmehr wurde den nicht arbeitsfähigen Patienten nicht nur weniger Nahrung, sondern eine völlig fettfreie Diät zugeteilt.[935]

Ausgearbeitet und vorgestellt wurde diese Tötungsmethode von Valentin Falthauser, dem Direktor der Heil- und Pflegeanstalt Kaufbeuren.[936] Bald darauf gab es in Erlangen „eine Konferenz der Direktoren der mittelfränkischen Anstalten“, die offensichtlich die Durchführung der Hungerkost zum Thema hatte.[937] Selbige wurde unter dem Namen „B-Kost“[938] in der Heil- und Pflegeanstalt Erlangen eingeführt. In der Folgezeit „wurde den arbeitsunfähigen, therapeutisch nicht beeinflussbaren Kranken in der Heil- und Pflegeanstalt Erlangen eine fettfreie Kost verabreicht, um diese Kranken langsam verhungern zu lassen.“ Der Staatsanwalt äußerte 1948 im Strafprozess[939] um die Krankenmorde im Erlangen den „dringende[n] Verdacht, dass eine größere Anzahl Kranker durch Verabreichung dieser Kost gestorben [war].“[940]

In der Heil- und Pflegeanstalt Erlangen gab es entgegen früherer Forschungsergebnisse[941] nicht nur zwei Hungerstationen, sondern zunächst „[a]uf allen Stationen im hint[eren] Bereich […] Abteilungen für B-Kost-Patienten.“. Auf den meisten lagen Patient*innen mit Hungerkost zunächst nicht getrennt von solchen mit normaler Verpflegung.[942] Dies führte im Lauf der Zeit zu Konflikten der Patient*innen untereinander.

---

935 Spieker/Sandor, Einführung, S. 13.

936 Faulstich, Hungersterben, S. 319–329.

937 StAN, Staatsanwaltschaft b. d. LG Nbg.-Fürth II, Nr. 2343 III, Bl. 39, 82. Meggendorfers Teilnahme ist nicht anzunehmen, da er kein Anstaltsdirektor war. Da er aber über kollegiale Kontakte zu den entsprechenden Direktoren verfügte, war oder wurde ihm der Inhalt sicherlich rasch bekannt.

938 StAN, Staatsanwaltschaft b. d. LG Nbg.-Fürth II, Nr. 2343 I, Bl. 114; Ebda. III, Bl. 37. Wichtig: in anderen Anstalten hieß diese „Ernährungsform“ auch „E-Kost“. Schmuhl, Euthanasie, S. 221. Spieker, Collage, S. 28. Faulstich, Hungersterben, S. 321–325.

939 Unter dem Namen „Einsleprozess“ bekannt.

940 StAN, Staatsanwaltschaft b. d. LG Nbg.-Fürth II, Nr. 2343 I, Bl. 35.

941 Siemen, Erlangen, S. 171.

942 Nämlich auf allen WU und auf WS 4 und H 4.

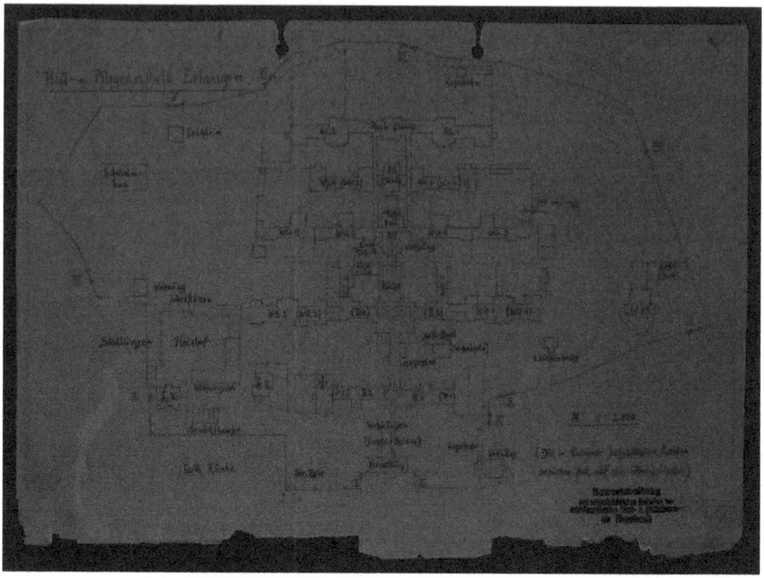

Abbildung 7: Plan der Heil- und Pflegeanstalt Erlangen 1959, UAE F9, Ordner Gelände Heil- und Pflegeanstalt.

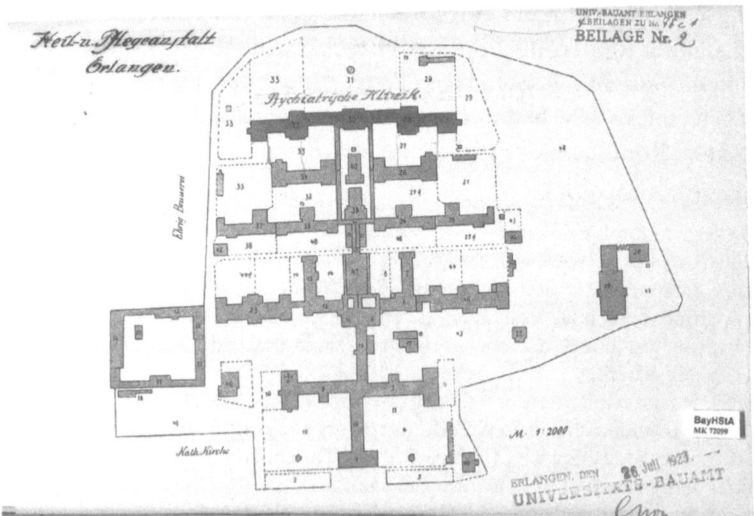

Abbildung 8: Plan der Heil- und Pflegeanstalt 1923, Hauptstaatarchiv München MK 72099.

Die Selektionen wurden von den verlegenden Stationsärzt*innen vorgenommen.[943] Stationen, auf denen Patientinnen Hungerkost bekamen, waren „WU 2, H 4, WU 4, H 2 (identisch mit WH 2) [und] WS 4". Für die männlichen Patienten gab es Hungerabteilungen auf „WU 3, UU 1, WS 1[,] H 1" sowie WU 1. Außerdem wurde im Strafprozess 1946 noch die Station WS 2 als Hungerstation mit besonders hoher Todesrate erwähnt; gemäß der Systematik der Stationsbezeichnungen muss es sich dabei um eine Frauenstation gehandelt haben.

Zu einem nicht näher geklärten Zeitpunkt wurde „H 4 als B-Kost-Stationen aufgelöst." 1943 oder 1944 wurden die B-Kost-Patientinnen aus der Station WS 4 ins „Souterrain" verlegt. Die weiteren Zusammenlegungen lassen sich nicht mehr nachvollziehen.

Gegen Ende des Nationalsozialismus wurden folgende Stationen als reine Hungerstationen unterhalten, und zwar WH 2 für Frauen und UU 1 sowie H 1 für Männer. Andererseits gibt es auch Hinweise, dass noch weitere Stationen wie zum Beispiel WU 3 zu Kriegsende noch als Sterbestationen dienten.[944]

Ein Teil der Hungerstationen befand sich im Souterrain des Gebäudeteiles, in dessen Hochparterre und 1. Stockwerk die psychiatrische Klinik lag. Zum einen befanden sich dort bereits Stationen für „Blödsinnige", also Kranke, die man zuvor bereits aussortiert und an einen abgelegten Ort der Anstalt gelegt hatte. Außerdem war es zweckmäßig, die Todesstationen möglichst weit entfernt vom Publikumsverkehr zu betreiben. Weiter entfernt vom Haupteingang der Anstalt als im Gebäude der Klinik war nicht möglich, lag sie doch am äußersten Ende des Gebäudekomplexes, direkt an der Schwabach. Zudem machten die Proteste der Kranken es nötig, sie von den Patient*innen mit regulärer Nahrung fernzuhalten und auf eigenen Abteilungen zu isolieren. Das verhinderte zugleich, dass Besucher*innen der nicht zum Tode verurteilten Patient*innen zu viel davon mitbekamen.

Im Souterrain unter der Klinik lag auf der Westseite mindestens eine Frauen-B-Station, deren Benennung unbekannt ist, und auf der Ostseite eine

---

943 StAN, Staatsanwaltschaft b. d. LG Nbg.-Fürth II, Nr. 2343 III, Bl. 42.

944 Gesamter Abschnitt: StAN, Staatsanwaltschaft b. d. LG Nbg.-Fürth II, Nr. 2343 I, Bl. 101, 104. Ebda., III, Bl. 3, 5, 15, 19–20, 29, 35–37, 42, 44–47, 49–50, 54–56, 65–79, 81–86.

Männerstation für B-Kost, diese mutmaßlich „UU 1".[945] *Das Hungersterben in der Heil- und Pflegeanstalt spielte sich also zumindest teilweise im selben Haus, und zwar ein Stockwerk unterhalb der Psychiatrischen Klinik ab.*[946]

Es ist wahrscheinlich, dass auch zwischen dem Ende der T4-Aktion und dem offiziellen Start der B-Kost Krankenmorde in der Anstalt durchgeführt wurden. Der „Hungerkosterlass" vom November 1942 fasste das Vorgehen wohl lediglich in offizielle Regelungen und stellte ein einheitliches Verfahren zur Verfügung. Zum einen wurde die Hungerkost von einer bayerischen Anstalt „ausgearbeitet" und vorgestellt, zum anderen fand auch außerhalb Bayerns ein Hungersterben in Anstalten statt, dort nur ohne offiziellen Erlass. Daher muss davon ausgegangen werden, dass in Erlangen spätestens ab dem Ende der T4-Aktion einzelne Patient*innen zu Tode gebracht wurden, was ab dem Erlass dann offizieller und mit einheitlichen Mitteln durchgeführt wurde.[947]

Zwei Zeugenaussagen im Einsleprozess erwähnten die gezielte Tötung von Patient*innen durch Spritzen, „die zunächst ein Fieber erzeugten. Nach dem Abebben des Fiebers sei dann der Exitus eingetreten." Eine der Zeugenaussagen stammte von einer Patientin. Werner Leibbrand[948] stellte daraufhin

---

[945] Die Benennung der Stationen für „Blödsinnige" ist leider nicht überliefert. Wenn davon ausgegangen wird, dass die Benennung der Stationen weitestgehend der im Plan von 1959 entsprach, in dem UU 1 nicht mehr vorhanden ist, dann ergibt sich für UU 1 eigentlich keine andere plausible Lage als in diesem Gebäudeteil. Es ist leider nicht mit absoluter Sicherheit zu sagen, dass die Station unter der Klinik tatsächlich UU 1 war – *dass* sich dort Hungerstationen befanden, ist aber zweifelsfrei erwiesen.

[946] StAN, Staatsanwaltschaft b. d. LG Nbg.-Fürth II Nr. 2343 III, Bl. 3, 5, 15, 19, 29, 36, 49, 50, 54, 79, 82. Vgl. auch Engelhardt, T.: Die Krankenabteilungen der Erlanger Heil- und Pflegeanstalt 1900–1945. Zur Topographie des Hungersterbens, in: Engelhardt/Frewer, Tatorte, S. 53–97 und Engelhardt, T.: „Die ganz Schwachen verloschen wie die Lichter". Das organisierte Hungersterben in der Heil- und Pflegeanstalt Erlangen im Spiegel der Ermittlungsakten (1947–1950), in: ebda., S. 153–237.

[947] Vgl. auch Weisenseel, R.: Heil- und Pflegeanstalt Ansbach, in: Cranach/Siemen, Heil- und Pflegeanstalten, S. 143–157, S. 148. Schmuhl, Euthanasie, S. 187–188, 220–224.

[948] Werner Leibbrand, der Erlanger Anstaltsdirektor nach Einsle, war im Nürnberger Ärzteprozess Gutachter der Anklage, als Gegner der „Euthanasie" bekannt und wurde aufgrund seiner jüdischen Frau im Nationalsozialismus verfolgt. Er veröffentlichte ein Buch zur Aufarbeitung der Krankenmorde, wurde allerdings im Einsleprozess zwischenzeitlich wegen des Versuchs, ein falsches Gutachten zum Schutz von Wettley und Tschakert zu veranlassen, juristisch belangt. Persönliche Motive für Leibbrands Handeln sind nicht auszuschließen. 1962, ein Jahr nach dem Tod seiner ersten Ehefrau, heiratete er die

ein Gutachten aus, das der Patientin Unzurechnungsfähigkeit aufgrund von „Schizophrenie“ unterstellt – allerdings wirkte die Patientin auf die verhörenden Polizist*innen durchaus zurechnungsfähig, und ihre Angaben zu Verlegungen decken sich mit den Angaben des Pflegepersonals.[949]

Da man die Patient*innen zum Sterben selektiert hatte, wurden sie schlecht bis gar nicht versorgt. „[U]nversorgte Furunkel“ und ähnliches waren keine Seltenheit.[950]

Die Körper der Ermordeten der Heil- und Pflegeanstalt wurden oft der chirurgischen Klinik „zu [...] Operationsversuchen“ überlassen[951]. Auch in die Anatomie wurden Leichen geliefert.[952] Zusätzlich wurden laut Aussage der oben genannten Patientin auf einer Hungerstation drei Monate lang Infektionsversuche der dermatologischen Universitätsklinik an den Patientinnen durchgeführt[953], und zwar mittels „Einspritzung von Geschlechtskrankheitserregern in den Uterus“. Eine als Zeugin vernommene Pflegerin „k[onnte] [s]ich [...] nicht [daran] erinnern“, bestätigte allerdings, „dass auf dieser Station eine Zeitlang Patientinnen von Ärzten der Haut-Klinik versorgt worden s[eien].“[954] Da die Patient*innen, sobald sie auf einer Hungerstation waren, nicht mehr versorgt wurden, ist es völlig unwahrscheinlich, dass es sich beispielsweise um eine

---

17 Jahre jüngere Annemarie Wettley. Leibbrand, W. (Hg.): Um die Menschenrechte der Geisteskranken, Nürnberg 1946. Siemen, Erlangen, S. 172–173. Leven, K.-H.: Werner Leibbrand – ambivalenter Gegner der NS-„Euthanasie“, in: Leven e. a., Medizinische Fakultät, S. 176–177. Wiesinger, C./Frewer, A.: Werner Leibbrand, Annermarie Wettley und Kontroversen um „Euthanasie“. Die Hintergründe medizinhistorisch-ethischer Debatten der Nachkriegszeit, in: Medizinhistorisches Journal 49 (2014), S. 45–76.

949 StAN, Staatsanwaltschaft b. d. LG Nbg.-Fürth II, Nr. 2343 III, Bl. 5, 54–58, vgl. auch Bl. 29. Die Patientin versuchte zwar, mit ihren Aussagen Wettley in Schutz zu nehmen, aber ihre Aussage war durchaus belastend für das gesamte Personal der Anstalt. Leibbrand hatte also ein persönliches Interesse, die Patientin auch zum Schutz von Wettley als unglaubwürdig darzustellen, zumal er auch ein weiteres Mal in den Prozess einzugreifen versuchte. Die andere Aussage zu Tötungen durch Spritzen stammte von einem Anstaltsgeistlichen, also einer der wenigen Personen, die sich mit ihrer Zeugenaussage nicht direkt belastet hätten.

950 Ebda., Bl. 15, 82.

951 Ebda., II, Bl. 84.

952 Ebda., Bl. 54.

953 Ebda., III, Bl. 54.

954 Ebda., Bl. 29.

konsiliarische Versorgung von Wunden der Patientinnen gehandelt haben könnte; zumal explizit beschrieben ist, dass die Leichen der ermordeten Patient*innen „*unversorgte* Furunkel auf[wiesen]"[955]. Es gäbe auch keinen anderen sinnvollen Grund, warum ausgerechnet eine Hungerstation von Hautärzt*innen betreut werden sollte. Menschenversuche an Patient*innen der Mordstationen, auch Infektionsversuche, sind aus anderen bayerischen Anstalten bekannt.[956] So kann man davon ausgehen, dass es tatsächlich Menschenversuche der Dermatologie an Patientinnen zumindest einer Erlanger (Frauen-) Hungerstation gegeben hat, wenn auch vielleicht nicht exakt in der Art, die die Patientin angab. Geschlechtskrankheiten wurden im Zweiten Weltkrieg als wichtiges Thema angesehen, daher wären diesbezügliche Forschungen wahrscheinlich.[957] Versuche mit Einbringen von Krankheitserregern direkt in die Gebärmutter wären allerdings eher in den Bereich der Gynäkologie als der Dermatologie gefallen, auch wenn Geschlechtskrankheiten als solche prinzipiell Aufgabenfeld der Hautklinik waren. Infektionsversuche von Hautwunden oder im Bereich des äußeren Genitales erscheinen plausibler für ein Projekt einer Hautklinik. Wenn die Versuche nur kurze Zeit durchgeführt wurden, ist auch denkbar, dass es sich um gescheiterte Versuche oder ein nicht weiter verfolgtes Experiment handelte, dessen Ergebnisse nicht veröffentlicht wurden. Hier ist weiterer Forschungsbedarf vorhanden.

Die Recherche, wer infolge der B-Kost zu Tode kam und wer infolge seiner Erkrankung und einer gewissen Vernachlässigung verstarb, wird dadurch erschwert, dass die ursprünglich in den Krankenakten vorhandenen Gewichtstabellen („Wägetabellen") noch vor den Ermittlungen 1945 zum Großteil „zum Eins tampfen"[!] abgegeben" wurden. Außerdem ist „nur in ganz wenigen Fällen" in den Akten angegeben, ob ein Patient B-Kost erhielt.[958]

Die wenigen unten im Einzelnen erörterten Fälle, die zu finden waren, ließen sich anhand der Tatsache identifizieren, dass ihr „Krankheitsverlauf" – noch deutlich nach dem Ende des Nationalsozialismus – in

---

955 StAN, Staatsanwaltschaft b. d. LG Nbg.-Fürth II, Nr. 2343 III, Bl. 84, Hervorhebung durch Verfasserin.

956 von Cranach, M: Menschenversuche in den bayerischen Heil- und Pflegeanstalten, in: Cranach/Siemen, Heil- und Pflegeanstalten, S. 405–411, passim.

957 Brandt, Sexually Transmitted Diseases, S. 562–584, S. 570.

958 StAN, Staatsanwaltschaft b. d. LG Nbg.-Fürth II, Nr. 2343 II, Bl. 180.

Dissertationen von Mediziner*innen veröffentlicht wurde. Eine Dissertation beschreibt unkritisch Todesfälle, die nicht nur auf eine Ermordung im Rahmen der dezentralen „Euthanasie" hinweisen, sondern sich aufgrund der mangelhaften Anonymisierung auch auf konkrete Patient*innen zurückverfolgen lassen, von denen sich teilweise Krankenakten finden ließen; eine weitere beschreibt nicht die Todesfälle, aber die Verlegungen in die Heil- und Pflegeanstalt, die in der Regel tödlich endeten. Zwei weitere Patient*innen mit primär verdächtigen Verläufen und Verlegungen ließen sich anhand der Akten der Erbgesundheitsgerichte und des Einsleprozesses finden.[959]

Wie verhielt sich Meggendorfer zum Hungersterben? Schon Anfang 1941 forderte er, die Verpflegung der Klinikpatient*innen zu verbessern, da sich bei diesen im Gegensatz zu den Insassen der Heil- und Pflegeanstalt die Arbeitsfähigkeit noch wieder herstellen ließe:

> Der Klinik wird für ihre Kranken die gleiche Verpflegung wie für die Kranken der Heil- und Pflegeanstalt zugewiesen. Die Verpflegung ist denkbar bescheiden. Das ist aber für eine Heil- und Pflegeanstalt begreiflich und angebracht, nicht aber für eine Klinik, die zum größten Teil Kranke enthält, die über kurz oder lang wieder der Volksgemeinschaft und dem Arbeitsprozeß eingegliedert werden.[960]

---

[959] Es handelt sich dabei um die Arbeit von Theodor Weismann über „Schiziphrenie-ähnliche [!] Psychosen bei chronischer Encephalitis epidemica" aus dem Jahre 1946 und die Arbeit von Friedrich Rupprecht „[ü]ber die differentialdiagnostische Bedeutung der Elektrokrampftherapie auf dem Gebiet der Depressionen des Rückbildungsalters", die 1947 veröffentlicht wurde. Weitere Dissertationen enthielten zwar Hinweise auf weitere verdächtige Todesfälle, die Patientendaten in ihnen waren allerdings besser anonymisiert, so dass es mir mit vertretbarem Zeitaufwand nicht möglich war, die Klarnamen der Patient*innen herauszufinden oder ihre Patientenakten zu suchen.
Weismann beschrieb in seiner Dissertation „4 einschlägige Fälle" von chronischer Encephalitis epidemica, die in Erlangen als Patient*innen waren. Drei der vier Patient*innen wurden in Anstalten verlegt, da sie nicht therapierbar waren; davon zwei in die Heil- und Pflegeanstalt Erlangen (Josef E. und Betty O.), die beide dort Opfer der B-Kost wurden. Eine weitere Patientin („Helene W."), deren Schicksal im Rahmen dieser Arbeit nicht weiter rekonstruierbar war, wurde in eine andere (mutmaßlich kirchliche) Anstalt verlegt. Einzig Fall 4, aufgenommen im März 1939, wurde „gebessert und arbeitsfähig entlassen".

[960] UAE, A6/3i, Nr. 1, Meggendorfer an Rektor, 17.02.1941.

Wenige Monate später betonte er annähernd wortgleich, dass es „für eine Heil- und Pflegeanstalt begreiflich und angebracht [sei], daß die Verpflegung, namentlich zu Kriegszeiten, auf ein Minimum reduziert w[e]rd[e]“, dies allerdings „nicht angebracht erschein[e] [...] bei einer Klinik, die zum größten Teil Kranke enth[ielt[e], die über kurz oder lang wieder der Volksgemeinschaft und dem Arbeitsprozeß eingegliedert werden.“[961]

Mit anderen Worten, Meggendorfer befürwortete eine nicht ausreichende Verpflegung für die nicht arbeitsfähigen Patient*innen und wünschte sich eine Verbesserung der Verpflegung seiner Klinikpatient*innen, auch auf Kosten der Anstaltspatient*innen.[962] Eine nicht ausreichende Verpflegung (zu wenig Essen) ist jedoch nicht dasselbe wie eine Ernährungsform, die gezielt den Tod zur Folge hat, wie dies bei der B-Kost intendiert war.

Der Rechtsanwalt der Beschuldigten behauptete später im Einsleprozess, man habe „[v]on der Psychiatrischen Klinik mit ca. 200 Betten [...] die nicht verbrauchten Lebensmittel, wenn auch nicht täglich, dann wöchentlich 2 bis 4 mals [!] den b-Kost-Insassen mit verabreicht, insbesondere Brot“. Dies ist klar als Schutzbehauptung zu sehen, ebenso wie die gleichlautende Äußerung einer Krankenschwester auf der Hungerstation, „dass [sie] übriggebliebene Kost laufend aus der psychiatrischen Klinik von Prof. Meggendorfer, die sich *im selben Hause* befand, abholen liess, vielmehr [die Kost] von der Klinik selbst gebracht“ worden wäre. Angesichts der steten Eingaben Meggendorfers über die nicht ausreichende Verpflegung seiner Klinikpatient*innen ist es höchst unwahrscheinlich, dass er an die Anstalt Essen abtrat.[963] Nach seiner Ansicht gehörten in eine psychiatrische Universitätsklinik[964] nämlich zunächst „Kranke [...], die über kurz oder lang wieder der

---

[961] Ebda., Meggendorfer an Rektor, 13.06.1941.

[962] Vgl. auch StAN, Staatsanwaltschaft b. d. LG Nbg.-Fürth II, Nr. 2343 III, Bl. 47. – Braun ist diese Verbindung (Besserversorgung der einen auf Kosten der anderen Patient*innen) nicht aufgefallen, daher wertet sie Meggendorfers Einsatz für bessere Verpflegung der Klinik als Widerstand gegen die Hungerkost und kritisiert lediglich, dass er nicht auch besseres Essen für die Anstaltspatient*innen gefordert hätte. Das hätte jedoch Meggendorfers Intentionen dabei explizit widersprochen. Braun, Meggendorfer, S. 661, 668.

[963] StAN, Staatsanwaltschaft b. d. LG Nbg.-Fürth II, Nr. 2343 II, Bl. 114. Ebda., III, Bl. 19. Hervorhebung durch Verfasserin.

[964] Zwei in Brauns Meggendorfer-Biografie erwähnte, für medizinhistorische Lesende zunächst verdächtig klingende Todesfälle sind nach Überprüfung der Originalakten

Volksgemeinschaft und dem Arbeitsprozeß eingegliedert werden";[965] ferner aber auch solche, „die für Lehre und Forschung [...] in Betracht kommen".[966] Alle anderen stellten „für die Klinik nur einen Ballast" dar.[967] Ob noch eine Rolle spielte, dass „[n]ach der Ansicht und Erfahrung *Meggendorfers* [...] bei der Encephalitis epidemica vorzugsweise solche Gehirne dauernd geschädigt [würden], die von vorneherein schon anfällig oder minderwertig s[eien]"[968], mit anderen Worten, ob Meggendorfer rein nach den Interessen seiner Klinik oder auch nach den rassenhygienisch definierten Interessen der „Volksgemeinschaft", „minderwertige Teile" auszuschalten, verfuhr, kann nicht mehr festgestellt werden.

Was jedoch geklärt werden kann, ist Meggendorfers Einstellung zur „B-Kost" als nicht lediglich vernachlässigender, sondern gezielt tötender Ernährungsform. Meggendorfer verlegte die selektierten Patient*innen in die Heil- und Pflegeanstalt, und zwar direkt auf die Hungerabteilungen. Analog zu seinem Verhalten bei der zentralen „Euthanasie" nahm Meggendorfer auch hier gewissermaßen seine Doppelfunktion als Abteilungsarzt wahr und schickte seine unerwünschten, da weder arbeitsfähigen noch für Forschung oder Lehre geeigneten, Patient*innen in den Tod.

5. Josef

Am 13. März 1941 wurde der damals 29-jährige Josef E. in die Psychiatrische Klinik in Erlangen eingewiesen. Die Diagnose lautete auf „chronische Encephalitis".[969] Er war bereits Ende des Jahres 1934 im Alter von 22 Jahren als „schizophren" sterilisiert worden, ohne dass es dem Gericht oder den

als natürliche Verläufe zu werten; damit finden sich in den Akten der Klinik selbst keine Anhaltspunkte für Morde. UAE, C3/7i, Nr. 1552 und 1594; vgl. Braun, Meggendorfer, S. 172–173, S. 211. Lediglich eine der von Braun zitierten Akten war in den Beständen, die dem Universitätsarchiv übergeben wurden, bislang nicht auffindbar; diese betrifft eine bei Aufnahme bereits schwerkranke Patientin und klingt a priori nicht nach einem suspekten Verlauf. Braun, Meggendorfer, S. 320. („H.E.").

965 UAE, A6/3i, Nr. 1, Meggendorfer an Rektor, 13.06.1941.

966 UAE, A6/3i, Nr. 1, Meggendorfer an Rektor, 17.02.1941.

967 Ebda.

968 Westhoff, Kriminalität, S. 58. Hervorhebung im Original. Diese Ansicht Meggendorfers wurde von etlichen zeitgenössischen Ärzten geteilt. Witte, Spanische Grippe, S. 68.

969 StAN, Bezirkskrankenhaus Erlangen, Patientenakten, Abgabe 2000 – Männer in der Anstalt verstorben, 23001, Deckblatt und Aufnahmebogen.

Gutachtern damals aufgefallen wäre, dass er gar nicht an einer „Schizophrenie“ litt.[970]

Der erste Eintrag der Erlanger Krankengeschichte stammt vom August 1941. Die Klinik behandelte ihn mit Atropin, aber „ohne Erfolg“.[971] Dennoch scheint es Josef E. dort zunächst nicht schlecht gegangen zu sein, und er fand einen Freund:

> Geht täglich mit in den Garten, sitzt meist auf einer Bank, hält sich ziemlich isoliert, schloß sich nur an einen Defektschizophrenen an, der oft mit ihm Arm und Arm auf den Gängen oder im Garten spazieren geht.[972]

Im September 1942 wurde er nachts „unruhig, sodaß er isoliert werden mußte.“ Die Ärzt*innen der Klinik stellten im Dezember nochmals fest, dass sich ihrer Ansicht nach der Zustand von Josef E. nicht verbessert habe. Anfang Januar 1943 wurde Josef E. in die Heil- und Pflegeanstalt Erlangen verlegt, und zwar auf die Hungerstation H 1. Laut der 1946 (!) erschienenen Dissertation, in der sein Fall veröffentlicht wird, erfolgte die Verlegung „wegen seiner schweren motorischen Unruhe“.[973]

In der Anstalt angekommen, gibt es noch einen Eintrag vom Mai 1943, dass Josef E. „sehr unordentlich und unsauber, aber nicht unrein“ sei und „alles“ „[volls]puck[e] und geifer[e]“[974] Daraufhin wurde Josef E. innerhalb der Anstalt auf die (Hunger-)Abteilung UU 1 verlegt, die vermutlich eine bessere Überwachung unruhiger Patienten ermöglichte. Der letzte Eintrag in seiner Krankengeschichte lässt ansatzweise erahnen, was Josef E. in seinen letzten Monaten durchgemacht hat. Er sei „in den letzten Wochen sehr stark zurückgegangen“, „[kö]nn[e] sich kaum mehr aufrecht erhalten und [sei] immer in gebückter Haltung anzutreffen. Mit dem Ableben [sei] in nächster Zeit zu rechnen.“ Der nächste Satz lautet: „Im Laufe des heutigen Tages ist

---

970 Ebda., Abschrift aus der Heil- und Pflegeanstalt Bayreuth, S. 8–9; Vgl. auch ebda., Meggendorfer an Nolt, 13.03.1941, Nolt an Meggendorfer, 15.03.1941.

971 Ebda., Krankengeschichte 15.08.1941.

972 Ebda., Krankengeschichte 14.06.1942.

973 Weismann, Psychosen, S. nicht nummeriert.

974 StAN, Bezirkskrankenhaus Erlangen, Patientenakten, Abgabe 2000 – Männer in der Anstalt verstorben, 23001, Krankengeschichte 20.05.1943.

noch ziemlich plötzlich der Exitus eingetreten. Todesursache: Kachexie bei Geisteskrankheit. (B Kost)“[975]

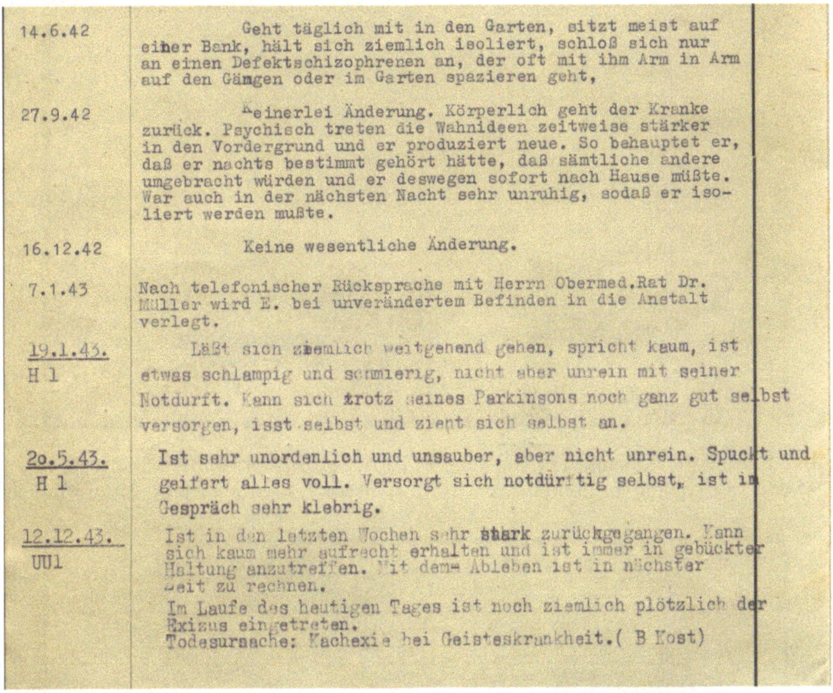

14.6.42	Geht täglich mit in den Garten, sitzt meist auf einer Bank, hält sich ziemlich isoliert, schloß sich nur an einen Defektschizophrenen an, der oft mit ihm Arm in Arm auf den Gängen oder im Garten spazieren geht,
27.9.42	Keinerlei Änderung. Körperlich geht der Kranke zurück. Psychisch treten die Wahnideen zeitweise stärker in den Vordergrund und er produziert neue. So behauptet er, daß er nachts bestimmt gehört hätte, daß sämtliche andere umgebracht würden und er deswegen sofort nach Hause müßte. War auch in der nächsten Nacht sehr unruhig, sodaß er isoliert werden mußte.
16.12.42	Keine wesentliche Änderung.
7.1.43	Nach telefonischer Rücksprache mit Herrn Obermed.Rat Dr. Müller wird E. bei unverändertem Befinden in die Anstalt verlegt.
19.1.43. H 1	Läßt sich ziemlich weitgehend gehen, spricht kaum, ist etwas schlampig und schmierig, nicht aber unrein mit seiner Notdurft. Kann sich trotz seines Parkinsons noch ganz gut selbst versorgen, isst selbst und zieht sich selbst an.
2o.5.43. H 1	Ist sehr unordenlich und unsauber, aber nicht unrein. Spuckt und geifert alles voll. Versorgt sich notdürftig selbst, ist im Gespräch sehr klebrig.
12.12.43. UU1	Ist in den letzten Wochen sehr stark zurückgegangen. Kann sich kaum mehr aufrecht erhalten und ist immer in gebückter Haltung anzutreffen. Mit dem Ableben ist in nächster Zeit zu rechnen. Im Laufe des heutigen Tages ist noch ziemlich plötzlich der Exizus eingetreten. Todesursache: Kachexie bei Geisteskrankheit.(B Kost)

Abbildung 9: Krankengeschichte aus Josef E.s Krankenakte. StAN, Bezirkskrankenhaus Erlangen, Patientenakten, Abgabe 2000 – Männer in der Anstalt verstorben 23001, Krankengeschichte.

Die Todesanzeige ist von Einsle unterschrieben. Josef E. ist im Rahmen dieser Arbeit der einzige Fall, bei dem die Todesart (absichtliches Verhungernlassen mittels der „B-Kost“) so offen in den Akten zu finden war. Wie oben schon beschrieben, wurde die B-Kost üblicherweise nicht direkt in den Papieren notiert.

[975] Ebda., Krankengeschichte 12.12.1943.

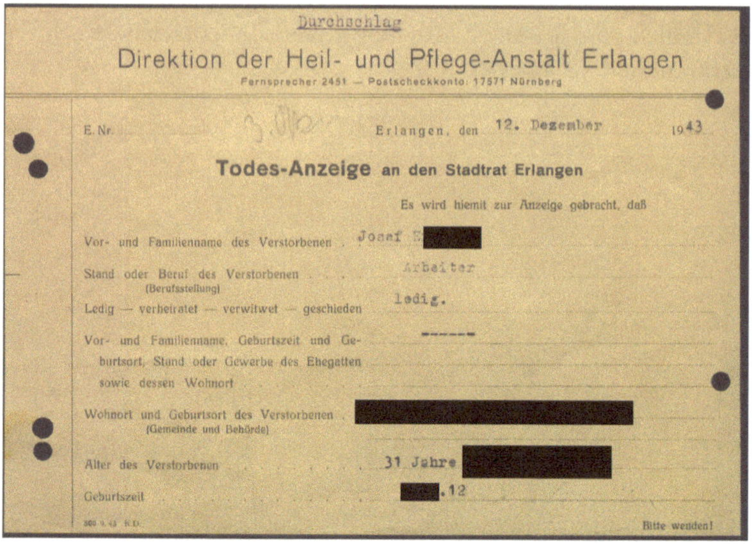

Durchschlag

Direktion der Heil- und Pflege-Anstalt Erlangen

Fernsprecher 2451 — Postscheckkonto: 17571 Nürnberg

E. Nr. — Erlangen, den 12. Dezember 1943

Todes-Anzeige an den Stadtrat Erlangen

Es wird hiemit zur Anzeige gebracht, daß

Vor- und Familienname des Verstorbenen . . . Josef E[redacted]

Stand oder Beruf des Verstorbenen (Berufsstellung) . . . Arbeiter

Ledig — verheiratet — verwitwet — geschieden . . . ledig.

Vor- und Familienname, Geburtszeit und Geburtsort, Stand oder Gewerbe des Ehegatten sowie dessen Wohnort . . . ------

Wohnort und Geburtsort des Verstorbenen (Gemeinde und Behörde) . . . [redacted]

Alter des Verstorbenen . . . 31 Jahre [redacted]

Geburtszeit . . . [redacted].12

Bitte wenden!

Abbildung 10_1: Todesanzeige von Josef E. StAN, Bezirkskrankenhaus Erlangen, Patientenakten, Abgabe 2000 – Männer in der Anstalt verstorben 23001, Todesanzeige.

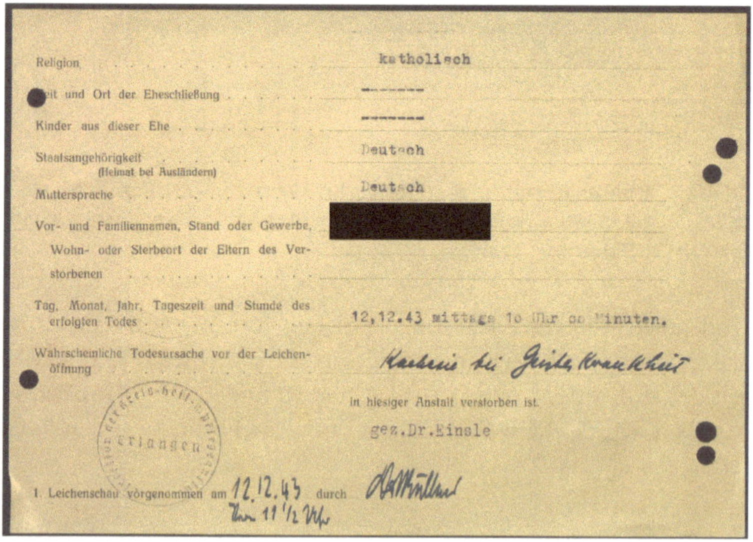

Religion . . . katholisch

Zeit und Ort der Eheschließung . . . -------

Kinder aus dieser Ehe . . . -------

Staatsangehörigkeit (Heimat bei Ausländern) . . . Deutsch

Muttersprache . . . Deutsch

Vor- und Familiennamen, Stand oder Gewerbe, Wohn- oder Sterbeort der Eltern des Verstorbenen . . . [redacted]

Tag, Monat, Jahr, Tageszeit und Stunde des erfolgten Todes . . . 12.12.43 mittags 10 Uhr 00 Minuten.

Wahrscheinliche Todesursache vor der Leichenöffnung . . . Kachexie bei Geisteskrankheit

in hiesiger Anstalt verstorben ist.

gez. Dr. Einsle

Heil- und Pflegeanstalt Erlangen

1. Leichenschau vorgenommen am 12.12.43 durch

Um 11 1/2 Uhr

Abbildung 10_2: Todesanzeige von Josef E. StAN, Bezirkskrankenhaus Erlangen, Patientenakten, Abgabe 2000 – Männer in der Anstalt verstorben 23001, Todesanzeige.

6. Betty

Die damals 42-jährige Betty O. wurde im Jahr 1941 in die Psychiatrische Klinik aufgenommen wegen einer Psychose im Rahmen einer chronischen Encephalitis epidemica.[976] Elisabeth Bauer schrieb ein von Meggendorfer gegengezeichnetes Attest, welches Betty O.s Mann die Ehescheidung ermöglichte.[977] Bis August 1944 blieb sie „[u]nverändert“ in der Psychiatrischen Klinik und wurde mit Atropin versorgt. Dann wurde sie „[i]n die Heil- und Pflegeanstalt verlegt wegen Platzmangel“, und zwar auf Station WS 2, eine der B-Kost-Stationen; vermutlich, da sie pflegebedürftig war[978] und sich angesichts von Diagnose und Verlauf nicht zu therapeutischen Versuchen eignete.

Bei ihrer Aufnahme hatte Betty O. 49 kg gewogen und dieses Gewicht in der Psychiatrischen Klinik weitgehend gehalten; im September 1944 wog sie noch 45 kg. In der Heil- und Pflegeanstalt begann ihr Gewicht rasch zu fallen, bis sie drei Monate später, im Dezember 1944, nur noch 37 kg wog. Am 7. Januar 1945 findet sich ein handschriftlicher Eintrag der Station WS 2, sie habe „[s]eit einigen Wochen Furunkulose“, „geh[e] körperlich fortschreitend zurück“ und sei seit ein paar Tagen „äusserst [!] unruhig, schrei[e] stundenlang, ‚heul[e] wie eine Sirene‘. Luminal, Pantopon [?] wirk[t]en nur ganz vorübergehend“, woraufhin sie „[w]egen gesteigerter Unruhe […] nach WU 4 verlegt“ wurde. Vier Tage später starb Betty O. auf der Station WU 4. Der letzte Eintrag in ihrer Krankengeschichte lautet: „Heute exitus letalis bei Pneumonie. Marasmus, Furunkulose.“[979]

Dass ein Körper, der durch Hungern seiner letzten Energiereserven beraubt wird, anfälliger für Infektionskrankheiten jeglicher Art ist, ist bekannt. Daher ist es durchaus möglich, dass Betty O. letztendlich an einer Lungenentzündung gestorben ist, vielleicht auch an einer Sepsis im Rahmen der

---

976 StAN, Bezirkskrankenhaus Erlangen, Patientenakten, Abgabe 2000 – Frauen in der Anstalt verstorben, 9870, Aufnahmebogen. Weismann, Encephalitis, nicht nummeriert.

977 StAN, Bezirkskrankenhaus Erlangen, Patientenakten, Abgabe 2000 – Frauen in der Anstalt verstorben, 9870, Gutachten.

978 Ebda., Krankengeschichte 25.01.1942, 29.07.1943, 20.04.1944, 03.08.1944, 07.01.1945. Ebda., Dodel an Meggendorfer, 28.08.1941.

979 StAN, Bezirkskrankenhaus Erlangen, Patientenakten, Abgabe 2000 – Frauen in der Anstalt verstorben, 9870, Gewichtstabelle. Ebda., Krankengeschichte 07.01.1945, 11.01.1945. Vergleiche zum Gewichtsverlauf Spieker, Collage, S. 23.

Entzündungsprozesse durch die Furunkulose – wenn ihr Körper allerdings nicht so sehr geschwächt gewesen wäre, wäre sie an beidem vermutlich nicht erkrankt.[980] Andererseits fällt auf, dass Betty O. recht schnell innerhalb von vier Tagen starb, als sie auf WU 4 verlegt war, und das zu dem Zeitpunkt, an dem sie laut und damit „anstrengend" wurde.

Aus Veröffentlichungen über andere Kliniken und Heil- und Pflegeanstalten weiß man, dass vor allem die Patient*innen ermordet wurden, die in irgendeiner Form anstrengend waren.[981] Daher stellt sich hier die Frage, ob Betty O.s letztendliche Todesursache tatsächlich „nur" absichtliches Verhungernlassen war oder ob in den letzten Tagen ihres Lebens jemand (die*der Ärzt*in auf Station, vielleicht auch eine Pflegekraft) mit einer hohen Dosis Luminal oder Morphium-Scopolamin „nachgeholfen" hat.

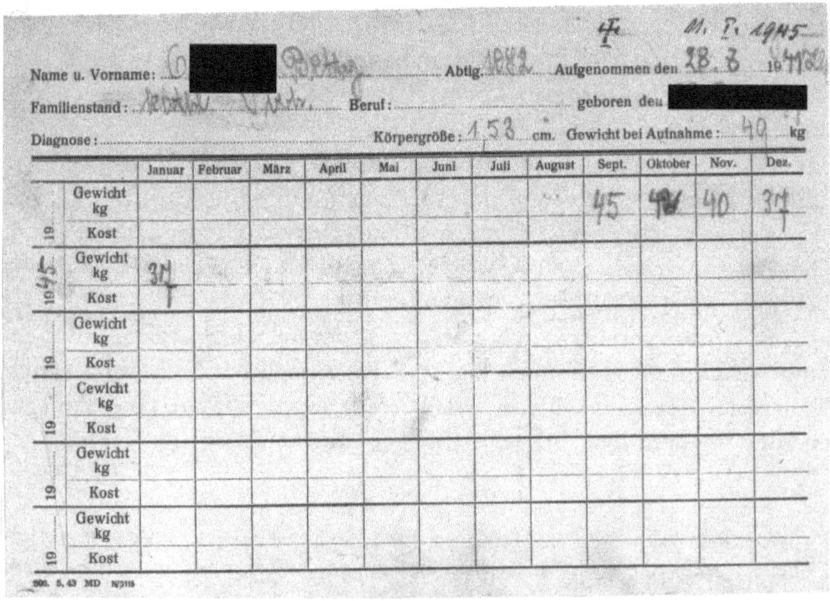

Name u. Vorname: [redacted] Betty Abtlg. Aufgenommen den 28. 3. 1941

Familienstand: Beruf: geboren den [redacted]

Diagnose: Körpergröße: 153 cm. Gewicht bei Aufnahme: 40 kg

		Januar	Februar	März	April	Mai	Juni	Juli	August	Sept.	Oktober	Nov.	Dez.
19	Gewicht kg									45	[illegible]	40	37 †
	Kost												
1945	Gewicht kg	37 †											
	Kost												
19	Gewicht kg												
	Kost												
19	Gewicht kg												
	Kost												
19	Gewicht kg												
	Kost												
19	Gewicht kg												
	Kost												

Abbildung 11: Gewichtstabelle aus Betty O.s Krankenakte. StAN, Bezirkskrankenhaus Erlangen, Patientenakten, Abgabe 2000 – Frauen in der Anstalt verstorben, 9870.

---

980 StAN, Staatsanwaltschaft b. d. LG Nbg.-Fürth II, Nr. 2343 II, Bl. 181.

981 U. a. van den Bussche, Hamburg, S. 174.

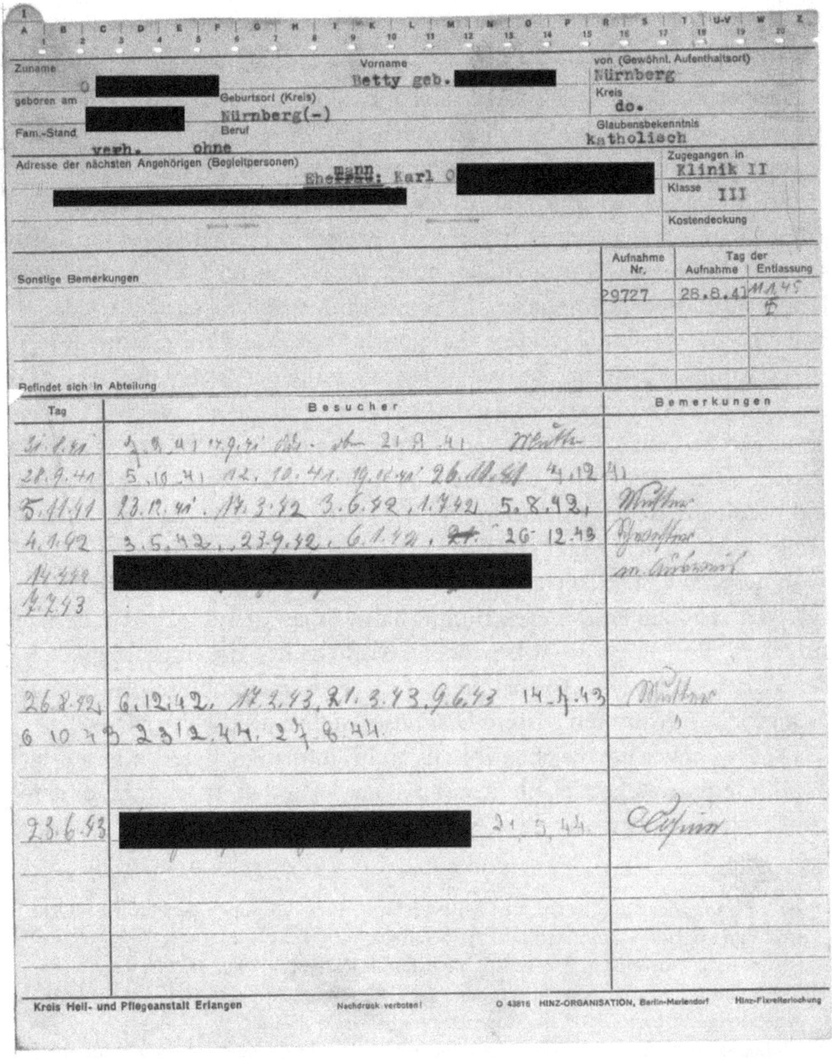

Zuname: O [redacted]
Vorname: Betty geb. [redacted]
von (Gewöhnl. Aufenthaltsort): Nürnberg
geboren am: [redacted]
Geburtsort (Kreis): Nürnberg(-)
Kreis: do.
Fam.-Stand: verh.
Beruf: ohne
Glaubensbekenntnis: katholisch
Adresse der nächsten Angehörigen (Begleitpersonen): Ehemann: Karl O[redacted]
[redacted]
Zugegangen in: Klinik II
Klasse: III
Kostendeckung
Sonstige Bemerkungen

Aufnahme Nr.	Tag der Aufnahme	Tag der Entlassung
29727	28.8.41	11.1.45 ✝

Befindet sich in Abteilung

Tag	Besucher	Bemerkungen
31.8.41	7.9.41 14.9.41 [illegible] 21.9.41	Mutter
28.9.41	5.10.41 12.10.41 19.10.41 26.10.41 4.12.41	
5.11.41	23.12.41 14.3.42 3.6.42 1.7.42 5.8.42	Mutter
4.1.42	3.5.42 23.9.42 6.1.42 ~~21.~~ 26.12.43	Schwester
14.4.42	[redacted]	[illegible]
7.7.43		
26.8.42	6.12.42 17.2.43 21.3.43 9.6.43 14.7.43	Mutter
6.10.43	23.12.44 27.8.44	
23.6.43	[redacted] 21.5.44	Cousine

Kreis Heil- und Pflegeanstalt Erlangen — Nachdruck verboten! — O 43816 HINZ-ORGANISATION, Berlin-Mariendorf — Hinz-Fixreiterlochung

Abbildung 12: Besuchsliste aus Betty O.s Krankenakte. StAN, Bezirkskrankenhaus Erlangen, Patientenakten, Abgabe 2000 – Frauen in der Anstalt verstorben, 9870, Besuchsliste.

7. Otto

Als 1948 gegen Einsle wegen Mordes ermittelt wurde, meldete sich Johanna E., die Tochter des 1944 verstorbenen Patienten Otto E.[982], bei der Polizei. Sie gab zu Protokoll, wie ihr Vater in der Heil- und Pflegeanstalt starb, nachdem er von der Psychiatrischen Klinik dorthin verlegt worden war.[983]

Otto E. war wiederholte Male in der Psychiatrischen Klinik. Unter der Diagnose „manisch-depressives Irresein" wurde er im Frühjahr des Jahres 1940 zum 13. Mal in die Klinik aufgenommen.[984] Schon im Oktober desselben Jahres erkundigte sich Johanna E., ob sie ihren Vater nicht bald wieder abholen könne, der im November dann auch nach Hause entlassen wurde.[985]

Allerdings musste der damals 71-Jährige Ende des Jahres 1942 erneut in die Klinik gebracht werden, wieder mit einer „Manie".[986] Johanna E. hatte deswegen Bedenken, sah aber keine andere Möglichkeit. Ihr war es wichtig, dass ihr Vater in die Klinik und nicht in die Heil- und Pflegeanstalt kam. Dort wähnte sie ihn sicher. Außerdem hatte man ihr versichert, dass ihr Vater als „Selbstzahler" nicht unter etwaige Verlegungen fallen würde.[987]

In der Krankengeschichte wird Otto E. als anstrengender Patient geschildert, der „auf den Führer" geschimpft habe. Er sei „ständig zu Schabernack aufgelegt" und singe „[m]it besonderer Vorliebe [...] die Internationale bei der Visite". Außerdem „[b]ehauptet[e] [er], er könnte durch seinen häufigen Aufenthalt in Anstalten bessere Diagnosen stellen als die Psychiater."

Die Psychiater beschrieben ihn als „sehr aufdringlich, [er] misch[e] sich in alle Gespräche, hetz[e] alle Kranke [!] auf". Hierbei ist relevant, dass mit „Aufhetzen" gemeint war, dass Otto E. einen starken Raucher dazu ermutigte,

---

982 Anmerkung der Verfasserin, um Missverständnissen vorzubeugen: Josef E., Otto E. und Erna E. tragen unterschiedliche Nachnamen.

983 StAN, Staatsanwaltschaft b. d. LG Nbg.-Fürth II, Nr. 2343 III, Bl. 15.

984 StAN, Bezirkskrankenhaus Erlangen, Patientenakten, Abgabe 2000 – Männer in der Anstalt verstorben, 23013, Krankengeschichte 28.03.1940.

985 Ebda., Johanna E. an Meggendorfer, 04.10.1940. In dieser Zeit war die Krankenmordaktion „T4" der Öffentlichkeit bekannt geworden. Johanna E. sorgte sich also nicht zu Unrecht um ihren Vater.

986 StAN, Bezirkskrankenhaus Erlangen, Patientenakten, Abgabe 2000 – Männer in der Anstalt verstorben, 23013, Krankengeschichte 20.11.1940. Ebda., Meggendorfer an Chirurgische Klinik, 09.02.1943.

987 Ebda., Aufnahme, 29.12.1942. StAN, Staatsanwaltschaft b. d. LG Nbg.-Fürth II, Nr. 2343 III, Bl. 15.

einen Arzt um Zigaretten zu bitten. Otto E. mag für eine gewisse Unruhe gesorgt haben, aber er führte keine Revolte an.

Wie oben schon erwähnt, waren als anstrengend empfundene Patient*innen besonders gefährdet, im Rahmen der NS-„Euthanasie“ ermordet zu werden. Hinzu kam, dass Otto E. eines der wichtigsten nationalsozialistischen Kriterien, nämlich Arbeitsfähigkeit im Dienste der „Volksgemeinschaft“, nicht erfüllte. Dies wurde auch von den Ärzt*innen der Klinik erkannt. Ihr letzter Eintrag vor der todbringenden Verlegung lautete:

> Als er vor 8 Tagen aufgefordert wurde sich an einer Heimarbeit auf der Abteilung zu beteiligen, war er zuerst Feuer und Flamme dafür, beschrieb dann aber die Kartons, die geklebt werden müssen [!] mit seinen unsinnigen Sachen, sodass er von der Arbeit ferngehalt[en] werden muss, weil er sonst auch andere Kranken zu dummen Streichen auffordert.[988]

Vom 18. Mai 1943 an gibt es keine Einträge in der Krankengeschichte der Psychiatrischen Klinik. Auch der Entschluss zur Verlegung in die Heil- und Pflegeanstalt ist in der Krankengeschichte nicht dokumentiert.[989] Johanna E. berichtete der Polizei:

> Ende 1943 stellte ich dann fest, dass man ihn inzwischen aus der Psychiatrischen Klinik in die Heil- und Pflegeanstalt auf die Station WU 1 verlegt hatte. Auf mein Befragen erklärte mir Prof. Meggendorfer man hätte ihn verlegen müssen, weil er in letzter Zeit sehr unruhig gewesen sei.[990]

Otto E. war am 3. Dezember von der Station „Klinik I“ in die Heil- und Pflegeanstalt verlegt worden. Der nächste Eintrag in die Krankengeschichte ist auf den 1. Januar 1944 datiert, als Station ist WU 3 notiert. Otto E.s „Allgemeinzustand“ wird darin als „denkbar schlecht“ beschrieben. Auch hier hegte man offensichtlich eine Abneigung gegenüber dem Patienten, die man ihn wohl spüren ließ: „Das einzige, was noch gut intakt ist, ist der

---

988 StAN, Bezirkskrankenhaus Erlangen, Patientenakten, Abgabe 2000 – Männer in der Anstalt verstorben, 23013, Krankengeschichte 18.05.1943.

989 StAN, Bezirkskrankenhaus Erlangen, Patientenakten, Abgabe 2000 – Männer in der Anstalt verstorben, 23013, Krankengeschichte 17.12.1937, 12.09.1940, 20.03.1943, 09.04.1943, 18.05.1943.

990 StAN, Staatsanwaltschaft b. d. LG Nbg.-Fürth II, Nr. 2343 III, Bl. 15.

Schnabel. E. spricht den ganzen Tag, ist sehr stolz die ganzen Psychiater überlebt zu haben". Dieser Hinweis des Patienten, dass er durchaus von den Krankenmorden wusste und ihm auch bewusst war, dass ihn das gleiche Schicksal treffen konnte, wurde allerdings nur als Erscheinung seiner Krankheit gedeutet.[991]

Seine Tochter besuchte ihn regelmäßig und stellte bei diesen Besuchen fest, dass ihr Vater „zusehends ab[magerte]" und ein „immer weiter fortschreitende[r] körperliche[r] Verfall" einsetzte. Laut ihr bekam der Patient „nur dünne Wassersuppe und Gemüse ohne Fett" zu essen. Er hatte „Durchfallserscheinungen und [...] an den Handgelenken unversorgte Furunkel."[992]

Der nächste Eintrag in die Krankengeschichte dokumentiert den Tod des Patienten: „Ist in den letzten Tagen körperlich sehr zirückgegangen [!], bis heute 17,15 [!] der Tod eintritt. Todesursache: Altersschwäche." In der Krankenakte befindet sich ein Wägeblatt, welches einen weiteren Gewichtsabfall des ohnehin recht mageren Patienten in den letzten 2 Monaten vor seinem Tod dokumentiert.[993] Der Leichenschauschein wurde von Hermann Müller unterschrieben.[994]

8. Erna

Erna E. war eine damals 38-jährige „Arbeiterin", die Anfang des Jahres 1941 aus der Universitätsklinik München in die Psychiatrische und Nervenklinik der Universität Erlangen kam und die Diagnose „Schizophrenie" erhielt.[995]

Erna E. entsprach der Verfolgungskategorie „asozial" des Nationalsozialismus, die von den Psychiatern dieser Zeit geteilt wurde: Sie war als

---

991 StAN, Bezirkskrankenhaus Erlangen, Patientenakten, Abgabe 2000 – Männer in der Anstalt verstorben, 23013, Krankengeschichte 01.01.1944.

992 StAN, Staatsanwaltschaft b. d. LG Nbg.-Fürth II, Nr. 2343 III, Bl. 15.

993 StAN, Bezirkskrankenhaus Erlangen, Patientenakten, Abgabe 2000 – Männer in der Anstalt verstorben, 23013, Krankengeschichte 18.01.1944. Ebda., Gewichtstabelle. Vergleiche die Gewichtsliste bei Spieker, Collage, S. 23.

994 Ebda., Leichenschau-Schein, 19.01.1944. Müller beging später in der Untersuchungshaft Suizid, als er für die Krankenmorde angeklagt wurde.

995 StAN, Erbgesundheitsgericht Erlangen Beschlüsse, 1942/XIII, XIII 31/42. Ebda., Bezirkskrankenhaus Erlangen, Patientenakten, Abgabe 2000 – Frauen in der Anstalt verstorben, 8339, Abschrift der Krankengeschichte München.

Arbeiterin von niedrigem sozialen Stand, außerdem eine ehemalige Prostituierte[996], unter der Beobachtung der „Trinkerfürsorge" und mehrfach vorbestraft wegen Bagatelldelikten.[997] Ihr Bruder Heinrich Frühwald war im Januar 1935 erstmals als „Schutzhäftling"[998] nach Dachau gebracht und erst Ende des Jahres wieder entlassen worden. Im Sommer des Jahres 1937 wurde er erneut verhaftet und nach zwei Jahren in Dachau nach Mauthausen überstellt, wo er am 12. Februar 1940 im Alter von 39 Jahren starb.[999]

Erna E. kam Ende 1940 in die Psychiatrische Universitätsklinik München und sollte im Januar 1941 nach Eglfing-Haar in die dortige Anstalt verlegt werden. Da wegen des Wohnortes der Patientin jedoch die Heil- und Pflegeanstalt Erlangen zuständig war, wurde Erna E. stattdessen in die Psychiatrische Klinik Erlangen gebracht.[1000] In der Erlanger Klinik wurde bei Erna E. zunächst eine „Insulinkur" durchgeführt. Es stellt sich die Frage, warum keine Elektrokrampftherapie durchgeführt wurde – immerhin war dies

---

996 Abweichendes Sexualverhalten jeglicher Art wurde als „asozial" verfolgt. Als Prostituierte zu arbeiten, war im Nationalsozialismus ein Anlass, in einem Konzentrationslager inhaftiert zu werden. Schikorra, Schwarze Winkel, S. 110. Wachsmann, KL, S. 171.

997 StAN, Erbgesundheitsgericht Erlangen Beschlüsse, 1942/XIII, XIII 31/42. Ebda., Bezirkskrankenhaus Erlangen, Patientenakten, Abgabe 2000 – Frauen in der Anstalt verstorben, 8339, Krankengeschichte 16.01.1941.

998 Das bedeutet, dass er von der Gestapo und nicht von der Kriminalpolizei eingewiesen wurde. Vermutlich war er Teil der politischen Arbeiterbewegung und wurde dementsprechend als Gewerkschafter oder Mitglied von KPD oder SPD verhaftet. Dies kann man aus dem frühen Jahr der ersten Verhaftung und aus dem familiären Hintergrund schließen; aber gesichert feststellen lässt sich das mit den bekannten Daten nicht. „Schutzhaft" wurde beispielsweise auch gegen aus rassistischen Gründen Verfolgte, Homosexuelle und Zeug*innen Jehovas verhängt. Schutzhäftlinge waren in Dachau mit einem roten Winkel gekennzeichnet. Auskunft per E-Mail der Gedenkstätte Dachau vom 15.05.2018.

999 Auskunft per E-Mail der Gedenkstätte Dachau vom 14.05.2018; Online-Gedenkbuch der Gedenkstätte Mauthausen, https://raumdernamen.mauthausen-memorial.org/index.php?txtSearch=heinrich+fr%C3%BChwald&txtClickedName=&id=5&L=0, zuletzt aufgerufen am 17.06.2024. Vgl. auch StAN, Bezirkskrankenhaus Erlangen, Patientenakten, Abgabe 2000 – Frauen in der Anstalt verstorben, 8339, Krankengeschichte 12.02.1941.

1000 StAN, Bezirkskrankenhaus Erlangen, Patientenakten, Abgabe 2000 – Frauen in der Anstalt verstorben, 8339, Abschrift Krankengeschichte München.

die Zeit, in der Meggendorfer seine EKT an den meisten Schizophreniepatient*innen erprobte.

Erna E. war eine als anstrengend empfundene Patientin. Der Eintrag vom 17. Februar 1941 gibt das deutlich wieder:

> [...] beißt in den Bettzipfel, wenn ihr irgendeine Pflegerin nicht zusagt, fängt sie mit ihr Streit an und biet [!] ihr Ohrfeigen an, hin und wieder springt sie auch grundlos aus dem Bett und vollführt im Saal Tänze.[1001]

Nicht einmal einen Monat später wurde sie in die Heil- und Pflegeanstalt verlegt. Als Begründung diente keinesfalls eine medizinische oder organisatorische Angelegenheit, sondern lediglich ihr Verhalten und der mangelnde therapeutische Erfolg. Es sei „bisher keine Veränderung in dem Verhalten der Pat. eingetreten. Sie [sei] ablehnend und frech. Verschiedene Male schlug sie nach einer Pflegerin, und führte sich so wild auf, dass sie mehrmals in die Zelle mußte. [...] In die Anstalt verlegt."[1002]

Dies war die Zeit, in der die „Aktion T4" noch lief und deren Abbruch nicht absehbar war. Dementsprechend wurde bei der Verlegung zumindest billigend in Kauf genommen, dass Erna Opfer der zentralen „Euthanasie" werden könnte.

In der Heil- und Pflegeanstalt befand sich Erna E. auf der Station „WU 4"[1003], eine der Stationen, auf der später nachweislich B-Kost verabreicht wurde, und dort für mindestens „ein [...] Vierteljahr mit ganz kurzen Unterbrechungen in der Isolierzelle"[1004].

Im Juni beschwerten sich die Eltern erstmals wegen körperlicher Gewalt an ihrer Tochter, sie würde „von dem Pflegepersonal fortwährend geschlagen [...] und [...] man [habe] ihr Gift gegeben [...], da sie nicht mehr richtig essen wolle und im Ganzen zurückgegangen sei."[1005]

[1001] StAN, Bezirkskrankenhaus Erlangen, Patientenakten, Abgabe 2000 – Frauen in der Anstalt verstorben, 8339, Krankengeschichte 07.01.1941.

[1002] Ebda., Krankengeschichte 15.03.1941.

[1003] Ebda., Krankengeschichte 26.05.1941 (dazwischen befinden sich keine Einträge).

[1004] StAN, Erbgesundheitsgericht Erlangen Beschlüsse, 1942/XIII, XIII 31/42.

[1005] StAN, Bezirkskrankenhaus Erlangen, Patientenakten, Abgabe 2000 – Frauen in der Anstalt verstorben, 8339, Krankengeschichte 30.05.1941, 17.06.1941. Vgl. auch Busfield, Mental Illness, S. 637.

Die Verabreichung von „Gift“ erscheint unwahrscheinlich.[1006] Letztendlich ist aber nicht relevant, ob dieser exakte Vorwurf zutrifft, sondern dass den Eltern offensichtlich eine deutliche Verschlechterung des Zustandes ihrer Tochter, speziell ihres Ernährungszustandes, auffiel.[1007] Diese verständlichen Sorgen wurden von den Ärzten der Anstalt dadurch erwidert, dass den Eltern vorgeworfen wurden, „dass die Kranke gerade erst eine Gefängnisstrafe hinter sich habe, in Trinkerfürsorge stehe [...], sowie dass ein Bruder in einem Konzentrationslager gestorben sei“, um damit die Minderwertigkeit der Familie zu beweisen.[1008] Hier zeigt sich erneut, dass die Psychiater*innen dieser Zeit die nationalsozialistische Verfolgungskategorie „asozial“ durchaus teilten.[1009] Der Eintrag schließt mit den Worten: „Die Eltern selbst machen einen äusserst unvernünftigen und besonders die Mutter einen psychisch alterierten Eindruck.“[1010]

Knapp einen Monat später ist dokumentiert, dass die Sorgen der Eltern um den verschlechterten Zustand ihrer Tochter berechtigt waren:

> Die Kranke lehnt seit etwa 3 Wochen jegliche Nahrungsaufnahme ab. Es ist zunächst versucht worden durch Hungerkur und appetitanregende Mittel [...] die Kranke zum Essen zu bewegen. Nachdem der körperliche Zustand weiterhin zurückging ist mit der Fütterung eingesetzt worden. (...) Die Kranke hat sich keineswegs gebessert, verhält sich immer noch sehr ablehnend, schlägt zu und spuckt sobald sie dazu Gelegenheit hat. Während der Fütterung selbst, ist sie ganz ruhig und zeigt ein sichtliches Wohlbehagen. Die Fütterung wird probeweise wieder ausgesetzt.[1011]

Warum die Fütterung ausgesetzt wurde, obwohl die Kranke davon profitierte, bleibt zu hinterfragen; ebenfalls der Einsatz einer „Hungerkur“.

1006 Wobei anzumerken ist, dass dies eine Zeit ist, in der Kranke in Anstalten (auch) mittels Giftes ermordet wurden; die Wachsamkeit der Eltern ist dementsprechend sehr logisch. Unwahrscheinlich ist das in speziell diesem Fall lediglich wegen des weiteren Verlaufs.

1007 Dies war vor der offiziellen Einführung der B-Kost.

1008 Dieses Vorgehen entspricht der „Aktenbefragung“ bei Patient*innen mit „Querulantenwahn“, in der den Betroffenen Aspekte aus ihrer juristischen Akte so lange vorgehalten wurden, bis sie durch ihre Reaktion die diagnostischen Kriterien des „Querulantenwahns“ erfüllten. Mählmann/Borck, Querulantenwahn, S. 252–256.

1009 Vgl. auch Schmuhl, Euthanasie, S. 198.

1010 StAN, Bezirkskrankenhaus Erlangen, Patientenakten, Abgabe 2000 – Frauen in der Anstalt verstorben, 8339, Krankengeschichte 17.06.1941.

1011 Ebda., Krankengeschichte 07.07.1941.

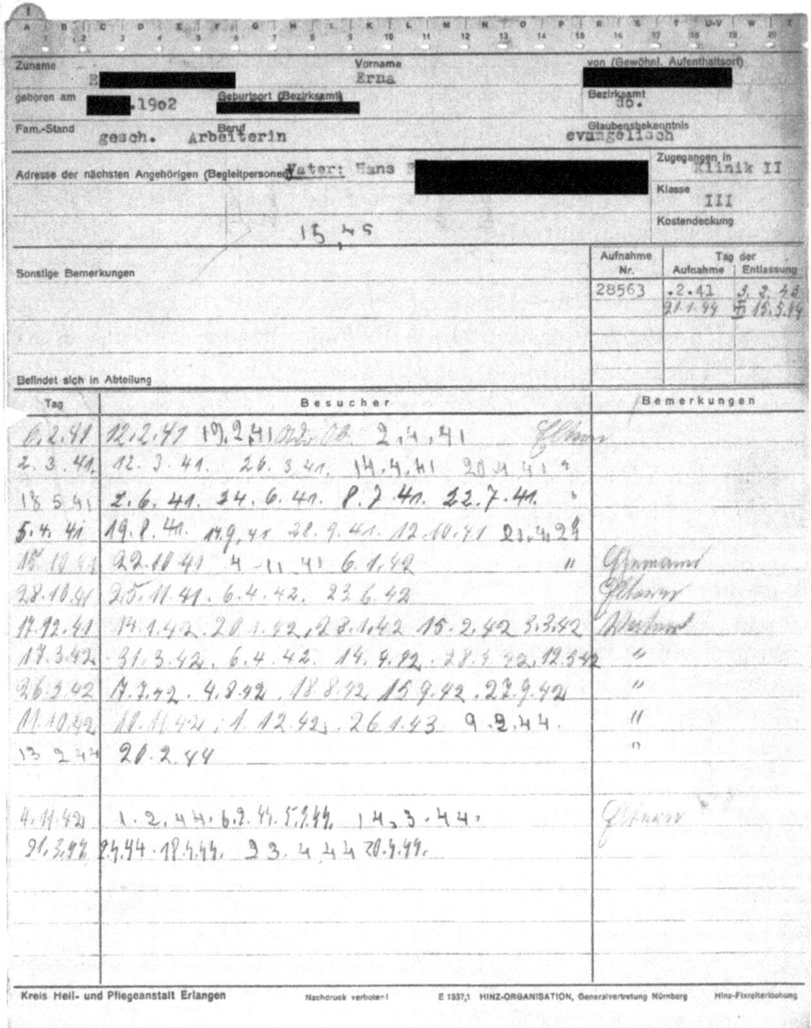

Zuname B[redacted] Vorname Erna von (Gewöhnl. Aufenthaltsort) [redacted]

geboren am [redacted].1902 Geburtsort (Bezirksamt) [redacted] Bezirksamt

Fam.-Stand gesch. Beruf Arbeiterin Glaubensbekenntnis evangelisch

Adresse der nächsten Angehörigen (Begleitpersonen) Vater: Hans [redacted]

Zugegangen in Klinik II

Klasse III

Kostendeckung

Sonstige Bemerkungen

Aufnahme Nr.	Tag der Aufnahme	Tag der Entlassung
28563	.2.41	

Befindet sich in Abteilung

Tag	Besucher	Bemerkungen

Kreis Heil- und Pflegeanstalt Erlangen Nachdruck verboten! E 1937,1 HINZ-ORGANISATION, Generalvertretung Nürnberg Hinz-Fixreiterlochung

Abbildung 13: Besuchsliste aus Erna E.s Krankenakte. StAN, Bezirkskrankenhaus Erlangen, Patientenakten, Abgabe 2000 – Frauen in der Anstalt verstorben, 8339.

Die Eltern bemühten sich derweil konsequent um eine Entlassung ihrer Tochter und baten, um diese zu ermöglichen, um eine rasche Durchführung des Sterilisationsverfahrens, da ihnen bekannt war, dass sie nur so ihre Tochter wieder mit nach Hause nehmen konnten.[1012] Die Gefahr, die ihrer Tochter seitens der Heil- und Pflegeanstalt drohte, muss ihnen klar gewesen sein: Immerhin war dies die Zeit, in der die Aktion „T4" öffentlich bekannt und deshalb vordergründig eingestellt worden war. Außerdem hatten sie durch den Tod ihres Sohnes erfahren, wie gefährlich das Regime für diejenigen war, die es als „Volksschädlinge" ansah.

Im November informierten die Eltern eine nicht näher klärbare Behörde, „dass ihre Tochter [...] von den Wärterinnen geschlagen w[ü]rde. Der Arzt habe selber zugegeben, dass sie Prügel bekam. Weiter behaupte[te]n sie, dass die Tochter nach ihrer Aussage von 3 Wärterinnen ?Zuchthäuslerin" (!) geschimpft werde."[1013]

Anfang des Jahres 1942 war Erna E. immer noch in der Anstalt. Die fürsorglichen Bemühungen der Eltern, ihre Tochter aus der lebensgefährlichen Anstalt zu befreien, wurden von den Ärzten der Anstalt pathologisiert. Sie bezeichneten die Eltern als „uneinsichtig [...] und äußerst lästig [...]":[1014]

> Die größten Schwierigkeiten machen nach wie vor die Angehörigen. Da die Kranke polizeilich eingewiesen ist, kann von unserer Seite eine Entlassung niemals gut geheißen werden, trotz der krampfhaften Bemühungen der Eltern [...].[1015]

Schließlich wurde das Gesundheitsamt um eine Entscheidung gebeten. Allerdings verhielt sich Erna E. nicht kooperativ, weswegen sie nicht entlassen wurde, wobei anscheinend persönliche und nicht fachliche Gründe für die Entscheidung ausschlaggebend waren:

> Die Kranke befindet sich in einem Einzelzimmer und ist dem Arzt gegenüber völlig ablehnend. Alle Fragen beantwortet sie damit, sie sei kein Auskunftsbüro. [...] Es wird ihr dann gesagt, daß sie unter diesen Umständen eben hier bleiben müsse, was sie in der gleichen mürrischen Weise beantwortet.[1016]

Im April 1942 war Ernas „[p]sychischer Zustand unverändert, körperlich [war sie] weiterhin etwas zurückgegangen."

[1012] Ebda., Krankengeschichte 10.10.1941. Ebda., Frühwald an Einsle, 26.02.1942.

[1013] StAN, Bezirkskrankenhaus Erlangen, Patientenakten, Abgabe 2000 – Frauen in der Anstalt verstorben, 8339, Aktennotiz 14.11.1941.

[1014] Ebda., Müller an Gesundheitsamt, 27.01.1942.

[1015] Ebda., Krankengeschichte 06.01.1942.

[1016] Ebda., Krankengeschichte 22.01.1942, 25.01.1942.

Auch Erna E.s langjähriger Verlobter, Alois L., sorgte sich offensichtlich um ihre Lage. In einem Brief erkundigte er sich nach dem Befinden von Erna E. und nach den Gründen, warum sie in der Heil- und Pflegeanstalt untergebracht sei, und äußerte, er hielt es „für [s]eine Pflicht sich[!] um das Befinden [s]einer Braut zu kümmern.“.[1017] Alois L. befand sich zu diesem Zeitpunkt als Gefangener im „Strafgefangenenlager I Börgermoor“[1018]. Börgermoor, eines der „Emslandlager“, war bis 1934 ein Konzentrationslager gewesen und diente ab da als „Strafgefangenenlager“. Diese stellten einen Teil des Justizvollzugssystems im Nationalsozialismus dar und sollten durch einen „besonders harten Strafvollzug [...]“ nach der Ideologie des Nationalsozialismus „nicht besserungsfähige Straftäter“ von erneuten Taten „abschrecken“. Wichtig ist dabei festzuhalten, dass es sich nicht mehrheitlich um Gewaltverbrecher handelte. Eine der häufigsten Verurteilungsgründe der dort Inhaftierten war beispielsweise „Schwerer Diebstahl“, aber auch Delikte wie „Fahnenflucht“, „Wehrkraftzersetzung“ und „Betrug“ spielten eine wichtige Rolle. Zu den (wenigen) Sittlichkeitsverbrechern – unter 10% – muss zusätzlich angemerkt werden, dass ab 1938 die Mehrzahl sämtlicher Verurteilungen in diesem Bereich aufgrund von § 175 stattfand (männliche Homosexualität) und es sich daher um einvernehmliche Kontakte erwachsener Männer untereinander handelte, welche aus heutiger Sicht nicht als Sittlichkeitsverbrechen gewertet werden können.

Die Strafgefangenenlager unterstanden im Gegensatz zu den Konzentrationslagern der Justizbehörde und nicht der SS. Nichtsdestoweniger stellte die SA einen guten Teil der Wachleute samt „Kommandeur“ (der aus dem Konzentrationslager Oranienburg kam), und es handelte sich um Zwangsarbeitslager mit willkürlichen Misshandlungen von Gefangenen und ab 1940 einer Todesrate von knapp 6%.[1019]

Das Verfahren vor dem Erbgesundheitsgericht Erlangen fand am 7. Mai 1942 statt, und zwar direkt in der Heil- und Pflegeanstalt.[1020] „Während der

---

[1017] Ebda., Alois Lehner an HuPfLA, 05.04.1942.

[1018] Ebda.

[1019] Kosthorst, E.; Walter, B.: Konzentrations- und Strafgefangenenlager im Emsland 1933–1945. Zum Verhältnis von NS-Regime und Justiz, Düsseldorf 1985, S. 19, 44–45, 217, 263–265, 269, 371–378.

[1020] StAN, Bezirkskrankenhaus Erlangen, Patientenakten, Abgabe 2000 – Frauen in der Anstalt verstorben, 8339, Erbgesundheitsgericht Erlangen an Einsle, 04.05.1942.

Sitzung wurde die E[.] schliesslich derartig erregt und ausfällig, versuchte sogar tätlich zu werden, dass sie aus dem Sitzungssaal entfernt werden musste."[1021] Der Vater vertrat sie im Verfahren und verzichtete gleich auf Widerspruch, um die Sterilisation möglichst rasch zu ermöglichen. Die Sterilisation wurde am 12. Juni durchgeführt und führte zu einer psychischen Verschlechterung bei Erna E., die „wieder vollkommen durcheinander" war und „[b]rüll[e] [...], daß sie keinen Stuhlgang haben könne nachdem sie doch deswegen extra operiert sei." Ihr „Zustand [sei] für eine Entlassung durchaus ungeeignet."[1022]

Die Anstalt verzögerte die eigentlich vereinbarte probeweise Entlassung auf Verantwortung der Eltern weiterhin, obwohl mit der Sterilisation formal alle Voraussetzungen dafür erfüllt waren.[1023] Schreiben der besorgten Eltern beantworteten die Ärzte absichtlich nicht.[1024] Diese wiederum versuchten, an möglichst vielen Stellen für eine Entlassung ihrer Tochter einzutreten, und schalteten unter anderem den „Stadtrat" ein.[1025] Außerdem versuchten sie, durch mit der Logik des Nationalsozialismus konforme Argumente die Chancen ihrer Tochter zu verbessern. So schrieb der Vater, man möge doch die Kosten der stationären Unterbringung bedenken, und seine „Tochter [wolle] nur arbeiten und ihr Brot verdienen."[1026]

Erst Anfang Februar 1943 wurde Erna E. entlassen. Laut Krankenakte äußerten ihre Eltern, „daß sie ihre Tochter lieber totschlagen würden, als noch einmal in die Anstalt zubringen.[!]"[1027]

Erna E. war den Tötungsversuchen des Regimes jedoch nur vorläufig entkommen. Zwar bestätigten ihr die Ärzte der Anstalt, „daß die Entlassung recht günstig auf sie wirkte."[1028] Bereits Mitte März schrieb die „Gauleitung Franken" allerdings über sie, „[d]ie Ortsgruppe Reichelsdorf ha[b]e mitgeteilt,

---

[1021] Ebda., Erbgesundheitsgericht Erlangen Beschlüsse, 1942/XIII, XIII 31/42.

[1022] StAN, Bezirkskrankenhaus Erlangen, Patientenakten, Abgabe 2000 – Frauen in der Anstalt verstorben, 8339, Krankengeschichte 18.06.1942.

[1023] Ebda., Frühwald an Gesundheitsamt, 03.07.1942.

[1024] Auf Briefen des Vaters ist „Nicht beantworten (Konferenzbeschluß)" notiert. Ebda., Frühwald an Müller, 24.08.1942, Frühwald an Einsle, 10.10.1941.

[1025] Ebda., Notiz auf Tschakert an Gesundheitsamt Nürnberg, 21.01.1943.

[1026] Ebda., Frühwald an Gesundheitsamt, 03.07.1942, Frühwald an Einsle, 10.10.1941.

[1027] Ebda., Frühwald an Meggendorfer, 24.08.1942. Ebda., Krankengeschichte 02.03.1943.

[1028] Ebda., Müller an Gesundheitsamt Nürnberg, 20.03.1943.

dass sich E. beim letzten Angriff sehr missliebig über den Führer geäussert habe" und ließ „Frau E. auf ihren Geisteszustand hin [...] untersuchen".[1029]

Anfang Mai wurde Erna E. vorübergehend in ein Krankenhaus, vermutlich Nürnberg, gebracht, dann aber auf Bitte der Eltern wieder entlassen. Ende Juli wurde den Eltern mit einer Zwangseinweisung ihrer Tochter gedroht aufgrund deren Verhaltens gegenüber einem „Einsatzleiter" des nationalsozialistischen Regimes und während eines „Fliegeralarms":

> Der Vater von E. wurde zum Amt vorgeladen [...]. Bei dem nächsten – 3. Anlass (!) – wird die Einweisung der Tochter in die Heil- und Pflegeanstalt sich wahrscheinlich nicht mehr umgehen lassen. Der Vater will die bisher geübte Aufsicht noch in verschärftem Masse fortführen.[1030]

Anfang des Jahres 1944 wurde Erna E. wegen „öffentlich gehässige[n], hetzerische[n] [...] Äußerungen über leitende Persönlichkeiten des Staates oder der NSDAP" nach dem „Heimtückegesetz" erneut in die Heil- und Pflegeanstalt Erlangen eingewiesen. Unter anderem hatte sie geäußert, Hitlers Buch heiße „Mein Krampf", abgesehen davon hatte sie offensichtlich noch weitere despektierliche Bemerkungen über Hitler gemacht.[1031]

Zunächst hatte Erna in der Anstalt Fieber, erholte sich jedoch. Im Mai 1944 notierten die Ärzte der Station WU 4: „Das Verhalten der Kranken ist immer noch dasselbe wie zu früheren Zeiten. Sie ist frech, abweisend, verschroben." Dies ist als Todesurteil für Erna E. zu betrachten. Vier Tage danach starb sie an „Lungentuberkulose" und „Kachexie".[1032]

Bei der Tuberkulose ist bekannt, dass sie insbesondere geschwächte Menschen befällt und tötet.[1033] Erna E. war bei ihrem zweiten Aufenthalt nur in der Heil- und Pflegeanstalt und nicht in der Psychiatrischen Klinik, also primär außerhalb des Zuständigkeitsbereiches Meggendorfers. Allerdings war er es, der sie bei ihrem ersten Aufenthalt in die Heil- und Pflegeanstalt verlegte und damit den Grundstein legte, dass sie bei Wiederaufnahme der Heil- und Pflegeanstalt und nicht der Psychiatrischen Klinik zugeteilt wurde. Erna E. war nicht nur

---

[1029] Ebda., Abschrift Krankengeschichte Nürnberg (?).

[1030] Ebda.

[1031] Ebda., Unterbringungsbefehl, 21.01.1944.

[1032] Ebda., Krankengeschichte 11.05.1944, 15.05.1944. Ebda., Leichenschauschein, 15.05.1944.

[1033] Vgl. auch Wettley, Selbstgespräch, S. 21.

eine Patientin der Psychiatrischen Klinik gewesen, sondern auch eine Patientin mit akuter Schizophrenie, einem Krankheitsbild, das Meggendorfer bei seinen Patient*innen besonders interessierte, da er gerade Therapieoptionen dagegen testete. Dass er gar nicht bemerkt hätte, dass seine Patientin, vor allem eine so wahrnehmbare Patientin wie Erna E., a) wieder in die Heil- und Pflegeanstalt aufgenommen wurde und b) dort langsam starb, erscheint unwahrscheinlich.

Auch Erna E. starb innerhalb weniger Tage nach dem negativen Eintrag in der Krankenakte – es ist möglich, dass sie an einem erwähnten Fieber starb, das ihr entkräfteter Körper nicht mehr verkraftete. Es ist jedoch ebenso möglich, dass das Fieber durch eine Spritze zustande kam und dazu diente, sie zu töten. Ein natürlicher Verlauf erscheint hingegen unwahrscheinlich.

9. Johann

Johann R. wurde im Mai 1944 wegen einer Depression[1034] in die Heil- und Pflegeanstalt aufgenommen und im Juli des gleichen Jahres zur Elektrokrampfbehandlung in die Klinik verlegt. Schon bei seiner Aufnahme hatte Johann R. offensichtlich Angst, war „in seinen Aussagen immer etwas unsicher, spr[ach] mit etwas stockender, bebender Stimme, als ob er ständig von Angst gequält wäre etwas falsches zu sagen.“[1035]

In der Klinik bekam er neben der EKT auch eine „Mikroinsulinkur“[1036] und eine Lumbalpunktion. Die EKT führte zu einer Muskelverletzung am Bein, die ihn längere Zeit bettlägig machte, aber letztendlich abheilte.[1037] Bis Januar 1945 war Johann R. Patient der Psychiatrischen Klinik, bis er „derart unruhig [war], daß er auf die untere Wachabteilung verlegt werden mußte. Er „schl[üge] [...] mit dem Kopf gegen die Türe u[nd] brüll[e] sehr laut“, daraufhin „bekam [er] soeben 1 ccm Mo-Scopolamin u[nd] wurde nach Rücksprache mit Dr. Tschakert in die Anstalt (WU) verlegt.“[1038]

Johann R. wurde auf „WU 3“ verlegt, wie aus dem Krankenblatt hervorgeht.[1039] Auch auf dieser Station wurde B-Kost verabreicht.

1034 Rupprecht, Depressionen, S. 17–21.
1035 StAN, Bezirkskrankenhaus Erlangen, Patientenakten, Abgabe 2000 – Männer in der Anstalt verstorben, 24720, Krankengeschichte 18.05.1944, 15.07.1944.
1036 Ebda., Krankengeschichte 30.07.1944, 02.08.1944.
1037 Ebda., Krankengeschichte 14.09.1944.
1038 Ebda., Krankengeschichte 15.01.1945.
1039 Ebda.

Bei Aufnahme wog Johann R. 67 kg, im Sommer 1944 schwankte sein Gewicht noch um 56 kg. Im Februar 1945 hatte er bereits auf 46 kg abgenommen.[1040] Am 1. Mai 1945 protokollierte der Arzt (vermutlich Dr. Tschakert):

> [Johann R.] braucht fast jede Nacht ein Sedativum. In letzter Zeit ist er körperlich sehr stark zurückgegangen und isst auch nicht mehr richtig. [...] Mit dem Ableben ist für die nächste Zeit zu rechnen.[1041]

Zu diesem Zeitpunkt rechnete man offensichtlich mit seinem baldigen Tod. Doch Johann R. lebte länger, als die Ärzt*innen vermuteten. Allerdings nahm er nach der Befreiung der Stadt weiterhin ab: im Juni 1945 wog er nur noch 44 kg, im Juli 41 kg.[1042] Im August findet sich folgende Dokumentation im Krankenblatt:

> Der Kranke istnkörperlich [!] hochgradig heruntergekommen. Er hat in letzter Zeit nur sehr schlecht Nahrung zu sich genommen und wenn er gut gegessennhat [!] sofort Drchfälle [!] bekommen."
>
> „Heute ist das Ableben eingetreten. Die Todesursache ist fieberhafter Lungenprozess bei körperlichem Verfall. Wahrscheinlich hat es sich um eine TB c [!] gehandelt.[1043]

Es ist allgemein bekannt, dass Tuberkulose einerseits bei geschwächten, unterernährten Menschen weitaus schwerer verläuft, und dass andererseits eine starke Schwächung des Körpers zur Reaktivierung einer Lungentuberkulose führen kann. Bei Annemarie Wettley[1044], der zuständigen Ärztin auf den Frauen-Hungerabteilungen in Erlangen, ist die Tuberkulose als typische Todesart der Patient*innen auf den Hungerstationen explizit beschrieben.[1045]

Johann R. starb an den Folgen der sogenannten B-Kost, wurde also gezielt verhungern gelassen. Es gibt keinerlei Hinweise darauf, dass versucht worden wäre, Johann R. zu retten, auch nicht nach der Befreiung Erlangens durch

---

[1040] Ebda., Gewichtstabelle.

[1041] Ebda., Krankengeschichte 01.05.1945.

[1042] Ebda., Gewichtstabelle.

[1043] Ebda., Krankengeschichte 04.08.1945.

[1044] Wettley selbst war bekanntermaßen in die Krankenmorde verstrickt, da sie auf der Frauenseite die Hungerstationen betreute. Laut Akten wurde „Fräulein Dr. Wettley" ursprünglich der Klinik und nicht der Anstalt zugeteilt, dann aber versehentlich von der Anstalt eingestellt und „hat die Einstellung in die Heil- und Pflegeanstalt [statt in der Klinik] auch angestrebt." UAE, C3/1, Nr. 302, Bl. 219.

[1045] Wettley, Selbstgespräch, S. 21.

alliierte Soldaten. In der Krankenakte, vor allem in den Krankenblättern, sieht man, dass auf das vital bedrohliche (und nachweislich schon im Mai als solches erkannte) Untergewicht des Patienten in keiner dokumentierten Form therapeutisch reagiert wurde.

Als Station für Johann R.s Tod ist „WS 1“ angegeben.[1046] Dies wirft einige Fragen über die Vorgänge auf dieser Station im Speziellen, aber auch in der Erlanger Anstalt im Allgemeinen für die Zeit unmittelbar nach dem Ende des Nationalsozialismus auf. Die letzten Einträge des Krankenblattes klingen nicht anders als bei denjenigen, die vor Ende des Krieges getötet wurden – die Schilderung des schlechten Allgemeinzustandes, sowie am gleichen Tage noch der Nachsatz, dass der Patient oder die Patientin plötzlich verstorben sei.[1047]

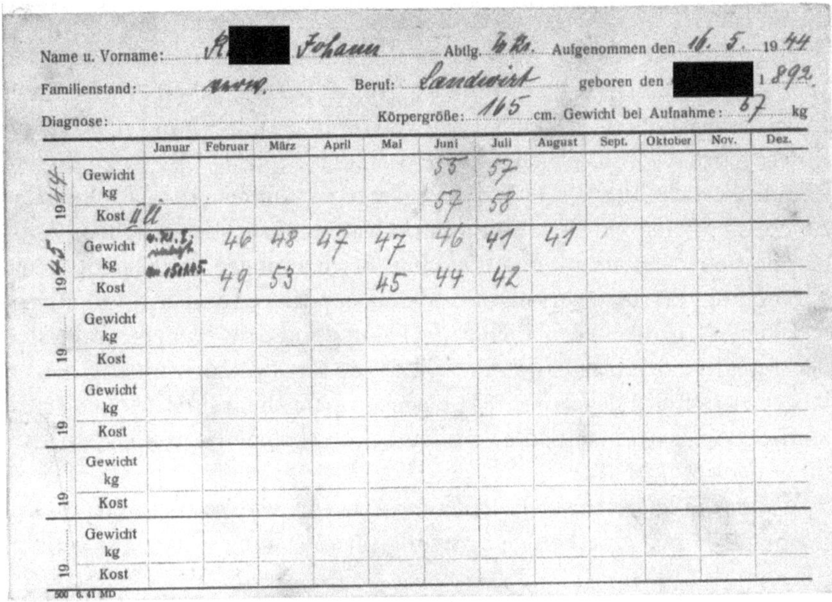

Name u. Vorname: [redacted] Johann Abtlg. [illegible] Aufgenommen den 16. 5. 1944
Familienstand: verw. Beruf: Landwirt geboren den [redacted] 1892
Diagnose: Körpergröße: 165 cm. Gewicht bei Aufnahme: 67 kg

		Januar	Februar	März	April	Mai	Juni	Juli	August	Sept.	Oktober	Nov.	Dez.
1944	Gewicht kg						55	57					
	Kost	III					57	58					
1945	Gewicht kg	[illegible]	46	48	47	47	46	41	41				
	Kost	[illegible] 15.1.45	49	53		45	44	42					
19	Gewicht kg												
	Kost												
19	Gewicht kg												
	Kost												
19	Gewicht kg												
	Kost												
19	Gewicht kg												
	Kost												

Abbildung 14: Gewichtstabelle aus Johann R.s Krankenakte. StAN, Bezirkskrankenhaus Erlangen, Patientenakten, Abgabe 2000 – Männer in der Anstalt verstorben, 24720.

[1046] StAN, Bezirkskrankenhaus Erlangen, Patientenakten, Abgabe 2000 – Männer in der Anstalt verstorben, 24720, Krankengeschichte 04.08.1945.

[1047] Direktor war nun Leibbrand und nicht mehr Einsle, die Stationsärzt*innen blieben allerdings dieselben. Vgl. zu Toden nach der Befreiung auch Klee, Ethanasie, S. 478–488.

10. Hinweise auf weitere suspekte Todesfälle

In vier Dissertationen, die nach dem Ende des Nationalsozialismus veröffentlicht wurden, finden sich in den Fallberichten deutliche Hinweise darauf, dass die dort beschriebenen Patient*innen im Rahmen der sogenannten „B-Kost" gezielt verhungern gelassen wurden.[1048]

Im Falle von Josef E. schrieb Theodor Weismann lediglich, dieser sei „wegen seiner schweren motorischen Unruhe in die Heil- und Pflegeanstalt Erlangen verlegt" worden. In der Krankenakte fand sich dann als Todesursache „Kachexie bei Geisteskrankheit. (B Kost)"[1049]. Weismann muss seine Dissertation anhand dieser Akte sowie der Akte von Betty O., deren Fall er ebenfalls beschreibt, geschrieben haben.

Die anderen Fallberichte sind deutlich besser anonymisiert, so dass in diesen Fällen keine Krankenakten gefunden werden konnten.

Beispielsweise schrieb Josef Gassenhuber über eine Patientin, die seit 1923 in der Psychiatrischen Klinik war, sie sei „1943 [...] körperlich in sehr schlechtem Zustand" gewesen, „[sei] vollkommen unrein und muss[te] gefüttert werden", „[i]m gleichen Jahre verst[a]rb[...] B."[1050] „B." ist zu diesem Zeitpunkt nicht älter als 46 Jahre. Begleiterkrankungen, die das plötzliche Ableben erklären würden, sind nicht erwähnt. Nun ist es durchaus denkbar, dass ein Mensch mit den typischen Erscheinungen der Schizophrenie anfängt, das Essen zu verweigern, oder aus anderen, von der Klinik unverschuldeten Gründen körperlich verwahrlost – mit dem Hintergrundwissen der dezentralen „Euthanasie", speziell des „B-Kost"-Programmes in der Erlanger Heil- und Pflegeanstalt, ist das aber nicht die wahrscheinlichste Erklärung. Außerdem nennt die Veröffentlichung keinen Hinweis darauf, dass die Patientin nicht aß.[1051]

Walter Müller beschrieb in seiner Dissertation, wie ein Patient „[i]m September 1944 [...] eine heftige Erregungsphase" hatte, er sei „sehr gereizt"

1048 Müller, W.: Über einen Fall von Manie im Senium, Diss. med. Erlangen 1946. Gassenhuber, J.: Beitrag zur Frage nach der Bedeutung der exogenen Faktoren bei der Schizophrenie, Diss. med. Erlangen 1947. Rupprecht, Differentialdiagnose. Weismann, Psychosen.

1049 Weismann, Psychosen, ohne Angabe von Seitenzahlen.

1050 Gassenhuber, Schizophrenie, S. 7.

1051 Dass sie gefüttert werden musste, heißt, dass sie Schwierigkeiten mit der eigenständigen Nahrungsaufnahme hatte, aber nicht, dass sie die Nahrung verweigerte.

gewesen und „schlüge] den Pflegern das Essen aus der Hand, beschüttet[e] sie mit Wasser und verrückt[e] die Einrichtungsgegenstände, sodass er isoliert werden muss[te]". Daraufhin sei „[i]m April 1945 [...] ein auffallender körperlicher Verfall zu verzeichnen" gewesen, der sich im Mai weiter verschlechtert habe. „[v]on Juni bis Oktober 1945 magert[e der] Pat. sehr stark ab", „[a]m 11. November 1945 Exitus letalis an allgemeinem Marasmus." Die „Abschlussdiagnose" sei „Manie" und „senile Demenz" gewesen, die „Todesursache: allgemeiner Marasmus."[1052]

Der Patient in diesem Falle war 79 Jahre[1053] alt, also in einem Alter, in dem durchaus ein natürlicher Tod naheliegen kann. Dennoch ist auffällig, dass ein Mensch, dessen körperliche Verfassung im September 1943 noch als „weiterhin zufriedenstellend"[1054] beschrieben wird und der keine erkennbare organische Grunderkrankung hatte[1055], so plötzlich verfiel. Gerade mit der zuvor beschriebenen Eskalation entspräche die Eingliederung dieses Patienten in die Gruppe der Sterbenzulassenden einem der Grundmuster der sogenannten NS-„Euthanasie", insbesondere der dezentralen.[1056] Die „Demenz" trat erst nach einer gewissen Zeit in der Psychiatrischen Klinik auf und wurde erstmals Ende April 1945 beschrieben. Sie könnte, zusammen mit der Somnolenz des Patienten, eine Folge von Mangelernährung gewesen sein. Eine schlüssige Ursache für die Auszehrung des Patienten wird nicht genannt; die pathologische Obduktion „ergab keine bemerkenswerten Besonderheiten, insbesondere [...] keine Atrophie des Gehirns und nur eine geringe Atherosklerose der Hirnbasisgefäße."[1057]

Luise Frisch schilderte die Verlegung einer erst 20-jährigen Mutter eines kleinen Kindes, die 1941 „in die Anstalt verlegt" wurde, „[d]a die Eltern mit der Elektrokrampfkur nicht einverstanden s[eien]." Sie habe „weiterhin ein schizophrenes Bild" geboten und sei „[d]urch die sich immer wiederholenden Erregungszustände [...] körperlich immer mehr herunter[gekommen]", bis sie „[i]n moribundem Zustand [...] gegen Revers aus der Anstalt

[1052] Müller, Manie, S. 13–14. Auch hier liegt der Todeszeitpunkt Ende 1945 und damit nach Befreiung der Stadt.

[1053] Ebda., S. 7.

[1054] Ebda., S. 12.

[1055] Ebda., S. 8.

[1056] U. a. van den Bussche, Hamburg, S. 174.

[1057] Müller, Manie, S. 14.

heimgeholt" wurde.[1058] Bei diesem Fall muss es sich nicht zwangsläufig um einen Krankenmord im Rahmen der (damals beginnenden) dezentralen „Euthanasie" handeln, es erscheint aber angesichts der Rahmenbedingungen und des jungen Alters der Patientin fraglich, ob dies ein natürlicher Verlauf war.

Den Doktorand*innen muss aufgefallen sein, dass diese Todesfälle (in den Fällen, in denen nicht ohnehin explizit die „B-Kost" in der Akte erwähnt wird)[1059] zumindest verdächtig für ein absichtliches Verhungernlassen waren. Zum einen war die Ermordung psychisch Kranker schon vor und während des Nationalsozialismus ein häufig diskutiertes Thema. Zum anderen kennen Mediziner*innen die Zusammenhänge zwischen Schwächung eines Körpers durch Hunger und dem Sterben des geschwächten Menschen an Tuberkulose oder Lungenentzündung. In den Krankenakten finden sich teilweise Gewichtstabellen, die einen schnellen und massiven Gewichtsverlust der meist ohnehin untergewichtigen Körper dokumentieren. Selbst ohne den Hintergrund des „Dritten Reiches" hätte die Frage aufkommen müssen, warum diese Menschen so schnell abnahmen – und warum keine Versuche unternommen wurden, dies zu verhindern, beispielsweise durch bessere Ernährung oder Nahrungsergänzungsmittel wie Lebertran.[1060]

Die Akte des Einsleprozesses[1061] enthält allerdings keine Hinweise von Medizinstudierenden, die an der Psychiatrischen Klinik beschäftigt waren oder dort promoviert haben.[1062]

Aus diesen Fakten ergeben sich folgende Schlussfolgerungen: Meggendorfer hatte keinerlei Probleme damit, den Promovierenden Akten zu überlassen, aus denen hervorgeht, dass die betreffende Person Opfer der Krankenmorde in Erlangen wurde. Diese zeigten keine Bedenken, die entsprechenden Fälle

---

[1058] Frisch, Puerperalpsychosen, S. 19–20.

[1059] In den Fällen, bei denen in der Akte explizit „B-Kost" erwähnt ist, stellte sich die Frage nach der Ursache des Ablebens ohnehin nicht, da sie offensichtlich war.

[1060] Tschakert behauptete beispielsweise im Einsleprozess, er habe den „B-Patienten häufig Lebertran verordnet". Wiesinger/Frewer, Leibbrand, S. 62.

[1061] StAN, Staatsanwaltschaft b. d. LG Nbg.-Fürth II, Nr. 2343 I–VII, passim.

[1062] Sie enthält hingegen eine Zeugenaussage eines Studenten, der als Hilfskraft in der Chirurgischen Klinik arbeitete. Es gab also Studierende der Medizin, die sich als Zeug*innen meldeten; die der psychiatrischen Klinik gehörten nicht dazu. Ebda., III, Bl. 84–85.

ohne Hinweis auf die Thematik zu veröffentlichen, und keine Initiative, bei der juristischen Aufarbeitung zu helfen.

11. Angst der Patient*innen vor der Ermordung

Wiederholt finden sich in den Akten Hinweise darauf, dass Patient*innen Angst vor einer möglichen Ermordung hatten; diese wurden stets nur als Zeichen der Erkrankung ausgelegt und nicht etwa als plausible, sinnvolle Reaktion auf die allgemein bekannten Krankenmorde oder auf Ereignisse innerhalb der Klinik, die zumindest manche Patient*innen mitbekommen hatten.[1063] So war 1941 ein Insasse der Reservelazaretts „sehr ängstlich" und „befürchtete, daß man ihn umbringen wolle", was als Argument für „Schwachsinn ziemlich erheblichen Grades" im Sterilisationsverfahren verwendet wurde.[1064]

Angehörige der Patient*innen versuchten teils erfolgreich, die Ermordung ihrer Familienmitglieder zu verhindern, indem sie sich wiederholte „Male telefonisch nach der Pat. erkundigten", teils zahlreiche Briefe an Meggendorfer schrieben, betonten, „daß [die] Pat[ientin] zu Hause sehr gut für ihr Kind gesorgt habe", „Eßwaren für sie ab[gaben]", versuchten, sie in Privatkliniken verlegen zu lassen, „[h]äufig[…] [zu] Besuch" waren und „jedesmal den Arzt zu sprechen wünscht[en]". Allen der erfolgreichen Versuche, die eigene Schwester, Tochter oder Ehefrau[1065] zu beschützen, ist gemeinsam, dass sie die Patientin aus der Klinik holten, indem sie „auf Entlassung […] gegen ärztlichen Rat [drängten]" und teils unter erheblichen persönlichen Opfern versuchten, ein Leben mit den Patient*innen zu Hause oder bei Verwandten zu organisieren. Mindestens eine dieser Familien hatte bereits einen Angehörigen verloren, der „bis 28.02.1941 in der Anstalt [Kutzenberg] […] untergebracht war und am letztgenannten Tage auf Anordnung des zuständigen Reichsverteidigungskommissars in eine andere Anstalt verlegt",

[1063] Zumindest gilt das für einzelne Patient*innen der Anstalt; es gibt keinen Grund, anzunehmen, dass die Klinikpatient*innen im selben Gebäude diese Vorgänge nicht zumindest teilweise wahrgenommen hätten. Exemplarisch StAN, Staatsanwaltschaft b. d. LG Nbg.-Fürth II, Nr. 2343 III, Bl. 54.

[1064] StAB, K 100/5, Nr. 3769, Wg 51/41.

[1065] Diesbezüglich sind nur Akten von Patientinnen überliefert. Auffällig oft in diesen Fällen war es die Schwester der Patientin, die ihre Entlassung unter diesen Umständen organisierte/vorantrieb.

mit anderen Worten, aller Wahrscheinlichkeit im Rahmen der T4-Aktion ermordet wurde.[1066]

Die Akten erwecken des Weiteren den Anschein, dass Angehörige der Patient*innen den Unterschied zwischen Behandlungs- und Tötungsmethoden zumindest teilweise nicht einschätzen konnten und so aus Misstrauen Behandlungen ablehnten. Beispielsweise „wurde eine Vitaminkur mit Cebioneinspritzungen i.vv [!] und Betabiontabletten" bei einer Patientin abgebrochen, „da sich der Ehemann weigerte, eine Kur bei seiner Frau vornehmen zu lassen"; „auch die Insulin- und Elektrokrampfbehandlung" hatte er abgelehnt.[1067]

12. Meggendorfers Verwicklung in die Krankenmorde zusammenfassend

Was die zentrale „Euthanasie" angeht, so verlegte Meggendorfer mindestens zwei seiner langjährigen, unerwünschten Patienten kurz vor Abgang der Transporte in die Anstalt, von der aus sie dann deportiert und ermordet wurde. Außerdem versuchte er von den Deportationen zu profitieren, indem er Ansprüche auf das Gebäude der Heil- und Pflegeanstalt erhob.[1068]

Zur Beteiligung der Psychiatrischen Klinik an den dezentralen Krankenmorden lässt sich folgendes sagen:

Menschen, die als hilfesuchende Patient*innen in die Psychiatrische Universitätsklinik Erlangen kamen, wurden im Rahmen der dezentralen „Euthanasie" getötet, indem sie in die Anstalt und dort höchstwahrscheinlich

---

[1066] UAE, C3/7i, Nr. 15, Krankengeschichte 15.09.1942, 20.06.1943, 28.07.1943, 05.09.1943, 03.02.1944. Ebda., Nr. 34, Krankengeschichte 09.12.1940. Ebda., Nr. 56, Krankengeschichte 03.07.1943. Ebda., Nr. 86, Krankengeschichte 28.04.1941, 19.06.1941, 20.04.1942, 25.06.1942, 07.07.1942, Mutter der Patientin an Meggendorfer, exemplarisch 19.03.1941, 30.03.1941, 23.04.1941, 13.05.1941, 02.10.1941, 30.04.1942. Ebda., Nr. 112, Krankengeschichte 17.02.1944, 12.05.1944. Ebda., Nr. 147, Krankengeschichte 10.11.1944, HuPflA Kutzenberg an Klinik, 23.10.1944 Ebda., Nr. 151, Krankengeschichte 11.12.1943, 12.12.1943. Ebda., Nr. 183, Feststellung, 23.06.1943, Krankengeschichte 02.02.1943, 08.02.1943, 15.03.1943, 18.05.1943, 19.06.1943, 22.06.1943, 23.06.1943, Ehemann an Einsle, 02.04.1943.

[1067] StAN, Erbgesundheitsgericht Erlangen, Verfahrensakten, XIII 53/1942, Bl. 1 und 5. Vgl. auch ebda., Erbgesundheitsgericht Erlangen Beschlüsse, 1942/XIII, XIII 53/42 sowie XIII 12/42.

[1068] Braun kommt hier zu anderen Schlüssen. Vgl. Braun, Meggendorfer, insbes. S. 472–494, 651–654.

direkt auf die Hungerstationen verlegt wurden. Der Einsatz von „B-Kost" ist unter den für diese Arbeit gesichteten Akten nur in Josef E.s Akte mit absoluter Sicherheit belegbar. Bei Betty O., Otto E. und Johann R. findet sich in den Krankenakten ein Muster, das für Morde im Rahmen der dezentralen „Euthanasie" typisch ist, ohne dass die Hungerkost anhand der Akten einwandfrei für diese Fälle belegt werden kann. Was belegt werden kann, ist die Verlegung aus der Psychiatrischen Klinik in eine Anstalt mit laufenden Krankenmorden.

Auch Erna E. wurde nach diesem Muster in die Anstalt verlegt, vorübergehend aufgrund der ausgeprägten Bemühungen ihrer Eltern entlassen und dann später wieder aufgenommen, woraufhin sie in der Anstalt zu Tode kam. Ihr Tod ist ebenfalls dringend verdächtig auf eine vorsätzliche Tötung.

Die verlegten Patient*innen wurden entweder als „anstrengend" oder als therapierefraktär wahrgenommen. Bei mindestens zwei dieser tödlichen Verlegungen aus der Psychiatrischen Klinik in die Anstalt könnten darüber hinaus politisch-nationalsozialistisch motivierte Erwägungen Meggendorfers und seiner Untergebenen eine Rolle gespielt haben. Sowohl bei Otto E. als auch bei Erna E. sind regimekritische Äußerungen in den Krankenakten der Klinik sowie der Anstalt als Beweis angeführt, dass mit den Patient*innen etwas nicht stimme. Nun hatten sowohl Erna E. als auch Otto E. sicherlich psychische Probleme, aber ihre Ansichten über den Nationalsozialismus waren kein Anzeichen dafür.

In der Psychiatrischen Klinik selbst wurden nach aktuellem Forschungsstand keine Patient*innen ermordet. Was auf den ersten Blick als positiver Aspekt anmutet – an anderen Universitätskliniken wurden entsprechende Todesfälle bei Durchsicht der dortigen Patientenakten gefunden[1069] – ist in Erlangen dadurch begründet, dass die zeitgleich als Dachorganisation fungierende Heil- und Pflegeanstalt bereits eine funktionierende Mordroutine hatte, die sich auch noch zumindest teilweise im selben Gebäudeteil befand.

Es bleibt höchst fraglich, wann genau das gezielte, absichtliche Sterbenlassen von Patient*innen an der Heil- und Pflegeanstalt beendet wurde. Zumindest nach aktuellem Stand muss davon ausgegangen werden, dass es wenigstens einige Monate über das Ende des Nationalsozialismus hinaus

[1069] Van den Bussche, Hamburg, S. 189–191.

ging – zumindest wurden auch nach der Befreiung der Stadt keinerlei Maßnahmen ergriffen, um die hungernden Kranken zu retten.

13. Meggendorfers Forderung nach einer Kinder(fach?)abteilung

Im September 1942 sah Meggendorfer eine neue Chance, seine Möglichkeiten zur Forschung und Lehre zu erweitern, und schrieb einen Brief mit folgender Passage an den Rektor der Universität:

> Da die Schwachsinnigenanstalten der verschiedenen karitativen Vereinigungen aufgelöst werden sollen, sollen, wie ich erfahre, Kinderabteilungen an verschiedenen Heil- und Pflegeanstalten, so in Eglfing und in Ansbach eingerichtet werden. Mit Rücksicht darauf, daß eine solche Abteilung für den klinischen Unterricht in Psychiatrie, Erbkrankheiten, unter Umständen auch Kinderheilkunde von erheblichem Nutzen wäre, bitte ich [...] beantragen zu wollen, dass auch an der Heil- und Pflegeanstalt Erlangen eine solche Kinderstation eingerichtet wird.[1070]

Greving setzte sich ebenfalls für diese Idee ein, und auch Einsle war mit diesem Vorschlag einverstanden.[1071]

Nun ist zunächst einmal festzuhalten, dass Meggendorfer hier von einer „Kinderabteilung [...]“ und nicht „Kinderfachabteilung“ sprach[1072], allerdings in einer Zeit, in der vermehrt „Kinderfachabteilungen“ oder kurz „KFA“ eingerichtet wurden. In Bayern wurden im „Oktober 1940 [eine Kinderfachabteilung] in Eglfing-Haar, im Dezember eine in Kaufbeuren, die später noch auf die Nebenanstalt Irsee ausgeweitet wurde, und 1942 eine in Ansbach [gegründet]. In diese Kinderfachabteilungen wurden Kinder von den Gesundheitsämtern oder von anderen Institutionen eingewiesen, die nach Rücksprache mit dem ‚Reichsausschuß zur wissenschaftlichen Erfassung erb- und anlagebedingter schwerer Leiden‘ in Berlin entweder beobachtet oder getötet werden sollten.“[1073] In ihnen wurden Kinder und Jugendliche mit Behinderungen, aber auch einfach nur verhaltensauffällige Jugendliche (als „asoziale Psychopathen“) im Rahmen der „Kindereuthanasie“ ermordet.[1074]

[1070] UAE, A6/3i, Nr. 1, Meggendorfer an Rektor, 14.09.1942.

[1071] Ebda.

[1072] Braun geht von einer Kinderfachabteilung aus. Braun, Meggendorfer, S. 493–494.

[1073] Siemen, bayerische, S. 447.

[1074] Ebda., S. 446–448. Schmuhl, Euthanasie, S. 182–189. Hohendorf, Tod, S. 80–86. Vgl. auch die Ermordung von Ernst Lossa: o. V.: Ernst Lossa. Eine Krankengeschichte, in: Cranach/Siemen, Heil- und Pflegeanstalten, S. 475–484, passim sowie Widmung auf S. 5.

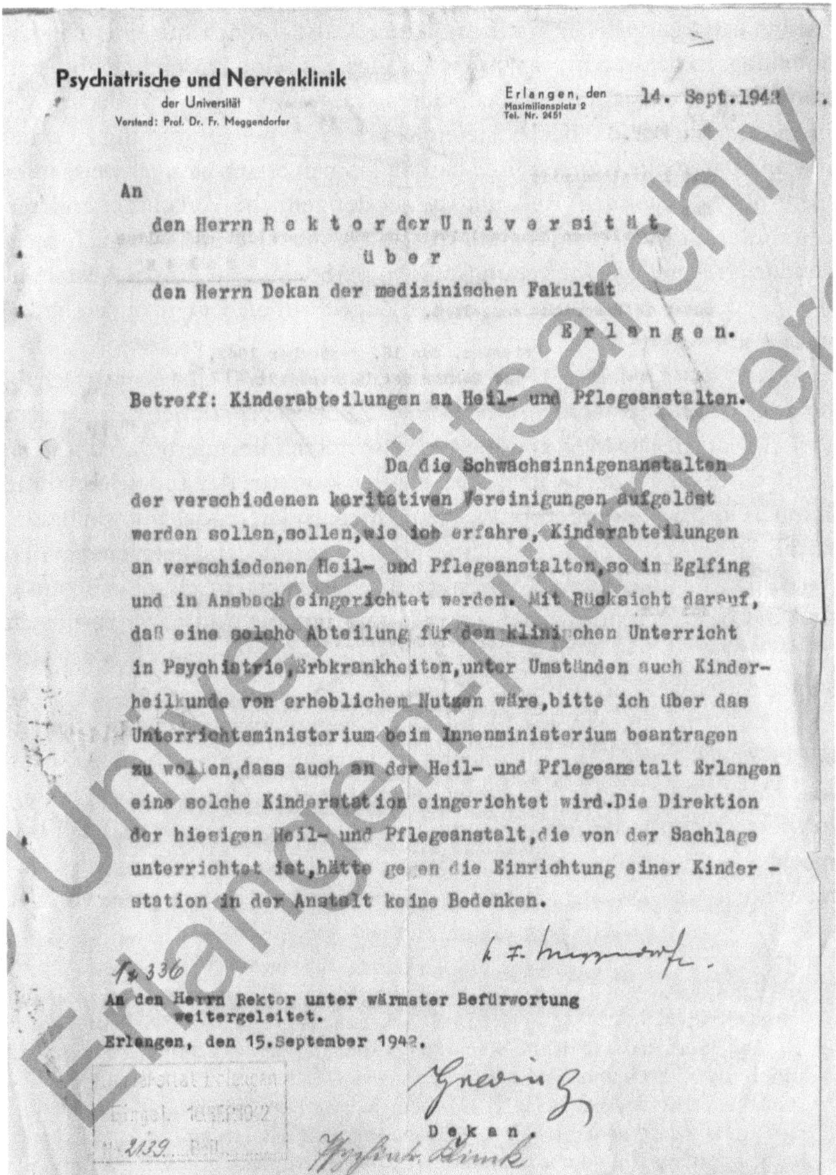

Psychiatrische und Nervenklinik
der Universität
Vorstand: Prof. Dr. Fr. Meggendorfer

Erlangen, den 14. Sept.1942
Maximiliansplatz 2
Tel. Nr. 2451

An

den Herrn R e k t o r der U n i v e r s i t ä t
ü b e r
den Herrn Dekan der medizinischen Fakultät
E r l a n g e n.

Betreff: Kinderabteilungen an Heil- und Pflegeanstalten.

Da die Schwachsinnigenanstalten der verschiedenen karitativen Vereinigungen aufgelöst werden sollen,sollen,wie ich erfahre, Kinderabteilungen an verschiedenen Heil- und Pflegeanstalten,so in Eglfing und in Ansbach eingerichtet werden. Mit Rücksicht darauf, daß eine solche Abteilung für den klinischen Unterricht in Psychiatrie,Erbkrankheiten,unter Umständen auch Kinderheilkunde von erheblichem Nutzen wäre,bitte ich über das Unterrichtsministerium beim Innenministerium beantragen zu wollen,dass auch an der Heil- und Pflegeanstalt Erlangen eine solche Kinderstation eingerichtet wird.Die Direktion der hiesigen Heil- und Pflegeanstalt,die von der Sachlage unterrichtet ist,hätte gegen die Einrichtung einer Kinder - station in der Anstalt keine Bedenken.

F. Meggendorfer.

1 ∗ 336
An den Herrn Rektor unter wärmster Befürwortung weitergeleitet.
Erlangen, den 15.September 1942.

Greving
D e k a n.

2139

Abbildung 15: Meggendorfers Schreiben mit dem Wunsch nach einer Kinderabteilung. UAE A6/3i Nr. 1, Meggendorfer an Rektor, 14.09.1942.

Meinte Meggendorfer mit seinem Wunsch also einfach nur eine Kinderabteilung, in der er Kinder wissenschaftlich für seine Forschungen nutzen konnte, oder tatsächlich eine „Kinder*fach*abteilung", die darüber hinaus noch ermöglichte, die beobachteten Kinder nach der Ermordung zu sezieren und damit einen anatomisch-pathologischen Status beispielsweise ihres Gehirnes zu gewinnen? Relevant ist hier der zeitliche Verlauf der anderen erwähnten „Kinderabteilungen", nach deren Vorbild und Art auch Meggendorfers Abteilung (beziehungsweise die Abteilung an Einsles Anstalt, in der Meggendorfer zumindest leihweise Zugriff auf die Patient*innen haben würde) entstehen sollte.

Was Eglfing angeht, so war dort bereits Ende 1940 eine Kinderfachabteilung eingerichtet worden, eine Kinderstation gab es seit der Zeit vor dem Ersten Weltkrieg.[1075] Meggendorfer war also falsch informiert, dass dort eine Kinderabteilung egal welcher Zielsetzung kurz vor der Inbetriebnahme stünde. Dies ist allerdings plausibel, stand Meggendorfer doch mit von Braunmühl, einem Arzt der Anstalt Eglfing, der dort „alle neuen Therapieverfahren ein[führte]"[1076], in direkter Konkurrenz um die ersten Forschungsergebnisse und die beste Methode der Elektrokrampftherapie und hatte ansonsten keinen direkten Bezug zu jener Anstalt[1077], die außerdem räumlich deutlich weiter entfernt lag als Ansbach.

In Ansbach hingegen war 1941 eine Kinderabteilung eröffnet worden, in der 1942 auch eine Kinderfachabteilung eingerichtet wurde.[1078] Nach Ansbach hatte Meggendorfer deutlich bessere Kontakte, da er dorthin häufiger Promovierende entsandte, um an den Insassen zu forschen. Damit liegt deutlich näher, dass Meggendorfer mit seiner Forderung nach einer „Kinderstation" tatsächlich eine Kinderfachabteilung meinte. Es ist jedoch nicht von der

---

[1075] Stockdreher, P.: Heil- und Pflegeanstalt Eglfing-Haar, in: Cranach/Siemen, Heil- und Pflegeanstalten, S. 327–362, S. 327, S. 357. Schmuhl, Euthanasie, S. 186. Benzenhöfer, U.: Kindereuthanasie in der NS-Zeit unter besonderer Berücksichtigung von Reichsausschussverfahren und Kinderfachabteilungen, Ulm 2020, S. 153–155.

[1076] Stockdreher, Eglfing-Haar, S. 352, 355. Siemen, bayerische, S. 457.

[1077] Eglfing-Haar darf nicht mit Eglfing-München verwechselt werden, der Anstalt, in der Meggendorfer während seines Studiums als Medizinalpraktikant war. Andererseits wäre auch hier nicht anzunehmen, dass er ein Dritteljahrhundert später und ohne sonstige Berührungspunkte noch über Kontakte dorthin verfügte.

[1078] Benzenhöfer, Kindereuthanasie, S. 141–143.

Hand zu weisen, dass es auch möglich wäre, dass er, falls er wenig Überblick über andere Anstalten hatte, eine einfache Kinderstation forderte und keine Mordabteilung. Die Tatsache, dass er in einer Veröffentlichung aus dem Jahre 1944 die Wichtigkeit des hirnanatomischen Befundes ansprach[1079], deutet auf Forschungsinteressen seinerseits hin, die sich an einer Kinderfachabteilung deutlich besser durchführen lassen würden als in einer „normalen" Kinderstation ohne geplante Tode.[1080]

In jeden Fall verdeutlicht der Brief Meggendorfers, zu welchem Zweck er diese Abteilung für Kinder einrichten wollte, Kinderfachabteilung oder einfache Kinderstation: Weil sie hilfreich für Lehre und Forschung sein würde und nicht etwa, um kranken Kindern zu helfen.

Braun stellt die These auf, Meggendorfer könnte die Eingabe für eine Kinderfachabteilung „auf Betreiben Einsles" geschrieben haben, mit der Implikation, dass Einsle Meggendorfer unter Druck gesetzt haben könnte.[1081] Für diese These gibt es keine Indizien. Die Idee ging klar von Meggendorfer aus; in seiner Eingabe schrieb er, Einsle habe „gegen die Einrichtung einer Kinderstation in der Anstalt keine Bedenken."[1082] Meggendorfer ließ sich von Einsle zuvor nicht an seinen Versuchen, die Situation seiner Klinik auch auf Kosten von Einsles Anstalt zu verbessern, hindern, ein Anliegen, das für Einsle sicherlich weitaus drängender war als die Einrichtung einer Kinderfachabteilung.[1083] Und Meggendorfer und Einsle arbeiteten im Wesentlichen zusammen, wenn es ihnen sinnvoll erschien, ohne sich dabei nennenswert unter Druck zu setzen; ihr Verhältnis scheint sich mit Beginn des Krieges

---

1079 Meggendorfer, Wortblindheit, S. 201–202.

1080 Zur wissenschaftlichen Nutzung der Gehirne ermordeter Kinder siehe u. a. van den Bussche, Hamburg, S. 182–183; Aly, G.: Forschen an Opfern. Das Kaiser-Wilhelm-Institut für Hirnforschung und die „T 4" in: ders., Aktion T4, S. 153–160, passim. Klee, Euthanasie, S. 369–374.

1081 Braun, Meggendorfer, S. 493–494.

1082 UAE, A6/3i, Nr. 1, Meggendorfer an Rektor, 14.09.1942.

1083 Vgl. UAE, A6/3i, Nr. 5, Meggendorfer an Rektor, 12.06.1935. Ebda., Nr. 10, Meggendorfer an Jamin 18.03.1935, Meggendorfer an Rektor 21.02.1936, 05.05.1936. Ebda., Nr. 15, Meggendorfer an Engel?, 26.11.1938. Ebda., Nr. 1, Meggendorfer an Rektor, 30.05.1936, 25.06.1937, 04.05.1939, 17.02.1941, 03.07.1941, Meggendorfer an Regierung in Ansbach, 30.05.1936, Meggendorfer an Greving, 20.06.1941, Rektor an Dekan, 03.04.1944. Ebda., C3/1, Nr. 302, Bl. 175.

und der Krankenmorde sogar verbessert zu haben, vielleicht auf Basis neuer Übereinkünfte.

VIII. Der Beratende Psychiater im Heer

1. Die Rolle der Beratenden Psychiater

Im Juni 1940 wurde Meggendorfer zum Beratenden Psychiater des Wehrkreises XIII ernannt und hatte diese Stellung bis zum Kriegsende inne.[1084] Dies war keinesfalls eine Besonderheit für einen deutschen Hochschulpsychiater, denn „[b]is auf [4 Personen] war jeder Ordinarius von 1938 irgendwann als Beratender [Psychiater] vorgesehen."[1085] Jeder der insgesamt siebzehn Wehrkreise, besetzte Gebiete mit eingeschlossen, besaß einen Wehrkreisarzt, der den Sanitätsdienst befehligte und der über Beratende Ärzte verschiedener Fachrichtungen, darunter auch je einen Psychiater, verfügte.[1086] Ungefähr die Hälfte von ihnen, darunter auch Meggendorfer, hatten sich ab 1937 in „Kurse[n] für Sanitätsoffiziere der Reserve" auf ihren Einsatz vorbereitet.[1087]

Der Beratende Psychiater „stand den Kriegsgerichten als Gutachter bzw. Obergutachter zur Verfügung" und beriet die Fachärzte in den Nervenabteilungen der Kriegslazarette bzw. Reservelazarette" sowie „die leitenden Ärzte in den Hirnverletztenabteilungen". Er sollte regelmäßige Berichte einreichen und sich in jährlichen beziehungsweise halbjährlichen Tagungen mit den Kollegen treffen. Üblicherweise verbrachte er „drei oder vier Tage im Monat mit der Visite der militärischen Lazarette [...]." „[M]indestens zwei Drittel der Tätigkeit der Beratenden Psychiater [war] neurologisch" und betraf insbesondere „Folgeerscheinungen nach Infektionen" sowie Verletzungen.

Insbesondere waren sie für „die Gutachten für die Wehrmachtfürsorge- und -versorgungsämter [...], also die Anerkennung einer Wehrdienstbeschädigung, die Beschleunigung der Entlassung der Dienstunfähigen, die

---

1084 Berger, Psychiater, S. 277. Vgl. hierzu auch Braun, Meggendorfer, S. 532–552. BA-MA, RH 12–23, 634, Adressen der Beratenden Psychiater im Ersatzheer.

1085 Ebda., S. 44.

1086 Ebda., S. 30.

1087 Berger, Psychiater, S. 42.

Rehabilitierung der Hirn- und Nervenverletzten in den Sonderlazaretten und mit Hilfe der Arbeitstherapie in Rüstungsbetrieben, die Behandlung der ‚hysterischen Reaktionen' und die Arbeit in den Schleusenabteilungen" zuständig. Vor Kriegsgerichten begutachteten sie die Zurechnungsfähigkeit der Angeklagten. Meggendorfer kritisierte hierzu, „die Gerichte erwarteten eine ambulante Begutachtung ohne Akteneinsicht, dies sei jedoch ‚unsaubere Arbeit', zu der man sich nicht hinreißen lassen sollte."[1088]

Meggendorfer hatte als Beratender Psychiater die Aufgabe, „die Lazarette des Wehrkreises, der sich von Aschaffenburg und Bad Kissingen, von Crailsheim über Nürnberg und Regensburg bis Passau und Karlsbad erstreckt[e], regelmäßig zu besuchen, [s]ich über das Vorhandensein von Geistes- und Nervenkranken zu informieren und für die zweckmässigste Unterbringung dieser Kranken zu sorgen."[1089]

2. Das Nervenlazarett Erlangen

Die „Reservelazarette" waren „in der Regel an schon vorhandene zivile Krankenhäuser angebunden. Für die Psychiatrie waren das insbesondere Abteilungen an Universitätskliniken und an Heil- und Pflegeanstalten."[1090]

Eines der Reservelazarette Erlangen, korrekter gesagt seine Nervenklinik (auch „Nervenlazarett" genannt), befand sich „im Ostflügel der Heil- und Pflegeanstalt", war ihr aber (im Gegensatz zur Psychiatrischen Universitätsklinik) nicht unterstellt. Im Gegensatz zur Heil- und Pflegeanstalt und zur Psychiatrischen Universitätsklinik verfügte das im selben Gebäude befindliche Nervenlazarett nach Patientenangaben über eine „sehr gute und mehr als ausreichende Verpflegung". Auf eine Trennung der Patienten des Lazarettes von den Insassen der Heil- und Pflegeanstalt wurde anscheinend geachtet: Das Lazarett verfügte über eine eigene „Bastelstube", damit die Patienten nicht die „Schreinerei", in der Anstaltspatient*innen arbeiteten, nutzen mussten.[1091]

1088 Berger, Psychiater, S. 36, 41–42, 46–48, 57, 77–78, 84–94, 104, 113–120.
1089 UAE, C3/1, Nr. 302, Bl. 190.
1090 Berger, Psychiater, S. 30.
1091 StAN, Staatsanwaltschaft b. d. LG Nbg.-Fürth II, Nr. 2343 I, Bl. 101–102. Ebda., II, Bl. 207, 209–210.

Einsle arbeitete ebenfalls in der Nervenklinik des Erlanger Reservelazarettes, und zwar als „Unterarzt“, was zu verschachtelten Hierarchien führte.[1092]

Als Meggendorfer 1943 versuchte, Bingel zurück an die Psychiatrische Klinik zu bekommen, schlug er vor, dass dieser „die neurologische Konsiliartätigkeit in den [dortigen] Reservelazaretten übernehmen“ könnte. Bingel sei derzeit als „Leiter einer Fliegeruntersuchungsstelle in Norwegen“ und habe dort lediglich „jahraus jahrein einen viele Seiten langen Fragebogen auszufüllen“, während „[d]ie ganzen Erfahrungen des Krieges in neurologisch-psychiatrischer Hinsicht [...] an [ihm] mehr oder weniger vorüber [gingen]“. Es sei „auch im Interesse des akademischen Nachwuchses, wenn Dozent Dr. B[ingel] mehr psychiatrisch-neurologisch tätig wäre und [...] die dabei gemachten Beobachtungen und Erfahrungen auch wissenschaftlich [...] verarbeiten“ könne.[1093]

Insassen der Reservelazarette des XIII. Wehrkreises, auch des Reservelazaretts Erlangen, wurden teils aus anderen Reservelazaretten, beispielsweise Krakau, zuverlegt und dann – im Falle eines Dienstuntauglichkeitsverfahrens – innerhalb weniger Wochen teils in die Heil- und Pflegeanstalt Erlangen (gleiches Gebäude) und teils direkt in andere Heil- und Pflegeanstalten wie Kutzenberg oder Lohr verlegt.[1094] Als Insassen einer Heil- und Pflegeanstalt waren sie dann wie alle anderen in Gefahr, Opfer der Krankenmorde zu werden.

Zwangssterilisierte wurden nicht zur Wehrmacht eingezogen, denn sie „galten [...] nicht als kriegsverwendungsfähig, [da] [...] undenkbar [war], daß die Deutsche Wehrmacht ihre siegreichen Eroberungsfeldzüge u. a. Minderwertigen zu verdanken hatte.“ Die Patienten der Reservelazarette

---

[1092] Exemplarisch: BA-MA, RH 12–23, Nr. 671, Erfahrungsbericht Meggendorfers vom 06.12.1943, 07.02.1944, 06.03.1944, 06.04.1944. StAN, Staatsanwaltschaft b. d. LG Nbg.-Fürth II, Nr. 2343 II, Bl. 209–210. Ebda., III, Bl. 8. Zivil war Einsle in gewisser Weise Meggendorfers Vorgesetzter, da die Universitätsklinik auch als Abteilung der Heil- und Pflegeanstalt fungierte; militärisch war Meggendorfer Einsles Vorgesetzter und übertraf ihn wohl um etliche Ränge.

[1093] BArch, VBS/307, 8200001963, Meggendorfer an de Crinis, 30.10.1943.

[1094] Exemplarisch: StAB, K 100/5, Nr. 3768, Wg 43/40. Ebda., Nr. 3769, Wg 51/41, Wg 53/41. Ebda., Nr. 3770 Wg 16/42, Wg 28/43 und XIII 9/1943 AG. Aschaffenburg, Wg 27/42, Wg 32/42, Wg 3/43 und XIII 15/42, Wg 2/44 und XIII 16/1943 AG. Aschaffenburg. StAN, Erbgesundheitsgericht Erlangen Beschlüsse, 1942/XIII, XIII 9/42.

selbst wurden üblicherweise erst dann zwangsweise sterilisiert, wenn sie mit einer entsprechenden Diagnose als „dienstuntauglich“ entweder nach Hause entlassen oder aber in eine Heil- und Pflegeanstalt verlegt wurden. Die Gutachten im Rahmen des Dienstuntauglichkeitsverfahrens wurden selbstverständlich dann als Begründung der Zwangssterilisation herangezogen.[1095]

Meggendorfer forderte im Januar 1944, Zwangssterilisierte dennoch zum Kriegsdienst heranzuziehen, mit der Argumentation, „[u]nter diesen bef[ä]nden sich nämlich verhältnismäßig viele, die nicht wirklich schwachsinnig s[eien].“[1096]

3. Der Umgang mit „Psychopathen“ im Heer

Meggendorfer empfahl, „die Soldaten [die an ‚hysterischen Störungen‘ litten] durch einen Eintrag ins Soldbuch zu kennzeichnen, eine Idee, die zwar nie durchgesetzt, aber auch im weiteren Verlauf des Krieges regelmäßig in die Diskussion eingebracht wurde.“[1097] „Die Behandlung der ‚hysterischen Reaktionen‘ war [...] durch grausamste Behandlungsmethoden, durch völliges Außerachtlassen des Wohles der Soldaten und durch moralische Abwertung der Erkrankten als ‚Minderwertige‘ geprägt.“ Als Therapie verwendete Meggendorfer Elektrokrämpfe, wobei er „den entscheidenden Vorteil seiner Methode gegenüber den Cardiazolschocks darin [sah], daß der erkrankte Soldat kein ‚Vernichtungsgefühl‘ erleben mußte“. Andere bevorzugten Cardiazol allerdings genau deswegen. Meggendorfer „reiste aber auch nach Ensen, um sich mit dem ‚Pansen‘ vertraut zu machen“, „dabei handelte es sich um [...] die Kombination von verbaler Beeinflussung des erkrankten Soldaten und gleichzeitigem Quälen durch unerträgliche Schmerzen mit Hilfe von auf die Haut geleitetem Strom.“[1098]

Meggendorfer forderte, dass „Kriegszitterer und sonstige Patienten mit psychogenen Störungen [...] von den zahlreichen Vergünstigungen, die verwundete Soldaten mit Recht erh[ie]lten, möglichst ausgeschlossen werden [sollten].“[1099]

[1095] Ebda. Rothmaler, Sterilisationen, S. 205.

[1096] BA-MA, RH 12–23, 671, Erfahrungsbericht Meggendorfers, 08.01.1944. Berger, Psychiater, S. 148. Rauh, Medizinverbrechen, S. 271.

[1097] Berger, Psychiater, S. 113.

[1098] Berger, Psychiater, S. 166.

[1099] BA-MA, RH 12–23, 671, Erfahrungsbericht Meggendorfers, 06.10.1944.

„Leute mit rein psychogenen Störungen, psychogenen Lähmungen, Zitterer usw." sollten auch nicht „entlassen werden, denn sie würden draußen Schule machen und sie würden sich schnell ins Ungezählte vermehren, wie das im letzten Kriege der Fall war."[1100]

Im Juli 1943 schrieb Meggendorfer an Otto Wuth, den Beratenden Psychiater der Heeressanitätsinspektion, dass „die Zahl der Psychopathen mit abartigen Reaktionen [...] offenbar langsam aber sicher im Zunehmen [sei]." Es sei „wünschenswert, wenn derartige Wehrpflichtige [...] nicht entlassen würden, denn ihre Anwesenheit in der Zivilbevölkerung k[ö]nn[e] sich nur ungünstig auf die Wehrfreudigkeit und auf die Stimmung auswirken." Er betrachtete „[e]ine größere Ansammlung derartiger Elemente in der Heimat" als „direkt gefährlich", daher „sollten [sie] auf Kriegsdauer in einem Konzentrationslager untergebracht werden." Da er „mancherlei Schwierigkeiten" in der „Überweisung [von wehruntauglichen Soldaten] in ein ziviles Konzentrationslager" sah, hielt er „die Schaffung von entsprechenden militärischen Einrichtungen" für „wünschenswert."[1101]

Meggendorfer plädierte für die frühzeitige EKT nicht nur „bei Psychosen"[1102], sondern auch bei „psychogenen Störungen". Hier setzte er auch „unterschwellige Ströme" ein, damit „keine Amnesie erzeugt [...] und die Behandlung also erlebt w[u]rd[e]."[1103]

Geplant war, „daß [...] [sich] die Heerespsychiater in Würzburg [Ende 1941] [...] rein intern" treffen würden, „um die für sie wichtigen Fragen (Verwendung der Psychopatehen [!] im Heere usw.usw.) zu besprechen, ohne

[1100] BA-MA, RH 12–23, 671, Erfahrungsbericht Meggendorfers, 06.10.1943. Vgl. auch ebda., Erfahrungsbericht Meggendorfers, 08.01.1944.

[1101] BA-MA, RH 12–23, 671, Erfahrungsbericht Meggendorfers, 06.07.1943. Berger, Psychiater, S. 113–120, 137–139, 141–142, 160–161, 164, 236–237, 240–241, 277–278. Rauh, Medizinverbrechen, S. 271. Wulf, Morphinismus, S. 191. Berger schreibt, dass Meggendorfer „1944 [versuchte] die Diagnose ‚Schizophrenie' zu umgehen, indem er bei nur einmaligen Schüben eine ‚schizoide Reaktion' diagnostizierte, die durchaus Folge exogener Belastungen wie Infektionskrankheiten oder Hitze sein konnte." Da die Begutachtung auch bei Sterilisationsverfahren in diesen Fällen nicht einheitlich war, ist diese Einschätzung, dass es sich um einen Schutz der Soldaten vor dieser Diagnose handelte, vermutlich falsch.

[1102] BA-MA, RH 12–23, 671, Erfahrungsbericht Meggendorfers, 06.04.1944.

[1103] BA-MA, RH 12–23, 671, Erfahrungsbericht Meggendorfers, 06.10.1943.

Gefahr laufen zu müssen, daß die Öffentlichkeit und der Feind etwas davon erf[ühre]".[1104] Ob das Treffen stattfand, ist unklar; vermutlich fiel es aus.

IX. Meggendorfer nach dem Ende des Nationalsozialismus[1105]

1. Unmittelbar nach Kriegsende

Am 16. April 1945 wurde Erlangen von der US-amerikanischen Armee befreit.[1106] Meggendorfers Töchter gaben an, dass er „für drei Wochen in Kriegsgefangenschaft" geriet[1107]; dies konnte anhand der Quellen nicht nachgewiesen werden.[1108] Erwiesen ist allerdings, dass Meggendorfer im August von seinem Posten als Direktor der Psychiatrischen Klinik entlassen und in der Folge angewiesen wurde, sie nur übergangsweise zu leiten, bis seine Beteiligung an den NS-Verbrechen geklärt sei. Der Grund dafür scheint folgender gewesen zu sein:

Am 2. Juli 1945 wurde die Heil- und Pflegeanstalt von einer kleinen Kommission aus Vertretern der amerikanischen Militärregierung besichtigt, um die Krankenmorde zu klären.[1109] Die Kommission fand „eine Zahl von mehr

---

1104 MPG, GDA-129, Rüdin an Meggendorfer, 18.09.1941.

1105 Siehe hierzu auch Thum, A. Brüche und Kontinuitäten – Die Medizinische Fakultät in den Jahren 1945 bis 1960, in: Leven e. a., Medizinische Fakultät, S. 166–193. Plöger, A.: „Wir sind hier in der Tat am Ende". Die Nachkriegszeit, in: Leven/Plöger, 200 Jahre, S. 300–325, S. 303–316.

1106 Thum, Brüche, S. 159. Zu Meggendorfer nach 1945 vgl. auch Braun, Meggendorfer, S. 495–530.

1107 Aussage von Ida Valeton und Walburga Remold, zitiert nach Braun, Meggendorfer, S. 502. Sie behaupten weiterhin, die Klinik wäre unter Obhut von Hofmeister gelassen worden, dabei wurde laut Aktenlage Hofmeister zeitgleich mit Meggendorfer vorläufig entlassen.

1108 Auch Braun (S. 497) gibt keine weiteren Quellen an; in den offiziellen Unterlagen gibt es keinen Hinweis auf eine Kriegsgefangenschaft Meggendorfers. Sie ist auch nicht plausibel, da sich für diesen Zeitraum keine Hinweise auf eine Vertretung Meggendorfers in den Akten der Universität finden (für alle anderen Abwesenheiten gibt es kurze Notizen zur Vertretung durch andere Ärzt*innen der Klinik).

1109 SAE 94/790, Order der Amerikanischen Militärregierung, gez. Robert C. Adair, und Bericht Dr. Ohly, 02.07.1945, zitiert nach Stadtmuseum Erlangen: Die Friedrich-Alexander-Universität Erlangen-Nürnberg 1743–1993. Geschichte einer deutschen Hochschule, Erlangen 1993 (Veröffentlichungen des Stadtmuseums Erlangen 43), S. 350.

als 100 Frauen und Männer so abgemagert, daß ein Teil von ihnen unrettbar dem Tode verfallen" wäre. Einsle und sein Stellvertreter Hermann Müller wurden festgenommen; letzterer nahm sich in der Haft das Leben.[1110]

Die nachfolgenden Ermittlungen wegen Mordes beziehungsweise Beihilfe zum Mord richteten sich abgesehen von Einsle und Müller auch gegen die Anstaltsärzt*innen Heinrich Tschakert, Stephan Murar und Annemarie Wettley; Ärzt*innen der Psychiatrischen Klinik wurden nicht belangt.[1111]

Meggendorfer selbst wurde zwei Tage nach der Besichtigung zunächst von der Militärregierung „in [seiner] Dienststellung bestätigt", eineinhalb Monate später aber entlassen.[1112] Zuvor forderte die Militärregierung offenbar ein Gutachten der Universität an. Dieses konnte seine Entlassung allerdings nicht verhindern, obwohl es sich bemühte, ihn zu entlasten. Seinen Eintritt in die NSDAP stellte es als unüberlegte Jugendsünde dar:

> Der in Deutschland 1933 stark ausgeprägte Klassenkampf, der schon überall weitverbreitete Kommunismus, insbesondere die rege, politische Gärung und Aktivität in Hamburg, speziell unter dem Personal der psychiatrischen Klinik, das ihm verlockend erscheinende Parteiprogramm mit der verheissenen Volksgemeinschaft und Beseitigung der verheerenden Arbeitslosigkeit, endlich der geschlossene Übertritt der Deutschen Volkspartei, welcher Meggendorfer angehörte, in die NSDAP, veranlaßten ihn Ende April 1933, in die Partei einzutreten. Hitler erschien ihm damals als „Befreier" aus der Not.[1113]

Dann aber hätten die „Versammlungen und Sprechabende [...]" der NSDAP Meggendorfer „bei seiner Berufsarbeit [gestört]." „Die antisemitische Agitation [sei] ihm sehr peinlich gewesen, nachdem zahlreiche jüdische Kollegen, mit denen er eng zusammenarbeitete, abgebaut [!] wurden." „[D]ie radikalen,

---

1110 Ebda., Die Familie Meggendorfer hatte zu Müller wohl kein schlechtes Verhältnis; die Äußerung Meggendorfers Tochter Ida über „Kollegen[, die sich] das Leben genommen [hätten]", dürfte sich auf Müller und die Familie von Angerer (Hygieniker, Suizid 1945 mit Zyankali) beziehen. Ida Valeton, zitiert nach Braun, Meggendorfer, S. 496. Zu von Angerer läuft derzeit eine Dissertation von Michaela Waiden („Johanna von Angerer-Schwaan und Karl von Angerer. Ein Erlanger Ärztepaar der 1920er und 1930er Jahre") am Lehrstuhl für Geschichte der Medizin der FAU.

1111 Heinrich Hofmeister wurde allerdings als Zeuge gehört.

1112 UAE, A2/1, Nr. M46, Althaus an Meggendorfer, 04.07.1945, 22.08.1945. Ebda., Meggendorfer an „den Education Officer im Military Government", Erlangen, 31.03.1947.

1113 StAN, Erlangen-Stadt, Spruchkammer M – 76, Bl. 24.

kirchenfeindlichen Strömungen der NSDAP" hätten Meggendorfer ebenfalls nicht gefallen. „Der Kampf der Partei lag ihm nicht, da er selbst kein Kämpfer, sondern eine ängstliche[1114] Natur [sei]." Die „Gesellschaft für Rassenhygiene", deren „Ortsvorsitzender" Meggendorfer war, stellte die Stellungnahme als gänzlich unpolitisch dar. Zu den Krankenmorden behauptete sie, dass „M[eggendorfer] [...] nie einen Zweifel darüber gelassen [habe], daß er die Euthanasie scharf ablehne." Außerdem hätten „[b]ereits die ersten Gerüchte aus der Heil- und Pflegeanstalt [...] ihm seelisch schwer zugesetzt[,] [w]eswegen [...] er auch einmal in München vorstellig geworden [sei], um diese Bestrebungen abzustoppen." Auch hätten „[d]ie Geschehnisse in den Konzentrationslagern [...] ihn tief betrübt." Nach diesen offensichtlichen Unwahrheiten[1115] schloss das Gutachten, dass Meggendorfers „von Jahr zu Jahr immer deutlicher werdende Abneigung gegen den Nationalsozialismus [...], seine kirchliche Einstellung, die Ablehnung des Antisemitismus und der Euthanasie, nicht zuletzt seine wissenschaftliche Bedeutung und seine Verdienste um Forschung und Lehre" dazu führten, „daß sich der Ausschuß mit besonderer Wärme für seine Belassung im Amt einsetzt[e]."[1116]

Die offizielle „Entlassung" durch die Militärregierung hieß aber nicht, dass Meggendorfer nicht mehr in der Psychiatrischen Klinik arbeitete: Er hatte „nur zeitweilig Arbeitserlaubnis aus Gründen der öffentlichen Gesundheit" und leitete die Klinik zunächst weiter. Laut Militärregierung sollte er für diese Tätigkeit „nur die Löhne von einfachen Arbeiten" erhalten; der Universität widerstrebte diese geringe Bezahlung, und sie scheint eine Möglichkeit gefunden zu haben, Meggendorfer zumindest zeitweise wie zuvor zu entlohnen.[1117]

1114 Das Bild, was Braun, die ja mit umfangreichen Zeitzeugenaussagen der Töchter arbeitet, von Meggendorfer zeichnet, spricht nicht für einen ängstlichen Menschen.

1115 Das Minimum, was die Universität wusste, war a) das grobe Ausmaß der Krankenmorde und b) das Profitieren diverser Lehrstühle (u. a. Anatomie, Pathologie, Chirurgie, Dermatologie) von diesen Krankenmorden. Vgl. auch UAE, A6/3i, Nr. 1, Rektor an Dekan, 03.04.1944. Das exakte Ausmaß von Meggendorfers Beteiligung mag der Universität unter Umständen nicht im Detail bekannt gewesen sein; seine *Kenntnis* der Vorgänge in der Heil- und Pflegeanstalt stand allerdings außer Frage.

1116 StAN, Erlangen-Stadt, Spruchkammer M – 76, Bl. 24.

1117 UAE, A2/1, Nr. M46, Kultusminister an Meggendorfer, 19. 11.1945, Süss an Kassenaufsichtsbeamten, 11.12.1945. Ebda., Kassenanweisung 15.11.1945, Kassenaufsichtsbeamte an Rektor, 15.02.1947. Exemplarisch außerdem ebda., Süss an Meggendorfer, 24.04.1946, ebda., Althaus an Meggendorfer, 15.05.1946.

Meggendorfers Oberarzt Bingel sowie zwei Volontärärzte durften nicht mehr in der Klinik arbeiten.[1118]

Meggendorfer wurde vermutlich am 12. Mai 1946[1119] auf eigenen Antrag[1120] im „Berufungsausschuß“ der Universität vernommen, dem unter anderem Eduard Brenner[1121], der Rektor der Universität, und Leibbrand angehörten.[1122]

Die neue Beurteilung des Berufungsausschusses, die auch an die Militärregierung gesandt wurde, erwies sich als zweischneidig für Meggendorfer: Einerseits versuchte die Stellungnahme, ihn von seiner Beteiligung und Mitverantwortung am Nationalsozialismus soweit wie möglich zu entlasten und forderte seine „Rehabilitation“. Dafür berief sie sich im Wesentlichen auf die gleichen Argumentationslinien, die Meggendorfer im Entnazifizierungsverfahren verwenden würde: Er sei „überzeugter Katholik“ und habe von „Anfang an die guten Absichten der NSDAP“ geglaubt:

> [Meggendorfer] kam zur Partei im guten Glauben an die Bestrebungen der Nationals[o]zialisten, besonders an deren Widerstand gegen den Kommunismus. Die Zeugenaussagen beweisen, dass sich Meggendorfer niemals als aktiver Nationalsozialist betätigte und keine politischen Unterschiede bei den Angestellten seiner Klinik machte […].[1123]

1118 Ebda., Süss an Meggendorfer, 27.10.1945. UAE, A6/3i, Nr. 2, Meggendorfer an Militärregierung, 19.07.1945, 01.08.1945. Ebda., Kultusminister an Bingold, 19.11.1945. Ebda., Ausschuß [unleserlich] an Prorektor, 16.08.1945.

1119 Die Stellungnahme spricht von einer „persönliche[n] Befragung in der Sitzung vom 22.05.“, erwähnt allerdings mehrfach die darauf folgende Sitzung am 15.05.1946, so dass der 22. wohl ein Tippfehler war.

1120 UAE, A2/1, Nr. M46, Süss an Meggendorfer, 01.04.1946.

1121 Der 1888 geborene Anglist Eduard Johannes Wilhelm Brenner hatte seit 1946 den Lehrstuhl für Amerikanische Kulturgeschichte inne und war von August 1946 bis zum Sommersemester 1948 Rektor der Universität Erlangen. 1955 wurde er emeritiert, 1970 starb er. Brenner war ein „überzeugte[r] Sozialdemokrat“ und bemühte sich, die Rückkehr von nationalsozialistischen Hochschullehrern zu verhindern. Frobenius, W.: „Unhaltbare Zustände“: Konflikt um die Geburtshilfe und Frauenheilkunde, in: Leven/Plöger, 200 Jahre, S. 310–313, S. 312. Plöger, Nachkriegszeit, S. 303–316. Wachter, C.: Die Professoren und Dozenten der Friedrich-Alexander-Universität 1743–1960. Teil 3: Philosophische Fakultät. Naturwissenschaftliche Fakultät, Erlangen 2009 (Erlanger Forschungen 13), S. 24–25.

1122 Die Quelle ist in dieser Hinsicht nicht ganz eindeutig, aber es ist naheliegend.

1123 StAN, Erlangen-Stadt, Spruchkammer M – 76, Bl. 17.

Er habe „sich [in seinen Vorlesungen] streng in den Grenzen der anerkannten Wissenschaften [gehalten] und [...] sich niemals zu der politischen Anwendung der Rassen-Hygiene herbei [gelassen]." Auch „[a]ls Präsident der Erlanger Gesellschaft für Rassenhygiene [habe] er nie die klare wissenschaftliche Grundlage [verlassen und][...] sich durch die späteren Verirrungen der nationalsozialistischen Ideen über Eugenik nicht verführen [lassen]." Außerdem habe er bis 1941 jüdische Patient*innen behandelt.[1124] Andererseits hielt der Ausschuss folgendes fest:

> Da Professor Meggendorfer bereits emeritiert ist, und da vor allem ein Ersatzmann unter politisch unbelasteten Professoren für sein Arbeitsgebiet leicht gefunden werden kann, kann seine Wiedereinstellung in seine frühere Stellung nicht befürwortet werden.[1125]

Damit hatten sich nicht lediglich in der Militärregierung, sondern erstmals auch innerhalb der Universität relevante Stimmen in dem Sinne geäußert, dass Meggendorfer „politisch belastet" und als Hochschullehrer nicht mehr tragbar war.

Etwa ein Jahr lang leitete Meggendorfer die Klinik übergangsweise; dann rückte das Entnazifizierungsverfahren näher und seine Arbeitserlaubnis wurde im Juli 1946, ebenso wie die seiner Assistenzärzt*innen Elisabeth Goetze, geborene Bauer, und Heinrich Hofmeister, nicht verlängert.[1126] Meggendorfer überließ die Klinik den Händen von Emmy Schmelzer, bis dato Assistenzärztin:

> Während meiner Reise und so lange ich nicht Arbeitsbewilligung habe, wird Frau Dr. Emmy *Schmelzer*, die die Voraussetzungen zur Facharztanerkennung besitzt und seit 1940 an der Klinik tätig ist, die Klinik führen. Sollte aber Frau Dr. *Goetze*, die ebenfalls die Facharztvoraussetzung besitzt und noch länger an der Klinik tätig

---

[1124] Ebda.

[1125] Ebda., „Emeritiert" ist sachlich falsch, siehe unten. Die Vorstellung, in der Nachkriegszeit problemlos einen „unbelasteten" Psychiater zu finden, entsprach nicht der Realität.

[1126] UAE, A2/1, Nr. M46, Meggendorfer an „den Education Officer im Military Government", 31.03.1947. Ebda., Althaus an Meggendorfer, 15.05.1946. Ebda., Süss an Meggendorfer, 14.03.1946, 24.04.1946. Ebda., Aktennotiz Nacht (Name unleserlich), o. D. UAE, C3/1, Nr. 302, Bl. 225.

> ist, wieder Arbeitsbewilligung bekommen, wird diese die Leitung der Klinik übernehmen. Sie hat wiederholt schon längere Zeit die Klinik geleitet.[1127]

Hofmeister konnte wenig später seine Tätigkeit unter der Leitung von Schmelzer wieder aufnehmen, „da er unter die Jugendamnestie f[iel]".[1128]

Diese personelle Lage stellte die Klinik vor erhebliche Schwierigkeiten. Schmelzer bat mit Meggendorfer um seine Wiedereinstellung oder zumindest „die Wiedergenehmigung [s]einer Arbeitserlaubnis an der Klinik". Diese war „dringend notwendig [...], da außer Dr. Hofmeister und [ihr] nur unerfahrene Volontärärzte hier tätig" seien und sie in dieser Situation bereits so überarbeitet sei, „daß [sie] kaum [ihren] Pflichten nachkommen k[önne]."[1129]

2. Das Entnazifizierungsverfahren

Meggendorfer selbst hatte im Fragebogen für die Entnazifizierung angegeben, dass er sich „für entlastet" hielt und dies damit begründet, dass er sich „in zunehmendem Maße nicht nur passiv verhalten, sondern so weit als möglich der nationalsozialistischen Gewaltherrschaft Widerstand geleistet" hätte.[1130] Seinen Beitritt zur Nationalsozialistischen Deutschen Arbeiterpartei kurz nach deren Machtübernahme erklärte er folgendermaßen:

> In Hamburg und bes. auch an der Staatskrankenanstalt Friedrichsberg, an der ich damals tätig war, herrschte eine ganz besonders lebhafte politische Gärung und Aktivität; es gab hier mehr Gegensätze und Kämpfe als anderswo. All das schien in den ersten Monaten 1933 auf einmal überwunden. Der Nationalsozialismus stellte schöne, verlockende Programmpunkte auf: Volksgemeinschaft, Freiheit, Ende der Arbeitslosigkeit usw. Alles war wieder hoffnungsfreudig und begeistert, alle schienen eines Sinnes zu sein. Da konnte auch ich mich nicht ausschließen; und so folgte ich der Aufforderung eines Beamten und Werbers der Partei, der an mich herantrat. Von dem Leiter der Ortsgruppe der D.Volkspartei, der ich damals angehörte, wurde mir zudem erklärt, die Ortsgruppe trete geschlossen zur NSDAP über.[1131]

[1127] Ebda., Bl. 226.
[1128] Ebda., Bl. 233.
[1129] Ebda., Bl. 232.
[1130] StAN, Erlangen-Stadt, Spruchkammer M – 76, Bl. 16.
[1131] Ebda., Bl. 3.

Er behauptete ferner, „in der Partei alsbald allerlei Schwierigkeiten“ gefunden zu haben, insbesondere „die zahlreichen Versammlungen, an denen [er] teilnehmen musste, störten [ihn] in [s]einer beruflichen und wissenschaftlichen Arbeit“, weswegen er „allerlei Auseinandersetzungen mit den Blockleitern“ gehabt habe. Für derartige Konflikte gibt es keine Überlieferung in den Akten. Ferner gab Meggendorfer an, „die immer mehr hervortretender antisemitische Agitation“ der NSDAP sei ihm „peinlich“ gewesen, da er „nach wie vor Beziehungen zu jüdischen Kollegen [hatte und] jüdische Patienten [behandelte].“

In Erlangen habe er sich dann „sehr wohl [gefühlt], insbesondere deshalb, weil es [dort] politisch doch erheblich ruhiger war als in Hamburg.“ Dass die Erlanger politische Ruhe in vorauseilendem Gehorsam gegenüber der NSDAP bestand[1132], thematisierte er nicht. In der „Gesellschaft für Rassenhygiene“ sah er eine rein wissenschaftliche Gruppe, die „nichts mit Rassenpolitik und Antisemitismus zu tun“ hatte. Satzung und Zeitschrift der Gruppe, die der Ortsgruppe vorlagen und im Stadtarchiv überliefert sind, sprechen eine andere Sprache.[1133]

In Erlangen angekommen, habe er „Vorträge über erbliche Geistes- und Nervenkrankheiten“ gehalten. Ansonsten habe er sich in Erlangen „sehr zurück[gehalten], da [er] nicht ins politische Fahrwasser kommen wollte, wurde aber „vom rassenpolitischen Amt der Partei aufgefordert (befohlen), Vorträge [über Rassenhygiene, Anm. Verf.] zu halten“. Daraufhin habe er weitere „vier rein medizinische und keineswegs rassenpolitische Vorträge“ gehalten. 1937 habe er festgestellt, „daß die Partei [s]eine engere Mitarbeit wünschte“, und darum gebeten, „davon abzusehen“. Infolge dessen sei er nicht mehr um Vorträge oder andere Hilfe gefragt worden, und er habe erfahren, dass ihm „[s]eine Zurückhaltung sehr verübelt“ wurde. Zur gleichen Zeit sei auch „die kirchenfeindliche Richtung [der] Partei immer mehr hervor [getreten]“, und die „Parteistellen“ hätten ihm seine „christliche [...] Einstellung“ und seine Gottesdienstbesuche „verübelt“.[1134]

1132 Rauh, Studentenbewegung, S. 221–242.

1133 SAE, Fach Nr. 406, Akt Nr. 169, Monatsschrift „Volk und Rasse, 10. Jg., Heft 12, „Julmond 1935“.

1134 StAN, Erlangen-Stadt, Spruchkammer M – 76, Bl. 3.

Bezüglich der Krankenmorde leugnete er seine Involviertheit und behauptete, davon nicht viel bemerkt zu haben:

> Ich zog mich von der Partei immer mehr zurück, namentlich auch hinsichtlich mancher immer radikaler auftretender [sic] Bestrebungen, z. B. hinsichtlich der sogenannten Euthanasie. Diese Bestrebungen wurden von mir abgelehnt. Auch meine Ärzte ließ ich darüber nicht im unklaren. Von mir wurden derartige Dinge nicht verlangt; ich hörte nur gerüchteweise davon; aber auch diese Gerüchte belasteten mich schwer. Ich empfand es hart, daß die Möglichkeit eines Austrittes aus der Partei kaum bestand; ein solcher Schritt wäre ja gleichbedeutend mit der Vernichtung der eigenen Existenz und der der Familie gew[esen.] In früheren Jahren hatte ich immer noch die Hoffnung, die Übergriffe usw[!] wären nur Übergangserscheinungen, lokaler Übereifer usw. Während des Krieges kam ich in der angestrengtesten Tätigkeit, die mich jahrelang Tag und Nacht beruflich in Anspruch nahm, ohnehin kaum zur Besinnung.[1135]

Meggendorfer schloss seine Stellungnahme folgendermaßen:

> Aus dem Gesagten geht wohl schon meine Stellung zum Nationalsozialismus und zur Partei hervor: während ich anfangs glaubte, manches wäre recht und gut und der Nationalsozialismus würde uns aus der Tiefe herausführen, musste ich immer mehr erkennen, daß ich mich getäuscht hatte und daß wir betrogen worden waren. Wer mich kennt, wird bestätigen, daß ich seit Jahren mit dem Nationalsozialismus nichts mehr gemein hatte.

In einer zweiten Stellungnahme ergänzte er, er habe „stets alle Patienten [...] ohne Rücksicht auf Partei-, Rasse- und Religionszugehörigkeit nach bestem Wissen und Können [behandelt]“ und „damit fortgesetzt den Anordnungen der NSDAP zuwidergehandelt und [...] die Folgen davon gegenwärtigen [müssen].“[1136]

Anschließend führte er eine Reihe von jüdischen Patient*innen an, die er behandelt hätte. Außerdem habe er „den Anstaltsgeistlichen, auch dem jüdischen, nicht nur keinerlei Schwierigkeiten [gemacht]; [er] suchte ihnen ihre Aufgaben in jeder Hinsicht zu erleichtern.“ Darüber hinaus habe er „von den zahlreichen Werken jüdischer Autoren der Klinikbücherei nicht eines aus[ge]schaltet[...], obwohl dies gefordert war“, und „[b]ei der Auswahl von

---

[1135] Ebda.
[1136] Ebda., Bl. 4.

Büchern für die Bibliothek und bei der Anführung von Verfassern in wissenschaftlichen Arbeiten [...] die jüdischen Autoren nicht [umgangen], wie dies ebenfalls gefordert wurde", sowie „den Klinikärzten, die sexualpathologische Gutachten zu erstatten hatten, einen von Magnus Hirschfeld verfassten Fragebogen aus[gehändigt] und [...] ihnen [empfohlen], sich darnach [!] zu richten. 1943 [habe er sich] eine Beschwerde beim damaligen Rektor, Prof. Wintz, zu[gezogen], weil [er] in einem Gerichtlichen Gutachten und vor Gericht [...] Magnus Hirschfeld zitiert h[ä]tte."

Braun weist zu Recht darauf hin, dass es äußerst unwahrscheinlich für Meggendorfer wäre, Hirschfeld zu zitieren und seine Fragebögen zu verwenden, da er ein Gegner von dessen Theorien war.[1137] Dass er Fachliteratur jüdischer Autor*innen weiterhin verwendete, sofern er ihren wissenschaftlichen Wert anerkannte, klingt hingegen durchaus plausibel; ein Akt des Widerstandes war dies allerdings nicht, eher ein Zeichen dafür, dass sich die Ordinarien nicht gerne Vorschriften bezüglich ihrer Arbeitsweise erteilen ließen.[1138]

Meggendorfer belegte die Tatsache, dass er jüdische Patient*innen behandelt hatte,[1139] mit mehreren Schreiben zwischen der „Abteilung Fürsorge" der „Israelitische[n] Kultusgemeinde Nürnberg", einer „Zweigstelle der Reichsvereinigung der Juden in Deutschland" und seiner Psychiatrischen Klinik, in denen es um die Versorgung von zwei Patient*innen, Trude M.[1140] und Walter W.[1141], ging.[1142] Isaak Wormser und Abraham Krämer bemühten sich, den immer

1137 Braun, Meggendorfer, S. 401.

1138 Vgl. auch Kater, Ärzte, S. 241.

1139 Diese Argumentation war eine beliebte Strategie in Erlangen. Auch Greving, der 1939 ein Schild an seinem Sekretariat hatte anbringen lassen, dass „Juden" dort „unerwünscht" seien, entlastete sich erfolgreich mit der Behauptung, „nach Möglichkeit weiterhin Juden" behandelt zu haben. Rauh, Medizinverbrechen, S. 264. Thum, Brüche, S. 181–183. Siehe auch Rauh, P.: Reaktionäre Monarchisten, völkische Propagandisten und beinahe ein kleiner Hitler, in: Stadtarchiv Erlangen: Erlangen in der Weimarer Republik und im Nationalsozialismus. Die Friedrich-Alexander-Universität Erlangen 1918–1945. Teil 1, Erlangen 2021, S. 175–221, S. 198–199.

1140 Vgl. Kapitel IV.15.

1141 In den Akten des Staatsarchivs Nürnberg, Patienten der Heil- und Pflegeanstalt, Rep. 300.4.3 nicht nachweisbar.

1142 StAN, Erlangen-Stadt, Spruchkammer M – 76, Bl. 5–7. An Blatt 6 ist überraschend, dass das Datum vom zeitlichen Verlauf her nicht zu Trude M.s Patientenakte passt. Es könnte sich um einen Tippfehler handeln; Trude M.s Behandlung in der Psychiatrischen Klinik ist zweifelsfrei nachgewiesen.

schlechter werdenden Lebensbedingungen im Deutschen Reich zum Trotz den als „jüdisch“ betrachteten Schützlingen medizinische Versorgung zukommen zu lassen. Wormser starb in Theresienstadt, Krämer überlebte die Deportation und das Konzentrationslager und konnte dort befreit werden.

Teilweise konnten die Namen dieser Patient*innen in den Krankenakten gefunden werden, wobei Meggendorfer in seiner Stellungnahme ihr weiteres Schicksal verschwieg. Es ist für alle Nürnberger und Erlanger Patient*innen, die Meggendorfer dort aufführte, durchaus plausibel, dass sie sich zumindest vorübergehend in seiner Behandlung befanden. Falsch wäre jedoch die Schlussfolgerung, dass Meggendorfer deswegen kein Nationalsozialist gewesen wäre: Meggendorfer selbst mag nicht auffällig gegen Jüd*innen gehetzt haben und von den Nationalsozialisten als „jüdisch“ definierte Patient*innen nicht abgewiesen haben, aber er unterstützte den Nationalsozialismus. Dass er nicht alle Teile der nationalsozialistischen Ideologie gleichermaßen mittrug, ändert nichts daran.

Ein katholischer Geistlicher, Dekan Neundörfer, bescheinigte Meggendorfer, dass dieser „niemals einig gehen konnte mit den Zielen der Partei, besonders nicht mit ihren weltanschaulichen Bestrebungen, da er überzeugter Katholik“ sei und „seine religiösen Verpflichtungen jederzeit treu und gewissenhaft erfüllt“ habe, so sei er „ständiger Besucher des Sonntagsgottesdienstes in meiner Pfarrkirche“ gewesen. Auch „seine Frau und Kinder“ seien „treu kirchlich eingestellt“.[1143] Das Pfarramt „Herz Jesu“ bescheinigte, dass Meggendorfer „mit seiner Familie immer der Kirche treu geblieben und [...] auch in den schweren Jahren des Krieges praktizierender Katholik“ gewesen sei. Darüber hinaus behauptete dieses Gutachten, dass Meggendorfer „sich auch niemals an der Beseitigung von Geisteskranken beteiligt“ habe. Er sei „unter den deutschen Psychiatern einer der wenigen [gewesen], die sich gegen die Euthanasie der Geisteskranken entschieden ausgesprochen h[ätten].“[1144]

Auch ein Patient folgte dieser Strategie und schrieb, er habe „den Eindruck“ gehabt, dass Meggendorfer „gesinnungsmäßig der Partei nie nahestand“ und begründete dies damit, dass dieser „sich gegen Geistliche besonders freundlich zeigte“, was „ein echter Nationalsozialist [kaum]

[1143] Ebda., Bl. 1.
[1144] Ebda., Bl. 18.

getan“ hätte.[1145] Patient*innen bescheinigten ihm darüber hinaus, ihnen bei Auseinandersetzungen mit staatlichen Stellen geholfen zu haben. Es handelte sich hierbei jedoch nicht etwa um Verfolgte des Nationalsozialismus, sondern um „Volksgenossen“, die beispielsweise zur Wehrmacht eingezogen werden sollten. So bezeugte ein Patient, Meggendorfer habe ihm (vermutlich mittels eines Attestes) „in christlicher Hilfsbereitschaft unter Einsatz seiner Person und Stellung geholfen vom Einsatz im Volkssturm befreit zu werden“, zu dem der Patient „[t]rotz [s]einer Krankheit [...] unter Androhung des Entzuges [s]einer Praxis [...] eingezogen werden“ sollte.[1146] Eine weitere Patientin sollte Ende des Jahres 1944 „zur Ausbildung als Batterieführerin“ gezwungen werden, obwohl sie krank war. Meggendorfers „Hilfsaktion“ habe darin bestanden, sie als Patientin „in seine Klinik auf[zunehmen] und [sie] so unter Einsatz seiner Person vor weiteren Erpressungen seitens der Partei, die diese Aktion in Gang gebracht hatte,“ zu schützen.[1147] So hilfreich diese Handlungen für die Betroffenen auch gewesen sein mögen, lässt sich aus ihnen kein Widerstand Meggendorfers gegen den Nationalsozialismus ableiten, geschweige denn die Inschutznahme von Verfolgten des NS-Regimes oder besonders Gefährdeten wie beispielsweise psychisch Kranken oder Zwangsarbeiter*innen.

Die größte Menge an „Persilscheinen“ lieferten jedoch Meggendorfers Kolleg*innen. Allesamt selbst zumindest implizit mit dem Vorwurf belastet, nichts gegen den Nationalsozialismus unternommen zu haben, bestätigten sich alle wechselseitig ihre „Unbelastetheit“.[1148]

Wolfgang Köhler, „Werksarzt und Dolmetscher“ bei der US Army, der 1941 als Student Meggendorfers Vorlesungen gehört hatte, bescheinigte ihm, dass „seine Vorlesungen in Psychiatrie und Rassenhygiene“ immer „rein sachlicher Natur waren“ und „[d]ie vermittelten Kenntnisse [...] keinerlei Ausfaelle gegen

[1145] Ebda., Bl. 8. Zur Rolle der Kirchen siehe auch Goede, Adolf Rein, S. 217.

[1146] StAN, Erlangen-Stadt, Spruchkammer M – 76, Bl. 31.

[1147] Ebda., Bl. 30.

[1148] Meggendorfers angeblich guten Kontakten zu jüdischen Kollegen widerspricht, dass beispielsweise sein alter Kollege und Leitender Oberarzt Victor Kafka von ihm nicht um ein entsprechendes entlastendes Schreiben gebeten wurde. Dies stützt die These, dass Meggendorfer während der Zeit des Nationalsozialismus keine über eine unbedingt notwendige berufliche Zusammenarbeit hinausgehenden Kontakte mit jüdischen Kollegen unterhielt.

andere Nationen und Rassen [enthielten].“ „[I]n den Vortraegen [sei] niemals ein noch so geringes Anzeichen von nationalsozialistischer Propaganda zu finden [gewesen].“ Meggendorfer sei ein „aufrechter, anstaendig denkender Mann [...], der mit der niedrigen Ideologie des Nationalsozialismus nichts gemein hatte“ und dessen Mitgliedschaft in der NSDAP er sich nur folgendermaßen erklären könnte:

> Ich kann mir nur denken, dass Herr Prof. Dr. Meggendorfer unter dem Zwang gehandelt hat, der alle auf hervorragendem Posten stehenden Maenner verpflichtete, Parteimitglied zu werden.[1149]

Walter Kreienberg[1150], der bei Meggendorfer 1937 zum Thema „Die Auswirkungen des Gesetzes zur Verhütung erbkranken Nachwuchses an dem Krankenbestand der Psychiatrischen und Nervenklinik Erlangen“ promoviert worden war, schrieb an Meggendorfer, es sei ihm „unerklärlich wie man ausgerechnet [Meggendorfer] in Erlangen für einen aktiven Nazi halten k[önne]“, da dessen „Einstellung [...] doch bekannt“ gewesen sei. Kreienberg wünschte ihm „alles Gute“ und wollte „der Hoffnung Ausdruck geben, daß [Meggendorfer] bald alle Schwierigkeiten gut überwunden haben möge [...] und sich weiter [seiner] segensreichen wissenschaftlichen Arbeit widmen könne [...].“[1151] Kreienberg, der SA-Mitglied ab 1933 war und dessen Dissertation Berechnungen enthielt, „wieviel erbkranker Nachwuchs“ durch die Zwangssterilisationen verhindert worden sei, behauptete, dass Meggendorfer „gegen die Maßnahmen des Nationalsozialismus, insbesondere soweit sie wie in der Eugenik und Rassenpolitik sein engeres Fachgebiet berührten, stets eine offene Kritik [gehabt habe], die er auch in seinen Vorlesungen zum Ausdruck [ge]bracht [hätte].“ Meggendorfer habe „nie seine christlich-humanistische Weltanschauung [verleugnet] und [...] auch in diesem Sinne

---

1149 Ebda., Bl. 11.

1150 Walter Kreienberg, deutscher Physiologe, geb. 1911, war ab 1933 SA- und ab 1937 NSDAP-Mitglied und arbeitete ab 1940 im Hauptamt für Volksgesundheit, wo er sich mit Höhenforschung beschäftigte. 1943 zum Privatdozenten ernannt, wurde er 1948 außerordentlicher Professor in Mainz, 1959–1986 Präsident, später Ehrenpräsident der Ärztekammer Rheinland-Pfalz. Er verstarb 1994. Klee, Personenlexikon, S. 338. Kater, Ärzte, S. 26–27.

1151 StAN, Erlangen-Stadt, Spruchkammer M – 76, Bl. 10.

auf seine Schüler einzuwirken [versucht].“ Als Beweis dafür diene „die Tatsache, daß er aktive Nazis als Mitarbeiter ablehnte.“[1152] Meggendorfer sei „durch seine passive Resistenz und seine Kritik bekannt und den Propagandisten ein Dorn im Auge“ gewesen.[1153]

Meggendorfers De-facto-Stellvertreterin Dr. Emmy Schmelzer, formal Assistenzärztin und seit Juni 1940 an der Psychiatrischen und Nervenklinik der Universität beschäftigt, äußerte, Meggendorfer habe nie einen Unterschied bezüglich der Nationalität oder Religion seiner Patient*innen gemacht. Außerdem habe sie nicht erlebt, „daß Herr Prof. Meggendorfer jemals politisch hervorgetreten [wäre] oder nationalsozialistische Ideen vertreten h[ätte].“ Er habe auch kein „Parteiabzeichen“ getragen, und der „damals vorgeschriebenen Gruß ‚Heil Hitler‘ [...] [sei] in [der psychiatrischen] Klinik nicht üblich“ gewesen. Meggendorfer habe „die Gewaltmethoden und politischen Machtansprüche strikte ab[gelehnt]. Juden wurden von ihm behandelt, [soweit] es überhaupt nur möglich war.“[1154]

Die Leiterin des Erlanger Gesundheitsamtes Anna Sailer, eine ehemalige Ärztin an der Psychiatrischen Klinik, hatte laut eigener Aussage in der Klinik ebenfalls niemals politische Propaganda wahrgenommen. Auch sei Meggendorfer laut ihrer Kenntnis nie „als Wissenschaftler und Dozent auf die Systemrasse zu sprechen gekommen“ und habe keine „antisemtische[n] [!] Gedankengänge geäußert“.[1155]

Der Physiologe Kurt Adolf Gross[1156], „Nichtparteigenosse“, argumentierte mit Meggendorfers „kirchliche[r] Haltung“ und „religiöse[r] Überzeugung“, dass dieser kein Nationalsozialist gewesen sein könne.[1157]

Bruno Fleischer, Direktor der Augenklinik an der Universität Erlangen, gab folgende Erklärung ab:

[1152] Das SA-Mitglied Kreienberg widerspricht sich hier selbst, wurde er selbst doch offensichtlich als Doktorand akzeptiert.

[1153] Kreienberg, Auswirkungen, S. 21–22. Klee, Personenlexikon, S. 338. StAN, Erlangen-Stadt, Spruchkammer M – 76, Bl. 9.

[1154] Ebda., Bl. 33.

[1155] Ebda., Bl. 22.

[1156] Der 1887 geborene Kurt Adolf Gross war außerordentlicher Professor für Physiologie seit 1935 und wurde 1945 ebenfalls (vorübergehend) durch die Militärregierung entlassen. 1969 verstarb er.

[1157] Ebda., Bl. 12.

> Ich erkläre hiermit, dass Herr Prof. Dr. Meggendorfer in seinem für die Gesellschaft für Rassenhygiene am 7. Jan[uar] 1937 gehaltenen Vortrag über „Erbliche Nervenleiden und Geisteskrankheiten" nach meiner Erinnerung keine über den Inhalt des mir vorgelegten Manuskriptes hinausgehenden rassen*politischen* Ausführungen gemacht hat. Ich würde mich dessen erinnern, da dies ganz ausserhalb dem Rahmen des Vortragscyclus liegen würde, der damals von den verschiedenen Vertretern der medizinischen Disziplinen über Vererbungskrankheiten der Menschen gehalten wurde.[1158]

Außerhalb der Universität bescheinigte ihm Frau Dr. Bücking-Kopfermann, die als praktische Ärztin in Erlangen niedergelassen war und als solche Patient*innen an ihn überwiesen hatte, er habe „immer nur den Dienst am kranken Menschen in Frage [gezogen] und „weder Rassen noch Stand, weder private noch kassenangehörige Patienten" unterschieden und sah dies „in seiner christlichen Auffassung des ärztlichen Berufes, der er auch durch seinen regelmäßigen Kirchenbesuch Ausdruck nach aussen verlieh[, begründet]." Meggendorfer sei *„keinesfalls aktiv nationalsozialistisch"* gewesen.[1159]

Auch Leute, die in nichtärztlichen Berufen mit Meggendorfer zusammengearbeitet hatten, beteiligten sich an seiner Entlastung: Hans Schmidt, „Aufsichtspfleger" an der Heil- und Pflegeanstalt bis 1939, erklärte, dass „Meggendorfer [...] bekannt [gewesen sei], daß [Schmidt] von der N.S.D.A.P. Ansbach im Jahre 1933 verhaftet und monatelang in Schutzhaft war und in [Meggendorfers] Klinik strafversetzt wurde, weil [er] Mitglied der S.P.D. und Vorsitzender des Allg. Deutschen Beamtenbundes war. [...] Herr Prof. Meggendorfer h[abe] weder [ihn] noch andere Untergebene angehalten oder aufgefordert der N.S.D.A.P. oder deren Gliederungen beizutreten. Die ihm anvertrauten Kranken ha[be] Prof. Meggendorfer ohne Rücksicht auf Stand, Rasse, Religion oder politischer Meinung mit aller Sorgfalt behandelt" und er sei „nur ein formales Mitglied und kein überzeugter Nazi" gewesen.[1160]

Gustav Plamann, „Oberoffiziant"[1161] und ehemaliger Freimaurer[1162], erklärte, Meggendorfer habe seine Patient*innen stets gut behandelt, sei „politisch

---

[1158] Ebda., Bl. 35 (Hervorhebung im Original).
[1159] Ebda., Bl. 13 (Hervorhebung im Original).
[1160] Ebda., Bl. 15.
[1161] Eine Art Assistent, welcher in den Vorlesungen mithalf.
[1162] Geheimbünde wie die Freimaurer waren eines der Feindbilder der NSDAP, daher erwähnte Plamann dies.

niemals hervorgetreten [...] und [habe] nie Propaganda für den Nationalsozialismus getrieben". Weiterhin führte er aus:

> Er hat mich als Nichtparteigenossen und ehemaligen Freimaurer auch nie darauf angeredet oder schlechter behandelt oder gedrückt. Auch in den Vorlesungen hat sich Prof. Meggendorfer nie auf politische Fragen eingelassen, hat immer nur rein sachlich wissenschaftliche Vorlesungen gehalten, hat nie abfällige Äußerungen über andere politische oder religiöse Anschauungen oder über fremde Rassen und Völker gemacht, hat bei den Lichtbildvorführungen nie irgendwelche Bilder politischer, nationalsozialistischer oder antisemitischer Tendenz gezeigt, sondern nur Bilder rein wissenschaftlicher Art seines Lehrgebiets.[1163]

Auch der Betriebsrat der Heil- und Pflegeanstalt, Georg Spörlein, bescheinigte, Meggendorfer sei „niemals politisch aktiv hervorgetreten", habe „alle Kranken ohne Rücksicht auf ihren Stand oder ihre Rasse oder Religion gleich gut behandelt" und dem „Pflegepersonal [...] keinerlei Schwierigkeiten" gemacht.[1164]

Diese letzten drei Zeugnisse klingen im Wesentlichen plausibel. Sie irren allerdings in der Frage, was ein „echter Nazi" sei. Meggendorfer war kein fanatischer Parteisoldat, der in der Klinik Uniform getragen hätte und über sein rassenhygienisches Engagement hinaus politische Propaganda betrieben hätte. Entsprechend ist es wahrscheinlich, dass er ein SPD-Mitglied in Ruhe ließ. Auch hätte er keinen Grund gehabt, einen ehemaligen Freimaurer zu belästigen, zumal er selbst noch 1940 die Wirksamkeit von bestimmten logenähnlichen „Enthaltsamkeitsverbände[n]" im Kampf gegen den Alkoholismus anerkannt hatte.[1165] Einzelnen Aspekten der NS-Ideologie wird er sicherlich indifferent oder gar skeptisch gegenübergestanden haben, aber das hinderte ihn nicht an seiner generellen Überzeugung, dass die Ziele der NSDAP erstrebenswert waren, und daran, das Seinige zur Umsetzung dieser Ziele beizutragen.

Für Meggendorfer war es nicht nur für das Entnazifizierungsverfahren, sondern auch für seine gesamte Zukunft am wichtigsten, jegliche Verbindung

---

1163 Ebda., Bl. 21.

1164 Ebda., Bl. 14.

1165 Meggendorfer, Alkoholismus (Gütt), S. 362. Rauh merkt zu den Funktionseliten an, dass die „generelle Zustimmung zu den Zielen des NS-Staates (...) keineswegs gleichbedeutend mit einer völligen Übereinstimmung in allen ideologischen Einzelfragen" gewesen sei, dies trifft auch für Meggendorfer zu. Rauh, Erlanger Medizin, S. 226.

zu den Krankenmorden abzustreiten. Immerhin wäre es sonst durchaus möglich gewesen, dass ihm daraus strafrechtliche Konsequenzen bis hin zu einem Verfahren wegen Beihilfe zum Mord erwuchsen. Diese Strategie scheint weitestgehend aufgegangen zu sein; juristische oder soziale Konsequenzen bezüglich seiner Beteiligung an den Krankenmorden erlitt er nicht, und in der Nachkriegsüberlieferung wurde die Schuld daran lediglich der Heil- und Pflegeanstalt zugesprochen. Ein weiterer Teil von Meggendorfers Verteidigungsstrategie war es, aus der unbestreitbaren Tatsache, dass er während des Nationalsozialismus jüdische Patient*innen behandelt hatte, zu folgern, dass er dementsprechend kein Nationalsozialist gewesen sein könne. Und zum Dritten verwendete er Darstellungen als „guter Katholik", der sonntags regelmäßig die Heilige Messe besuchte, um darüber ebenfalls einen zwangsläufigen Dissens mit dem Nationalsozialismus zu konstruieren. Dabei ignorierten seine geistlichen Fürsprecher, dass Meggendorfer den Lehren der katholischen Kirche, auch abgesehen von seinen Verwicklungen in Nationalsozialismus und Krankenmorde, eher lose verbunden war, hatte er doch beispielsweise schon früh in seiner Karriere für eugenisch begründete Sterilisationen und Schwangerschaftsabbrüche plädiert, während die Kirche nicht einmal Mittel zur Empfängnisverhütung gestattete.[1166]

Sein Anwalt, Dr. Ferdinand Zilcher, fasste diese Verteidigung für das Entnazifizierungsverfahren in folgendem Plädoyer zusammen: Meggendorfer sei „belastet durch seinen Parteieintritt 01.05.1933", aber habe „ausschließlich seinen Beruf [gelebt]", sei „[a]uch in seinen Vorlesungen (...) niemals irgendwie politisch in Erscheinung [getreten]" und habe „aktiv Stellung gegen die Maximen der Partei genommen [...] und [...] dem Parteiprogramm zuwider seine jüdischen Patienten stets beibehalten", weswegen er „sogar angefeindet" worden sei.[1167]

Er behauptete, dass, „[f]alls überhaupt in der Praxis politische Gespräche geführt wurden, Prof. Dr. Meggendorfer offen seine Ablehnung [gezeigt

---

[1166] Angenendt, A: Ehe, Liebe und Sexualität im Christentum. Von den Anfängen bis heute, Münster 2015, S. 204–206. Vgl. auch Braun, Meggendorfer, S. 162. Zum Verhältnis zwischen den christlichen Kirchen und dem Nationalsozialismus siehe auch Kater, M.: Studentenschaft und Rechtsradikalismus in Deutschland 1918–1933. Eine sozialgeschichtliche Studie zur Bildungskrise in der Weimarer Republik, Hamburg 1975 (Historische Perspektiven 1), S. 138.

[1167] StAN, Erlangen-Stadt, Spruchkammer M – 76, Bl. 28.

habe]", was das „[g]esamte[...] Vorzimmerpersonal, das jahrelang mit dem Betroffenen auf das engste zusammengearbeitet" hatte, bezeugt habe.

Der 1935 „im Auftrage des Rassenpolitischen Amtes" gehaltene Vortrag zu „[e]rbliche[n] Geisteskrankheiten und Nervenleiden" „enth[ie]lt[e] nicht die geringste politische Andeutung."[1168] Meggendorfer habe hingegen „mehrere Vorträge in der Einrichtung ‚Arzt und Seelsorge' gehalten.[1169] Dies [sei] besonders bemerkenswert und zu Gunsten des Betroffenen zu werten, weil damit eine persönliche Gefährdung verbunden war."[1170]

Zilcher schrieb über Meggendorfers „kirchliche Einstellung": „Zur besonderen Entlastung trage ich vor, dass der Betroffene sich besonders eng gerade in der nazistischen Zeit an seine Kirche angeschlossen hat." Eine Zeugin habe „bestätigt, dass die ihr bekannte christliche Auffassung des ärztlichen Berufs durch den Betroffenen ihm gar nicht zuliess den abwegigen Parteimaximen zu folgen."

Zu Meggendorfers Verwicklungen in die Krankenmorde gab Zilcher an, dieser sei „[d]en radikalen Bestrebungen der Euthanasie [...] von allem Anfang an und in der schärfsten Form entgegen [getreten]." Diesbezüglich sei man „[a]n Prof. Meggendorfer [...] auch nie heran [getreten]. Er h[abe] auch nur gerüchteweise davon [gehört]."

Sein Plädoyer für die Einordnung als Mitläufer schloss der Rechtsanwalt folgendermaßen:

> Durch die angegebene erhebliche Anzahl von Einzelfällen hat Prof. Dr. Meggendorfer bewiesen, dass er im Gegenteil durch die Tat den rassischen Parteiproblemen nicht

---

1168 Von den von Meggendorfer selbst eingeräumten sechs Vorträgen über rassenhygienisch-eugenische Themen erwähnte der Anwalt hier nur einen. Den Vortrag hielt Meggendorfer 1937, vielleicht auch 1935, im Auftrag des „Rassenpolitischen Amtes". Laut dem von ihm selbst im Entnazifizierungsverfahren eingereichten Skript ging es darin unter anderem um die „Gefahr [...] für das Volksganze" durch „Erbkrankheiten" nach dem „Gesetz zur Verhütung erbkranken Nachwuchses" und die „ungeheure [...] wirtschaftliche [...] Belastung, die sie für ihre Familien, aber auch für die Allgemeinheit und damit für jeden Einzelnen von uns darstellen". Zudem zitierte Meggendorfer darin explizit kriminalbiologische Ansichten. StAN, Erlangen-Stadt, Spruchkammer M – 76, Bl. 36; Vgl. Lange, Verbrechen, passim.

1169 Absatzfehler zur besseren Lesbarkeit durch Verfasserin ausgebessert.

1170 Bei der angeführten Einrichtung scheint es sich um eine kirchlich ausgerichtete Gruppe gehandelt zu haben. Meggendorfer erwähnte sie außerhalb des Entnazifizierungsverfahrens nicht; es sind auch keine Belege dazu auffindbar. Inwiefern diese Vorträge Meggendorfer gefährdet haben sollten, erklärte der Anwalt nicht.

> gefolgt ist. [...] Er hat drüber hinaus sogar bewiesen, dass er den Prinzipien und Anordnungen der Partei zuwider gehandelt hat und sich dabei selbst in Gefahr brachte.[1171]

Bei der erwähnten „Gefahr“ für Meggendorfer muss an dieser Stelle angemerkt werden, dass weder er selbst noch sein Anwalt noch andere Personen im Entnazifizierungsverfahren oder zu einem späteren Zeitpunkt einen Beweis antraten oder auch nur einen deutlichen Hinweis präsentierten, dass Meggendorfer jemals Probleme mit der NSDAP, einer ihrer Gliederungen oder staatlichen Stellen gehabt hätte. Auch die Verfasserin fand keine Anhaltspunkte dafür: die einzigen Auseinandersetzungen mit Staat oder Partei waren Bagatellangelegenheiten[1172], und es gibt keine Hinweise, dass die NSDAP in ihm jemals etwas anderes als einen treuen Verbündeten gesehen hätte, so dass man davon ausgehen muss, dass es sich um reine Schutzbehauptungen handelte.

Das Verfahren gegen Meggendorfer fand am 20. September 1946 statt.[1173] Er selbst erschien nicht zur Verhandlung und hatte zuvor noch darum gebeten, dass sie möglichst rasch stattfinden sollte, da er keine weitere Zeit für die Beschaffung von Entlastungsmaterial bräuchte.[1174] Der „öffentliche Kläger“ forderte „die Einreihung des Betroffenen in die Gruppe der Belasteten“[1175]; die Spruchkammer folgte dem Plädoyer von Meggendorfers Anwaltes und entschied, dass Meggendorfer als „Mitläufer“ eingestuft wurde, da er „nicht mehr als nominell am Nationalsozialismus teilgenommen, ihn nur

1171 StAN, Erlangen-Stadt, Spruchkammer M – 76, Bl. 28 (im Original hervorgehoben). Durch oppositionelles Verhalten in Gefahr gewesen zu sein, behauptete beispielsweise auch Tschakert im Einsleprozess. Er habe „durch Eingaben an den SD-Leitabschnitt Nürnberg“ versucht, „die Rücknahme des entsprechenden Befehls zu erreichen“; ihm sei daher angedroht worden, in das Konzentrationslager Dachau zu kommen. Auch diese Behauptung entbehrt jeglichen Belegs, entspricht jedoch einem häufigen Motiv von Schutzbehauptungen der an Medizinverbrechen beteiligten Ärzt*innen nach dem Ende der Nationalsozialismus. StAN, Staatsanwaltschaft b. d. LG Nbg.-Fürth II, Nr. 2343 I, Bl. 44. Siehe auch Wiesinger/Frewer, Leibbrand, S. 56–57.

1172 In keiner dieser Auseinandersetzung zeigte Meggendorfer Bedenken, seine Position gegenüber staatlichen oder Parteistellen zu vertreten. Exemplarisch hier UAE, A6/3i, Nr. 1, Meggendorfer an Rektor, 25.06.1942. Ebda., C3/1 Nr. 302, Bl. 215–216.

1173 Ebda., Laufzettel.

1174 Ebda., Bl. 39.

1175 Ebda., Bl. 26.

unwesentlich unterstützt und sich auch nicht als Militarist erwiesen" hätte.[1176] Rechtskräftig wurde das Ergebnis am 17. November.[1177]

Zunächst sah es so aus, als würde Meggendorfer im Februar 1947 unter die „Weihnachtsamnestie" fallen, womit der Beschluss aufgehoben und das Verfahren eingestellt worden wäre. Zunächst wurde im August auch so entschieden; dann aber fiel dem „bayerischen Staatsministerium für Sonderaufgaben" im Oktober desselben Jahres auf, dass Meggendorfer die formalen Voraussetzungen dafür nicht erfüllte, insbesondere in finanzieller Hinsicht.[1178] Damit blieb die Entscheidung bestehen.

3. Berentung

Nach dem Entnazifizierungsverfahren arbeitete Meggendorfer mit Hochdruck daran, wieder als Ordinarius eingesetzt zu werden. Dazu reichte er eine Reihe von Aussagen nach, die ihn weiter entlasten sollten: Ein Künstler britischer Nationalität behauptete, dass Meggendorfer „damals unter dem Zwange der Arbeitslosigkeit sich in Hamburg überreden ließ, der NSDAP beizutreten."[1179] Kolleg*innen erklärten, Meggendorfer könnte wegen seines niedrigen militärischen Ranges[1180] kein Militarist gewesen sein und könnte kein Nationalsozialist sein, da er jüdische Patient*innen behandelt hatte. Außerdem „interessierte [er] sich auch nicht für die politische Einstellung seiner Untergebenen", was ebenfalls gegen seine Beteiligung am Nationalsozialismus spräche. Ehemalige Studierende, die Abwesenheit von deutlicher Propaganda als Widerstand auslegend, gaben an, dass Meggendorfer „[n]ie [...] Antisemitismus propagiert oder überhaupt Rassenhaß" gelehrt habe und „nie [...] [öffentlich] für Euthanasie eingetreten" sei:

1176 Ebda., Bl. 45. Das Gericht folgte Meggendorfers Anwalt. Das bedeutet, der Ausgang des Entnazifizierungsverfahrens war das bestmögliche Ergebnis, mit dem Meggendorfer rechnen konnte.

1177 Ebda., Laufzettel.

1178 Ebda., Bl. 60, 59. Um unter die Amnestie zu fallen, durfte man zu einem bestimmten Zeitpunkt nicht über ein gewisses Einkommen verfügt haben. Meggendorfer als Ordinarius und Chefarzt hatte deutlich mehr Geld verdient.

1179 Braun hat dies korrekt als inhaltlich falsch erkannt, da Meggendorfer in Hamburg nie von Arbeitslosigkeit bedroht war. Braun, Meggendorfer, S. 526.

1180 Im Vergleich zu anderen Beratenden Psychiatern niedrig.

> In seinen Vorlesungen, die wir in den Jahren 1943–1945 hörten, hat er so konsequent und auffallend jedes Eingehen auf politische Fragen [...] vermieden, daß jeder erkennen mußte, hier spreche ein Mann, der den Nazismus ablehne [...].[1181]

Er habe in seinen Vorlesungen vertreten, „[...] daß alles versucht werden müsse den Kranken zu heilen – so daß wir uns alle darüber klar waren, dies bedeute eine eindeutige Ablehnung der Euthanasie."[1182] Auch diese Zeugnisse sind, abgesehen von der drohenden Arbeitslosigkeit, sachlich nicht falsch: Die von Meggendorfer behandelten jüdischen Patient*innen sind belegt, und es wäre tatsächlich ungewöhnlich für einen Ordinarius während des Nationalsozialismus gewesen, in öffentlichen Vorlesungen Krankenmorde zu propagieren, sollte das Ganze doch geheim gehalten werden. Sie verkennen allerdings Meggendorfers Beteiligung am Nationalsozialismus unabhängig von der NS-„Euthanasie", und indem sie als „Nazi" nur aggressiv auftretende Menschen in entsprechender Uniform betrachteten, die laute Propaganda für die NSDAP machten, entlasteten sie nicht nur ihren alten Lehrer, sondern auch ihre eigenen Angehörigen und nicht zuletzt sich selbst.[1183]

Meggendorfer selbst empfand den Verlust seines Lehrstuhles als ungerecht und beantragte eine erneute Prüfung. Er klagte, er „erhalte seit September 1945 keinen[!] Gehalt mehr[,] [...] habe eine große Familie", in der drei der „Kinder [...] noch in Berufsausbildung" seien. Angesichts seines Alters könne er „keinen anderen Beruf mehr ergreifen" und sei „der Not preisgegeben", was er „als eine unverdiente Härte" empfinde, da er „nie ein Aktivist gewesen" sei.[1184]

Dafür war es notwendig, dass zunächst kein anderer endgültig auf diesen Lehrstuhl berufen würde. So setzte Meggendorfer sich dafür ein, dass die

---

1181 HStA M, MK 44017, Erklärung Kraus, 24.01.1947.

1182 HStA M, MK 44017, Eidesstattliche Erklärung Dahme 15.02.1947. Ebda., Erklärungen Kraus, 24.01.1947, Westhoff, 17.05.1948, Scheiffarth, 15.02.1947, Schmelzer, 25.01.1947, Schütz, 25.01.1947.

1183 An manchen Punkten widersprachen sich die „Persilscheine": so äußerte beispielsweise der ehemalige Doktorand und SA-Mitglied Walter Kreienberg, der im Jahre seiner Promotion in die NSDAP eintrat, Meggendorfer habe „aktive Nazis als Mitarbeiter ab[ge]lehnt[...]", während der Mitarbeiter Schütz behauptete, Meggendorfer „interessierte sich auch nicht für die politische Einstellung seiner Untergebenen". StAN, Erlangen-Stadt, Spruchkammer M – 76, Bl. 9. HStA M, MK 44017, Erklärung Schütz, 25.01.1947.

1184 UAE A2/1 Nr. M46, Meggendorfer an „Education Officer im Military Government", 31.03.1947.

Berufung von Ernst Grünthal[1185] – der während des Nationalsozialismus wegen seiner jüdischen Herkunft politisch verfolgt worden war und nun rehabilitiert werden sollte – auf den Erlanger Lehrstuhl scheiterte. Dafür bat er die Geistlichen seiner Kirche um Hilfe:

> Nach den Richtlinien des Ministeriums [...] scheint es mir nun nicht unbedingt nötig, den Kampf um den Lehrstuhl schon aufzugeben, besonders wenn ich mich an Ihren oben erwähnten Rat erinnere. Ich bin meiner Ansicht nach doch nicht so belastet, daß ich untragbar wäre; auch sind alle, die mich längere Zeit kennen, dieser Meinung. Wichtig erscheint mir nur, etwas Zeit zu gewinnen. Wenn es verhindert werden könnte, daß Prof. Grünthal in nächster Zeit endgültig berufen wird, wäre schon viel gewonnen. Meiner Meinung nach könnte das Gehalt für den zu Berufenden z[ur] Z[eit] eingespart werden, wenn ich noch ein paar Semester bleiben könnte.[1186]

Im Sommer 1947 war Meggendorfer immer noch außer Amtes. Um dies zu ändern, schrieben er und Karl Thomas[1187], Physiologe, stellvertretender Rektor der Universität und Dekan der medizinischen Fakultät, an das bayerische Kultusministerium. Thomas attestierte ihm, „dass er die positiven politischen, liberalen und demokratischen Eigenschaften besitzt die erwarten lassen, dass er zur Entwicklung und Förderung der Demokratie in Deutschland beitragen wird."[1188]

Das Ministerium ließ sich zwei Monate Zeit, um zu antworten. Dann stellte es Meggendorfer Mitte Oktober 1947 wieder als Professor ein, versetzte ihn jedoch in den Ruhestand, statt ihn wie üblich zu emeritieren.[1189]

Meggendorfer genügte das nicht; neben einem etwas geringeren Gehalt bedeutete die Berentung auch, dass er – im Gegensatz zu einem emeritierten Professor – an der Universität keinen Platz mehr haben würde. Entsprechend wollte er sich gegen diese Entscheidung zur Wehr setzen und protestierte,

---

1185 Ernst Grünthal, geb. 1896, wurde 1927 an der Universität Würzburg habilitiert und 1934 als „jüdisch" entlassen. Er emigrierte in die Schweiz und arbeitete dort weiterhin universitär als Psychiater. 1972 verstarb er. Kreuter, Psychiater, S. 478–481.

1186 HStA M, MK 72018, Meggendorfer an Meixner (?), 07.03.1947.

1187 Karl Thomas, Physiologe, arbeitete zunächst in Leipzig und ab 1946 in Erlangen. Wittern, Dozenten, S. 201–202.

1188 UAE, A2/1, Nr. M46, Thomas an Staatsministerium, 20.08.1947.

1189 Ebda., Kultusministerium an Rektorat 15.10.1947. Ebda., Urkunde, 15.10.1947, gez. Rundhammer.

dass „[n]ach altem Hochschullehrerrecht [...] bei beamteten Hochschullehrern, wenn sie die Altersgrenze erreichen, an die Stelle der Versetzung in den Ruhestand die Emeritierung" träte und sein – ebenfalls betroffener – „juristischer Fachkollege Herr Professor Dr. Max Wenzel in den nächsten Tagen eine nähere Begründung einreichen [werde]."[1190]

Thomas leitete dies „befürwortend weiter". Brenner, der Rektor der Universität, äußerte jedoch, dass „[b]eide Herren [...] von der Militärregierung entlassen [gewesen seien]. Um sie nicht völlig mittelos [!] zu lassen, habe [er] die Wiedereinstellung mit sofortiger Pensionierung oder Emeritierung empfohlen"; „die Verantwortung für die Wiedereinstellung" hätte er „nicht übernehmen können", da sie „pensioniert worden sind, damit sie keine akademischen Funktionen mehr ausüben" und es daher „unmöglich" sei, dass sie „wieder als Vorlesende und Lehrer in der Universität auftr[ä]ten."[1191] Das Ministerium folgte seiner Argumentation und beließ Meggendorfer im Ruhestand.[1192]

4. Umzüge und weitere berufliche Tätigkeit

Meggendorfer und seine Familie wohnten unmittelbar nach Kriegsende kurzfristig in den Räumen der Klinik; danach bezogen sie eine Dienstwohnung in der Heil- und Pflegeanstalt, vermutlich die im Mittelbau im ersten Stock liegende Wohnung, in der er bis Mitte 1947 lebte, als Leibbrand ihm mit einer Zwangsräumung drohte.[1193]

Er ließ sich daraufhin mit kirchlicher Unterstützung in Bamberg nieder und arbeitete dort als niedergelassener „Nervenarzt".[1194] Daneben schrieb er ein Lehrbuch über die „Therapie der Geistes- und Nervenkrankheiten" und „entfaltete [...] eine ausgedehnte Tätigkeit als Gutachter, insbesondere auch

---

[1190] Ebda., Meggendorfer an Kultusministerium, 06.11.1947.

[1191] Ebda., Brenner an Kultusministerium, 01.12.1947.

[1192] Ebda., Brenner an Meggendorfer, 15.01.1948.

[1193] UAE, A2/1, Nr. M46, Einschreiben, Leibbrand an Meggendorfer, ohne Datum. Auf dem Dokument findet sich eine handschriftliche Notiz mutmaßlich von Meggendorfer selbst: Das Wort „Versuche" ist unterstrichen und darüber ist „keine" geschrieben.

[1194] o. V.: F. Meggendorfer, Allgemeine und spezielle Therapie der Geistes- und Nervenkrankheiten (Buchbesprechung), in Psychologische Rundschau 2 (1951), S. 46. Meggendorfer: Allgemeine und spezielle Therapie der Geistes- und Nervenkrankheiten, Stuttgart 1950, Titelblatt. Siehe auch HStA M, MK 72018, Meggendorfer an Meiner, 07.03.1947.

auf forensisch-psychiatrischem Gebiet", da er „von seiner früheren Tätigkeit her bei den Gerichten allgemein bekannt und geschätzt" wurde.[1195] Die „Hochschule Bamberg" nahm ihn als „Lehrbeauftragte[n]" für Psychologie auf.[1196]

Nach dem Ende des Nationalsozialismus veröffentlichte Meggendorfer zunächst mehrere Jahre lang nichts mehr. Erst 1950 brachte er ein (vergleichsweise kleines) Lehrbuch über „Allgemeine und spezielle Therapie der Geistes- und Nervenkrankheiten" heraus.[1197] Seinem ehemaligen Oberarzt Victor Kafka widmete Meggendorfer 1951 zu dessen 70. Geburtstag einen Artikel, und zwar „Ein Fall von Algolagnie[1198] mit bemerkenswerter Tarnung des Verhaltens"[1199]. Kafka, der jüdischer Herkunft war, war seit 1927 Leitender Oberarzt an der Staatskrankenanstalt Friedrichsberg gewesen. Dort unterstand ihm die „Serologische Abteilung". Im Sommer 1933 verlor er seine Stelle, arbeitete zunächst noch „als niedergelassener Arzt, zuletzt als jüdischer Krankenbehandler". Ende 1935 einen Monat lang im Konzentrationslager Fuhlsbüttel inhaftiert, emigrierte er 1939 zunächst nach Norwegen. Von dort musste er 1942 nach Schweden weiterfliehen, als die Deutschen Norwegen besetzten. Er erlebte das Kriegsende in Stockholm.[1200] Meggendorfer hatte während des Nationalsozialismus nach allen vorliegenden Ergebnissen wohl keinerlei Kontakt zu Kafka gehalten; nach dem Ende des Nationalsozialismus (und dem Verlust seines Lehrstuhls) scheint ihm daran wieder mehr gelegen zu sein.[1201]

1195 Scheller, H.: In Memoriam. Zur Erinnerung an Friedrich Meggendorfer. (7. Juni 1880 bis 12. Februar 1953.), in: Der Nervenarzt. Monatsschrift für alle Gebiete nervenärztlicher Tätigkeit mit besonderer Berücksichtigung der psychosomatischen Beziehungen 25 (1954), S. 79–80, S. 80.

1196 HStA M, MK 44017, Kraft an Kultusministerium, 22.03.1952.

1197 Meggendorfer, F.: Allgemeine und spezielle Therapie der Geistes- und Nervenkrankheiten, Stuttgart 1950.

1198 Alter Begriff für das, was heutzutage als Sadomasochismus bezeichnet wird.

1199 Meggendorfer, Algolagnie, S. 393–394.

1200 Van den Bussche, Hamburg, S. 57. Vgl. auch Braun, Meggendorfer, S. 398–399.

1201 Hätte Meggendorfer Kontakt zu Kafka gehalten, wäre dies mit hoher Sicherheit familiengeschichtlich überliefert, da dies eine wichtige Entlastung gegen Vorwürfe, ein Nationalsozialist zu sein, bedeuten würde. Entsprechende Briefe wären aufgehoben und mit Sicherheit auch im Entnazifizierungsverfahren etc. angeführt worden. Zum Umgang mit jüdischen Kollegen vor und nach 1945 vgl. auch Rauh, P./Leven, K.-H.: Ernst Wilhelm Baader (1892–1962) und die Arbeitsmedizin im Nationalsozialismus (Medizingeschichte im Kontext 18), Frankfurt am Main 2013, S. 113–120.

5. Meggendorfers Umgang mit seiner Vergangenheit

Im Juni des Jahres 1949 versuchte Meggendorfer, die Venia legendi erteilt zu bekommen, um eine „Nebenvorlesung" halten zu können, „etwa über Therapie der Geisteskrankheiten" oder „gerichtliche Psychiatrie", da er „nur gering belastet [sei und] in [s]einem Spruchkammerurteil [...] ausgeführt [sei], daß [er] nicht mehr als nur formal am Nationalsozialismus teilgenommen und [s]ich auch nicht als Militarist erwiesen habe."[1202]

Das Dekanat unterstützte diesen Antrag;[1203] das Concilium decanale hingegen stellte ihm „anheim [...], sein Gesuch zurückzuziehen, da im Falle der Weitergabe des Gesuches mit einer Ablehnung des Ministeriums zu rechnen [sei] und sich dadurch möglicherweise eine Verschärfung der Lage für ihn erg[äbe]. Weiter soll[te] es ihm anheim gestellt werden, das Wiederaufnahmeverfahren [des Entnazifizierungsverfahrens, Anmerkung der Verfasserin] zu betreiben mit dem Ziel, eine Entlastung zu erreichen."[1204] Der Rektor lud ihn zu einem persönlichen Gespräch ein, um ein strategisches Vorgehen zu koordinieren.[1205]

Meggendorfer selbst präsentierte sich nach dem Ende des Nationalsozialismus stets als unschuldiges Opfer der Umstände und behauptete unter anderem, nur durch die räumliche Lage der Psychiatrischen Klinik werde er mit den Krankenmorden der Heil- und Pflegeanstalt in Verbindung gebracht, zu Unrecht, da er stets gegen die NS-„Euthanasie" eingetreten wäre.[1206] Im Einsleprozess wurde Meggendorfer jedoch nicht einmal als Zeuge gehört, geschweige denn irgendwie beschuldigt.[1207] Die offiziellen Vorwürfe bezogen sich zumeist auf seine frühe Mitgliedschaft in der NSDAP, teils auch auf seine rassenhygienische Propaganda; in den vorliegenden Akten wurde er mit den Krankenmorden nicht in Verbindung gebracht.

Bezüglich seines rassenhygienischen Engagements änderte Meggendorfer seine Meinung zeitlebens nicht. Noch 1952 plädierte er, wenn auch relativ

---

1202 UAE, A2/1, Nr. M46, Meggendorfer an Beck, 14.06.1949.

1203 Ebda., Beck an Kultusministerium, 04.07.1949.

1204 Ebda., Nr. 3255, Auszug aus dem Sitzungsprotokoll des Conc. dec. 21.07.1949, Ziff. 7.

1205 Ebda., Baumgärtel (Rektor) an Meggendorfer, 02.09.1949.

1206 HStA M, MK 44017, Meggendorfer an Kultusministerium, 17.02.1951.

1207 StAN, Staatsanwaltschaft b. d. LG Nbg.-Fürth II, Nr. 2343 I–VII passim, insbes. I, Bl. 36, ebda., IV Bl. 81. Erwähnt wird Meggendorfer lediglich auf ebda., III, Bl. 15, offensichtlich ohne juristische Bedeutung für ihn.

diskret, für eugenische Maßnahmen und bedauerte, dass es während des Nationalsozialismus nicht gelungen sei, diese ausreichend durchzuführen:

> Freilich, zu Nihilismus wäre trotz der Erkenntnisse der Erblichkeitsforschung kein Anlaß gewesen, im Gegenteil, sie hätten eher eine Grundlage und Handhabe zu einer radikalen kausalen Therapie sein können. Aber die Zeit scheint hierfür noch nicht reif gewesen zu sein.[1208]

1951 versuchte die medizinische Fakultät erneut, Meggendorfers Emeritierung zu erreichen; das Kultusministerium lehnte das Ansinnen im November desselben Jahres ab.[1209] Allerdings bekam Meggendorfer seit April 1951 wieder das volle Gehalt.[1210] Den nächsten Versuch, ihn zu emeritieren, unternahm die Fakultät Anfang des Jahres 1953, dessen Weiterverfolgung sich durch Meggendorfers Tod am 12. Februar 1953 erübrigte.[1211]

[1208] Meggendorfer, F.: Einst und jetzt: Fünfzig Jahre Schizophrenie. Entwicklung der Schizophrenielehre und der Schizophreniebehandlung, in: Münchener Medizinische Wochenschrift, 94. Jg. 1952, S. 433–440, S. 434.

[1209] HStA M, MK 44017, Beck an Kultusministerium, 30.01.1951. Ebda., Kultusministerium an Meggendorfer, 07.03.1951, 22.11.1951.

[1210] Ebda., Kultusministerium an Rektorat, 16.12.1952.

[1211] Ebda., Müller (Dekan) an Kultusministerium, 17.01.1953, Senatsprotokoll 13.02.1953. Riebeling, C.: Professor Friedrich Meggendorfer. 07.06.1880–12.02.1953, in: Deutsche Zeitschrift für Nervenheilkunde 170 (1953), S. I–II. Zum Vergleich: Sein Parteigenosse und Weggefährte Pratje wurde 1955 erneut zum außerplanmäßigen Professor ernannt und las ab diesem Zeitpunkt wieder Vorlesungen zu Anthropologie und Erbbiologie, bis er 1963 starb. Wittern, Medizinische Fakultät, S. 389.

C. Zusammenfassung und Fazit

Der Erlanger Psychiater Friedrich Meggendorfer, dessen Forschungsschwerpunkte neben der Rassenhygiene vor allem die Suchterkrankungen und darunter der Alkoholismus darstellten, war neben seiner Beteiligung an den Zwangssterilisationen und eugenisch begründeten Schwangerschaftsabbrüchen auch in die Krankenmorde an Erlanger Patient*innen zumindest in wenigen Fällen involviert. Als erfahrener Wissenschaftler trug er mit seinen Arbeiten zur Legitimation des Nationalsozialismus und damit auch dessen Medizinverbrechen bei. Er unterstützte das Regime inhaltlich durch Vorträge zu rassenhygienischen Themen. Meggendorfer war Mitglied der NSDAP ab 1933 sowie etlicher NS-Organisationen.

Meggendorfers rassenhygienisches Engagement bestand deutlich vor dem Nationalsozialismus und entspricht dem Muster konservativ-antidemokratischer Erbpsychiater. Die wesentliche inhaltliche Radikalisierung als Rassenhygieniker vollzog Meggendorfer bereits in den 1920er Jahren, unter anderem unter dem Eindruck von Johannes Langes kriminalbiologischer Schrift „Verbrechen als Schicksal", deren Effekt auf Meggendorfer nicht zu unterschätzen ist.

Nach der Machtübernahme lässt sich eine Ausweitung von Meggendorfers rassenhygienischen Forderungen nachweisen. Am Beispiel homosexueller Männer kann belegt werden, wie er mit zunehmender politischer Umsetzbarkeit den Kreis der zu Verfolgenden immer weiter zog. Seine Forderungen gingen hier über die nationalsozialistische Gesetzgebung jener Zeit hinaus, mit anderen Worten, die NSDAP folgte in der Verschärfung ihrer Gesetzgebung teils dem, was zuvor Meggendorfer propagierte.

Meggendorfers wissenschaftliche Veröffentlichungen sind vor diesem Hintergrund auch als politische Agitation zu sehen, rassenhygienische Ziele umgesetzt zu bekommen. Er selbst sah sein Weltbild sicherlich von Wissenschaft begründet; diese Ansicht war unter seinen Zeitgenossen weit verbreitet. Betrachtet man es jedoch genauer, so zeigt sich, dass wissenschaftliche Forschungsergebnisse, die diesen politischen Ansichten widersprachen – beispielhaft sei hier der immer verzweifelnder werdende Versuch genannt, den exakten Erbgang der „Schizophrenie" zu belegen – eben nicht zu einer Änderung dieser Behauptungen und Ansichten führte. Meggendorfer und seine Zeitgenossen waren sich absolut sicher, dass psychische Erkrankungen ererbt waren, so sehr, dass sie anderslautende Erkenntnisse ihrer eigenen Forschung ignorierten.

Zumindest für die Zwangssterilisationen nach dem „Gesetz zur Verhütung erbkranken Nachwuchses" und die weiteren rassenhygienischen Maßnahmen wie Eheverbote, sowie für die Verfolgung „Asozialer" und Homosexueller war Meggendorfer ein Vordenker der Verbrechen des Nationalsozialismus. Für die Krankenmorde lässt sich das nicht so unmittelbar belegen, wobei festzuhalten ist, dass die Argumentation, die zu den anderen rassenhygienischen Maßnahmen führte, auch die argumentative Grundlage für die Ermordung Kranker bedeutete.

Meggendorfer war kein „alter Kämpfer", sein Parteieintritt 1933 entspricht dem zahlreicher zuvor nicht exklusiv nationalsozialistisch engagierter Personen. Er mag als konservativ-antidemokratischer Psychiater mit Abneigungen gegen die Weimarer Republik begonnen haben, aber seine Schriften bis 1944 folgten der nationalsozialistischen Ideologie. Auch nach dem Ende des Nationalsozialismus änderte er seine Positionen nicht.

Meggendorfer gehörte bis 1933 zwar der relativ moderaten DVP und nicht etwa der DNVP an. Hier darf jedoch nicht übersehen werden, dass es sich auch bei der DVP um eine erklärtermaßen antidemokratische Partei handelte, welche die Weimarer Republik generell abschaffen wollte, aber im Gegensatz zur DNVP bereit zu Realpolitik war. Die Hamburger DVP zählte zum rechten Flügel, war also in noch stärkerem Maße gegen die Republik als die Gesamtpartei. Der von Meggendorfer erwähnte geschlossene Eintritt der lokalen DVP in die NSDAP 1933 ist vor diesem Hintergrund als Kontinuität politisch rechts engagierter Menschen und nicht als Bruch zu bewerten.

Es ist denkbar, dass Meggendorfers Karriere durch seine NSDAP-Mitgliedschaft begünstigt wurde. Allerdings war er bereits vor 1933 ein etablierter Wissenschaftler mit erbpsychiatrischem Schwerpunkt. Bei der Berufung nach Erlangen galt er als zuverlässiger Nationalsozialist, wobei dies kein Alleinstellungsmerkmal war. Wissenschaftliche Eignung gab hier den Hauptausschlag, politische Linientreue erfüllte er ebenfalls, wobei diese allein nicht ausgereicht hätte.

Sein Unterliegen gegen Bürger-Prinz in der Berufung nach Hamburg wurde bislang als Einmischung von NSDAP-Strukturen in das Berufungsrecht der Universität, als ein plötzliches Aushebeln etablierter Strukturen verstanden, um dem zu diesem Zeitpunkt wissenschaftlich umstrittenen Parteigenossen Bürger-Prinz ein Ordinariat zu verschaffen, was dieser aufgrund wissenschaftlicher Qualitäten alleine damals sonst nicht erhalten hätte. Dies ist sachlich nicht falsch, aber die Darstellung, ein engagierterer Nationalsozialist habe Meggendorfer gewissermaßen den Lehrstuhl gekostet, ist einseitig. Bürger-Prinz verdankte seine Berufung tatsächlich lediglich seinem Engagement für die NSDAP, die Hamburger Universität hatte ihn nicht in Erwägung gezogen. Allerdings favorisierte Meggendorfer nicht, nach Hamburg berufen zu werden, sondern nutzte die Situation hauptsächlich für Verhandlungen, um die Ausstattung der Erlanger Klinik zu verbessern. Dieses Zögern ist in der Kommunikation mit der Hamburger Universität durchaus wahrnehmbar und dürfte einer der Gründe gewesen sein, warum das „Reichsministerium für Erziehung, Wissenschaft und Volksbildung“ mit zeittypischem Aktionismus beschloss, das Problem zu lösen.

Eine korrekte Diagnostik und Klassifikation war Meggendorfer als Psychiater sehr wichtig. Seine Gutachtertätigkeit lässt sich, mit der Einschränkung teils fehlender Sorgfalt, ebenfalls mit dem Begriff „wissenschaftlich korrekt“ bezeichnen. Hier darf jedoch nicht übersehen werden, dass er und seine Kollegen die Regeln für die Begutachtung inklusive der behaupteten Erblichkeit bestimmter Erkrankungen auch erst schufen.

In Meggendorfers Einstellung gegenüber seinen Patient*innen überwog der Wunsch, sie für die Forschung oder den Unterricht nutzbar zu machen und hierfür nicht nutzbare Kranke rasch aus der Klinik zu entfernen. Dies betraf auch Kranke, die aufgrund einer Sprachbarriere und nicht auf Basis des Krankheitsbildes nicht verwendbar waren.

Des Weiteren war Meggendorfers Ziel als Arzt, psychisch Erkrankte wieder arbeitsfähig und damit für die „Volksgemeinschaft“ verwertbar zu machen. Sorge um das individuelle Befinden der einzelnen Kranken, sowie ihr

Wohlergehen jenseits der „Arbeitsfähigkeit", war diesen Zielen zumindest nachgeordnet, wenn nicht in vielen Fällen gar abwesend.

Meggendorfer etablierte als einer der ersten die in Italien entwickelte Elektrokrampftherapie in Deutschland, deren Wirkung er als reversible Variante einer Lobotomie sah. Wer nicht geheilt oder zumindest arbeitsfähig gemacht werden konnte, wurde in die Heil- und Pflegeanstalt verlegt, zunächst zur Deportation im Rahmen der T4-Aktion und später teilweise direkt auf die Hungerstationen. Für seine Beteiligung an den Krankenmorden, die auch während des Nationalsozialismus formal strafbar waren und blieben, wurde Meggendorfer nie juristisch belangt. Die Ermordung von Paul G., 43 Jahre alt, und Johann F., 63 Jahre alt, im Rahmen der „Aktion T4" ist zweifelsfrei bewiesen, ebenso die Tötung des 31-jährigen Josef E. durch „B-Kost". Die Tode von Betty O. und Otto E. folgen demselben Muster, so dass hier eine Ermordung im Rahmen der dezentralen „Euthanasie" überaus wahrscheinlich ist, ebenso der Tod von Johann R., der – obwohl er nach der Befreiung der Stadt starb – offensichtlich an den Folgen des Hungerns umkam. Meggendorfers Verlegung dieser Patient*innen stellte die Vorbedingung für ihre Ermordung dar, Meggendorfer kann hier zu Recht als Mittäter bezeichnet werden.

Auch Erna E. starb in der Heil- und Pflegeanstalt mit hoher Wahrscheinlichkeit im Rahmen der dezentralen Krankenmorde, wobei hier – aufgrund der zwischenzeitlichen Entlassung und Wiederaufnahme – Meggendorfers Beteiligung deutlich geringer ausfiel. Dennoch: auch sie wurde von Meggendorfer in eine Situation verlegt, in der Patient*innen ermordet wurden. Die Möglichkeit ihres Todes nahm er also zumindest billigend in Kauf.

Ab Beginn der Krankenmorde änderte sich das Verhältnis von Psychiatrischer Klinik und Heil- und Pflegeanstalt: es bestand zwar immer noch ein Konkurrenzverhältnis bezüglich finanzieller Aspekte und Räumlichkeiten, aber es lassen sich nun keine Konflikte mehr nachweisen, was die Auswahl und Verteilung der Patient*innen angeht. Einsle und Meggendorfer arbeiteten ab da kollegial zusammen. Ihr Wirken entspricht dem, was die Reformpsychiatrie im Nationalsozialismus ausmachte: starke und teils riskante therapeutische Bemühungen, Patient*innen rasch arbeitsfähig zu machen bei gleichzeitigem Ausschluss und letztendlich Ermordung der nicht mehr „heilbaren" Patient*innen.

Meggendorfers Bemühungen gegen den Einzug der Ärzte der Psychiatrischen Klinik zur Wehrmacht stellten keine Kritik am Zweiten Weltkrieg an sich dar, sondern an der Unterbeachtung der Wichtigkeit der Psychiatrie durch die NSDAP. Als Beratender Psychiater schlug er vor, die von ihm als „Psychopathen" gedeuteten „Kriegszitterer" in Konzentrationslagern zu inhaftieren, mit dem Ziel, eine erneute Revolution wie den Kieler Matrosenaufstand zu verhindern.

Zu Meggendorfers Position zu den rassistischen Inhalten des Nationalsozialismus bleibt zunächst festzuhalten, dass er sowohl mit den Inhalten der Rassenlehre im Allgemeinen übereinstimmte und insbesondere seine rassistischen Ressentiments gegenüber Osteuropäer*innen sich in seiner Umgangspraxis mit den entsprechenden Menschen auch nachweisen lassen. Bezüglich Antisemitismus erscheinen Meggendorfers Äußerungen moderat, wobei auch hier festzuhalten ist, dass er die generelle Prämisse einer „jüdischen Rasse" und deren „Unterlegenheit" mit der nationalsozialistischen Ideologie teilte. Meggendorfer war für einen nationalsozialistischen Psychiater vergleichsweise wenig antisemitisch, aber er trug aktiv dazu bei, dass andere ihre radikaleren antisemitischen Thesen in der Bevölkerung verbreiten konnten.

Es ist korrekt, dass Meggendorfer jüdische Patient*innen behandelte, und das über staatliche Vorgaben hinaus; eine Widerstandshandlung ist dies jedoch nicht. Meggendorfer suchte nach Möglichkeiten für mehr Forschung und Lehre, so dass es für ihn kontraproduktiv gewesen wäre, jüdische Kranke automatisch auszuschließen. Sein Ignorieren staatlicher Vorgaben zeigt im Nebeneffekt, dass er sich durchaus in der Lage sah, nationalsozialistischen Anweisungen nicht Folge zu leisten, sofern es für ihn opportun war. Auch hier ist festzuhalten, dass Meggendorfer offensichtlich keine Angst vor staatlicher Repression hatte.

Es ist jedoch zu hinterfragen, ob Meggendorfer den jüdischen Patient*innen wirklich half oder ihre Situation gar verschlechterte. Es ist zumindest in zwei Fällen zu diskutieren, ob jüdische Patientinnen in der Psychiatrischen Universitätsklinik schlechter behandelt wurden als nichtjüdische. Dass er eine *von der Gestapo eingewiesene und gebrachte* Patientin in der Psychiatrischen Klinik aufnahm, um sie dann nach Sayn zu verlegen, entsprach dem offensichtlichen Interesse des nationalsozialistischen Staates. Zumindest im Fall von Meta K. setzte Meggendorfer also direkt Ziele der Gestapo um, die in der Deportation und Ermordung der Patientin resultierten.

Für alle stationär aufgenommenen jüdischen Patient*innen stellte die Verlegung nach Sayn den ersten Schritt ihrer Deportation dar. Das allmähliche

Verschwinden seiner jüdischen Patient*innen und Kollegen sowie der Kontaktpersonen aus der jüdischen Gemeinde bewegte Meggendorfer zu keinerlei Handlung, so dass von Schutz- oder Fürsorgemotiven bei ihm nicht ausgegangen werden kann.

Meggendorfer Selbstdarstellung nach 1945 als nicht antisemitisch verliert jegliche Glaubwürdigkeit, wenn man sich vor Augen führt, dass er selbst eine Veranstaltung organisierte, in der dann Pratje über die „Lösung der Judenfrage" sprach. Er war hier an der antisemitischen Propaganda, deren letztendliches Resultat die Schoah war, unmittelbar planend beteiligt.

Exkulpationsnarrative nach 1945 behaupten gerne, dass eine Person durch den Nationalsozialismus direkt oder indirekt bedroht wurde und vor diesem Hintergrund keine Handlungsalternative besaß. Mit dieser Technik wurden regelmäßig handelnde, aktiv am Nationalsozialismus beteiligte Parteigenossen in die Reihe der *Opfer* und nicht der Täter gestellt.

Diesbezüglich fällt auf, dass Meggendorfer auch im Entnazifizierungsverfahren nie von einer Bedrohung durch die Partei sprach. Auch wenn er als eine „ängstliche Natur" bezeichnet wurde, wurde zu keinem Zeitpunkt Angst *vor dem nationalsozialistischen Regime* geäußert – und das in Dokumenten, die nach der Befreiung der Stadt entstanden und deren Zweck es war, ihn vor juristischen Folgen zu bewahren. Meggendorfer erwähnte, dass er einzelne Aspekte der NSDAP unangenehm oder peinlich fand; er störte sich laut eigener Aussage daran, in seiner wissenschaftlichen Tätigkeit (durch die allgemeinen Umstände unter anderem des Krieges) gestört zu werden. Zu keinem Zeitpunkt wurde eine Bedrohung von Meggendorfer selbst oder seinen Angehörigen durch die NSDAP impliziert. Bedrohungsnarrative scheinen in der Familie erst nach der Einnahme der Stadt durch die Amerikaner eine Rolle zu spielen – was wiederum deutlich macht, dass das Ende des Nationalsozialismus in Meggendorfers Familie als Unglück und nicht als positives Ereignis wahrgenommen wurde.

Aus Meggendorfers Bereitschaft, sich in für ihn inhaltlich relevanten Dingen mit wahlweise Staat oder NSDAP-Funktionären auseinander zu setzen, geht deutlich hervor, dass Meggendorfer sich nicht bedroht durch diese Institutionen sah und mit ihnen um die Dinge kämpfte, die ihm als Wissenschaftler und Arzt wichtig waren. Daraus folgt umgekehrt, dass Angelegenheiten, in denen Meggendorfer *nicht* mit der NSDAP oder mit staatlichen

Stellen diskutierte, für ihn nicht kritikwürdig oder zumindest nicht kritikwürdig genug waren, um sich darum zu bemühen.

Dennoch wird sein Wirken teils immer noch nach den üblichen Mustern der Nachkriegszeit exkulpiert und dafür manche der Schutzbehauptungen im Entnazifizierungsprozess unkritisch übernommen.

Anhänge

Veröffentlichungen von Meggendorfer[1212]

1908

Meggendorfer, F.: Ein Fall von Thymustumor mit vorausgegangenen myasthenieähnlichen Erscheinungen, in: Annalen der Städtischen Allgemeinen Krankenhäuser zu München 13 (1908), S. 116–123.

1910

Meggendorfer, F.: Experimentelle Untersuchungen der Schreibstörungen bei Paralytikern, Diss. med. München 1910 (Kraepelins Psychologische Arbeiten 5).

1914

Meggendorfer, F.: Über Syphilis in der Ascendenz von Dementia praecox-Kranken, in: Deutsche Zeitschrift für Nervenheilkunde 51 (1914), S. 442–458.

1916

Meggendorfer, F.: Über Vortäuschung verschiedener Nervenkrankheiten durch Hypophysentumoren, in: Deutsche Zeitschrift für Nervenheilkunde 55 (1916), S. 1–28.

[1212] Vgl. auch Braun, Meggendorfer, S. 727–730 und Gerneth, G.: Personalbibliographien von Professoren und Dozenten der Neurologie und Psychiatrie, der Arbeitsmedizin und der physiologischen Chemie der Universität Erlangen-Nürnberg 1900–1968. Mit bibliografischen Angaben und Überblick über die Hauptarbeitsgebiete, Diss. med. Erlangen 1969, S. 26–32.

1918

Meggendorfer, F.: Ueber eine abgeschlossene Choleraepidemie mit zahlreichen Mischinfektionen, in: Centralblatt für Bakteriologie, Parasitenkunde und Infektionskrankheiten 80 (1918), S. 273–290.

1920

Meggendorfer: Die Disposition zur Paralyse, in: Medizinische Klinik. Wochenschrift für praktische Ärzte 16 (1920), S. 305–309.

1921

Jakob, A./Meggendorfer, F.: Über einen Fall von Lepra mit Psychose (Lepra-Psychose?), in: Archiv für Dermatologie und Syphilis 130 (1921), S. 367–387.

Meggendorfer, F.: Über Encephalitis lethargica, Schlaf und Scopolaminwirkung, in: Deutsche Zeitschrift für Nervenheilkunde 68/69 (1921), S. 159–164.

Meggendorfer, F.: Über den Ablauf der Paralyse, in: Zeitschrift für die gesamte Neurologie und Psychiatrie 63 (1921), S. 11–47.

Meggendorfer, F.: Über die Rolle der Erblichkeit bei der Paralyse, in: Zeitschrift für die gesamte Neurologie und Psychiatrie 65 (1921), S. 18–33.

Meggendorfer, F.: Klinische und genealogische Untersuchungen über „Moral Insanity", in: Zeitschrift für die gesamte Neurologie und Psychiatrie 66 (1921), S. 208–231.

1922

Meggendorfer, F.: Chronische Encephalitis epidemica, in: Zeitschrift für die gesamte Neurologie und Psychiatrie 75 (1922), S. 189–220.

Kafka, V./Meggendorfer, F.: Tabiker mit Atrophien verschiedener kleiner Handmuskeln. Vortrag in der „Ges[ellschaft] d[er] Psychiater u[nd] Neurol[ogen] Groß-Hamburgs" 26.11.1922.[1213]

1213 Kafka, V./Meggendorfer, F.: Tabiker mit Atrophien verschiedener kleiner Handmuskeln, in: Zentralblatt für die gesamte Neurologie und Psychiatrie 32 (1923), S. 169. Vgl. auch Hirschfeld, R. (Hg.): Jahresbericht über die gesamte Neurologie und Psychiatrie. Zugleich Fortsetzung der Bibliographie der Neurologie und Psychiatrie und bibliographisches Jahresregister des Zentralblattes für die gesamte Neurologie und Psychiatrie 6 (1922), S. 366 (im Original hervorgehoben).

Meggendorfer, F.: Über spezifische Vererbung einer Angst- und Zwangsneurose, Vortrag vor dem „Ärztl[ichen] Ver[ein]“ Hamburg 04.07.1922.[1214]
Meggendorfer, F.: Die Abteilung für psychiatrische Erblichkeitsforschung, in: Weygandt, Wilhelm: Die Staatskrankenanstalt Friedrichsberg und psychiatrische Universitätsklinik Hamburg, Düsseldorf 1922, S. 54.[1215]
Meggendorfer, F.: Postencephalitische Paralysis agitans, in: Zentralblatt für die gesamte Neurologie und Psychiatrie 27 (1922), S. 512.
Meggendorfer, F.: Über spezifische Vererbung einer Angst- und Zwangsneurose, in: Zentralblatt für die gesamte Neurologie und Psychiatrie 30 (1922), S. 221.

1923

Meggendorfer, F.: Die psychischen Störungen bei der Huntingtonschen Chorea, klinische und genealogische Untersuchungen. (Zugleich Mitteilung 11 neuer Huntingtonfamilien), in: Zeitschrift für die gesamte Neurologie und Psychiatrie 87 (1923), S. 1–49.
Meggendorfer, F.: Tabiker mit Atrophien verschiedener kleiner Handmuskeln, in: Zentralblatt für die gesamte Neurologie und Psychiatrie 32 (1923), S. 169.

1924

Meggendorfer, F.: Eine interessante Huntingtonfamilie. (Fälle bei Jugendlichen, hyperkinetische und akinetische Formen.), in: Zeitschrift für die gesamte Neurologie und Psychiatrie 92 (1924), S. 655–660.
Meggendorfer, F.: Investigaciones sobre la herencia en la „corea de Huntington“, in: Revista médica de Hamburgo 5 (1924), S. 123–124 („Untersuchungen über die Erblichkeit bei der Huntingtonschen Chorea“).[1216]

1214 Wohlwill, F: Meggendorfer: Über spezifische Vererbung einer Angst- und Zwangsneurose, in: Zentralblatt für die gesamte Neurologie und Psychiatrie 30 (1922), S. 221.

1215 1928 annähernd wortgleich wieder veröffentlicht. Meggendorfer, F.: Die Abteilung für psychiatrische Erblichkeitsforschung, in: Weygandt, W.: Die Staatskrankenanstalt Friedrichsberg und psychiatrische Universitätsklinik Hamburg, Düsseldorf 1922.

1216 Siehe auch Hirschfeld, R. (Hg.): Jahresbericht über die gesamte Neurologie und Psychiatrie 8 (1924), S. 331, 486. Übersetzung von dort.

1925

Meggendorfer, F.: Über Kokainismus, Hamburg 1925. Sonderdruck aus „Der Bergfried“ 2 (1925).
Meggendorfer, F.: Die klinische Bedeutung der Erblichkeitslehre, in: Medizinische Klinik. Wochenschrift für praktische Ärzte 21 (1925), S. 1255–1258.
Meggendorfer, F.: Erblichkeitsforschung und Psychiatrie, in: Zeitschrift der Zentralstelle für Niedersächsische Familiengeschichte 7 (1925), S. 225–229.[1217]
Meggendorfer, F.: Familienforschung und Erblichkeitslehre, in: Medizet 1 (1925), S. 345–354.
Meggendorfer, F.: Über familiengeschichtliche Untersuchungen bei arteriosklerotischer und seniler Demenz, in: Zentralblatt für die gesamte Neurologie und Psychiatrie 40 (1925), S. 359.

1926

Meggendorfer, F.: Ergebnisse der Paralysebehandlung mit Salvarsaninjektionen in die Karotiden nach Knauer, in: Allgemeine Zeitschrift für Psychiatrie und psychisch-gerichtliche Medizin, Band 84 (1926), S. 330–339.
Meggendorfer, F.: Über die hereditäre Disposition zur Dementia senilis., in: Zeitschrift für die gesamte Neurologie und Psychiatrie 101 (1926), S. 387–405.
Meggendorfer, F.: Die Langlebigkeit der Frauen und die Kurzlebigkeit der Männer, in: Zeitschrift der Zentralstelle für Niedersächsische Familiengeschichte 8 (1926), S. 5–7.
Meggendorfer, F.: Turmschädel, in: Weygandt, W./Vogt, A: Handb[uch der?] Erforsch[ung] jugendl[ichen] Schwachsinns, [Ort unklar] 1926/1927, Seiten nicht bekannt.[1218]
Meggendorfer, F.: Degeneration, in: Weygandt, W./Vogt, A: Handb[uch der?] Erforsch[ung] jugendl[ichen] Schwachsinns, [Ort unklar] 1926/1927, Seiten nicht bekannt.[1219]

[1217] Braun hat hier versehentlich den ersten Band angegeben. Vgl. Braun, Meggendorfer, S. 727.
[1218] Laut Kreuter, Psychiater, S. 934–936.
[1219] Ebda.

1927

Meggendorfer, F.: Einige forensische und kriminalbiologische Auswirkungen der Erblichkeitslehre. Bericht über den Vortrag von Prof. Meggendorfer, Hamburg, in der Forensisch-psychologischen Gesellschaft zu Hamburg am 28. Oktober 1927, in: Mitteilungen der forensisch-psychologischen Gesellschaft zu Hamburg 1 (1927/1928), ohne Seitenangabe.

1928

Meggendorfer, F.: Intoxikationspsychosen, in: Bumke, Oswald (Hg.): Die exogenen Reaktionsformen und die organischen Psychosen, Berlin 1928 (Handbuch der Geisteskrankheiten 7), S. 151–400.

Meggendorfer, F.: Zur Ätiologie der Dementia senilis und der Arteriosclerosis cerebri., in: Psychiatrisch-neurologische Wochenschrift 30 (1928), S. 424–426.[1220]

1929

Meggendorfer, F.: Gerichtliche Psychiatrie, in: Fortschritte der Neurologie, Psychiatrie und ihrer Grenzgebiete. Übersichten und Forschungsergebnisse 1 (1929), S. 159–173.

Meggendorfer: Familiengeschichtliche Untersuchungen bei Hirnarteriosklerose, in: Zentralblatt für die gesamte Neurologie und Psychiatrie 51 (1929) S. 640. Vortrag auf der „1. Tagung für psychische Hygiene (90. Versammlung Deutscher Naturforscher und Ärzte), Hamburg“, 16–20.09.1928.[1221]

Meggendorfer, F.: Rezension zu Lange, J. Verbrechen als Schicksal, in: Deutsche Zeitschrift für Nervenheilkunde 108 (1929), S. 311–312.

1220 Vgl. auch Stern, F.: Meggendorfer, Friedrich: Zur Ätiologie der Dementia senilis und der Arteriosclerosis cerebri, in: Zentralblatt für die gesamte Neurologie und Psychiatrie 51 (1929), S. 682. Meggendorfer, F.: Zur Ätiologie der Dementia senilis und der Arteriosclerosis cerebri, in: Zentralblatt für die gesamte Neurologie und Psychiatrie 51 (1929), S. 682 ist hingegen lediglich ein Literaturhinweis auf diese Veröffentlichung.

1221 Vgl. auch Hirschfeld, R. (Hg.): Jahresbericht über die gesamte Neurologie und Psychiatrie. Zugleich Fortsetzung der Bibliographie der Neurologie und Psychiatrie und bibliographisches Jahresregister des Zentralblattes für die gesamte Neurologie und Psychiatrie 13 (1929), S. 382 (im Original hervorgehoben).

1930

Meggendorfer, F.: Belastung erbliche, in: Clostermann, L./Heller, T./Stephani, P. (Hg.): Enzyklopädisches Handbuch des Kinderschutzes und der Jugendfürsorge, 2. Ausgabe, Leipzig 1930. S. 75–76.

Meggendorfer, F.: Infantilismus, in: Clostermann, L./Heller, T./Stephani, P. (Hg.): Enzyklopädisches Handbuch des Kinderschutzes und der Jugendfürsorge, 2. Ausgabe, Leipzig 1930, S. 311–313.

Meggendorfer, F.: Schwachsinn, in: Clostermann, L./Heller, T./Stephani, P. (Hg.): Enzyklopädisches Handbuch des Kinderschutzes und der Jugendfürsorge, 2. Ausgabe, Leipzig 1930, S. 702–703.

Meggendorfer, F.: Schwachsinnigenfürsorge, in: Clostermann, L./Heller, T./Stephani, P. (Hg.): Enzyklopädisches Handbuch des Kinderschutzes und der Jugendfürsorge, 2. Ausgabe, Leipzig 1930, S. 703–705.

Meggendorfer, F.: Gerichtliche Psychiatrie, in: Fortschritte der Neurologie, Psychiatrie und ihrer Grenzgebiete. Übersichten und Forschungsergebnisse 2 (1930), S. 285–300.

Meggendorfer, F.: Erbanlagen und erbliche Belastung als „persönliche Eigenschaft" im Sinne des § 1333 BGB, in: Zeitschrift für die gesamte Neurologie und Psychiatrie 128 (1930), S. 342–351.

Meggendorfer, F.: Klinische und genealogische Beobachtungen bei einem Fall von spastischer Pseudosklerose Jakobs., in: Zeitschrift für die gesamte Neurologie und Psychiatrie 128 (1930), S. 337–341.

Meggendorfer, F.: Zur Klinik der Pseudosklerose Jakobs, in: Arch[iv für] Psychiat[rie und] Nervenkr[ankheiten] 90 (1930), Seite nicht bekannt.[1222]

1931

Meggendorfer, F.: Gerichtliche Psychiatrie, Berlin 1931 (Handbücherei für Staatsmedizin 17).

Meggendorfer, F.: Gerichtliche Psychiatrie. (Eugenische Gesetzgebung), in: Fortschritte der Neurologie, Psychiatrie und ihrer Grenzgebiete. Übersichten und Forschungsergebnisse 3 (1931), S. 117–133.

1932

Meggendorfer, F.: Beitrag zur Therapie der Epilepsie, in: Monatsschrift für Psychiatrie 38 (1932), S. 1–16.

1222 Laut Kreuter, Psychiater, S. 935. Das Original konnte im Rahmen dieser Arbeit nicht nachgewiesen werden.

Meggendorfer, F.: Arthur Claus, in: Psychiatrisch-neurologische Wochenschrift (1932), S. 539.
Meggendorfer, F.: Nekrolog Jakob, in: Allgemeine Zeitschrift für Psychiatrie und psychisch-gerichtliche Medizin 96 (1932), S. 407–412.

1933

Meggendorfer, F.: Forensische Psychiatrie. Neuere ausländische Strafgesetze und die Probleme der Zurechnungsfähigkeit und verminderten Zurechnungsfähigkeit, in: Fortschritte der Neurologie, Psychiatrie und ihrer Grenzgebiete. Übersichten und Forschungsergebnisse 5 (1933), S. 205–232.
Meggendorfer, F.: Über die Behandlung der Sexualverbrecher, in: Psychiatrisch-neurologische Wochenschrift 35 (1933), S. 413–418.
Vortrag „Über die Bedeutung des Dominanzwechsels in der Psychiatrie", 28/29. Oktober 1933 vor der „Jahresversammlung der Norddeutschen Psychiater und Neurologen".[1223]
Vortrag „Demonstration mehrerer Fälle von Pellagrapsychosen", 28/29. Oktober 1933 vor der „Jahresversammlung der Norddeutschen Psychiater und Neurologen".[1224]

1934

Meggendorfer, F.: Forensische Psychiatrie. Auf dem Wege zu einem nationalsozialistischen Strafrecht, in: Fortschritte der Neurologie, Psychiatrie und ihrer Grenzgebiete. Übersichten und Forschungsergebnisse 6 (1934), S. 60–75.
Meggendorfer: Über die Bedeutung des Dominanzwechsels in der Psychiatrie, in: Psychiatrisch-neurologische Wochenschrift 36 (1934), S. 457–460.
Meggendorfer: § 51 StGB. und Rassenpflege, in: Zeitschrift für psychische Hygiene 7(1934), S. 6–17.

[1223] Langelüddeke, A.: Jahresversammlung der Norddeutschen Psychiater und Neurologen am 28. und 29. Oktober 1933 in Hamburg, in: Allgemeine Zeitschrift für Psychiatrie und psychisch-gerichtliche Medizin 102 (1934), S. 148–165, S. 149. Braun geht hier fälschlicherweise davon aus, dass es sich um eine dreiseitige Veröffentlichung Meggendorfers mit Titel des genannten Vortrages im 36. Band der Zeitschrift handelt.
[1224] Ebda., S. 161.

Meggendorfer: 15. Die erbbiologischen Ergebnisse in der übrigen Medizin, in: Rüdin, E. (Hg.): Erblehre und Rassenhygiene im völkischen Staat, München 1934, S. 230–256.

1935

Meggendorfer, F.: Die Ursachen der Geistes- und Nervenkrankheiten, in: Weygandt, W. (Hg.): Lehrbuch der Nerven- und Geisteskrankheiten, Halle 1935, S. 1–24.
Meggendorfer, F.: Luigene Krankheiten des Nervensystems und der Psyche, in: Weygandt, W. (Hg.): Lehrbuch der Nerven- und Geisteskrankheiten, Halle 1935, S. 316–355.
Meggendorfer: Zur Abgrenzung des krankhaften Schwachsinns von der physiologischen Beschränkheit., in: Zeitschrift für die gesamte Neurologie und Psychiatrie 154 (1935), S. 486–498.

1936

Meggendorfer, F.: Was ist schwerer Alkoholismus?, in: Deutsche Medizinische Wochenzeitschrift, 62 Nr. 26 (1936), S. 9–13.
Meggendorfer, F.: Die Rolle der Konstitution bei der Spätlues des Nervensystems. in: Deutsche Zeitschrift für Nervenheilkunde 139 (1936), S. 157–169.
Meggendorfer, F.: Das kommende deutsche Strafrecht, in: Fortschritte der Neurologie, Psychiatrie und ihrer Grenzgebiete. Übersichten und Forschungsergebnisse 8 (1936), S. 487–500.

1937

Meggendorfer, F.: I. Strafrecht. a) Deutsches Recht, in: Bleuler, E.: Lehrbuch der Psychiatrie, 6. Auflage, Berlin 1937, S. 420–429.
Meggendorfer, F.: II. Bürgerliches Recht. Zivilrecht. a) Deutsches Recht (BGB.), in: Bleuler, E.: Lehrbuch der Psychiatrie, 6. Auflage, Berlin 1937, S. 444–454.
Meggendorfer, F.: IV. Forensische Bedeutung der einzelnen Krankheiten, in: Bleuler, E.: Lehrbuch der Psychiatrie, 6. Auflage, Berlin 1937, S. 474–480.[1225]

[1225] Bis 1966 war Meggendorfers Beitrag in den Neuauflagen dieses Lehrbuches erschienen (1966 von Villinger nachbearbeitet); inhaltliche Änderungen sind kaum vorhanden. Erst 1972 ist er nicht mehr enthalten. Meggendorfer, F.: I. Strafrecht. a) Deutsches Recht, in: Bleuler, E.: Lehrbuch der Psychiatrie, 8. Auflage, Berlin/Göttingen/Heidelberg 1949, S. 432–441; Meggendorfer, F.: II. Bürgerliches Recht. Zivilrecht. a)

1938

Meggendorfer, F.: Zur Ablösung des BGB., in: Fortschritte der Neurologie, Psychiatrie und ihrer Grenzgebiete. Übersichten und Forschungsergebnisse 10 (1938), S. 1–16.

1939

Meggendorfer, F.: Erbpathologie der Psychosen (mit Ausnahme des schizophrenen, manisch-depressiven und epileptischen Erbkreises), in: Just, G.: Erbbiologie und Erbpathologie nervöser und psychischer Zustände und Funktionen. Zweiter Teil: Erbpsychiatrie (Handbuch der Erbbiologie des Menschen 5), Berlin 1939, S. 1021–1088.
Meggendorfer, F.: Zur Frage der alkoholischen Blastophthorie, in: Allgemeine Zeitschrift für Psychiatrie und ihre Grenzgebiete 113 (1939), S. 15–24.
Meggendorfer, F.: Medizinische Gesichtspunkte zum neuen Ehegesetz, in: Archiv für die civilistische Praxis 145 (1939) S. 199–233.
Meggendorfer, F.: Wilhelm Weigand † [!], in Deutsche Zeitschrift für Nervenheilkunde 149 (1939), S. 1–6.
Meggendorfer, F.: Alkoholismus, Morphinismus und andere Rauschgiftsuchten, in: Fortschritte der Erbpathologie, Rassenhygiene und ihrer Grenzgebiete 3 (1939), S. 295–328.
Meggendorfer, F.: Das neue Ehegesetz, in: Fortschritte der Neurologie, Psychiatrie und ihrer Grenzgebiete. Übersichten und Forschungsergebnisse 11 (1939), S. 1–15.
Meggendorfer: Wilhelm Weygandt †, in: Psychiatrisch-neurologische Wochenschrift 41 (1939), S. 77–78.

Deutsches Recht (BGB.), in: Bleuler, E.: Lehrbuch der Psychiatrie, 8. Auflage, Berlin/Göttingen/Heidelberg 1949, S. 452–465. Meggendorfer, F.: IV. Forensische Bedeutung der einzelnen Krankheiten, in: Bleuler, E.: Lehrbuch der Psychiatrie, 8. Auflage, Berlin/Göttingen/Heidelberg 1949, S. 484–490. Meggendorfer, F.: I. Strafrecht. a) Deutsches Recht, in: Bleuler, E.: Lehrbuch der Psychiatrie, 10. Auflage, Berlin/Göttingen/Heidelberg 1966, S. 544–554. Meggendorfer, F.: II. Bürgerliches Recht. Zivilrecht. a) Deutsches Recht (BGB.), in: Bleuler, E.: Lehrbuch der Psychiatrie, 10. Auflage, Berlin/Göttingen/Heidelberg 1966, S. 570–583. Meggendorfer, F.: IV. Forensische Bedeutung der einzelnen Krankheiten, in: Bleuler, E.: Lehrbuch der Psychiatrie, 10. Auflage, Berlin/Göttingen/Heidelberg 1966, S. 603–609. Bleuler, E: Lehrbuch der Psychiatrie, 12. Auflage, Berlin/Heidelberg/New York 1972, S. 610–679.

1940

Meggendorfer, F: Alkoholismus und Volksbestand, Berlin 1940.
Meggendorfer, F.: Alkoholismus und Volksbestand, in: Die Gesundheitsführung „Ziel und Weg". Monatsschrift des Hauptamtes für Volksgesundheit der NSDAP., des Sachverständigenbeirates und der Nationalsozialistischen Deutschen Ärztebundes e. V. 9 (1940). *(fast identisch)*
Meggendorfer, F.: Der schwere Alkoholismus, in: Gütt, A. (Hg.): Die Erbliche Fallsucht. Der Erbveitstanz (Huntingtonsche Chorea). Der schwere Alkoholismus (Handbuch der Erbkrankheiten 3), Leipzig 1940., S. 271–438.
Meggendorfer, F.: Wilhelm Weygandt †, in: Allgemeine Zeitschrift für Psychiatrie und ihre Grenzgebiete 114 (1940), S. 140–163.[1226]
Meggendorfer, F.: Elektrokrampfbehandlung der Psychosen, in: Deutsche Medizinische Wochenschrift 66 (1940), S. 1155–1157.
Meggendorfer, F.: Gerichtliche Psychiatrie. Gesetz gegen gefährliche Gewohnheitsverbrecher, Maßregeln der Sicherung und Besserung, in: Fortschritte der Neurologie, Psychiatrie und ihrer Grenzgebiete. Übersichten und Forschungsergebnisse 12 (1940), S. 140–164.
Bingel, A./Meggendorfer, F.: Über die ersten deutschen Versuche einer Elektrokrampfbehandlung der Geisteskrankheiten, in: Psychiatrisch-neurologische Wochenschrift, 42 (1940), S. 41–43.

1942

Meggendorfer, F.: Zur Klinik des Elektrokrampfes, in: Der Nervenarzt. Monatsschrift für alle Gebiete nervenärztlicher Tätigkeit mit besonderer Berücksichtigung der psychosomatischen Beziehungen 15 (1942), S. 49–53.
Meggendorfer, F.: Nachruf auf Gustav Specht, in: Sitzungsberichte der Physikalisch-medizinischen Sozietät zu Erlangen 72 (1942), S. XXV–XXXII.
Meggendorfer, F.: Die Elektrokrampfbehandlung der Psychosen, in: Sitzungsberichte der Physikalisch-medizinischen Sozietät zu Erlangen 72 (1942), S. 42–46. (Vortrag 25. Juni 1940)

[1226] Braun hat hier noch einen weiteren Nachruf auf Weygandt Meggendorfers gelistet; der entsprechende Nachruf stammt allerdings von jemand anderem. Braun, Meggendorfer, S. 729. C. B. F.: Wilhelm Weygandt. 1870–1939, in: American Journal of Psychiatry 96 (1939), Heft 3, S. 769 (1)–770 (1). (Seiten doppelt nummeriert.)

1943

Meggendorfer, F.: Neuerungen auf dem Gebiete des deutschen Jugendstrafrechts und Jugendstrafvollzugs, in: Fortschritte der Neurologie, Psychiatrie und ihrer Grenzgebiete. Übersichten und Forschungsergebnisse 15 (1943), S. 37–56.

1944

Meggendorfer, F.: Beitrag zur erblichen kongenitalen Wortblindheit, in: Archiv für Rassen- und Gesellschafts-Biologie einschließlich Rassen- und Gesellschafts-Hygiene 37 (1944), S. 201–207.

Meggendorfer, F.: Elektrokrampfbehandlung in der Psychiatrie, in: Therapie der Gegenwart 85 (1944), S. 101–103.

1950

Meggendorfer, F.: Allgemeine und spezielle Therapie der Geistes- und Nervenkrankheiten, Stuttgart 1950.

1951

Meggendorfer, F.: Ein Fall von Algolagnie mit bemerkenswerter Tarnung des Verhaltens, in: Der Nervenarzt. Monatsschrift für alle Gebiete nervenärztlicher Tätigkeit mit besonderer Berücksichtigung der psychosomatischen Beziehungen 22 (1951), S. 393–394.

1952

Meggendorfer, F.: Einst und jetzt: Fünfzig Jahre Schizophrenie. Entwicklung der Schizophrenielehre und der Schizophreniebehandlung, in: Münchener Medizinische Wochenschrift 94 (1952), S. 433–440.

Liste der Dissertationen an der Psychiatrischen und Nervenklinik Erlangen aus Meggendorfers Amtszeit

Von Meggendorfer selbst betreut

1935

Leinisch, Wilhelm: Ein forensisch bedeutsamer Fall von Schizophrenie. Diss. med. Erlangen 1935.

1936

Donn, Heinrich: Statistische Untersuchungen über Paradentose bei Geisteskranken und Schwachsinnigen, Diss. med. Erlangen 1936.

Murar, Stephan: Ein Fall von Tetanie betrachtet in Bezug auf das Gesetz zur Verhütung erbkranken Nachwuchses. Diss. med. Erlangen 1936.

Leidenfrost, Gotthard: Über die Rolle der epileptischen Erbanlage bei der traumatischen Epilepsie. (Mitteilung zweier Fälle). Diss. med., Erlangen 1936.

Rolle, Friedrich: Über 4 Fälle von Friedreichscher Ataxie und die Untersuchungsergebnisse der entsprechenden Familien, Diss. med. Erlangen 1936.

Sailer, Oskar: Epilepsie und Durchführung des Gesetzes zur Verhütung erbkranken Nachwuchses. Diss. med. Erlangen 1936.

1937

Böbinger, Walter: Lingua nigra, lingua geographica lingua plicata; ihr Vorkommen bei Geisteskranken und Schwachsinnigen. Diss. med. Erlangen 1937.

Busche, Karl-Heinz: Phanodormsucht mit psychischen Störungen. Diss. med. Erlangen 1937.

Enfedschieff, Michael: Ein Beitrag zu den traumatischen Psychosen. Diss. med. Erlangen 1937.

Engelhardt, Ludwig: Das Vorkommen von Progenie und Prognathie bei Geisteskranken und Schwachsinnigen. Diss. med. Erlangen 1937.

Hatzold, Karl: Die Zusammenhänge zwischen Formanomalien der Zähne und erblichen Geistesstörungen. Diss. med. Erlangen 1937.

Häußinger, Wilhelm: Über Kiefer- und Zahnanomalien bei Kindern der Erlanger Hilfsschule, Diss. med. Erlangen 1937.

Helfrecht, Josef: Umfang, Wesen u. Begriff der Degenerationszeichen. Diss. med. Erlangen 1937.

Hub, Josef: Die tuberöse Sklerose. Klinischer und genealogischer Beitrag. Diss. med. Erlangen 1937.

Kreienberg, Walter: Die Auswirkungen des Gesetzes zur Verhütung erbkranken Nachwuchses an dem Krankenbestand der Psychiatrischen und Nervenklinik Erlangen. Diss. med. Erlangen 1937.

Lindner, Fritz: Über die in der Ehewahl zum Ausdruck kommende Affinität bei Geisteskranken und Psychopathen. Diss. med. Erlangen 1937.

Meggendorfer, Heinrich: Über den Einfluß der Salvarsanbehandlung der Lues auf die Inkubationszeit der Metaluischen Erkrankungen. Diss. med. Erlangen 1938. *(Meggendorfers Neffe. Das Referat übernimmt formal Fleck; die gesamte restliche Betreuung lag bei Friedrich Meggendorfer selbst.)*

Pelzner, Georg: Caries bei Epilepsie und Schizophrenie. Diss. med. Erlangen 1937.

Schmidt, Georg: Über die Nachkommen bei Potatorium beider Eltern. Diss. med. Erlangen 1937.

Schnitzenberger, Helene: Die Erblage im nächsten Verwandtenkreis von 30 klimakterischen bzw. involutiven Melancholischen, Diss. med. Erlangen 1937.

Weber, Karl: Die Insulinschockbehandlung der Schizophrenie. Diss. med. Erlangen 1937.

1938

Firmenich, Werner: Ueber Mißbildungen des Zungenbändchens; unter besonderer Berücksichtigung ihres Vorkommens bei Schwachsinnigen und Geisteskranken. Diss. med. Erlangen 1938.

Hissen, Paul: Das Vorkommen körperlicher Anomalien bei Geisteskranken und Geistesgesunden. Diss. med. Erlangen 1938.

Karl, Rudolf: Zur Entstehung der Trunksucht bei Frauen. Ein Beitrag. Diss. med. Erlangen 1938

Nagel, Hans: Die Epilepsie in der Rechtsprechung eines Erbgesundheitsgerichtes. Diss. med. Erlangen 1938.

Wiesent, Johann: Erbbiologische Untersuchungen bei Alkoholsüchtigen. Ausgeführt an Hand der Krankengeschichten des Städt. Kur- und Pflegeheims Bamberg, St. Getreu-Stiftung und der Akten des Erbgesundheitsgerichtes Bamberg, Diss. med. Erlangen 1938.

Zeitler, Erwin: Untersuchungen über den Gehalt an Vitamin C im Liquor cerebrospinalis bei Nerven- und Geisteskrankheiten, Diss. med. Erlangen 1938.

1939

Biermann, Kurt: Je ein bemerkenswerter Fall von Syringomyelie bzw. Heredoataxie mit psychischen Störungen. Diss. med. Erlangen 1939.

Frankenberger, Heinrich: Über einen Fall von einseitiger Aplasie der Pectoralismuskulatur verbunden mit gleichseitiger Brachydaktylie

und seine Beziehungen zum Gesetz zur Verhütung erbkranken Nachwuchses. Diss. med. Erlangen 1939.
Mengel, Hans Lothar: Schizophrenie und exogene Schädlichkeiten. Diss. med. Erlangen 1939.
Renner, Konrad: Über den schweren Alkoholismus. Diss. med. Erlangen 1939.
Rhomberg, Gustav: Ueber 185 Sterilisierungen wegen schweren Alkoholismus. Diss. med. Erlangen 1939.
Scherschlicht, Karl: Ein erbgesundheitsgerichtlich bemerkenswerter Fall von Epilepsie. Diss. med. Erlangen 1939.
Schmidt, Hetty: Beitrag zur Frage des Alkoholismus bei Frauen. Diss. med. Erlangen 1939.
Schulze, Klaus Detlef: Psychiatrische Gesichtspunkte zu den Begriffen „Geistige Störung" und „Geisteskrankheit" im neuen Ehegesetz. Diss. med. Erlangen 1939.
Schwarzkopf, Konrad: Diagnostische Schwierigkeiten bei Schizophrenie. (An Hand von 23 Gutachten an der Erlanger Psychiatrischen und Neurologischen Universitätsklinik Prof. Dr. Meggendorfer). Diss. med. Erlangen 1939.
Walter, Erich: Beeinflusst der Alkoholismus des Vaters das Geschlechtsverhältnis bei den Kindern? Diss. med. Erlangen 1939.
Weber, Rupprecht: Über die Differentialdiagnose kurzdauernder Bewußtseinsstörungen und ihre Bedeutung für das erbgesundheitsgerichtliche Verfahren. Diss. med. Erlangen 1939.

1940

Grillenberger, Hans: „Tumor cerebri, multiple Mißbildungen und primäre Seelenstörung". Diss. med. Erlangen 1940.
Reus, Rudolf: Die Diagnose des manisch-depressiven Irreseins im erbgesundheitsgerichtlichen Verfahren. Diss. med. Erlangen 1940.

1941

Braun, Ludwig: Beitrag zur Differentialdiagnose zwischen erblicher Fallsucht und epileptischen Anfällen bei Hirntumoren in ihrer Anwendung zur Erstattung von Gutachten für das Erbgesundheitsgericht. Diss. med. Erlangen 1941.
Dietlein, Hans: Beitrag zur Frage des Verlaufs u. Ausgangs schizophrener Prozesse. Diss. med. Erlangen 1940.

Hümmer, Johann Georg: Ueber die Differentialdiagnose zwischen genuiner und posttraumatischer Epilepsie in der erbgesundheitsgerichtlichen Gutachterpraxis. Diss. med. Erlangen 1941.
Rupprecht, Ernst: Die Contusio cerebri als Unfallfolge. Diss. med. Erlangen 1941.
Vollenbruck, Ingeborg: Über die Durchführung des Gesetzes zur Verhütung erbkranken Nachwuchses an Hand von Gutachtermaterial aus der psychiatrischen u. Nervenklinik der Universität Erlangen. Diss. med. Erlangen 1941.
Weiss, Max: Zur Frage der Bangpsychosen. Diss. med. Erlangen 1941.

1942

Frisch, Karl: Ein Beitrag zur Psychologie der schizophrenen Mörder, Diss. med. Erlangen 1942.
Lange, Karl-Heinrich: Über senile Schizophrenie. Diss. med. Erlangen 1942.
Lipp, Johann: Über Dolantinsucht. Diss. med. Erlangen 1942.
Mair, Wilhelm: Ein Beitrag zur Erforschung der Pathogenese der Commotio cerebri. Diss. med. Erlangen 1942.
Reinhold, Helmut: Juvenile Paralyse bei Lues connatalis in 3. Generation. Diss. med. Erlangen 1942.

1943

Brickenstein, Rudolf: Häufigkeit und Ätiologie des Selbstmordes beim Heer und die Auswirkungen des Alkoholmißbrauchs auf diese, Diss. med. Erlangen 1943. *(geheim)*
Dauer, Johanna Frida: Einige forensisch bemerkenswerte Fälle von Diebstählen unter besonderer Berücksichtigung der Kleptomanie, Diss. med. Erlangen 1944.
Farrenkopf, Ludwig: Über das schizophrene Zustandsbild bei der progressiven Paralyse, Diss. med. Erlangen 1943.
Herbolsheimer, Wilhelm: Über symptomatische Psychosen, Diss. med. Erlangen 1943.
Staudacher, Xaver: Zur Differentialdiagnose Schizophrenie-epileptischer Dämmerzustand. Diss. med. Erlangen 1943.

1944

Görner, Joachim: Epilepsie und Selbstmord besonders unter militärischen Bedingungen, Diss. med. Erlangen 1944. *(geheim)*

Köhler, Wolfgang: Psychische Störungen bei Thyreotoxikose, Diss. med. Erlangen 1944. *(geheim)*
(in UAE C3/3 Nr. 1943/44–73)
Lindner, Manfred: Über die Verstehbarkeit des Geisteskranken, Diss. med. Erlangen 1944.
Polster, Karl: Ein Fall von traumatischer Epilepsie mit schwerer epileptischer Belastung, Diss. med. Erlangen 1944.
Zang, Walter: Das Nürnberger Hilfsschulkind. Über den prozentualen Anteil des Hilfsschulkindes an der Nürnberger Volksschuljugend und die Entstehungsursachen zur vorliegenden Leistungsschwäche, Diss. med. Erlangen 1944.

1945

Lody, Eva: Die Psychopathologie der Brandstifter, Diss. med. Erlangen 1945.
Schönhöfer, Friedrich: Veränderung des Begriffes Hysteria im Laufe der letzten 100 Jahre Diss. med. Erlangen 1945.
Welbers, Adelheid: Beiträge zur Beurteilung der Geschäftsfähigkeit, Diss. med. Erlangen 1945.

1946

Diehl, Friedrich: Über Vortäuschung von Paralyse und Meningitis tuberculosa bei Hypernephrommetastasen im Gehirn, Diss. med. Erlangen 1946.
Frisch, Luise: Beitrag zur klinischen und eugenischen Beurteilung der Puerperalpsychosen.
Kölz, Ella: Über zwei bemerkenswerte Fälle von „Hysterie“, Diss. med. Erlangen 1946.
Kraus, Franz: Zur Frage des Zusammenhangs zwischen Geisteskrankheit und Verbrechen, Diss. med. Erlangen 1946.
Kügel, Hanns: Ein Fall von erworbener reiner Wortblindheit, Diss. med. Erlangen 1946.
Müller, Walter: Über einen Fall von Manie im Senium, Diss. med. Erlangen 1946.
Rebhan, Walter: Schizophrenie und schizophrene Reaktionen, Diss. med. Erlangen 1946.
Tänzer, Ernst: Körperliche Erkrankungen in der Vorgeschichte von Geistesstörungen, Diss. med. Erlangen 1946.

Tremel, Hans: Der Elektroschock, seine Vorteile und die Schädlichkeit für den Organismus verglichen mit der Schädlichkeit anderer Schockverfahren, Diss. med. Erlangen 1946.
Weismann, Theodor: Schiziphrenieähnliche [!] Psychosen bei chronischer Encephalitis epidemica, Diss. med. Erlangen 1946.

1947

Bansmann, Erich: Zur Psychopathologie der Sittlichkeitsverbrecher, Diss. med. Erlangen 1947.
Fuchs, Theodor: Psychische Störungen nach Bombenangriffen. Diss. med. Erlangen 1947.
Gassenhuber, Josef: Beitrag zur Frage nach der Bedeutung der exogenen Faktoren bei der Schizophrenie, Diss. med. Erlangen 1947. (vermutlich unter M.)
Grassi, Walter: „Kritische Betrachtungen zur Affekt-Epilepsie und Parathymie. (Moral insanity.)“, Diss. med. Erlangen 1947.
Grobig-Krebs, Marianne: Schmerzen bei Multipler Sklerose, Diss. med. Erlangen 1947.
Richter, Barbara: Beitrag zur Begutachtung nach dem neuen Ehegesetz, Diss. med. Erlangen 1947.
Rupprecht, Friedrich: „Ueber die differentialdiagnostische Bedeutung der Elektrokrampftherapie auf dem Gebiet der Depressionen des Rückbildungsalters, Diss. med. Erlangen 1947.
Thielmann, August Freiherr von: Über einen Fall von Optalidonsucht, Diss. med. Erlangen 1947.
Voss, Heinz-Jürgen: Pervitinmissbrauch, Diss. med. Erlangen 1947.
Westhoff, Helene: Psychopathologische Untersuchung über Persönlichkeitsveränderungen bei Kriminalität nach Encephalitis epidemica, Diss. med. Erlangen 1947.

Bei folgenden stammt das Thema noch von Meggendorfer, Referenten sind dann andere:

Oswald, Helmut: Behandlung psychogener Störungen mit dem Elektrokrampf. Diss. med. Erlangen 1946. (Ref: v. Baeyer und Thomas)
Braack, Hans-Peter: Zur Begutachtung der Commotio cerebri, Diss. med. Erlangen 1948. (Ref: v. Baeyer und Scheller)
Wieland, Hans: Beitrag zur Unfallbegutachtung bei Syringomyelie, Diss. med. Erlangen 1948. (Ref: v. Baeyer und Scheller)

Von Kihn betreut

Reiß, Franz: Untersuchungen an Erlanger Hilfsschulkindern, Diss. med. Erlangen 1936.

Von Bingel betreut

Weißmann, Georg: Über die diagnostischen Schwierigkeiten bei der erbgesundheitsgerichtlichen Begutachtung des angeborenen Schwachsinns. Diss. med. Erlangen 1940.

Von der Inneren Medizin in der Psychiatrischen Klinik durchgeführt

Schmidt, Hildegard: Über elektrokardiographische Untersuchungen nach der Elektrokrampfbehandlung. Diss. med. Erlangen 1941. (Ref. Greving)

Meixner, Wilhelm: Ein Fall von organischer Schlafstörung, Diss. med. Erlangen 1944. (Ref. L.R. Müller)

Quellen und Bibliografie

Ungedruckte Quellen

Archive

Bundesarchiv (BArch)

Hochschullehrerkarteikarte R 4901/13271, Bestand Reichsministerium für Wissenschaft, Erziehung und Volksbildung (REM) NSDAP-Mitgliederkarteikarten Parteikorrespondenz, Fragebogen zur politischen Beurteilung

VBS/307 8200001963

Abteilung Militärarchiv Freiburg (BA-MA)

RH 12–23, 634, 655, 671, 674.

Hauptstaatsarchiv München (HStA M)

Abt. I. Allgemeines Staatsarchiv MK 44017, 40022, 72018, 72096, 72098, 72099.

Staatsarchiv Bamberg (StAB)

Erbgesundheitsgericht Bamberg K 105, Nr. 775–785

Erbgesundheitsgericht Bayreuth K 106, Nr. 1152–1163

OLG Bamberg, K 100/5, Nr. 3762–3772, 3781–3786

Staatsarchiv Hamburg (StAHH)

Verzeichnis der Vorlesungen, Hamburg, SS 1921–WS 1934/1935

Dozenten- und Personalakten – I 0045, Meggendorfer, Prof. Dr. Friedrich

Universität I G40.1
352-10, Nr. 245 Personalakte Meggendorfer (Medizinalkollegium Hamburg)
361-5 II, Ai6/13, Ai6/18

Staatsarchiv Nürnberg (StAN)
Staatsanwaltschaft b. d. LG Nbg.-Fürth II, Nr. 2343 I–VII
Erlangen-Stadt, Spruchkammer M – 76
Erbgesundheitsgericht Erlangen Beschlüsse 1936–1944/XIII
Erbgesundheitsgericht Erlangen Verfahrensakten, XIII 30/1936, XIII 70/1936, XIII 83/1936, XIII 96/1936, XIII 122/1936, XIII 123/1936, XIII 151/1936, XIII 153/1936, XIII 164/1936, XIII 192/1936, XIII 564/1937, XIII 575/1937, XIII 580/1937, XIII 581/1937, XIII 179/1938, XIII 180/1938, XIII 190/1938, XIII 191/1938, XIII 206/1938, XIII 207/1938, XIII 208/1938, XIII 4/1942, XIII 37/1942, XIII 39/1942, XIII 45/1942, XIII 47/1942, XIII 51/1942, XIII 53/1942, XIII 54/1942, XIII 55/1942, XIII 56/1942, XIII 66/1942, XIII 12/1943, XIII 13/1943, XIII 15/1943, XIII 23/1943, XIII 24/1943, XIII 27/1943, XIII 29/1943, XIII 20/1943
Außenstelle Lichtenau:
StAN, Bezirkskrankenhaus Erlangen, Patientenakten, Abgabe 2000 – Frauen in der Anstalt verstorben, 8339, 8445, 9870.
StAN, Bezirkskrankenhaus Erlangen, Patientenakten, Abgabe 2000 – Männer in der Anstalt verstorben, 23001, 23013, 24720
StAN, Bezirkskrankenhaus Erlangen, Patientenakten, Abgabe 2004 – Frauen aus der Anstalt entlassen, 4569.

Archiv der Max-Planck-Gesellschaft (MPG)
GDA-110
GDA-129
GDA-863

Archiv der Siemens-Reiniger-Werke Erlangen (SRW)
Ordner Technische Entwicklung/Gleichstrom- und Niederfrequenzanwendung (Elektrokrampftherapie)
Ordner Elektroschock 1940 bis Februar 1941
Ordner Elektroschock vom Januar 1942

Universitätsarchiv Erlangen (UAE)
A2/1, Nr. M46
A6/3i, Nr. 1–3, 5, 10, 15
C3/1, Nr. 250, 302, 303
C3/3, Nr. 1943/44–73
C3/7i, Nr. 2, 5–7, 9, 11–20, 22–29, 31–32, 34–43, 46, 48–49, 52–58, 61–67, 69–79, 82–91, 93–98, 100–101, 103–107, 109–118, 120–125, 128–129, 132–133, 136, 139–147, 149, 151–155, 157–158, 160–163, 167–175, 177–182, 184–189, 192–195, 197–200, 1493, 1501, 1504, 1509, 1511, 1550, 1552, 1594
F9, Ordner Gelände Heil- und Pflegeanstalt

Stadtarchiv Erlangen (SAE)
III.104.M.1.Meggendorfer
Fach Nr. 406 Akt Nr. 169
XIII.3.L.10

Universitätsarchiv München (UAM)
Stud-BB-212
Stud-BB-222
Stud-BB-233
Stud-BB-244
Stud-BB-255
Stud-BB-268
Stud-BB-280
Stud-BB-292
Stud-BB-306
Stud-BB-320
Stud-BB-336
Stud-BB-352
E-VIII-7, Bd. 17, Unterakt I
E-VIII-7, Bd. 18

Gedruckte Quellen[1227]

o. V.: Mitteilungen, in: Psychiatrisch-neurologische Wochenschrift 35 (1933), S. 433.

[1227] Für Meggendorfers eigene Werke sowie für die Dissertationen der Psychiatrischen und Nervenklinik wird auf die jeweiligen Listen verwiesen.

o. V.: Mitteilungen. Erbbiologisch-rassenhygienischer Schulungskurs für Psychiater. in: Psychiatrisch-neurologische Wochenschrift 36 (1934), S. 106–108.
o. V.: Verzeichnis der Mitglieder, in: Sitzungsberichte der Physikalisch-medizinischen Sozietät zu Erlangen 70 (1939), S. V–XII, S. VII.
o. V.: F. Meggendorfer, Allgemeine und spezielle Therapie der Geistes- und Nervenkrankheiten (Buchbesprechung), in Psychologische Rundschau 2 (1951), S. 46.
o. V. (Wettley, A.): Der zeitkranke Arzt in Deutschland. (Selbstgespräch eines Anstaltsarztes um 1943 bis 1944), in: Leibbrand, W. (Hg.): Um die Menschenrechte der Geisteskranken, Nürnberg 1946, S. 18–21.
Adamow, E. (Hg.): Die Europäischen Mächte und die Türkei während des Weltkrieges. Konstantinopel und die Meerengen. Dresden 1932 (Aus den Geheimarchiven der Entente 3).
Bauer, E.: Über den Heiratskreis der Alkoholiker, in: Allgemeine Zeitschrift für Psychiatrie und ihre Grenzgebiete 115 (1940), S. 344–355.
Binding, K./Hoche, A.: Die Freigabe der Vernichtung lebensunwerten Lebens. Ihr Maß und ihre Form, 2. Ausgabe, Leipzig 1922.
Bingel, A.: Über die Tagesperiodik Geisteskranker dargestellt am Elektrodermatogramm. (Habil.), Sonderdruck aus: Zeitschrift für die gesamte Neurologie und Psychiatrie 170 (1940), S. 404–440.
Bingel, A.: Über Grundlagen und Ergebnisse der Insulinschock- und Cardiazolkrampf-Behandlung bei Schizophrenen, in: Sitzungsberichte der Physikalisch-medizinischen Sozietät zu Erlangen 71 (1940), S. 228–252.
Bleuler, E.: Lehrbuch der Psychiatrie, 8. Auflage, Berlin/Göttingen/Heidelberg 1949.
Bleuler, E.: Lehrbuch der Psychiatrie, 10. Auflage, Berlin/Göttingen/Heidelberg 1966.
Bleuler, E.: Lehrbuch der Psychiatrie, 12. Auflage, Berlin/Heidelberg/New York 1972.
Bubis, G.: Sperminum-Poehl in chemischer, physiologischer und therapeutischer Beziehung, St. Petersburg 1894.
Bürger-Prinz, H./Albrecht, H./Giese, H.: Zur Phänomenologie des Transvestitismus bei Männern, Stuttgart 1953 (Beiträge zur Sexualforschung 3).
C. B. F.: Wilhelm Weygandt. 1870–1939, in: American Journal of Psychiatry 96 (1939), Heft 3, S. 769 (1)–770 (1). (Seiten doppelt nummeriert.)
Flügel, F.: Professor Dr. med. Friedrich Meggendorfer †, in: Medizinische Monatsschrift. Zeitschrift für allgemeine Medizin und Therapie 7 (1953), S. 614–615.

Friedrich-Alexanders-Universität Erlangen: I. Uebersicht des Lehrkörpers, der Behörden, Anstalten, Beamten und Assistenten im Sommerhalbjahr 1934. II. Vorlesungsverzeichnis für das Winterhalbjahr 1934/1935, Erlangen 1934.

Friedrich-Alexanders-Universität Erlangen: Personen- und Vorlesungs-Verzeichnis für das Sommerhalbjahr 1935, Erlangen 1935.

Friedrich-Alexanders-Universität Erlangen: Personen- und Vorlesungs-Verzeichnis für das Winterhalbjahr 1935/1936 und das Sommerhalbjahr 1936.

Friedrich-Alexanders-Universität Erlangen: Personen- und Vorlesungs-Verzeichnis für das Winterhalbjahr 1936/1937 und das Sommerhalbjahr 1937.

Friedrich-Alexanders-Universität Erlangen: Personen- und Vorlesungs-Verzeichnis für das Winterhalbjahr 1937/1938 und das Sommerhalbjahr 1938.

Friedrich-Alexanders-Universität Erlangen: Personen- und Vorlesungs-Verzeichnis für das Winterhalbjahr 1938/1939.

Friedrich-Alexanders-Universität Erlangen: Personen- und Vorlesungs-Verzeichnis für das Sommerhalbjahr 1939.

Friedrich-Alexanders-Universität Erlangen: Personen- und Vorlesungs-Verzeichnis für das Winterhalbjahr 1939/1940.

Friedrich-Alexanders-Universität Erlangen: Personen- und Vorlesungs-Verzeichnis für das 1. (Winter-) Trimester 1940.

Friedrich-Alexanders-Universität Erlangen: Personen- und Vorlesungs-Verzeichnis für das 2. (Sommer-) Trimester 1940.

Friedrich-Alexanders-Universität Erlangen: Personen- und Vorlesungs-Verzeichnis für das 3. (Herbst-) Trimester 1940.

Friedrich-Alexanders-Universität Erlangen: Personen- und Vorlesungs-Verzeichnis für das Trimester 1941.

Friedrich-Alexanders-Universität Erlangen: Personen- und Vorlesungs-Verzeichnis für das Sommer-Semester 1941.

Friedrich-Alexanders-Universität Erlangen: Personen- und Vorlesungs-Verzeichnis für das Winter-Semester 1941/1942.

Friedrich-Alexander-Universität Erlangen: Personen- und Vorlesungs-Verzeichnis für das Sommer-Semester 1942.

Friedrich-Alexander-Universität Erlangen: Personen- und Vorlesungs-Verzeichnis für das Winter-Semester 1942/1943.

Friedrich-Alexander-Universität Erlangen: Personen- und Vorlesungs-Verzeichnis für das Sommer-Semester 1943.

Friedrich-Alexander-Universität Erlangen: Personen- und Vorlesungs-Verzeichnis für das Winter-Semester 1943/1944.

Friedrich-Alexander-Universität Erlangen: Personen- und Vorlesungs-Verzeichnis für das Sommer-Semester 1944.
Friedrich-Alexander-Universität Erlangen: Personen- und Vorlesungs-Verzeichnis für das Winter-Semester 1944/1945.
Vorlesungs-Verzeichnis der Friedrich-Alexander-Universität Erlangen für das Sommersemester 1946.
Fünfgeld, Ernst: Die tetanischen Erkrankungen der Erwachsenen, Leipzig 1943 (Direktor der Psychiatrischen und Nervenklinik der Universität Köln).
Fünfgeld, Ernst Walter: Psychopathologie und Klinik des Parkinsonismus vor und nach stereotaktischen Operationen. Ein Beitrag zur Frage psychophysischer Korrelationen und zur Abgrenzung der operativen Indikation, Berlin e. a. 1967.
Gütt, A./Rüdin, E./Ruttke, F.: Gesetz zur Verhütung erbkranken Nachwuchses vom 14. Juli 1933 mit Auszug aus dem Gesetz gegen gefährliche Gewohnheitsverbrecher und über Maßregeln zur Sicherung und Besserung vom 24. Nov. 1993, München 1934.
Haege, Ernst: Zur Frage der Intervalle zwischen akutem und chronischem Stadium der Encephalitis epidemica. in: Allgemeine Zeitschrift für Psychiatrie und ihre Grenzgebiete 115 (1940), S. 291–301.
Hirschfeld, R. (Hg.): Jahresbericht über die gesamte Neurologie und Psychiatrie. Zugleich Fortsetzung der Bibliographie der Neurologie und Psychiatrie und bibliographisches Jahresregister des Zentralblattes für die gesamte Neurologie und Psychiatrie 6 (1922).
Hirschfeld, R. (Hg.): Jahresbericht über die gesamte Neurologie und Psychiatrie. Zugleich Fortsetzung der Bibliographie der Neurologie und Psychiatrie und bibliographisches Jahresregister des Zentralblattes für die gesamte Neurologie und Psychiatrie 13 (1929).
Hitler, A.: Mein Kampf, 415./416. Auflage, München 1939.
Jakob, A./Meggendorfer, F.: Über einen Fall von Lepra mit Psychose (Lepra-Psychose?), in: Archiv für Dermatologie und Syphilis 130 (1921), S. 367–387.
Jost, A.: Das Recht auf den Tod. Sociale Studie, Göttingen 1895.
Kafka, V.: Meggendorfer: Tabiker mit Atrophien verschiedener kleiner Handmuskeln, in: Zentralblatt für die gesamte Neurologie und Psychiatrie 32 (1923), S. 169.
Krieger, E.: Unsere Kriegsschiffe. ihre Entstehung und Verwendung, Berlin/Leipzig 1918 (Aus Natur und Geisteswelt. Sammlung wissenschaftlich-gemeinverständlicher Darstellungen 389).

Lange, J.: Verbrechen als Schicksal. Studien an kriminellen Zwillingen, München 1929.
Langelüddeke, A.: Jahresversammlung der Norddeutschen Psychiater und Neurologen am 28. und 29. Oktober 1933 in Hamburg, in: Allgemeine Zeitschrift für Psychiatrie und psychisch-gerichtliche Medizin 102 (1934), S. 148–165.
Leibbrand, W. (Hg.): Um die Menschenrechte der Geisteskranken, Nürnberg 1946.
Leibbrand, W.: Einleitung. Der Irrenarzt und die jüngste Vergangenheit, in: ders. (Hg.): Um die Menschenrechte der Geisteskranken, Nürnberg 1946, S. 3–6.
Lorey, H.: Der Krieg in den türkischen Gewässern. Erster Band. Die Mittelmeerdivision, Berlin 1928 (Der Krieg zur See 1914–1918 4).
Lorey, H.: Der Krieg in den türkischen Gewässern. Zweiter Band. Der Kampf um die Meerengen, Berlin 1938 (Der Krieg zur See 1914–1918 4,2).
Nonne, M.: Über Hypnotizismus, in: Sammlung Klinischer Vorträge in Verbindung mit deutschen Klinikern 346 (1889), S. 3097–3128.
Riebeling, C.: Professor Friedrich Meggendorfer. 07.06.1880–12.02.1953, in: Deutsche Zeitschrift für Nervenheilkunde 170 (1953), S. I–II.
Rollmann, H.: Der Krieg in der Ostsee. Das Kriegsjahr 1915, Berlin 1929 (Der Krieg zur See 1914–1918 2).
Rüdin, E.: Professor Friedrich Meggendorfer zum 60. Geburtstag, in: Allgemeine Zeitschrift für Psychiatrie und ihre Grenzgebiete 115 (1940), S. 207–211.
Schäfer, L; Wagner, O.; Schafheutle, J: Gesetz gegen gefährliche Gewohnheitsverbrecher und über Maßregeln der Sicherung und Besserung mit dem dazu gehörigen Ausführungsgesetz, Berlin 1934. (Vahlen's [!] Gelbe Hefte 5).
Scheller, H.: In Memoriam. Zur Erinnerung an Friedrich Meggendorfer. (7. Juni 1880 bis 12. Februar 1953.), in: Der Nervenarzt. Monatsschrift für alle Gebiete nervenärztlicher Tätigkeit mit besonderer Berücksichtigung der psychosomatischen Beziehungen 25 (1954), S. 79–80.
Stern, F.: Meggendorfer, Friedrich: Zur Ätiologie der Dementia senilis und der Arteriosclerosis cerebri, in: Zentralblatt für die gesamte Neurologie und Psychiatrie 51 (1929), S. 682.
Tschakert, H.: Der Lehrer der Psychiatrie Gustav Specht, in: Leibbrand, W. (Hg.): Um die Menschenrechte der Geisteskranken, Nürnberg 1946, S. 103–109.

Ulrichs, K. H.: „Araxes". Ruf nach Befreiung der Urningsnatur vom Strafgesetz, Schleiz 1870 (Numa Numantius 11).
Weygandt, W.: Die Staatskrankenanstalt Friedrichsberg und psychiatrische Universitätsklinik Hamburg, Düsseldorf 1922.
Weygandt, W.: Die Staatskrankenanstalt Friedrichsberg und psychiatrische Universitätsklinik Hamburg, Düsseldorf 1928.
Weygandt, W.: Der jugendliche Schwachsinn. Seine Erkennung, Behandlung und Ausmerzung, Stuttgart 1936.
Wohlwill, F.: Meggendorfer: Über spezifische Vererbung einer Angst- und Zwangsneurose, in: Zentralblatt für die gesamte Neurologie und Psychiatrie 30 (1922), S. 221.

Sekundärliteratur

o. V.: Ernst Lossa. Eine Krankengeschichte, in: von Cranach, M./Siemen, H.-L.: Psychiatrie im Nationalsozialismus. Die Bayerischen Heil- und Pflegeanstalten zwischen 1933 und 1945, München 1999, S. 475–484.
Aly, G.: Aktion T4 1939–1945. Die „Euthanasie"-Zentrale in der Tiergartenstraße 4, Berlin 1989 (Stätten der Geschichte Berlins 26).
Ders.: Forschen an Opfern. Das Kaiser-Wilhelm-Institut für Hirnforschung und die „T 4", in: ders.: Aktion T4 1939–1945. Die „Euthanasie"-Zentrale in der Tiergartenstraße 4, Berlin 1989 (Stätten der Geschichte Berlins 26), S. 153–160.
Ders.: Die „Aktion Brandt" – Bombenkrieg, Bettenbedarf und „Euthanasie", in: ders.: Aktion T4 1939–1945. Die „Euthanasie"-Zentrale in der Tiergartenstraße 4, Berlin 1989 (Stätten der Geschichte Berlins 26), S. 168–178.
Angenendt, A.: Ehe, Liebe und Sexualität im Christentum. Von den Anfängen bis heute, Münster 2015.
Ankele, M./Brinkschulte, E. (Hg.): Arbeitsrhythmus und Anstaltsalltag. Arbeit in der Psychiatrie vom frühen 19. Jahrhundert bis in die NS-Zeit, Stuttgart 2015.
Ankele, M.: „Dass diese Heilmethode auch von anderen als ärztlichen Gesichtspunkten aus bewertet und beurteilt werden muss." Zu den sozial- und gesellschaftspolitischen Debatten um die psychiatrische Arbeitstherapie in der Weimarer Zeit, in: dies./Brinkschulte, E. (Hg.): Arbeitsrhythmus und Anstaltsalltag. Arbeit in der Psychiatrie vom frühen 19. Jahrhundert bis in die NS-Zeit, Stuttgart 2015, S. 157–185.

Ayaß, W.: „Asoziale" im Nationalsozialismus. Überblick über die Breite der Maßnahmen gegen soziale Außenseiter und die hieran beteiligten Stellen, in: Sedlaczek, D. e. a. (Hg.): „minderwertig" und „asozial". Stationen der Verfolgung gesellschaftlicher Außenseiter, Zürich 2005, S. 51–64.

Ders.: Die Einweisung von „Asozialen" in Konzentrationslager. Die „Aktion Arbeitsscheu Reich" und die kriminalpolizeiliche Praxis bei der Verhängung von Vorbeugungshaft, in: Sedlaczek, D. e. a. (Hg.): „minderwertig" und „asozial". Stationen der Verfolgung gesellschaftlicher Außenseiter, Zürich 2005, S. 89–103.

Baer, R: Diagnostische Gewohnheiten einer Psychiatrischen Universitätsklinik, in: Lungershausen, E.: Psychiatrie in Erlangen. Festschrift zur Eröffnung des Neubaus der Psychiatrischen Universitäts-Klinik Erlangen, Erlangen 1985, S. 38–61.

Baumann, U./Koch, M./Stiftung Denkmal für die ermordeten Juden Europas (Hg.): „Was damals Recht war …". Soldaten und Zivilisten vor Gerichten der Wehrmacht, Berlin 2008. (Ausstellungskatalog)

Becker, V.: Der Einbruch der Naturwissenschaft in die Medizin. Gedanken um, mit, über, zu Rudolph Virchow, Berlin/Heidelberg 2008 (Schriften der Mathematisch-naturwissenschaftlichen Klasse der Heidelberger Akademie der Wissenschaften 20).

Beddies, T.: „In den Symptomen des Niedergangs, über die sich so viele entrüstet haben, habe ich nichts erblicken können als Krankheitserscheinungen". Profilierung und Positionierung deutscher Psychiater nach dem Ersten Weltkrieg, in: Schmiedebach, H.-P. (Hg.): Entgrenzungen des Wahnsinns. Psychopathie und Psychopathologisierungen um 1900, Berlin/Boston 2016 (Schriften des Historischen Kollegs 93), S. 29–44.

Ders.: Sendung und Bewusstsein – Deutsche Psychiater nach dem Ersten Weltkrieg, in: Gahlen, G./Gnosa, R./Janz, O. (Hg.): Nerven und Krieg. Psychische Mobilisierungs- und Leiderfahrungen in Deutschland (1900–1939), Frankfurt am Main/New York 2020 (Krieg und Konflikt 10), S. 273–291.

Benzenhöfer, U.: Kindereuthanasie in der NS-Zeit unter besonderer Berücksichtigung von Reichsausschussverfahren und Kinderfachabteilungen, Ulm 2020.

Berger, G.: Die Beratenden Psychiater des deutschen Heeres 1939 bis 1945, Frankfurt am Main 1998.

Biester, H.: Leitende Persönlichkeiten der Vergangenheit, in: Weisser, U. (Hg.): 100 Universitäts-Krankenhaus Eppendorf. 1889–1989, Tübingen 1989, S. 567–578.

Bock, G.: Zwangssterilisation im Nationalsozialismus. Studien zur Rassenpolitik und Frauenpolitik, Opladen 1986 (Schriften des Zentralinstituts für Sozialwissenschaftliche Forschung der Freien Universität Berlin 48).

Böcker, F. M.: Psychiatrische Familienpflege und offene Irrenfürsorge: Sozialpsychiatrische Konzepte bei Gustav Kolb und heute, in: Lungershausen, E./Baer, R. (Hg.): Psychiatrie in Erlangen. Festschrift zur Eröffnung des Neubaues der Psychiatrischen Universitätsklinik Erlangen, Erlangen 1985, S. 62–82.

Böhm, B.: Vergessene Opfer der NS-„Euthanasie“. Die Ermordung schlesischer Anstaltspatienten 1940–1945, Leipzig 2018 (Zeitfenster. Beiträge der Stiftung sächsische Gedenkstätten zur Zeitgeschichte 11).

Brandt, A.: Sexually Transmitted Diseases, in: Bynum, W./Porter, R: Companion Encyclopedia of the History of Medicine, London/New York 1993, S. 562–584.

Braun, B.: Friedrich Meggendorfer. Person und Ethik eines Psychiaters im Nationalsozialismus, Stuttgart 2017 (Geschichte und Philosophie der Medizin 14).

Dies.: Person and ethics of a psychiatrist during National Socialism: Friedrich Meggendorfer (1880–1953), in: History of Psychiatry 31 (2020), S. 93–104.

Dies.: Friedrich Georg Josef Meggendorfer (07.06.1880–12.02.1953), in: European Psychiatry 30 (2015), S. 1832.

Dies.: Die Erlanger Universitätspsychiatrie im Nationalsozialismus. Geschichtsbewusstsein als Voraussetzung für einen ethisch-verantwortungsvollen Umgang mit psychischer Gesundheit versus Krankheit, in: Fortschritte der Neurologie und Psychiatrie 87 (2019), S. 713–721.

Dies./Frewer, A./Kornhuber, J.: Erinnern, Verhindern, Vorbeugen: Zur Typologie des Umgangs mit „Euthanasie“ am Beispiel des T4-Gutachters Franz Ludwig Berthold Kihn, in: Fortschritte der Neurologie und Psychiatrie 83 (2015), S. 634–640.

Braun, I.: Andreas Pratje (1892–1963). Anatomie und Rassenkunde in Erlangen, Diss. med. Erlangen-Nürnberg 2016.

Braun, M.: Von der studentischen Selbstverwaltung zur geistigen Wehrmacht. Organisation der Erlanger Studenten zwischen Weimarer Republik und

„Drittem Reich“, in: Stadtarchiv Erlangen: Erlangen in der Weimarer Republik und im Nationalsozialismus. Die Friedrich-Alexander-Universität Erlangen 1918–1945. Teil 1, Erlangen 2021, S. 435–526.

Brown, T.: Mental Diseases, in: Bynum, W./Porter, R: Companion Encyclopedia of the History of Medicine, London/New York 1993, S. 438–463.

van den Bussche, H. (e. a.): Die Hamburger Universitätsmedizin im Nationalsozialismus. Forschung – Lehre – Krankenversorgung, Berlin/Hamburg 2014 (Hamburger Beiträge zur Wissenschaftsgeschichte 24).

Ders.: Im Dienste der „Volksgemeinschaft“. Studienreform im Nationalsozialismus am Beispiel der ärztlichen Ausbildung, Berlin/Hamburg 1989 (Hamburger Beiträge zur Wissenschaftsgeschichte 4).

Ders./Mai, C./Pfäfflin, F.: Kontinuität, Anpassung und Opposition: Die Medizinische Fakultät im „Dritten Reich“, in: Weisser, U. (Hg.): 100 Jahre Universitäts-Krankenhaus Eppendorf. 1889–1989, Tübingen 1989, S. 202–230.

Busfield, J.: Mental Illness, in: Cooter, R./Pickstone, J.: Companion to Medicine in the Twentieth Century, London/New York 2003, S. 633–651.

Bynum, W./Porter, R: Companion Encyclopedia of the History of Medicine, London/New York 1993.

Coché, S.: An der Schwelle von Inklusion und Exklusion: zur Bedeutung der Kategorie „Arbeit“ in der psychiatrischen Einweisungspraxis 1941–1945, in: Ankele, M./Brinkschulte, E. (Hg.): Arbeitsrhythmus und Anstaltsalltag. Arbeit in der Psychiatrie vom frühen 19. Jahrhundert bis in die NS-Zeit, Stuttgart 2015, S. 215–229.

Cooter, R: War and modern medicine, in: Bynum, W./Porter, R: Companion Encyclopedia of the History of Medicine, London/New York 1993, S. 1536–1573.

Ders.; Pickstone, J.: Companion to Medicine in the Twentieth Century, London/New York 2003.

von Cranach, M: Menschenversuche in den bayerischen Heil- und Pflegeanstalten, in: von Cranach, M./Siemen, H.-L.: Psychiatrie im Nationalsozialismus. Die Bayerischen Heil- und Pflegeanstalten zwischen 1933 und 1945, München 1999, S. 405–411.

Ders./Siemen, H.-L.: Psychiatrie im Nationalsozialismus. Die Bayerischen Heil- und Pflegeanstalten zwischen 1933 und 1945, München 1999.

Crouthamel, J: Contested Memories of Traumatic Neurosis in Weimar and Nazi Germany, in: Gahlen, G./Gnosa, R./Janz, O. (Hg.): Nerven und

Krieg. Psychische Mobilisierungs- und Leiderfahrungen in Deutschland (1900–1939), Frankfurt am Main/New York 2020 (Krieg und Konflikt 10), S. 253–271.
Davidson, R.: Gustav Kolb und die Reformpsychiatrie in Erlangen 1911–1934, Berlin 2022 (Medizingeschichte im Kontext 24).
Ders.: „Die Fortpflanzung der geistig Vollwertigen zu fördern, der pathologisch Veranlagten zu bremsen, ist eine Schicksalsfrage für unser Volk." Gustav Kolbs Reformpsychiatrie und ihre Beziehung zur psychiatrischen Eugenik, in: Rauh, P./Voggenreiter, M./Ude-Koeller, S./Leven, K.-H.: Medizintäter. Ärzte und Ärztinnen im Spiegel der NS-Täterforschung, Köln/Wien 2022 (Perspektiven der Medizingeschichte 1), S. 167–189.
Dehrichs, D.; Metzger, N.: Anfänge und Durchsetzung des medizinischen Frauenstudiums an der Friedrich-Alexander-Universität in der ersten Hälfte des 20. Jahrhunderts, in: Leven, K.-H. e. a. (Hg.): Die Medizinische Fakultät der Friedrich-Alexander-Universität Erlangen-Nürnberg. Kontexte – Köpfe – Kontroversen (1743–2018), Köln 2018, S. 47–63.
van Dijk, L.: „Ein erfülltes Leben – trotzdem …". Erinnerungen Homosexueller 1933–1945, Reinbek bei Hamburg 1992.
Diner, D.: Verschwörung, in: ders. (Hg.): Enzyklopädie jüdischer Geschichte und Kultur, Band 6, Leipzig 2015, S. 272–277.
Dörner, K.: Psychiatrie und Macht. Geschlechtsspezifisch betrachtet, in: Hoffmann, D.: Frauen in der Psychiatrie oder wie männlich ist die Psychiatrie?, Bonn 1991 (DGSP-Schriftenreihe 9), S. 75–81.
Engelhardt, T.: Die Krankenabteilungen der Erlanger Heil- und Pflegeanstalt 1900–1945. Zur Topographie des Hungersterbens, in: Engelhardt, T./Frewer, A.: NS-„Euthanasie" in Erlangen: Tatorte – Hungerkost – Opfer, Neustadt/Aisch 2023, S. 53–97.
Engelhardt, T.: „Die ganz Schwachen verloschen wie die Lichter". Das organisierte Hungersterben in der Heil- und Pflegeanstalt Erlangen im Spiegel der Ermittlungsakten (1947–1950), in: Engelhardt, T./Frewer, A.: NS-„Euthanasie" in Erlangen: Tatorte – Hungerkost – Opfer, Neustadt/Aisch 2023, S. 153–237.
Engelhardt, T., Frewer, A.: NS-„Euthanasie" in Erlangen: Tatorte – Hungerkost – Opfer, Neustadt/Aisch 2023.
Epkenhans, M./Hillmann, J./Nägler, F. (Hg.): Skagerrakschlacht. Vorgeschichte – Ereignis – Verarbeitung, München 2011 (Beiträge zur Militärgeschichte 66).

Eschebach, I. (Hg.): Homophobie und Devianz. Weibliche und männliche Homosexualität im Nationalsozialismus, Berlin 2012 (Forschungsbeiträge und Materialien der Stiftung Brandenburgische Gedenkstätten 6).
Faulstich, H.: Hungersterben in der Psychiatrie 1914–1949. Mit einer Topographie der NS-Psychiatrie, Freiburg i. B. 1998.
Faust, A.: Professoren für die NSDAP. Zum politischen Verhalten der Hochschullehrer 1932/1933, in: Heinemann, M. (Hg.): Erziehung und Schulung im Dritten Reich. Teil 2: Hochschule, Erwachsenenbildung, Stuttgart 1980. (Veröffentlichungen der Historischen Kommission der Deutschen Gesellschaft für Erziehungswissenschaft 4.2), S. 31–48.
Fredrickson, G.: Rassismus. Ein historischer Abriß, Stuttgart 2011.
Freis, D.: Psyche, Trauma und Kollektiv – Der psychiatrische Diskurs über die erschütterten Nerven der Nation, in: Gahlen, G./Gnosa, R./ Janz, O. (Hg.): Nerven und Krieg. Psychische Mobilisierungs- und Leiderfahrungen in Deutschland (1900–1939), Frankfurt am Main/New York 2020 (Krieg und Konflikt 10), S. 53–75.
French, R./Arrizabalaga, J.: Coping with the French Disease: University Practitioners' Strategies and Tactics in the Transition from the Fifteenth to the Sixteenth Century, in: French, R. (e. a.) (Hg.): Medicine from the Black Death to the French Desease, Aldershot e. a. 1998 (The History of Medicine in Context 1), S. 248–287.
Frobenius, W.: „Normale" Wissenschaft im Nationalsozialismus. Erlanger Medizinpromotionen zwischen 1932 und 1948, in: Leven, K.-H./Plöger, A: 200 Jahre Universitätsklinikum Erlangen, 1815–2015, Köln/Weimar/ Wien 2016, S. 242–261.
Ders.: „Unhaltbare Zustände": Konflikt um die Geburtshilfe und Frauenheilkunde, in: Leven, K.-H./Plöger, A: 200 Jahre Universitätsklinikum Erlangen, 1815–2015, Köln/Weimar/Wien 2016, S. 310–313, S. 312.
Germann, U.: Umstrittene Grenzen: „Psychopathische Persönlichkeiten" zwischen Psychiatrie und Justiz. Zur inter-institutionellen Stabilisierung des Psychopathiekonzepts in der Schweiz vor dem Ersten Weltkrieg, in: Schmiedebach, H.-P. (Hg.): Entgrenzungen des Wahnsinns. Psychopathie und Psychopathologisierungen um 1900, Berlin/Boston 2016 (Schriften des Historischen Kollegs 93), S. 209–224.
Gerneth, G.: Personalbibliographien von Professoren und Dozenten der Neurologie und Psychiatrie, der Arbeitsmedizin und der physiologischen Chemie der Universität Erlangen-Nürnberg

1900–1968. Mit bibliografischen Angaben und Überblick über die Hauptarbeitsgebiete, Diss. med. Erlangen 1969.
Goede, A.: Adolf Rein und die „Idee der politischen Universität", Berlin/Hamburg 2008 (Hamburger Beiträge zur Wissenschaftsgeschichte 17).
Golczewski, F.: Kölner Universitätslehrer und der Nationalsozialismus. Personengeschichtliche Ansätze, Köln/Wien 1988 (Studien zur Geschichte der Universität zu Köln 8).
Goldstein, J.: Psychiatry, in: Bynum, W./Porter, R: Companion Encyclopedia of the History of Medicine, London/New York 1993, S. 1350–1372.
Groß, D.: Medizin im Dienst der „Erbgesundheit". Beiträge zur Geschichte der Eugenik und „Rassenhygiene", Berlin 2009 (Medizin und Nationalsozialismus 1).
Grüttner, M.: Hort der Reaktion oder Hochburg des Liberalismus? Die Hamburger Universität in der Weimarer Republik, in: Führer, K./Hagemann, K./Kundrus, B. (Hg.): Eliten im Wandel. Gesellschaftliche Führungsschichten im 19. und 20. Jahrhundert, Münster 2004, S. 179–197.
Hamann, M.: Die Ermordung psychisch kranker polnischer und sowjetischer Zwangsarbeiter, in: Aly, G.: Aktion T4 1939–1945. Die „Euthanasie"-Zentrale in der Tiergartenstraße 4, Berlin 1989 (Stätten der Geschichte Berlins 26), S. 160–167.
Hahn, J.: Anarchisten, Attentäter und Revolutionäre. Zur Psychopathologisierung „politischer Verbrecher" zwischen 1880 und 1920, in: Medizinhistorisches Journal 51 (2016), S. 40–71.
Hanzig, C.: Schlaglichter auf die Nachgeschichte der NS-„Euthanasie" in Schlesien aus deutscher Perspektive. Schlesische Anstalten und die Erinnerung der Vertriebenen, in: Böhm, B.: Vergessene Opfer der NS-„Euthanasie". Die Ermordung schlesischer Anstaltspatienten 1940–1945, Leipzig 2018 (Zeitfenster. Beiträge der Stiftung sächsische Gedenkstätten zur Zeitgeschichte 11), S. 217–222.
Härtel, U.: Krankheiten des Herz-Kreislauf-Systems bei Männern und Frauen, in: Hurrelmann, K./Kolip, P. (Hg.): Geschlecht, Gesundheit und Krankheit. Männer und Frauen im Vergleich, Bern 2002, S. 277–278.
Hedrich, M.: Medizinische Gewalt. Elektrotherapie, elektrischer Stuhl und psychiatrische „Elektroschocktherapie" in den USA, 1890–1950, Bielefeld 2014.
Hess, V./Marazia, C.: Inside/Outside. Die Nervenpoliklinik in Berlin und Straßbourg, ca. 1880–1930, S. 161–184.

Hofer, H.-G./Forsbach, R.: Kriegsneurosen und therapeutische Gewalt. Historiografische Differenzierung am Beispiel von Fritz Kaufmann und Friedrich Pansen, in: Rauh, P./Voggenreiter, M./Ude-Koeller, S./Leven, K.-H.: Medizintäter. Ärzte und Ärztinnen im Spiegel der NS-Täterforschung, Köln/Wien 2022 (Perspektiven der Medizingeschichte 1), S. 77–101.
Hohendorf, G.: Der Tod als Erlösung vom Leiden. Geschichte und Ethik der Sterbehilfe seit dem Ende des 19. Jahrhunderts in Deutschland, Göttingen 2013.
Horn, D.: The German Naval Mutinies of World War I, New Brunswick 1969.
Jentzsch, C./Witt, J.: Der Seekrieg 1914–1918. Die Kaiserliche Marine im Ersten Weltkrieg, Darmstadt 2016.
Jones, M.: Am Anfang war Gewalt. Die deutsche Revolution 1918/1919 und der Beginn der Weimarer Republik, Berlin 2017.
Karheiding, V.: Von Strahlung, Schwangeren und Syphilis. Dissertationen der Medizinischen Fakultät der Universität Erlangen 1918–1948, in: Leven, K.-H. e. a. (Hg.): Die Medizinische Fakultät der Friedrich-Alexander-Universität Erlangen-Nürnberg. Kontexte – Köpfe – Kontroversen (1743–2018), Köln 2018, S. 143–155.
Karl, M.: Die Münchener Räterepublik. Porträts einer Revolution, Düsseldorf 2008.
Kater, M.: Ärzte als Hitlers Helfer, München 2002.
Ders.: Studentenschaft und Rechtsradikalismus in Deutschland 1918–1933. Eine sozialgeschichtliche Studie zur Bildungskrise in der Weimarer Republik, Hamburg 1975 (Historische Perspektiven 1).
Klee, E.: Von der „T 4“ zur Judenvernichtung. Die „Aktion Reinhard“ in den Vernichtungslagern Belzec, Sobibor und Treblinka, in: Aly, G.: Aktion T4 1939–1945. Die „Euthanasie“-Zentrale in der Tiergartenstraße 4, Berlin 1989 (Stätten der Geschichte Berlins 26), S. 147–152.
Ders.: „Euthanasie“ im Dritten Reich. Die „Vernichtung lebensunwerten Lebens“, Frankfurt am Main 2010 (Die Zeit des Nationalsozialismus 18674).
Ders.: Das Personenlexikon zum Dritten Reich. Wer war was vor und nach 1945? Frankfurt am Main 2003.
Kłodzinski, S.: Die „Aktion 14 f 13“. Der Transport von 575 Häftlingen von Auschwitz in das „Sanatorium Dresden“, in: Aly, G.: Aktion T4 1939–1945. Die „Euthanasie“-Zentrale in der Tiergartenstraße 4, Berlin 1989 (Stätten der Geschichte Berlins 26), S. 136–146.

Köchl, S.: „Das Bedürfnis nach gerechter Sühne". Wege von „Berufsverbrecherinnen" in das Konzentrationslager Ravensbrück, Wien 2016.

Kosthorst, E./Walter, B.: Konzentrations- und Strafgefangenenlager im Emsland 1933–1945. Zum Verhältnis von NS-Regime und Justiz, Düsseldorf 1985.

Kreuter, A.: Deutschsprachige Neurologen und Psychiater. Ein biographisch-bibliografisches Lexikon von den Vorläufern bis zur Mitte des 20. Jahrhunderts, München e. a. 1996.

Kunze, K.: Neurologie in Eppendorf (1889–1989). Die Hamburger Schule, in: Weisser, U. (Hg.): 100 Universitäts-Krankenhaus Eppendorf. 1889–1989, Tübingen 1989, S. 286–291.

Kuß, S./Martin, B. (Hg.): Das Deutsche Reich und der Boxeraufstand, Bamberg 2002 (Erfurter Reihe zur Geschichte Asiens 2).

Dies.: Deutsche Soldaten während des Boxeraufstandes in China: Elemente und Ursprünge des Vernichtungskrieges, in: dies.; Martin, B. (Hg.): Das Deutsche Reich und der Boxeraufstand, Bamberg 2002 (Erfurter Reihe zur Geschichte Asiens 2) S. 165–181.

Lantukhova, O.: Normalität Kampfbereitschaft, Nervenschwäche Pazifismus – Auffassungen des Krieges als Nervenprobe in literarischen Diskursen des Ersten Weltkrieges, in: Gahlen, G./Gnosa, R./ Janz, O. (Hg.): Nerven und Krieg. Psychische Mobilisierungs- und Leiderfahrungen in Deutschland (1900–1939), Frankfurt am Main/New York 2020 (Krieg und Konflikt 10), S. 327–344.

Leven, K.-H. e. a. (Hg.): Die Medizinische Fakultät der Friedrich-Alexander-Universität Erlangen-Nürnberg. Kontexte – Köpfe – Kontroversen (1743–2018), Köln 2018.

Ders.: Werner Leibbrand – ambivalenter Gegner der NS-„Euthanasie", in: ders. e. a. (Hg.): Die Medizinische Fakultät der Friedrich-Alexander-Universität Erlangen-Nürnberg. Kontexte – Köpfe – Kontroversen (1743–2018), Köln 2018, S. 176–177.

Ders.; Plöger, A: 200 Jahre Universitätsklinikum Erlangen, 1815–2015, Köln/Weimar/Wien 2016.

Ley, A.: Zwangssterilisationen und Ärzteschaft. Hintergründe und Ziele ärztlichen Handelns 1934–1945, Frankfurt am Main 2004.

Lungershausen, E.: Einführung: Von der „Irrenanstalt" zur Psychiatrischen Klinik, in: ders.; Baer, R. (Hg.): Psychiatrie in Erlangen. Festschrift zur Eröffnung des Neubaues der Psychiatrischen Universitätsklinik Erlangen, Erlangen 1985, S. 6–8.

Ders.; Baer, R. (Hg.): Psychiatrie in Erlangen. Festschrift zur Eröffnung des Neubaues der Psychiatrischen Universitätsklinik Erlangen, Erlangen 1985.

Mählmann, S./Borck, C.: Der Querulantenwahn – oder wie die Psychiatrie zu ihrem Recht kam, in: Schmiedebach, H.-P. (Hg.): Entgrenzungen des Wahnsinns. Psychopathie und Psychopathologisierungen um 1900, Berlin/Boston 2016 (Schriften des Historischen Kollegs 93), S. 240–258.

Martin, M./Fangerau; H./Karenberg, A.: Max Nonne (1861–1959) und seine Einstellung zur „Euthanasie", in: Der Nervenarzt 91 (2020), S. 13–21.

Diess.: Die ambivalente Haltung Otfrid Foersters (1873–1941) gegenüber dem Nationalsozialismus, in: Der Nervenarzt 91 (2020), S. 22–28.

Metzger, N.: „Auf strengster wissenschaftlicher Grundlage". Die Etablierungsphase der modernen Konstitutionslehre 1911–1921, in: Medizinhistorisches Journal 51 (2016), S. 209–245.

Dies.: „Es sind noch große Forschungserträge zu erhoffen". Entwicklungen der Konstitutionslehre in den 1920er Jahren, in: Medizinhistorisches Journal 52 (2017), S. 270–307.

Micale, M.: The Psychiatric Body, in: Cooter, R./Pickstone, J.: Companion to Medicine in the Twentieth Century, London/New York 2003, S. 323–346.

Mitscherlich, A./Mielke, F.: Medizin ohne Menschlichkeit. Dokumente des Nürnberger Ärzteprozesses, Berlin 1990.

Müller, C.: Das Gewohnheitsverbrechergesetz vom 24. November 1933. Kriminalpolitik als Rassenpolitik, Baden-Baden 1997 (Beiträge zur modernen deutschen Strafgesetzgebung 2).

Neumann, A.: „Arzttum ist immer Kämpfertum". Die Heeressanitätsinspektion und das Amt „Chef des Wehrmachtsanitätswesens" im Zweiten Weltkrieg (1939–1945), Düsseldorf 2005 (Schriften des Bundesarchivs 64).

Zur Nieden, S. (Hg.): Homosexualität und Staatsräson. Männlichkeit, Homophobie und Politik In [!] Deutschland 1900–1945, Frankfurt am Main 2005 (Geschichte und Geschlechter 46).

Dies.: Der homosexuelle Staats- und Volksfeind. Zur Radikalisierung eines Feindbildes im Nationalsozialismus, in: Eschebach, I. (Hg.): Homophobie und Devianz. Weibliche und männliche Homosexualität im Nationalsozialismus, Berlin 2012 (Forschungsbeiträge und Materialien der Stiftung Brandenburgische Gedenkstätten 6), S. 23–34.

Olby, R.: Constitutional und hereditary disorders, in: Bynum, W./Porter, R: Companion Encyclopedia of the History of Medicine, London/New York 1993, S. 412–437.

Peiffer, J.: Hirnforschung in Deutschland 1849 bis 1974. Briefe zur Entwicklung von Psychiatrie und Neurowissenschaften sowie zum Einfluss des politischen Umfeldes auf Wissenschaftler, Berlin/Heidelberg 2004.

Pelling, M.: Contagion/Germ Theory/Specificity, in: Bynum, W./Porter, R: Companion Encyclopedia of the History of Medicine, London/New York 1993, S. 309–334.

Plöger, A.: „Wir sind hier in der Tat am Ende". Die Nachkriegszeit, in: Leven, K.-H./Plöger, A: 200 Jahre Universitätsklinikum Erlangen, 1815–2015, Köln/Weimar/Wien 2016, S. 300–325.

Ders.: Entwicklung der Universitätskliniken nach 1945, in: Leven, K.-H./ Plöger, A: 200 Jahre Universitätsklinikum Erlangen, 1815–2015, Köln/ Weimar/Wien 2016, S. 297–300.

Pretzel, A.: Vom Staatsfeind zum Volksfeind: Zur Radikalisierung der Homosexuellenverfolgung im Zusammenwirken von Polizei und Justiz, in: zur Nieden, S. (Hg.): Homosexualität und Staatsräson. Männlichkeit, Homophobie und Politik In [!] Deutschland 1900–1945, Frankfurt am Main 2005 (Geschichte und Geschlechter 46), S. 217–252.

Prior, R.: Gallipoli. The End of the Myth, London/New Haven 2009.

Proctor, R.: Racial Hygiene. Medicine under the Nazis, Cambridge/ London 1988.

Rauh, P.: Erlangen und die völkische Studentenbewegung der Weimarer Republik, in: Leven, K.-H./Plöger, A: 200 Jahre Universitätsklinikum Erlangen, 1815–2015, Köln/Weimar/Wien 2016, S. 207–214.

Ders.: Der Erlanger Psychiater Berthold Kihn als Vordenker der NS-„Euthanasie", in: Leven, K.-H./Plöger, A: 200 Jahre Universitätsklinikum Erlangen, 1815–2015, Köln/Weimar/Wien 2016. S. 214–218.

Ders.: Die Erlanger Medizin im Nationalsozialismus, in: Leven, K.-H./ Plöger, A: 200 Jahre Universitätsklinikum Erlangen, 1815–2015, Köln/ Weimar/Wien 2016, S. 221–242.

Ders.: Medizinverbrechen in Erlangen. Nationalsozialistische Erbgesundheits- und Rassenpolitik an den Erlanger Universitätskliniken, in: Leven, K.-H./Plöger, A: 200 Jahre Universitätsklinikum Erlangen, 1815–2015, Köln/Weimar/Wien 2016, S. 262–293.

Ders.: Zwischen Forschungsinteresse, postmortalem Persönlichkeitsschutz und den schutzwürdigen Belangen Dritter. Psychiatrische Krankenakten aus der NS-Zeit als Quelle historischer Forschung und Gedenkarbeit, in: Wachter, C. (Hg.): Die brisante Akte. Problembehaftete Bestände in Universitäts- und Wissenschaftsarchiven, Leipzig 2016 (Wissenschaftsarchive 2015 5), S. 23–46.

Ders.: Die Medizinische Fakultät im Nationalsozialismus, in: Leven, K.-H. e. a. (Hg.): Die Medizinische Fakultät der Friedrich-Alexander-Universität Erlangen-Nürnberg. Kontexte – Köpfe – Kontroversen (1743–2018), Köln 2018, S. 98–126.

Ders.: Neue Perspektiven für die Erforschung der NS-„Euthanasie" in Erlangen, in: Leven, K.-H. e. a. (Hg.): Die Medizinische Fakultät der Friedrich-Alexander-Universität Erlangen-Nürnberg. Kontexte – Köpfe – Kontroversen (1743–2018), Köln 2018, S. 127.

Ders.: Reaktionäre Monarchisten, völkische Propagandisten und beinahe ein kleiner Hitler, in: Stadtarchiv Erlangen: Erlangen in der Weimarer Republik und im Nationalsozialismus. Die Friedrich-Alexander-Universität Erlangen 1918–1945. Teil 1, Erlangen 2021, S. 175–221.

Ders.: Zwischen „Kaufmann-Kur" und Baldrian – Diskurse und Praktiken militärpsychiatrischer Therapiemethoden im Ersten Weltkrieg (1914–1918), in: Gahlen, G./Gnosa, R./Janz, O. (Hg.): Nerven und Krieg. Psychische Mobilisierungs- und Leiderfahrungen in Deutschland (1900–1939), Frankfurt am Main/New York 2020 (Krieg und Konflikt 10), S. 171–197.

Ders.: „Medizintäter im Nationalsozialismus – Grundzüge und Perspektiven, in: ders./Voggenreiter, M./Ude-Koeller, S./Leven, K.-H.: Medizintäter. Ärzte und Ärztinnen im Spiegel der NS-Täterforschung, Köln/Wien 2022 (Perspektiven der Medizingeschichte 1), S. 15–35.

Ders.; Voggenreiter, M.; Ude-Koeller, S.; Leven, K.-H.: Medizintäter. Ärzte und Ärztinnen im Spiegel der NS-Täterforschung, Köln/Wien 2022 (Perspektiven der Medizingeschichte 1).

Ders.; Leven, K.-H.: Ernst Wilhelm Baader (1892–1962) und die Arbeitsmedizin im Nationalsozialismus, Frankfurt am Main 2013 (Medizingeschichte im Kontext 18).

Reichelt, B.: Zwischen Überzeugung und Anpassung? Motivationen, Tätigkeitsfelder und Handlungsspielräume des ärztlichen Personals einer psychiatrischen Anstalt zur Zeit des Nationalsozialismus. Die Heilanstalt Zwiefalten 1936–1939, in: Rauh, P./Voggenreiter, M./Ude-Koeller, S./Leven, K.-H.: Medizintäter. Ärzte und Ärztinnen im Spiegel der NS-Täterforschung, Köln/Wien 2022 (Perspektiven der Medizingeschichte 1), S. 229–252.

Richter, H.: Der Krieg im Südosten. Band 1. Gallipoli 1915, Mainz/Ruhpolding 2013 (Studien zur Archäologie und Geschichte Griechenlands und Zyperns 65).

Roelcke, V.: „Täterschaft" und Täter in der Medizin zur Zeit des Nationalsozialismus. Umrisse einer Typologie unter Berücksichtigung konkreter Handlungskontexte, in: Rauh, P./Voggenreiter, M./Ude-Koeller, S./Leven, K.-H.: Medizintäter. Ärzte und Ärztinnen im Spiegel der NS-Täterforschung, Köln/Wien 2022 (Perspektiven der Medizingeschichte 1), S. 135–164.

Roth, T.: Von den „Antisozialen“ zu den „Asozialen“. Ideologie und Struktur kriminalpolizeilicher „Verbrechensbekämpfung“ im Nationalsozialismus, in: Sedlaczek, D. e. a. (Hg.): „minderwertig“ und „asozial“. Stationen der Verfolgung gesellschaftlicher Außenseiter, Zürich 2005, S. 65–88.

Rothmaler, C.: Sterilisationen nach dem „Gesetz zur Verhütung erbkranken Nachwuchses“ vom 14. Juli 1933. Eine Untersuchung zur Tätigkeit des Erbgesundheitsgerichtes und zur Durchführung des Gesetzes in Hamburg in der Zeit zwischen 1934 und 1944, Husum 1991 (Abhandlungen zur Geschichte der Medizin und der Naturwissenschaften 60).

Rotzoll, M.: Rhythmus des Lebens. Arbeit in psychiatrischen Institutionen im Nationalsozialismus zwischen Normalisierung und Selektion, in: Ankele, M./Brinkschulte, E. (Hg.): Arbeitsrhythmus und Anstaltsalltag. Arbeit in der Psychiatrie vom frühen 19. Jahrhundert bis in die NS-Zeit, Stuttgart 2015, S. 198–214.

Rössler, A.: zur Geschichte der Universitäts-Nervenklinik, in: Lungershausen, E./Baer, R. (Hg.): Psychiatrie in Erlangen. Festschrift zur Eröffnung des Neubaues der Psychiatrischen Universitätsklinik Erlangen, Erlangen 1985, S. 9–36.

Sammet, R.: „Dolchstoß“. Deutschland und die Auseinandersetzung mit der Niederlage im Ersten Weltkrieg (1918–1933), Berlin 2003.

Sammet, K.: „Frisch pulsierendes Blut“ – Wilhelm Weygandts Berufung nach Hamburg 1908, in: Schriftenreihe der Deutschen Gesellschaft für Geschichte der Nervenheilkunde 11 (2005), S. 169–195.

Ders.: Modernisierung der Psychiatrie. Das Psychologische Laboratorium der Irrenanstalt Hamburg-Friedrichsberg seit 1909, in: Schriftenreihe der Deutschen Gesellschaft für Geschichte der Nervenheilkunde 17 (2011), S. 149–175.

Ders.: „Typisch paralytische Reaktionsart“ – Experimentalpsychologie, progressive Paralyse und Malariatherapie in Hamburg-Friedrichsberg 1920–1922, in: Schriftenreihe der Deutschen Gesellschaft für Geschichte der Nervenheilkunde 21 (2015), S. 395–424.

Ders.: Neutralisierung „sozialer“ Folgen psychischer Krankheit oder „die Irrenanstalt nach allen ihren Beziehungen“? Arbeit und die Irrenanstalt als Organisation, ca. 1830–1930, in: Ankele, M./Brinkschulte, E. (Hg.): Arbeitsrhythmus und Anstaltsalltag. Arbeit in der Psychiatrie vom frühen 19. Jahrhundert bis in die NS-Zeit, Stuttgart 2015, S. 29–47.

Ders.: Gegenstände und Methoden. Friedrich Meggendorfer, Chorea Huntington, Anatomie, Experimentalpsychologie und Vererbungsforschung in Hamburg-Friedrichsberg um 1925, in: Schriftenreihe der Deutschen Gesellschaft für Geschichte der Nervenheilkunde 22 (2016), S. 283–305.

Sandweg, J./Lehmann, G.: Hinter unzerstörten Fassaden. Erlangen 1945–1955, Erlangen 1996.

Schabow, D.: Die israelitische Heil- und Pflegeanstalt für Nerven- und Gemütskranke (Jacoby'sche Anstalt, 1869–1942) und die spätere Verwendung der Gebäude, in: Rheinisches Eisenkunstguss-Museum (Hg.): Die Heil- und Pflegeanstalten für Nerven- und Gemütskranke in Bendorf, Bendorf-Sayn 2008, S. 55–79.

Schieber, M.: Erlangen. Eine illustrierte Geschichte der Stadt, München 2002.

Schikorra, C.: Schwarze Winkel im KZ. Die Haftgruppe der „Asozialen“ in der Häftlingsgesellschaft, in: Sedlaczek, D. e. a. (Hg.): „minderwertig“ und „asozial“. Stationen der Verfolgung gesellschaftlicher Außenseiter, Zürich 2005, S. 105–126.

Schmidt, M./Kuhlmann, R./von Cranach, M.: Heil- und Pflegeanstalt Kaufbeuren, in: von Cranach, M./Siemen, H.-L.: Psychiatrie im Nationalsozialismus. Die Bayerischen Heil- und Pflegeanstalten zwischen 1933 und 1945, München 1999, S. 265–325.

Schmiedebach, H.-P. (Hg.): Entgrenzungen des Wahnsinns. Psychopathie und Psychopathologisierungen um 1900, Berlin/Boston 2016 (Schriften des Historischen Kollegs 93).

Ders.: Entgrenzungsphänomene des Wahnsinns – Einleitung, in: ders. (Hg.): Entgrenzungen des Wahnsinns. Psychopathie und Psychopathologisierungen um 1900, Berlin/Boston 2016 (Schriften des Historischen Kollegs 93), S. 1–28.

Ders./Brinkschulte, E.: Arbeit und Arbeitstherapie – historisch geleitete Assoziationen, in: Ankele, M./Brinkschulte, E. (Hg.): Arbeitsrhythmus und Anstaltsalltag. Arbeit in der Psychiatrie vom frühen 19. Jahrhundert bis in die NS-Zeit, Stuttgart 2015, S. 21–28.

Schmuhl, H.-W.: Rassenhygiene, Nationalsozialismus, Euthanasie. Von der Verhütung zur Vernichtung „lebensunwerten Lebens“, 1890–1945, Göttingen 1987 (Kritische Studien zur Geschichtswissenschaft 75).

Ders.: Die Gesellschaft Deutscher Neurologen und Psychiater im Nationalsozialismus, Berlin/Heidelberg 2016.
Ders.: Reformpsychiatrie und Massenmord, in: Prinz, M./Zitelmann, R. (Hg.): Nationalsozialismus und Modernisierung, Darmstadt 1991, S. 239–266.
Ders.: Hirnforschung und Krankenmord. Das Kaiser-Wilhelm-Institut für Hirnforschung 1937–1945, Berlin 2000.
Schoppmann, C.: Zwischen strafrechtlicher Verfolgung und gesellschaftlicher Ächtung: Lesbische Frauen im „Dritten Reich", in: Eschebach, I. (Hg.): Homophobie und Devianz. Weibliche und männliche Homosexualität im Nationalsozialismus, Berlin 2012 (Forschungsbeiträge und Materialien der Stiftung Brandenburgische Gedenkstätten 6), S. 35–51.
Dies.: Elsa Conrad – Margarete Rosenberg – Mary Pünjer – Henny Schermann. Vier Porträts, in: Eschebach, Insa (Hg.): Homophobie und Devianz. Weibliche und männliche Homosexualität im Nationalsozialismus, Berlin 2012 (Forschungsbeiträge und Materialien der Stiftung Brandenburgische Gedenkstätten 6), S. 97–111.
Schott, H./Tölle, R.: Geschichte der Psychiatrie. Krankheitslehren Irrwege Behandlungsformen. München 2006.
Schulze, D.: Schlesische Heil- und Pflegeanstalten 1933–1945. Ein Überblick, in: Böhm, B.: Vergessene Opfer der NS-„Euthanasie". Die Ermordung schlesischer Anstaltspatienten 1940–1945, Leipzig 2018 (Zeitfenster. Beiträge der Stiftung sächsische Gedenkstätten zur Zeitgeschichte 11), S. 21–42.
Sedlaczek, D. e. a. (Hg.): „minderwertig" und „asozial". Stationen der Verfolgung gesellschaftlicher Außenseiter, Zürich 2005.
Siemen, H.-L.: Psychiatrie im Nationalsozialismus, in: von Cranach, M./ders.: Psychiatrie im Nationalsozialismus. Die Bayerischen Heil- und Pflegeanstalten zwischen 1933 und 1945, München 1999, S. 15–34.
Ders.: Heil- und Pflegeanstalt Erlangen, in: von Cranach, M./ders.: Psychiatrie im Nationalsozialismus. Die Bayerischen Heil- und Pflegeanstalten zwischen 1933 und 1945, München 1999, S. 159–173.
Ders.: Die bayerischen Heil- und Pflegeanstalten während des Nationalsozialismus, in: von Cranach, M./ders.: Psychiatrie im Nationalsozialismus. Die Bayerischen Heil- und Pflegeanstalten zwischen 1933 und 1945, München 1999, S. 417–474.
Ders.: Zur Geschichte des „Hungerkosterlasses" vom 30. November 1942 in Bayern, in: Spieker, M./Sandor, S.: „Wir werden langsam

ausgehungert“. Zur Erinnerung an den nationalsozialistischen „Hungerkosterlass“, Tutzing 2015, S. 33–46.
Ders.: „Ich bin der Herr Dein Arzt …“. Zur Sozialpsychologie der Täter und Täterinnen, in: Rauh, P./Voggenreiter, M./Ude-Koeller, S./Leven, K.-H.: Medizintäter. Ärzte und Ärztinnen im Spiegel der NS-Täterforschung, Köln/Wien 2022 (Perspektiven der Medizingeschichte 1), S. 39–56.
Spehr, W. (e. a.): Psychiatrische und Nervenklinik. Von der Irrenanstalt zur Universitätsklinik, in: Weisser, U. (Hg.): 100 Universitäts-Krankenhaus Eppendorf. 1889–1989, Tübingen 1989, S. 303–306.
Spieker, M.: „Es traut sich keiner was zu sagen […] Wir werden langsam ausgehungert“. Eine Collage aus Originaldokumenten, in: ders./Sandor, S.: „Wir werden langsam ausgehungert“. Zur Erinnerung an den nationalsozialistischen „Hungerkosterlass“, Tutzing 2015, S. 23–31.
Ders./Sandor, S.: Erinnerung an den „Hungerkosterlass“. Zur Einführung, in: ders.: „Wir werden langsam ausgehungert“. Zur Erinnerung an den nationalsozialistischen „Hungerkosterlass“, Tutzing 2015, S. 11–21.
Stachelbeck, C.: Deutschlands Heer und Marine im Ersten Weltkrieg, München 2013 (Beiträge zur Militärgeschichte. – Militärgeschichte kompakt – 5).
Stadtarchiv Erlangen: Erlangen in der Weimarer Republik und im Nationalsozialismus. Die Friedrich-Alexander-Universität Erlangen 1918–1945. Teil 1, Erlangen 2021.
Stadtmuseum Erlangen: Die Friedrich-Alexander-Universität Erlangen-Nürnberg 1743–1993. Geschichte einer deutschen Hochschule, Erlangen 1993 (Veröffentlichungen des Stadtmuseums Erlangen 43).
Stephan, W.: Aufstieg und Verfall des Linksliberalismus 1918–1933. Geschichte der Deutschen Demokratischen Partei, Göttingen 1973.
Stockdreher, P.: Heil- und Pflegeanstalt Eglfing-Haar, in: von Cranach, M./Siemen, H.-L.: Psychiatrie im Nationalsozialismus. Die Bayerischen Heil- und Pflegeanstalten zwischen 1933 und 1945, München 1999, S. 327–362.
Thum, A.: Brüche und Kontinuitäten – Die Medizinische Fakultät in den Jahren 1945 bis 1960, in: Leven, K.-H. e. a. (Hg.): Die Medizinische Fakultät der Friedrich-Alexander-Universität Erlangen-Nürnberg. Kontexte – Köpfe – Kontroversen (1743–2018), Köln 2018, S. 157–243.
Tomkowiak, I.: „Asozialer Nachwuchs ist für die Volksgemeinschaft vollkommen unerwünscht“. Eugenik und Rassenhygiene als Wegbereiter der Verfolgung gesellschaftlicher Außenseiter, in:

Sedlaczek, D. e. a. (Hg.): „minderwertig“ und „asozial“. Stationen der Verfolgung gesellschaftlicher Außenseiter, Zürich 2005, S. 33–50.
Tümmers, H.: Zur Historisierung des Bösen. Überlegungen zu einer Quadratur medizinischer Gewalt, in: Rauh, P./Voggenreiter, M./ Ude-Koeller, S./Leven, K.-H.: Medizintäter. Ärzte und Ärztinnen im Spiegel der NS-Täterforschung, Köln/Wien 2022 (Perspektiven der Medizingeschichte 1), S. 57–76.
Turney, J./Balmer, B.: The Genetic Body, in: Cooter, R./Pickstone, J.: Companion to Medicine in the Twentieth Century, London/New York 2003, S. 399–415.
Ude-Koeller, S.: Entwicklung und Erprobung der Elektrokrampftherapie, in: Leven, K.-H./Plöger, A: 200 Jahre Universitätsklinikum Erlangen, 1815–2015, Köln/Weimar/Wien 2016, S. 254–255.
Dies.: Leichen für den medizinischen Unterricht, in: Leven, K.-H./Plöger, A: 200 Jahre Universitätsklinikum Erlangen, 1815–2015, Köln/Weimar/ Wien 2016, S. 166–168.
Dies.: „Scherbengericht“ und „Heimatfrieden-Sabotage“ – Die Erlanger Zahnmedizin in der NS-Zeit, in: Leven, K.-H. e. a. (Hg.): Die Medizinische Fakultät der Friedrich-Alexander-Universität Erlangen-Nürnberg. Kontexte – Köpfe – Kontroversen (1743–2018), Köln 2018, S. 134–140.
Dies.: Männer, die an den Wiederaufstieg Deutschlands glauben. Die Zahnmediziner Johannes Reinmöller und Edwin Hauberrisser, in: Stadtarchiv Erlangen: Erlangen in der Weimarer Republik und im Nationalsozialismus. Die Friedrich-Alexander-Universität Erlangen 1918–1945. Teil 1, Erlangen 2021, S. 223–231.
Dies.: „Bis zur Unlöslichkeit verwickelt“ – Zum Konzept von „Krieg und Geistesstörung“ bei Gustav Specht, in: Gahlen, G./Gnosa, R./ Janz, O. (Hg.): Nerven und Krieg. Psychische Mobilisierungs- und Leiderfahrungen in Deutschland (1900–1939), Frankfurt am Main/New York 2020 (Krieg und Konflikt 10), S. 77–98.
Dies./Leven, K.-H.: NS-„Euthanasie“ in Erlangen – T4-Aktion und B-Kost, in: Leven, K.-H./Plöger, A: 200 Jahre Universitätsklinikum Erlangen, 1815–2015, Köln/Weimar/Wien 2016, S. 286–287.
Uhlmann, G./Weisser, U.: Grundzüge einer Geschichte des Eppendorfer Krankenhauses, in: Weisser, U. (Hg.): 100 Universitäts-Krankenhaus Eppendorf. 1889–1989, Tübingen 1989, S. 13–129.
Vasold, M.: Grippe, Pest und Cholera. Eine Geschichte der Seuchen in Europa, Stuttgart 2008.

Voggenreiter, M./Ude-Koeller, S.: … beste Auslese und absolut gesund und lebenshart. Medizinische Versorgung von Zwangsarbeitenden in Erlangen, in: Stadtarchiv Erlangen: Erlangen in der Weimarer Republik und im Nationalsozialismus. Die Friedrich-Alexander-Universität Erlangen 1918–1945. Teil 1, Erlangen 2021, S. 233–261.

Dies./Ude-Koeller, S.: „… wir waren nicht darin beteiligt". Die Direktoren Wilhelm Einsle und Hermann Müller und die NS-„Euthanasie" in der Heil- und Pflegeanstalt Erlangen, in: Rauh, P./Voggenreiter, M./Ude-Koeller, S./Leven, K.-H.: Medizintäter. Ärzte und Ärztinnen im Spiegel der NS-Täterforschung, Köln/Wien 2022 (Perspektiven der Medizingeschichte 1), S. 253–298.

Wachsmann, N.: KL. Die Geschichte der nationalsozialistischen Konzentrationslager, München 2015.

Wachter, C.: Die Professoren und Dozenten der Friedrich-Alexander-Universität 1743–1960. Teil 3: Philosophische Fakultät. Naturwissenschaftliche Fakultät, Erlangen 2009 (Erlanger Forschungen 13).

Ders. (Hg.): Die brisante Akte. Problembehaftete Bestände in Universitäts- und Wissenschaftsarchiven, Leipzig 2016 (Wissenschaftsarchive 2015 5), S. 23–46.

Ders.: Universität und Politik in der Weimarer Republik und der NS-Zeit, in: Stadtarchiv Erlangen: Erlangen in der Weimarer Republik und im Nationalsozialismus. Die Friedrich-Alexander-Universität Erlangen 1918–1945. Teil 1, Erlangen 2021, S. 13–103.

Weber, M.: Ernst Rüdin. Eine kritische Biographie, Berlin/Heidelberg/New York (e. a.) 1993.

Ders.: Von Emil Kraepelin zu Ernst Rüdin: Die Deutsche Forschungsanstalt für Psychiatrie 1917–1945, in: Schriftenreihe der Deutschen Gesellschaft für Geschichte der Nervenheilkunde 2 (1997), S. 419–434.

Weindling, P.: The immunological tradition, in: Bynum, W./Porter, R: Companion Encyclopedia of the History of Medicine, London/New York 1993, S. 192–204.

Weingart, P./Kroll, J./Bayertz, K.: Rasse, Blut und Gene. Geschichte der Eugenik und Rassenhygiene in Deutschland, Frankfurt am Main 1992 (Suhrkamp-Taschenbuch Wissenschaft 1022).

Weisenseel, R.: Heil- und Pflegeanstalt Ansbach, in: von Cranach, M./Siemen, H.-L.: Psychiatrie im Nationalsozialismus. Die Bayerischen Heil- und Pflegeanstalten zwischen 1933 und 1945, München 1999, S. 143–157.

Weisser, U. (Hg.): 100 Universitäts-Krankenhaus Eppendorf. 1889–1989, Tübingen 1989.
Welzer, H./Moller, S./Tschuggnall, K: „Opa war kein Nazi". Nationalsozialismus und Holocaust im Familiengedächnis, Frankfurt am Main 2012.
Wielandt, U./Kaschner, M.: Die Reichstagsdebatten über den deutschen Kriegseinsatz in China: August Bebel und die „Hunnenbriefe", in: Kuß, S./Martin, B. (Hg.): Das Deutsche Reich und der Boxeraufstand, Bamberg 2002 (Erfurter Reihe zur Geschichte Asiens 2), S. 183–201.
Wiesinger, C./Frewer, A.: Werner Leibbrand, Annemarie Wettley und Kontroversen um „Euthanasie". Die Hintergründe medizinhistorisch-ethischer Debatten der Nachkriegszeit, in: Medizinhistorisches Journal 49 (2014), S. 45–76.
Wirth, M.: Der Worumwille von Arbeit als Therapie. Zur Anthropologie und Ethik psychiatrischer Arbeitstherapie der Weimarer Zeit, in: Ankele, M./Brinkschulte, E. (Hg.): Arbeitsrhythmus und Anstaltsalltag. Arbeit in der Psychiatrie vom frühen 19. Jahrhundert bis in die NS-Zeit, Stuttgart 2015, S. 135–156.
Witte, W.: Tollkirschen und Quarantäne. Die Geschichte der Spanischen Grippe, Berlin 2008.
Wittern, R.: Aus der Geschichte der Medizinischen Fakultät, in: Kössler, H. (Hg.): 250 Jahre Friedrich-Alexander-Universität Erlangen-Nürnberg. Festschrift, Erlangen 1993, S. 315–420.
Dies. (Hg.): Die Professoren und Dozenten der Friedrich-Alexander-Universität Erlangen 1743–1960, Erlangen 1999. (Erlanger Forschungen 9).
Wittern-Sterzel, R.: Die Psychiatrie – der lange Weg zur Selbstständigkeit, in: Leven, K.-H./Plöger, A: 200 Jahre Universitätsklinikum Erlangen, 1815–2015, Köln/Weimar/Wien 2016, S. 131–141.
Woeldike, A.: Die „Gesundung des Volkskörpers durch Arbeit". Eine kulturhistorische Auseinandersetzung mit der Entwicklung des Begriffs der „deutschen Arbeit", in: Sedlaczek, D. e. a. (Hg.): „minderwertig" und „asozial". Stationen der Verfolgung gesellschaftlicher Außenseiter, Zürich 2005, S. 11–32.
Wogowitsch, M.: Das Frauenbild im Nationalsozialismus, Linz 2004 (Linzer Schriften zur Frauenforschung 27).
Wulf, S: Morphinismus und Kokainismus. Anmerkungen zum Konstrukt der Psychopathie im Hamburger Drogendiskurs der 1920er Jahre, in: Schmiedebach, H.-P. (Hg.): Entgrenzungen des Wahnsinns.

Psychopathie und Psychopathologisierungen um 1900, Berlin/Boston 2016 (Schriften des Historischen Kollegs 93), S. 185–207.
Wüstner, V.: Friedrich Meggendorfer – ein Erbpsychiater auf dem Lehrstuhl für Psychiatrie und Neurologie, in: Leven, K.-H. e. a. (Hg.): Die Medizinische Fakultät der Friedrich-Alexander-Universität Erlangen-Nürnberg. Kontexte – Köpfe – Kontroversen (1743–2018), Köln 2018, S. 118.
Zenk, A.: Die oberfränkische Heil- und Pflegeanstalt Kutzenberg, in: von Cranach, M./Siemen, H.-L.: Psychiatrie im Nationalsozialismus. Die Bayerischen Heil- und Pflegeanstalten zwischen 1933 und 1945, München 1999, S. 123–142.
Zimmermann, H.: Auf dem Weg zur Professur – Medizinische Habilitationen in Erlangen von 1918 bis 1960, in: Leven, K.-H. e. a. (Hg.): Die Medizinische Fakultät der Friedrich-Alexander-Universität Erlangen-Nürnberg. Kontexte – Köpfe – Kontroversen (1743–2018), Köln 2018, S. 246–255.
Zinn, A.: Homophobie und männliche Homosexualität in Konzentrationslagern. Zur Situation der Männer mit dem rosa Winkel, in: Eschebach, I. (Hg.): Homophobie und Devianz. Weibliche und männliche Homosexualität im Nationalsozialismus, Berlin 2012 (Forschungsbeiträge und Materialien der Stiftung Brandenburgische Gedenkstätten 6), S. 79–96.
Zülch, K.-J.: Otfrid Foerster. Arzt und Naturforscher, Berlin (u. a.) 1966.

Quellen aus dem Internet

https://www.ns-euthanasie-erlangen.de/de/home, zuletzt aufgerufen am 16.07.2024.
Fünfgeld, Ernst Walter, Indexeintrag: Deutsche Biographie, https://www.deutsche-biographie.de/pnd104361530.html, zuletzt aufgerufen am 17.03.2023.
https://www.ushmm.org/online/hsv/person_view.php?PersonId=4499308, zuletzt aufgerufen am 17.06.2024.
https://www.ushmm.org/online/hsv/person_view.php?PersonId=4499226; zuletzt aufgerufen am 17.06.2024.
https://www.ushmm.org/online/hsv/person_view.php?PersonId=4499227 zuletzt aufgerufen am 14.03.2021.
https://www.ushmm.org/online/hsv/person_view.php?PersonId=4499478, zuletzt aufgerufen am 14.03.2021.

https://www.ushmm.org/online/hsv/person_view.php?PersonId=4500389, zuletzt aufgerufen am 17.06.2024.

https://www.ushmm.org/online/hsv/person_view.php?PersonId=4499570, zuletzt aufgerufen am 17.06.2024.

https://www.ushmm.org/online/hsv/person_view.php?PersonId=4499150, zuletzt aufgerufen am 17.06.2024.

https://www.ushmm.org/online/hsv/person_view.php?PersonId=4500328, zuletzt aufgerufen am 17.06.2024.

https://www.ushmm.org/online/hsv/person_view.php?PersonId=1467207, zuletzt aufgerufen am 17.06.2024.

https://www.ushmm.org/online/hsv/person_view.php?PersonId=4500507, zuletzt aufgerufen am 29.03.2021.

https://www.ushmm.org/online/hsv/person_view.php?PersonId=1467595, zuletzt aufgerufen am 29.03.2021.

„Notfalls mit Ohrfeigen behandeln“, Artikel aus der Zeitschrift „Der Spiegel“ 1980 (49), im Onlinearchiv ohne Nennung von Autor*in oder Seitenzahl. http://www.spiegel.de/spiegel/print/d-14333149.html, zuletzt aufgerufen am 17.06.2024.

https://raumdernamen.mauthausen-memorial.org/index.php?txtSearch=heinrich+fr%C3%BChwald&txtClickedName=&id=5&L=0, zuletzt aufgerufen am 17.06.2024.

Abkürzungsverzeichnis

BArch	Bundesarchiv
BA-MA	Bundesarchiv, Abteilung Militärarchiv
Bd.	Band
Bl.	Blatt
Bsp.	Beispiel
bspw.	beispielsweise
bzw.	beziehungsweise
d. h.	das heißt
DDP	Deutsche Demokratische Partei
ders.	derselbe
dies.	dieselbe
diess.	dieselben
DNVP	Deutschnationale Volkspartei
DVP	Deutsche Volkspartei
ebda.	ebenda
EGG	Erbgesundheitsgericht
EGOG	Erbgesundheitsobergericht
EKG	Elektrokardiogramm
EKT	Elektrokrampftherapie
etc.	et cetera
geb.	geboren
Gestapo	Geheime Staatspolizei
GzVeN	Gesetz zur Verhütung erbkranken Nachwuchses
Hg.	Herausgeber*innen

HStA M	Hauptstaatsarchiv München
Kripo	Kriminalpolizei
KZ	Konzentrationslager (formal korrekt: KL)
MPG	Archiv der Max-Planck-Gesellschaft
NS	Nationalsozialismus; nationalsozialistisch
NSDAP	Nationalsozialistische Deutsche Arbeiterpartei
NSV	Nationalsozialistische Volkswohlfahrt
o. D.	ohne Datum
o. V.	ohne Verfasser*in
Pfg.	Pfennig
RM	Reichsmark
SA	Sturmabteilung
SAE	Stadtarchiv Erlangen
SPD	Sozialdemokratische Partei Deutschlands
SRW	Archiv der Siemens-Reiniger-Werke Erlangen
SS	Schutzstaffel
StAB	Staatsarchiv Bamberg
StAHH	Staatsarchiv Hamburg
StAN	Staatsarchiv Nürnberg
u. a.	unter anderem
u. U.	unter Umständen
UAE	Universitätsarchiv Erlangen
UAM	Universitätsarchiv München
vgl.	vergleiche

Anmerkungen zur Zitierweise

Die Zitation folgt den üblichen Regeln deutschsprachiger akademischer Arbeiten. Bei Erstnennung wird der vollständige Nachweis genannt. Ab der zweiten Nennung werden Kurztitel verwendet, außer in Fällen, in denen dies uneindeutig wäre.

Vornamen von Autor*innen werden nur dann ausgeschrieben, wenn dies für die Forschung relevant erscheint (wie beispielsweise bei den Dissertationen von Meggendorfers Doktorand*innen) oder falls durch Nichtnennung Missverständnisse drohen.

Danksagung

Mein Dank gilt allen Mitarbeitenden des Lehrstuhls für Geschichte der Medizin, insbesondere meinem Doktorvater Karl-Heinz Leven, außerdem insbesondere Susanne Ude-Koeller, Philipp Rauh, Nadine Metzger, Marion Voggenreiter und Juliane Engelich sowie dem Leiter des Universitätsarchivs, Clemens Wachter.

Bei Flora Schäfer bedanke ich mich für Hilfe bei den Grafiken und der Formatierung, bei Romina Schroetel und Helene Gsänger für organisatorische Unterstützung und bei Moritz Fago für die nächtliche Durchsicht der Fußnoten.

Register

Medizingeschichte im Kontext

Herausgegeben von Karl-Heinz Leven, Mariacarla Gadebusch Bondio, Hans-Georg Hofer, Livia Prüll und Nadine Metzger

Die Reihe *Medizingeschichte im Kontext* veröffentlicht Studien, die Themen aus der Geschichte der Medizin und des Gesundheitswesens in wissenschafts- und kulturhistorischer Perspektive betrachten. Die Reihe versteht sich zugleich als Fortsetzung der von Ludwig Aschoff 1938/39 mit zwei Heften begründeten, von Eduard Seidler 1971-1994 mit 17 Bänden weitergeführten Freiburger Forschungen zur Medizingeschichte. Die Bände 1 bis 11 (1999 bis 2004) wurden von Karl-Heinz Leven und Ulrich Tröhler herausgegeben.

Band 1 Christine Hummel: Das Kind und seine Krankheiten in der griechischen Medizin. Von Aretaios bis Johannes Aktuarios (1. bis 14. Jahrhundert). 1999.

Band 2 Cécile Mack: Henriette Hirschfeld-Tiburtius (1834-1911). Das Leben der ersten selbständigen Zahnärztin Deutschlands. 1999.

Band 3 Susanne Mende: Die Wiener Heil- und Pflegeanstalt *Am Steinhof* im Nationalsozialismus. 2000.

Band 4 Bernhard Gessler: Eugen Fischer (1874-1967). Leben und Werk des Freiburger Anatomen, Anthropologen und Rassenhygienikers bis 1927. 2000.

Band 5 Jochen Binder: Zwischen Standesrecht und Marktwirtschaft. Ärztliche Werbung zu Beginn des 20. Jahrhunderts im deutsch-englischen Vergleich. 2000.

Band 6 Cécile Mack: Die badische Ärzteschaft im Nationalsozialismus. 2001.

Band 7 Beate Waigand: Antisemitismus auf Abruf. Das Deutsche Ärzteblatt und die jüdischen Mediziner 1918-1933. 2001.

Band 8 Georg Schomerus: Ein Ideal und sein Nutzen. Ärztliche Ethik in England und Deutschland 1902-1933. 2001.

Band 9 Barbara Rabi: Ärztliche Ethik – Eine Frage der Ehre? Die Prozesse und Urteile der ärztlichen Ehrengerichtshöfe in Preußen und Sachsen 1918-1933. 2002.

Band 10 Bernd Grün/Hans-Georg Hofer/Karl-Heinz Leven (Hrsg.): Medizin und Nationalsozialismus. Die Freiburger Medizinische Fakultät und das Klinikum in der Weimarer Republik und im «Dritten Reich». 2002.

Band 11 E. Caroline Jagella: Ignaz Schwörer (1800–1860). Freiburger Geburtshelfer zwischen Romantik und Positivismus. Ein Beitrag zur Geschichte der medizinischen Ethik im 19. Jahrhundert. 2004.

Band 12 Stephan Anis Towfigh: Das Bahá'ítum und die Medizin. Ein medizinhistorischer Beitrag zum Verhältnis von Religion und Medizin. 2006.

Band 13 Nils Kessel: Geschichte des Rettungsdienstes 1945–1990. Vom «Volk von Lebensrettern» zum Berufsbild «Rettungsassistent/in». 2008.

Band 14 Jette Sophia Jung: Erfolg und Scheitern der Hegar-Operation. Eine wissenschaftsgeschichtliche Untersuchung über die Kastration der Frau im 19. Jahrhundert. 2007.

Band 15 Jasmin Beatrix Mattes: Die Stationsbenennungen des Klinikums der Albert-Ludwigs-Universität Freiburg im Breisgau. Erinnerungskultur, kollektives Gedächtnis und Umgang mit nationalsozialistischer Vergangenheit. 2008.

Band 16 Simon Reuter: Im Schatten von Tet. Die Vietnam-Mission der Medizinischen Fakultät Freiburg (1961–1968). 2011.

Band 17 Ute Caumanns/Fritz Dross/Anita Magowska (Hrsg./red.): Medizin und Krieg in historischer Perspektive. Beiträge der XII. Tagung der Deutsch-Polnischen Gesellschaft für Geschichte der Medizin, Düsseldorf 18.-20. September 2009. Medycyna i wojna w perspektywie historycznej. Prace XII. konferencji Polsko-Niemieckiego Towarzystwa Historii Medycyny, Düsseldorf 18 do 20 września 2009 r. 2012.

Band 18 Philipp Rauh/Karl-Heinz Leven: Ernst Wilhelm Baader (1892-1962) und die Arbeitsmedizin im Nationalsozialismus. 2013.

Band 19 Eva Brinkschulte / Mariacarla Gadebusch Bondio (Hrsg.): Norm als Zwang, Pflicht und Traum. Normierende versus individualisierende Bestrebungen in der Medizin. Festschrift zum 60. Geburtstag von Heinz-Peter Schmiedebach. 2015.

Band 20 Eva Brinkschulte / Fritz Dross / Anita Magowska / Marcin Moskalewicz / Philipp Teichfischer (Hrsg./red.): Medizin und Sprache – die Sprache der Medizin. Medycyna i język – język medycyny. 2016.

Band 21 Jessica Tannenbaum: Medizin im Konzentrationslager Flossenbürg 1938 bis 1945. Biografische Annäherungen an Täter, Opfer und Tatbestände. 2017.

Band 22 Simone Kahlow: Archäologie des Hospitals. *Pauperes et infirmi* in Fürsorgeinstitutionen nördlich der Alpen vom 12. bis zum 19. Jahrhundert. 2020.

Band 23 Dana Derichs: Die Medizinstudentinnen der Universität Erlangen in der Weimarer Republik und im Nationalsozialismus. 2022.

Band 24 Robert Davidson: Gustav Kolb und die Reformpsychiatrie in Erlangen 1911–1934. 2022.

Band 25 Jan Esse: Malaria in Südwest-Afrika Deutsche Kolonialmedizin 1884–1915. 2022.

Band 26 Georg-Benedict Brand: The Origins and Development of Roger J. Williams' Concept of Biochemical Individuality. 2024.

Band 27 Eva Maria Hofer: Bei Vollmond auf dem Dach. Medizin- und Kulturgeschichte des Schlafwandelns in der Frühen Neuzeit. 2026.

Band 28 Monja K. Schünemann: 1167 vor Rom. Studien zum Krankheitsausbruch auf dem vierten Italienzug Kaiser Friedrichs I. Barbarossa. 2025.

Band 29 Viola Wüstner: Der Erlanger Psychiater Friedrich Meggendorfer (1880–1953). 2026.

www.peterlang.com

FSC
www.fsc.org
MIX
Papier | Fördert gute Waldnutzung
FSC® C083411

Kolibri 360 GmbH
Ferdinand-Jühlke-Straße 7
99095 Erfurt, Deutschland
produktsicherheit@kolibri360.de

Druck:
CPI Druckdienstleistungen GmbH
im Auftrag der
Kolibri 360 GmbH
Ferdinand-Jühlke-Str. 7
99095 Erfurt